U0388461

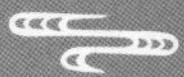

中药现代化研究系列

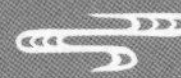

柚皮苷在幼年及老年大鼠体内的药代动力学研究

苏薇薇 曾璇 王声 彭维 著

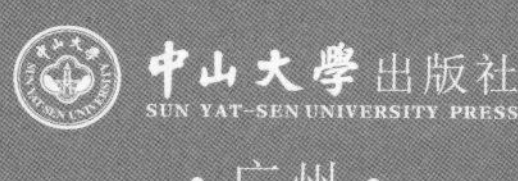

中山大學出版社
SUN YAT-SEN UNIVERSITY PRESS
·广州·

图书在版编目（CIP）数据

柚皮苷在幼年及老年大鼠体内的药代动力学研究/苏薇薇，曾璇，王声，彭维著．—广州：中山大学出版社，2020. 11
（中药现代化研究系列）
ISBN 978-7-306-07017-3

Ⅰ．①柚…　Ⅱ．①苏…　②曾…　③王…　④彭…　Ⅲ．①柑果苷—鼠科—医用实验动物—药物代谢动力学—研究　Ⅳ．①R282. 71

中国版本图书馆 CIP 数据核字（2020）第 207737 号

出 版 人：王天琪
策划编辑：曾育林
责任编辑：曾育林
封面设计：刘　犇
责任校对：梁嘉璐
责任技编：何雅涛
出版发行：中山大学出版社
电　　话：编辑部 020-84110779，84110283，84111997，84110776
　　　　　发行部 020-84111998，84111981，84111160
地　　址：广州市新港西路 135 号
邮　　编：510275　　传　　真：020-84036565
网　　址：http：//www. zsup. com. cn　E-mail：zdcbs@mail. sysu. edu. cn
印 刷 者：广州市友盛彩印有限公司
规　　格：787mm×1092mm　1/16　24. 125 印张　634 千字
版次印次：2020 年 11 月第 1 版　2020 年 11 月第 1 次印刷
定　　价：98. 00 元

内 容 提 要

本书呈现在大家面前的，是中山大学苏薇薇教授团队的原创性研究成果。本书针对中药化橘红有效单体柚皮苷，开展其在幼年及老年大鼠体内的药代动力学研究，为柚皮苷的进一步开发利用提供依据。

本研究获得国家“重大新药创制”科技重大专项（2011ZX09102－011－03）、广东省应用型科技研发专项资金（2015B020234004）、广东省促进新型研发机构高质量发展专项（2019B090905002）的资助。

《柚皮苷在幼年及老年大鼠体内的药代动力学研究》著 者

苏薇薇 曾 璇 王 声 彭 维

目　　录

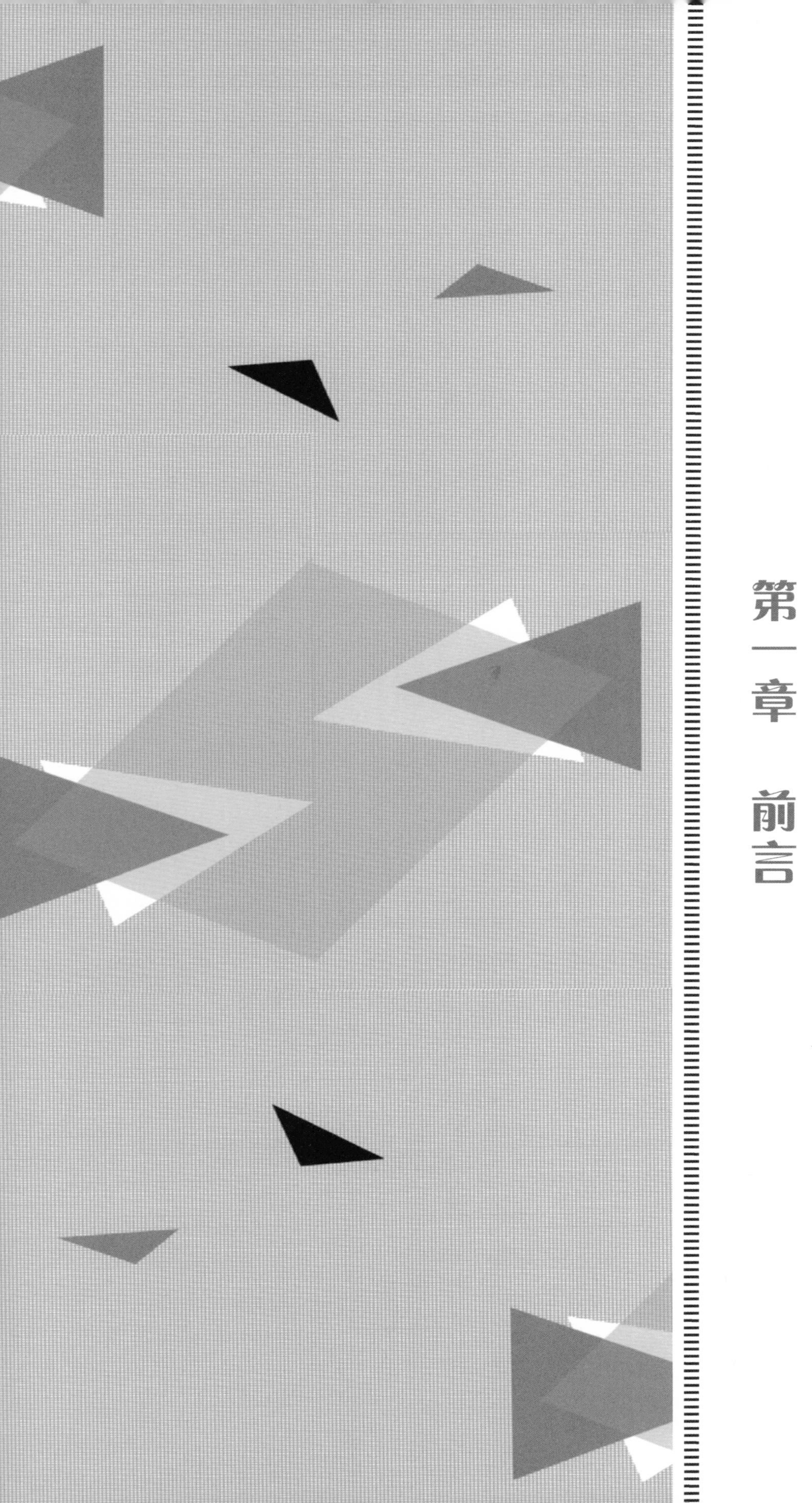

第一章 前言

第一节　幼年及老年药代动力学介绍

（一）药代动力学在药物研发中的作用

药代动力学（pharmacokinetic，PK）主要研究机体对药物的处置过程，是药理学的一个重要分支学科。它应用动力学的原理与数学模式，定性或定量地阐明药物在体内的吸收（absorption）、分布（distribution）、代谢（metabolism）和排泄（excretion）的动态变化规律，揭示药物摄入（包括剂量、剂型、给药频率和方式等可调节因素）和体内药物浓度之间的关系[1]。非临床药代动力学研究是通过体外（如肝微粒体、肝 S9、原代肝细胞、Caco－2 及单一药物转运体转染的细胞株等）和动物体内（包括啮齿类和非啮齿类动物等）的研究方法，揭示药物在动物体内的动态变化过程和特征，获得药物的基本药代动力学参数[2]。它可以为药效学、毒理学、制剂学和临床试验提供参考和依据，在新药研究开发的评价过程中起着重要作用。

药代动力学以定性、定量分析生物样品中的药物及其代谢物的含量为基础，其分析方法包括色谱法、同位素标记法、免疫学和微生物学方法[2]。液相色谱－质谱联用技术（LC－MS）具有灵敏、准确、高通量等特点，可应对生物样品分析中出现的取样少、浓度低、干扰多、个体差异大等难题，因此被广泛应用于药代动力学研究中[3]。此外，同位素标记技术因其生物背景低、灵敏度高等特点，在物质平衡研究中被广泛使用[2]。其中，稳定同位素（如氘[4]、碳－13[5]、氧－18[6]等）不具有放射性、安全性好，越来越受研究者的关注。

（二）幼年个体药代动力学特点

药物在幼儿体内有着特殊的药代动力学过程。因新生儿胃酸分泌能力弱，胃内 pH 比成人高，对不耐酸的药物口服生物利用度可能高于成人，但对于弱酸性药物，则可能引起口服生物利用度的降低[7]。在血管外给药时，因新生儿及婴儿角质层薄，皮肤、骨骼肌血流量高于成人，体表面积与体积之比相对较大，所以一些透皮吸收的药物、皮下或肌注药物在儿童身上的吸收效果好于成人，如不慎易因给药过量中毒[8]。儿童肝肾代谢功能尚未成熟，在较小的小儿中，某些药物代谢酶不足可导致药物代谢障碍，易发生蓄积中毒。例如，新生儿应用氯霉素时，因肝脏内葡萄糖醛酸基转移酶缺乏，氯霉素在肝脏的代谢发生障碍，加之早产和新生儿的肾脏排泄功能不完善，最终因氯霉素在体内蓄积导致灰婴综合征。一些重要的参与药物一相代谢的 CYP450 酶在儿童不同的发育时期呈现波动性的表达[9]，如参与苯妥英钠主要代谢的 CYP2C19，在 1 周的新生儿体内表达很低导致苯妥英钠血浆中半衰期为 20 h，在 2 周龄时 CYP2C19 表达迅速增加，苯妥英钠血浆半衰期降至 8 h，在随后发育直到青少年期，CYP2C19 表达接近成人，说明由 CYP2C19 主要参与代谢的药物儿童治疗剂量需随年龄调整[10]。又如 CYP1A2 在 4 个月的婴儿体内活性已达成人水平，6 个月时超出成人水平，在随后生长发育至青少年期又回调降至成人水平，且存在性别差异[11]。上述这些因肝功能发育不同阶段需要调整药物剂量的例子还有很多[12]。此外，新生儿胃排空快，肠蠕动弱，肾小球发育大约在 1 岁才达成人水平[7]。可见，一些药物在儿童体内的药代动力学异于成年人，若按成人化用药，药物的有效性和安全性会发生巨大的改变。

（三）老年个体药代动力学特点

衰老是一个不可避免的生物过程，其特征是机体多器官功能的衰退以及体内稳态调节能力的下降，进而影响机体对药物的吸收、分布、代谢和排泄等处置过程[13]。这些药代动力学行为的变化，直接影响组织中尤其是靶器官中药物的浓度及有效药物浓度维持的时间，进而使药物的疗效发生变化，并可能导致药物不良反应的发生[14]。

随着年龄的增长，老年个体各脏器的组织结构和生理功能逐渐出现退行性改变。与成年个体相比，老年个体胃肠道功能下降[15-16]，如胃黏膜萎缩、胃肠蠕动减弱、胃肠道血流量减少等，这些变化均可影响口服药物的吸收。老年个体体液总量减少、脂肪组织增加、血浆蛋白含量降低[17]，影响药物的分布容积，改变药物的分布特点。此外，随年龄增长，老年个体肝、肾功能逐渐下降[15, 18]，血流量、肝微粒体酶活性、肾小球滤过率等因素发生变化，使某些药物的代谢和排泄减慢，使药物的暴露量增大，进而增加不良反应的发生。

随着生育率的下降及平均寿命的延长，人口老龄化逐渐成为世界上多数国家面临的一个重要问题[19]。联合国数据显示，预计到 2050 年，65 岁及以上年龄的人群将占到世界人口的 16%[20]。老年人由于全身机体免疫机能下降，抗病能力降低，自我恢复与调节能力不足，易患多种慢性疾病[21]。数据表明，约有 50% 的老年人每天要同时使用 3 种以上的药物[22]。因此，在多数情况下，老年人为用药的主要人群，而非特殊人群。然而，在多数临床试验中，入组的受试者年龄主要涵盖 16～65 岁，老年人群的药代动力学研究数据明显不足[23]，导致获得的数据在指导老年个体用药时的作用较为有限[24]，这是药物临床试验研究中亟待解决的一个问题。

第二节　柚皮苷的药理作用介绍

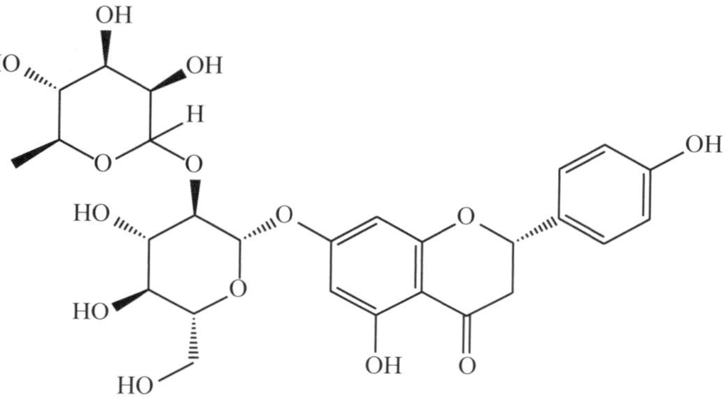

图 1－1　柚皮苷的化学结构

柚皮苷（5, 7, 4′－三羟基二氢黄酮－7－*O*－新橙皮糖）系二氢黄酮类化合物（图 1－1），是从岭南道地药材化橘红中分离得到的有效单体[25－26]。本团队前期研究发现，柚皮苷及其苷元柚皮素具有良好的止咳、化痰及抗炎作用[26－28]。药理作用机制研究表明，柚皮苷的止咳作用与 C 纤维神经肽的释放、ATP－K^+离子通道的开放无关，而是与快速适配受体（RARs）放电的抑制有关[29－30]；其止咳作用位点为外周神经，不产生成瘾性[31－32]。通过体内外药理模型发现，柚皮苷能通过 MAPKs /AP－1 的抑制及 IKKs/IκB/NF－κB 信号通路的协同作用，显著抑制肺泡黏蛋白 MUC5AC 的高分泌和小气道中杯状细胞的增生，抑制气管内痰液分泌量和固形物含量的增加，增大痰液的弹性[33－34]。研究还发现，柚皮苷的主要代谢产物柚皮素能促进气道纤毛的转运功能，抑制气管组织黏蛋白的分泌，表现出良好的化痰作用[35]。此外，柚皮苷能通过抑制肺组织 SP 含量和 NK－1 受体表达的增加、抑制肺组织 NEP 酶活性的下降，有效降低慢性支气管炎豚鼠的气道高反应性，抑制肺部炎性因子的分泌，提高肺部抗氧化水平[36－37]。

本团队按照 GLP 的要求，进行了 *SD* 大鼠灌胃给予柚皮苷的急性、亚慢性和慢性毒性试验。急性毒性试验[38]中，以最大可给药浓度、最大给药容积对 *SD* 大鼠单次灌胃给予柚皮苷（给药剂量为 16 g/kg）后，受试动物在 14 天观察期内未出现死亡，体重和摄食量正常，血凝、血生化、血液学等指标均未见异常改变，大体解剖亦未见与供试品相关的病理改变，说明柚皮苷经口单次给药对 *SD* 大鼠基本无毒。

亚慢性（13 周）[38] 和慢性（6 个月）[39] 毒性试验研究表明，*SD* 大鼠经口给予柚皮苷未观察到临床不良反应的剂量水平（NOAEL）大于 1250 mg/(kg · d)。此外，毒代动力学试验结果显示，总柚皮苷（柚皮苷和柚皮素之和）在 *SD* 大鼠[40] 及 Beagle 犬[41] 体内的暴露水平无明显的性别差异。这些研究结果表明，柚皮苷安全性良好。

其他研究表明，柚皮苷还可以缓解慢性阻塞性肺疾病（chronic obstractive pulmonary disease，COPD）[42]、糖尿病[43]、心血管疾病[44]、代谢综合征[45]、神经退行性病变[46] 等年龄相关的慢性疾病[47-48]，应用前景广泛[49]。

老年人由于免疫机能降低，易受多种因素影响而出现咳嗽症状[50]，尤其是慢性咳嗽（持续 8 周以上）[51-52]。老年人咳嗽的病因较多[53]（如 COPD、支气管扩张、肺纤维化、肺结核等），发病时间长，且误诊误治率较高，严重影响患者的生活质量[54]。此外，慢性炎症也是一种普遍存在于老年人群中的疾病[55-56]。柚皮苷具有良好的止咳、化痰及抗炎作用，作用机制明确，安全性好，在老年人咳嗽和慢性炎症的治疗中具有广阔的应用前景。

第三节　柚皮苷的药代动力学研究现状

因其广泛的生物活性，柚皮苷获得了众多研究人员的关注，其药代动力学过程已有较多研究报道。然而，截至目前，国内外尚无柚皮苷相关的老年药代动力学研究报道。因此，以下主要介绍柚皮苷在成年个体中的药代动力学研究报道，以及其他黄酮类化合物在老年个体中的药代动力学研究现状。

（一）柚皮苷的吸收研究现状

田珩[57] 采用 Caco - 2 细胞模型在体外模拟了小肠上皮对柚皮苷的吸收，通过测定柚皮苷从细胞单层膜基顶侧到基底侧的转运参数，考察了柚皮苷的转运机制和影响因素。结果表明，柚皮苷主要以被动运输的方式透过 Caco - 2 细胞层，透过率在 10%～20%，且偏酸性条件更有利于柚皮苷的跨膜转运。陈润芝等[58] 考察了柚皮苷在大鼠在体单向肠灌流模型上的吸收特征，发现柚皮苷在大鼠十二指肠、空肠、回肠、结肠中的吸收率分别为 2.90%、6.38%、3.69%、6.64%；柚皮苷在大鼠 4 个肠段均可被代谢为柚皮素，代谢率分别为 2.98%、2.53%、2.24%、0.70%。结果表明，柚皮苷在大鼠肠道渗透性差、吸收率低；柚皮苷在大鼠肠道无特定吸收部位，在小肠和结肠中均可被代谢为柚皮素，但小肠的代谢率明显高于结肠。这些研究表明，柚皮苷可以透过肠上皮细胞而直接以原型吸收，并可被进一步代谢为柚皮素。

Fang 等[59]以 746. 7 mg/kg 的剂量对成年 *SD* 大鼠灌胃给予柚皮苷后，考察了血浆中柚皮苷及其代谢物柚皮素、柚皮素 - *O* - 葡萄糖醛酸苷的药代动力学行为。结果表明，柚皮苷在给药后 5 min 即可在血浆中检测到，在给药后 45 min 达到峰浓度（C_{max} =3782. 50 ng/mL），随后其血药浓度快速下降；柚皮素、柚皮素 - *O* - 葡萄糖醛酸苷的达峰时间明显晚于柚皮苷，其 T_{max} 分别为 9 h 和 7. 5 h，C_{max} 分别为 227. 05 ng/mL 和 43575. 00 ng/mL。Ma 等[60]考察了成年 Wistar 大鼠灌胃给予柚皮素后血浆中游离柚皮素及其葡萄糖醛酸结合产物的血药浓度，发现游离柚皮素在给药后 15 min 即达到峰浓度，而总柚皮素（游离柚皮素及其葡萄糖醛酸结合产物的总和）的达峰时间为给药后 2 h，两者的血药浓度—时间曲线均呈现双峰现象，推测其与肝肠循环有关。杨翠平[61]系统地研究了柚皮苷在成年大鼠体内的吸收，计算出柚皮苷的绝对生物利用度为 46. 11%；不同剂量单次给药结果表明，柚皮苷在大鼠体内的吸收有剂量依赖性，符合线性动力学特征。此外，多次给药中末次给药的药代动力学行为与单次给药时无显著区别，提示柚皮苷多次给药未引起其在大鼠体内的代谢速率的变化。

徐智儒等[62]以 150 mg/kg 剂量对成年 Beagle 犬灌胃给予枳实提取物，考察了柚皮苷、柚皮素的药代动力学行为，发现柚皮苷、柚皮素的 T_{max} 分别为 0. 42 h、8. 10 h，其消除半衰期（$t_{1/2}$）分别为 5. 98 h、6. 98 h。Mata - Bilbao 等[63]考察了成年 Beagle 犬灌胃给予葡萄柚提取物后，血浆中柚皮苷及其代谢物柚皮素、柚皮素 - *O* - 葡萄糖醛酸苷的药代动力学行为。结果表明，柚皮苷的 T_{max} 为 80 min，而柚皮素、柚皮素 - *O* - 葡萄糖醛酸苷的 T_{max} 分别为 20 min 和 30 min。上述结果提示，柚皮苷在大鼠和 Beagle 犬体内的吸收特征存在一定的种属差异。

Hsiu 等[64]以灌胃给药的方式，考察了柚皮苷在成年新西兰白兔体内的药代动力学行为，发现循环系统中柚皮素葡萄糖醛酸化/硫酸酯化产物的浓度远高于游离柚皮素，游离柚皮素及其结合产物的达峰时间约为 90 min。

Erlund 等[65]用 HPLC 法，考察了健康志愿者（20 ～34 岁）摄入葡萄柚汁后循环系统中柚皮苷及其代谢产物的浓度。结果表明，血液中检测不到柚皮苷及其葡萄糖醛酸结合物，而柚皮素及其结合产物的浓度较高，其达峰时间约为 4. 8 h，消除半衰期约为 2. 2 h。Kanaze 等[66]报道了柚皮素在健康人体内的药代动力学参数，发现志愿者口服摄入 135 mg 柚皮素后，20 min 内即可在血浆中检测到柚皮素（与葡萄糖醛酸酶、硫酸酯酶共同孵育后测得的结果），其达峰时间为 3. 5 h，消除半衰期约为 2. 3 h。

上述研究表明，柚皮苷被生物个体口服摄入后，可部分透过肠上皮细胞进入循环系统，但在血液中的主要存在形式为柚皮素及其葡萄糖醛酸化/硫酸酯化结合产物。

（二）柚皮苷的组织分布研究现状

邹威[67]建立了运用快速液相色谱 - 三重四级杆串联质谱联用仪同时测定大鼠组织中柚皮苷和总柚皮素（游离柚皮素及其结合产物）浓度的方法，系统地考察了柚皮苷在成年 *SD* 大鼠体内的组织分布情况。结果表明，成年 *SD* 大鼠以 42 mg/kg 剂量灌胃给予柚皮苷后，柚皮苷及其代谢物柚皮素广泛分布于各组织中；柚皮苷在胃、小肠中的浓度较高，而柚皮素则主要分布于肝、肾中；柚皮苷和柚皮素在靶器官气管、肺组织中有一定量的分布，但在脑组织中未被检测到；总柚皮苷在各组织中的含量依次为胃 > 小肠 > 肝 > 肾 > 气管 > 肺 > 心 > 睾丸 > 肌肉 > 脂肪 > 卵巢 > 脾 > 脑。

Lin 等[68]以 210 mg/kg 剂量对雄性 *SD* 大鼠多次灌胃（每天两次，连续 8 天）给予柚皮苷后，考察了柚皮苷及其相关代谢物在肝、肾、脾、心、脑等组织的分布情况。结果发现，各组织中均未检测到游离的柚皮苷和柚皮素；柚皮素硫酸酯化产物在肝、脾组织中的浓度高于其在血清中的浓度；柚皮素葡萄糖醛酸化产物主要存在于肝、肾组织中，且其浓度低于血清浓度。

这些研究表明，机体摄入柚皮苷后，柚皮苷及其代谢产物可广泛分布于各组织中，但在各组织中的含量及存在形式有一定差异。

（三）柚皮苷的代谢和排泄研究现状

Breinholt 等[69]采用体外孵育的方法，考察了细胞色素 P450 酶（CYP450）对柚皮素的代谢。结果表明，CYP1A2、CYP3A4 可使柚皮素发生 3′位羟基化反应，产生圣草酚。本团队采用混合人肝微粒体孵育体系，研究了柚皮苷、柚皮素在人肝微粒体中的代谢，发现柚皮苷主要代谢生成野漆树苷、新北美圣草苷和柚皮素，而柚皮素则主要代谢生成 5, 7 - 二羟基色原酮、圣草酚和芹菜素。

邹威等[67]采用超高液相色谱 - 四级杆 - 飞行时间串联质谱联用仪定性研究了成年 *SD* 大鼠灌胃给予 42 mg/kg 剂量的柚皮苷后尿液、粪便及胆汁样品中的代谢产物。结果发现，*SD* 大鼠灌胃给予柚皮苷后，其尿液、粪便、胆汁中共检测出 18 种代谢产物。这些代谢物主要包括以下三类：①以柚皮苷为母核的代谢物，如柚皮苷的氢化、乙酰化产物；②以柚皮素为母核的代谢物，如柚皮素的氢化、脱氢化、羟基化、甲基化、葡萄糖醛酸化、硫酸酯化产物；③柚皮素 C 环断裂后产生的酚酸类代谢产物，如 5, 7 - 二羟基色原酮、对羟基苯丙酸、对羟基苯甲酸等。此外，胆汁中检测到的代谢物主要是柚皮苷、柚皮素原形及柚皮素葡萄糖醛酸化/硫酸酯化产物。基于上述结果，研究者建立了测定大鼠尿液、粪便样品中柚皮苷及其代谢物柚皮素、对羟基苯丙酸含量的方法，以考察柚皮苷的排泄情况。结果表明，给药后 72 h 内，大鼠尿液中柚皮苷、柚皮素、对羟基苯丙酸的累积排泄量占给药量的比例分别为 0. 01%、0. 90%、7. 51%，其排泄速率于给药后 4 h 达到最大；粪便中柚皮苷、柚皮素、对羟基苯丙酸的累积排泄量占给药量的比例分别为 1.86%、2.85%、7.34%。因此，成年 *SD* 大鼠灌胃给予柚皮苷后，尿液、粪便样品中柚皮苷和柚皮素的总累积排泄量占给药量的比例为 5.62%，对羟基苯丙酸所占的比例为14.85%。

Liu 等[70]考察了柚皮苷在成年 Beagle 犬体内的代谢，从灌胃给药后收集的尿液、粪便及胆汁样品中共检测到22 种代谢物，其代谢途径与 *SD* 大鼠相似。给药后48 h 内，Beagle 犬尿液中柚皮苷、柚皮素的累积排泄量占给药量的比例分别为1.93%、5.93%，其中，柚皮苷的排泄速率于给药后 6 h 达到最大，柚皮素的排泄速率则于给药后 12 h 达到最大；粪便中柚皮苷、柚皮素的累积排泄量占给药量的比例分别为5.52%、10.15%。所以，Beagle 犬灌胃给予柚皮苷后，尿液、粪便样品中柚皮苷和柚皮素的累积排泄比例为23.53%。

Zhang 等[71]收集了3 名健康志愿者摄入葡萄柚汁（约含300 mg 柚皮苷、100 mg 芸香柚皮苷）后24 h 内的尿液样品，用 LC - MS/MS 方法从尿液样品中鉴定出 10 种以柚皮素为母核的Ⅱ相代谢产物，包括 3 种柚皮素 - *O* - 葡萄糖醛酸苷、3 种柚皮素 - *O* - 硫酸酯、3 种柚皮素 - *O* - 葡萄糖醛酸苷 - *O* - 硫酸酯以及 1 种柚皮素 - *O* - di - 葡萄糖醛酸苷。尿液中这些代谢物在葡萄柚汁摄入后 4 ～8 h 的排泄速率最大，其浓度在 12 h 后则处于极低水平。此外，尿液样品中未检测到柚皮苷、芸香柚皮苷及其苷元柚皮素，提示柚皮素在人体内发生了广泛的葡萄糖醛酸化和硫酸酯化反应。Ishii 等[72]考察了健康志愿者摄入 500 mg 柚皮苷后，尿液中柚皮苷、柚皮素及柚皮素 - *O* - 葡萄糖醛酸苷的排泄情况。结果表明，志愿者口服摄入柚皮苷后 2 ～4 h，收集的尿液中可检测到柚皮苷原型；摄入24 h 后，尿液中柚皮苷、柚皮素及柚皮素 - *O* - 葡萄糖醛酸苷的累积排泄比例分别为0.02%、0.4%、3.6%。Pereira - Caro 等[73]招募了 12 名健康志愿者（23 ～60 岁），考察了橙汁中的芸香柚皮苷、芸香柚皮苷 - 4′ - *O* - 葡萄糖苷等多酚类化合物在人体中的代谢与排泄。研究者从摄入橙汁后采集的尿液中鉴定出两类代谢产物：①14 种黄酮类代谢物，包括柚皮素、圣草酚、橙皮素的葡萄糖醛酸化和硫酸酯化产物，其累积排泄量占摄入多酚类的比例约为 16%；②8 种酚酸类代谢物，主要为对羟基苯丙酸、对羟基苯乙酸、马尿酸及其衍生物，其累积排泄量占摄入多酚类的比例达 88%，提示酚酸类代谢物在黄酮类化合物的物质平衡中占据重要位置。

由上述研究可知，哺乳动物口服摄入柚皮苷后，柚皮苷首先在根皮苷水解酶和肠道菌群的作用下发生水解[74]，产生苷元柚皮素。生成的柚皮素被部分吸收，参与体内的Ⅰ相、Ⅱ相代谢反应。未被吸收的柚皮素、柚皮素及由肝肠循环外排的黄酮类代谢物则可在肠道菌群的作用下，进一步代谢为小分子酚酸类产物[75-76]。

（四）黄酮类化合物在幼年及老年个体中药代动力学研究现状

大鼠是非临床药代研究中常用的动物模型。通常认为大鼠月龄在 0 ～2 个月为幼年期，2～20 个月为成年期，20 个月以后为老年期[77-80]。

Bolling 等[81]以槲皮素为载体，考察了不同月龄（4 个月、12 个月、18 个月、28 个月）的 Fischer 344 大鼠肠道内 UDP－葡萄糖醛酸转移酶（UDP－glucuronosyl-transferase，UGT）活性的差异。结果表明，随着月龄的增长，肠上皮细胞 UGT 的含量与活性均会发生变化。具体而言，以绒毛蛋白校正后，衰老的大鼠小肠内槲皮素葡萄糖醛酸化水平及内在清除率均比年轻的大鼠高，这可能与 UGT1A1、UGT1A7 的表达量变化相关。

Chen 等[82]研究了金雀异黄酮在不同月龄（12 个月、24 个月）的雄性 *SD* 大鼠体内的组织分布特点，结果发现，以 308 mg/kg 的剂量连续灌胃给药 5 周后，金雀异黄酮在 24 月龄大鼠血浆、肝脏中的浓度显著低于 12 月龄大鼠。Skrzydlewska 等[83]比较了绿茶提取物在不同月龄（2 个月、12 个月、24 个月）的雄性 Wistar 大鼠体内的抗氧化活性，结果表明：绿茶提取物在 2 个月、12 个月龄大鼠体内的抗氧化活性及神经保护作用较强。此外，大鼠脑组织中儿茶素类化合物的浓度与月龄呈负相关，提示儿茶素类化合物在不同月龄大鼠体内的药动学行为存在差异。

Brett 等[84]考察了橙汁中的黄酮类化合物在不同年龄段人群中的吸收、代谢和排泄情况，发现随着年龄的增长，尿液中橙皮素的排泄量显著减少。Rodriguez－Mateos 等[85]招募了 40 名健康的高加索男性志愿者，以比较可可粉中的表儿茶素在成年人（18～35 岁）和老年人（65～80 岁）体内的吸收、代谢和排泄等过程的差异。志愿者摄入可可粉（以表儿茶素计，剂量为 1.4 mg/kg）后，成年人、老年人血浆中的表儿茶素葡萄糖醛酸化产物及其硫酸酯化产物的浓度及 $AUC_{(0\sim6\,h)}$ 有显著差异，但其尿液排泄量无明显差异。此外，与成年人相比，老年人尿液中 γ－戊内酯（表儿茶素经肠道菌群代谢生成的降解产物）的浓度显著降低，这可能与肠道菌群随年龄的变化有关。

上述结果提示，黄酮类化合物在不同年龄的生物个体内的药代动力学行为存在差异，其药理毒理作用也可能因此发生变化，因此有必要对柚皮苷在幼年及老年个体内的处置过程进行系统的研究。

第二章　生物样品中柚皮苷、柚皮素浓度定量分析方法的建立与验证

准确测定生物样品中的药物浓度，是药代动力学研究的基础。本章采用高效液相色谱－串联质谱联用技术（HPLC－MS/MS），建立了测定大鼠血浆和组织样品中柚皮苷、柚皮素浓度的方法，以及测定尿液和粪便样品中柚皮苷及其代谢物浓度的方法，并按照"生物样品定量分析方法验证指导原则"（中国药典，2015 版）的要求进行了方法学验证，为其他新药研究中检测方法的建立提供了示范。

第一节 大鼠血浆中柚皮苷、柚皮素浓度定量分析方法的建立与验证

（一）实验材料

1. 仪器

1200SL HPLC－6410 Triple Quad 液相色谱－质谱联用仪（美国 Agilent 公司）、Shimazu UFLC－Sciex Triple TOF® 5600^{+} 液质联用系统（美国 Sciex 公司）、Centrifuge 5415R 台式高速冷冻离心机（德国 Eppendorf 公司）、HWS－26 型电热恒温水浴锅（上海一恒科技有限公司）、Vortex－Genie 2 涡旋振荡器（美国 Scientific Industries 公司）、KQ－250DE 型数控超声波清洗器（昆山市超声仪器有限公司）、ALPHA 1－4LD plus 冷冻干燥机（德国 Christ 公司）、Y－3102 型大鼠代谢笼（上海玉研科学仪器有限公司）、BP211D 电子分析天平（德国 Sartorius 公司）、T10 basic 分散机（德国 IKA 公司）、Simplicity 超纯水器（美国 Millipore 公司）、系列精密移液器（德国 Eppendorf 公司）。

2. 试剂

柚皮苷（美国 Sigma－Aldrich 公司，货号：91842，批号：BCBT9331，纯度为 95.0%）；柚皮素（美国 Sigma－Aldrich 公司，货号：N5893，批号：038K1039，纯度为 99.5%）；内标［2′,3′,5′,6′－D_4］－4,6,4′－三羟基二氢橙酮（上海明祺化学研究有限公司，批号：AC－043－054 A1，纯度为 94.46%）；橙皮素（美国 Sigma－Aldrich 公司，货号：W431300，批号：SLBG8900V，纯度为 95.0%）；芹菜素（中国食品药品检定研究院，供含量测定用，批号：111901－201102，纯度为 99.6%）；马尿酸（中国食品药品检定研究院，供含量测定用，批号：140738－200501，纯度为 100.0%）；对羟基苯甲酸（美国 Sigma－Aldrich 公司，货号：

H20059，批号：STBB9991V，纯度为 99.0%）；对羟基苯丙酸（美国 Sigma - Aldrich 公司，货号：H52406，批号：02327MB，纯度为 98.0%）；柚皮素 -4′-*O*-葡萄糖醛酸苷（Shanghai ZZBIO，货号：ZZS16102009）；柚皮素 -7-*O*-葡萄糖醛酸苷（Cayman Chemical，货号：0489500 - 1）；橙皮素 -7-*O*-葡萄糖醛酸苷（Toronto Chemical，货号：1 - CRD - 115 - 1）；橙皮素 -3′-*O*-葡萄糖醛酸苷（Toronto Chemical，货号：12 - DHL - 121 - 4）；橙皮素 -7-*O*-硫酸酯（Toronto Chemical，货号：1 - CGF - 89 - 6）；圣草酚、5,7 - 二羟基色原酮、间苯三酚购自 Sinova。

[2′,3′,5′,6′ - D_4] - 柚皮苷（D_4 - 柚皮苷，D_4 - YPG）（上海明祺化学研究有限公司，纯度 99.0%）；[2′,3′,5′,6′ - D_4] - 柚皮素（D_4 - 柚皮素，D_4 - YPS）（上海明祺化学研究有限公司，纯度 92.48%）；[2′,3′,5′,6′ - D_4] - 3 - （4′ - 羟基苯基）丙酸（D_4 - 4HPPA）（上海明祺化学研究有限公司，纯度 99.0%）。

甲醇（质谱级，Fisher Scientific 公司，货号：A456 - 4）；乙腈（色谱级，B&J 公司，货号：UN1648）；乙酸乙酯（色谱级，Merda 公司，货号：UN1695）；甲酸（质谱级，Fluka 公司，货号：94318）；β - 葡萄糖醛酸酶（Type H - 1，Sigma - Aldrich 公司，货号：G0751）；生理盐水（湖南科伦制药有限公司，批号：D16112404 - 2）；聚乙二醇 400（PEG400）（分析纯，上海远慕生物科技有限公司，货号：YM - AF297）。

3. 基质来源

种属：*SD* 大鼠。基质类型：血浆（肝素钠抗凝）、组织匀浆液（胃、肠、肝、肾、心、肺、脾、脑、气管、肌肉、脂肪）、尿液、粪便提取液。

本试验采集了 6 批来自不同供体大鼠（雌雄各半）的空白基质。在考察分析方法的选择性和基质效应时，使用独立的空白基质；而在考察标准曲线范围、准确度、精密度、提取回收率等项时则使用合并的基质（由上述 6 批来自不同供体大鼠的空白血浆基质等体积混匀而得）。

（二）实验方法

1. 色谱及质谱条件

色谱条件：采用 Welch NarrowBore HPLC Guard Column（2.1 mm × 10 mm，3 μm）为预柱、Agilent Poroshell 120 EC - C_{18}（3.0 mm × 30 mm，2.7 μm）为色谱柱，以 0.1% 甲酸 - 甲醇（*V/V*）、0.1% 甲酸 - 水（*V/V*）为流动相进行梯度洗脱（洗脱梯度见表 2 - 1），流速 0.4 mL/min，柱温 40 ℃。

表 2－1　梯度洗脱条件

t/min	B/%
0	60
0.1	0
0.5	0
0.6	60
4.0	Stop

质谱：1200SL HPLC－6410 Triple Quad 液相色谱－质谱联用仪。

仪器参数：Capillary 4000 V，Drying Gas 10 L/min，Neb Pressure 25 psi，Gas Temp 350 ℃。采用电喷雾负离子（ESI^-）、多反应监测（MRM）模式进行检测，用于定量分析及定性监测的离子对参数见表 2－2。以氮气为喷雾气和辅助气。

表 2－2　离子对参数

化合物	离子对/(m/z)	Fragmentor/V	Collision Energy/eV	备注
柚皮苷	579.1/459.1	225	25	定性监测
	579.1/270.8	225	33	定量分析
	579.1/150.6	225	46	定性监测
柚皮素	270.9/177.3	100	10	定性监测
	270.9/150.6	100	12	定量分析
	270.9/119.0	100	25	定性监测
内标	275.1/165.0	120	13	定量分析
	275.1/137.0	120	25	定性监测
	275.1/123.0	120	28	定性监测

2. 溶液的配制

（1）对照品储备液的配制。分别精密称取 105 ℃干燥至恒重的柚皮苷（YPG）、柚皮素（YPS）对照品适量，置于 2 个 10 mL 量瓶中，用甲醇溶解，50% 甲醇（V/V）定容，分别制成柚皮苷、柚皮素浓度为 1 mg/mL 的校正标样储备液。此外，各平行 1 份制成质控样品储备液，4 ℃保存备用。

（2）内标溶液的配制。精密称取干燥至恒重的［2′, 3′, 5′, 6′－D_4］－4, 6, 4′－三羟基二氢橙酮对照品适量，置 10 mL 棕色量瓶中，用甲醇溶解，50% 甲醇（V/V）定容，制成浓度为 1 mg/mL 的内标储备液，4 ℃保存备用。每批样品处理前，用 50% 甲醇水将储备液稀释至 3 μg/mL，作为内标工作液。

（3）β－葡萄糖醛酸酶溶液的配制。精密称取β－葡萄糖醛酸酶适量，用0.2 mol/L醋酸缓冲液（pH＝5.0）溶解，制成浓度为10 U/μL的β－葡萄糖醛酸酶溶液。

3. 样品的制备

（1）校正标样的制备。分别取柚皮苷、柚皮素校正标样储备液适量，按表2－3方法操作，用50%甲醇水稀释成柚皮苷、柚皮素浓度分别为100 ng/mL、200 ng/mL、800 ng/mL、3000 ng/mL、10000 ng/mL、20000 ng/mL、32000 ng/mL、40000 ng/mL的校正标样工作液。取空白血浆190 μL，然后分别加入相应浓度的校正标样工作液10 μL，涡旋5 min，制成目标分析物柚皮苷、柚皮素浓度分别为5 ng/mL、10 ng/mL、40 ng/mL、150 ng/mL、500 ng/mL、1000 ng/mL、1600 ng/mL、2000 ng/mL的血浆校正标样。取上述样品50 μL，平行2份，进行后续处理。每条标准曲线应随行制备空白样品（不含分析物和内标的处理过的基质样品）和零浓度样品（含内标的处理过的基质）。

表2－3　校正标样工作液的制备

原溶液				添加溶剂体积/μL	校正标样工作液	
原溶液编号	化合物	浓度/（ng·mL^{-1}）	计划获取体积/μL		浓度/（ng·mL^{-1}）	校正标样工作液编号
贮备液	YPG	1000000	40	920	40000	WS_Line_8
贮备液	YPS	1000000	40		40000	
WS_Line_8	YPG	40000	400	100	32000	WS_Line_7
	YPS	40000			32000	
WS_Line_8	YPG	40000	100	100	20000	WS_Line_6
	YPS	40000			20000	
WS_Line_8	YPG	40000	200	600	10000	WS_Line_5
	YPS	40000			10000	
WS_Line_5	YPG	10000	300	700	3000	WS_Line_4
	YPS	10000			3000	
WS_Line_5	YPG	10000	100	900	1000	G1000
	YPS	10000			1000	S1000
G1000	YPG	1000	400	100	800	WS_Line_3
S1000	YPS	1000			800	

续上表

原溶液				添加溶剂体积/μL	校正标样工作液	
原溶液编号	化合物	浓度/（ng·mL^{-1}）	计划获取体积/μL		浓度/（ng·mL^{-1}）	校正标样工作液编号
G1000	YPG	1000	100	400	200	WS_Line_2
S1000	YPS	1000			200	
G1000	YPG	1000	100	900	100	WS_Line_1
S1000	YPS	1000			100	

（2）质控样品（QC）的制备。分别取柚皮苷、柚皮素质控样品储备液适量，按表2－4方法操作，用50%甲醇（*V/V*）稀释成柚皮苷、柚皮素浓度分别为300 ng/mL、6000 ng/mL、30000 ng/mL的质控样品工作液。取空白血浆380 μL，然后分别加入相应浓度的校正标样工作液20 μL，涡旋5 min，制成目标分析物柚皮苷、柚皮素浓度分别为15 ng/mL、300 ng/mL、1500 ng/mL的血浆质控样品。取上述样品50 μL，平行6份，进行后续处理。

表2－4　质控样品工作液的制备

原溶液				添加溶剂体积/μL	质控样品工作液	
原溶液编号	化合物	浓度/（ng·mL^{-1}）	计划获取体积/μL		浓度/（ng·mL^{-1}）	质控样品工作液编号
贮备液	YPG	1000000	30	940	30000	WS_QC_H
贮备液	YPS	1000000	30		30000	
WS_QC_H	YPG	30000	200	800	6000	WS_QC_M
	YPS	30000			6000	
WS_QC_M	YPG	6000	50	950	300	WS_QC_L
	YPS	6000			300	

（3）回收率样品工作液的制备。分别取质控样品工作液、内标工作液适量，按表2－5方法操作，制成相应浓度的回收率样品工作液。

表 2-5　回收率样品工作液的制备

质控样品工作液				添加内标工作液体积/μL	添加溶剂体积/μL	回收率样品工作液编号
编号	化合物	浓度/(ng·mL^{-1})	计划获取体积/μL			
WS_QC_H	YPG	30000	25	100	875	WS_R_H
	YPS	30000				
WS_QC_M	YPG	6000	25	100	875	WS_R_M
	YPS	6000				
WS_QC_L	YPG	300	25	100	875	WS_R_L
	YPS	300				

4. 样品的处理

（1）取校正标样、质控样品或空白基质（空白基质用于制备零浓度样品、空白样品及基质样品）50 μL 至聚丙烯小管中。如果样品需要稀释，取部分样品加入小管中，用空白基质稀释至合适浓度（稀释可靠性应予验证）。

（2）向所有小管中加入 β-葡萄糖醛酸酶溶液 10 μL（10 U/μL），混匀，37 ℃水浴 2 h。

（3）水浴后取出，向校正标样、待测样品、质控样品、零浓度样品小管中加入内标工作液 10 μL；向空白样品、基质样品小管中加入 50% 甲醇（*V/V*）10 μL。

表 2-6　样品处理中内标工作液的添加

样品类型	内标工作液/μL	50% 甲醇（*V/V*）/μL	总量/μL
校正标样	10.0	0.0	10.0
质控样品	10.0	0.0	10.0
待测样品	10.0	0.0	10.0
零浓度样品	10.0	0.0	10.0
空白样品	0.0	10.0	10.0
基质样品	0.0	10.0	10.0

（4）向所有小管中加入乙酸乙酯 500 μL，涡旋 1 min，10000 r/min 离心 10 min（4 ℃）。

（5）转移上清液 450 μL 至干净的聚丙烯小管中，氮气吹干。

（6）向校正标样、待测样品、质控样品、零浓度样品及空白样品中加入 50% 甲醇（*V/V*）100 μL，向基质样品小管中加入对应浓度的回收率样品工作液 100 μL。详见表 2-6。

（7）超声 3 min，涡旋 3 min，13000 r/min 离心 20 min（25 ℃）。
（8）取上清液 10 μL 进样。

（三）实验结果

1. 选择性

取 6 批来自不同供体大鼠的空白血浆基质 50 μL，除不加内标工作液外，按上述方法操作，得空白血浆基质样品色谱图（图 2 – 1A ～ 图 2 – 1F）。按上述方法操作，得定量下限样品色谱图（图 2 – 1G）。取柚皮苷灌胃后采集的大鼠血浆样品，按上述方法操作，得给药后样品色谱图（图 2 – 1H）。各样品中目标分析物和内标的响应值详见表 2 – 7。

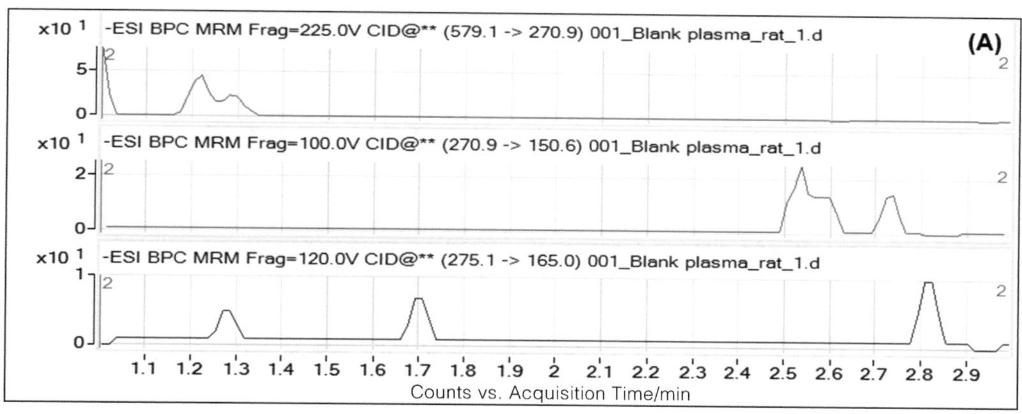

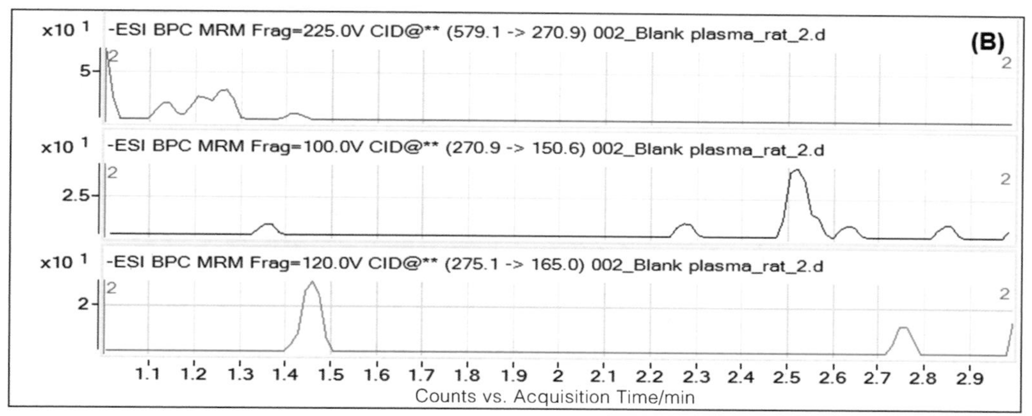

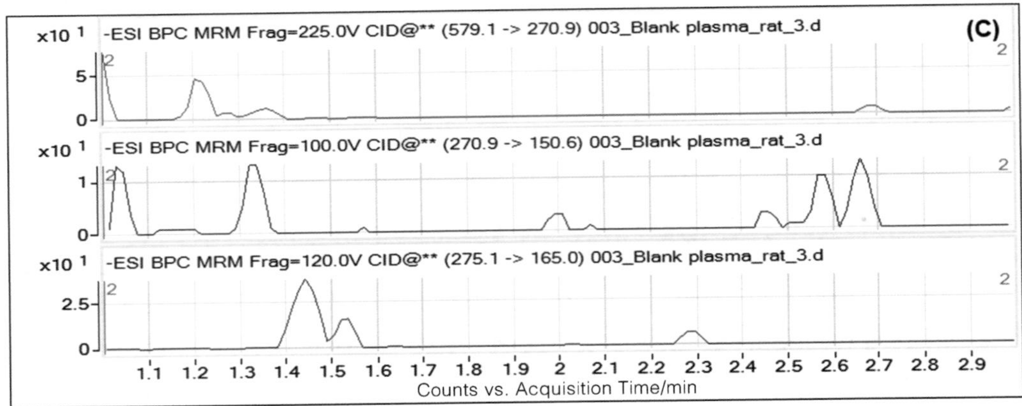
(C)
x10 1
-ESI BPC MRM Frag=225.0V CID@** (579.1 -> 270.9) 003_Blank plasma_rat_3.d
-ESI BPC MRM Frag=100.0V CID@** (270.9 -> 150.6) 003_Blank plasma_rat_3.d
-ESI BPC MRM Frag=120.0V CID@** (275.1 -> 165.0) 003_Blank plasma_rat_3.d
Counts vs. Acquisition Time/min

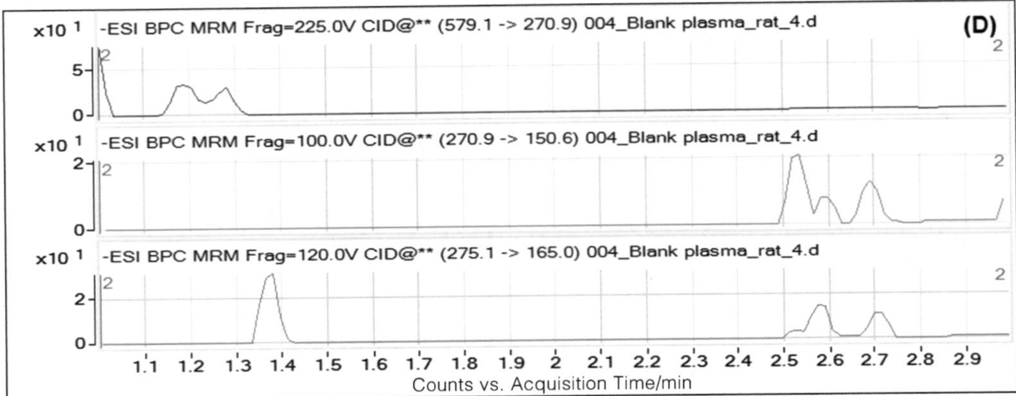
(D)
x10 1
-ESI BPC MRM Frag=225.0V CID@** (579.1 -> 270.9) 004_Blank plasma_rat_4.d
-ESI BPC MRM Frag=100.0V CID@** (270.9 -> 150.6) 004_Blank plasma_rat_4.d
-ESI BPC MRM Frag=120.0V CID@** (275.1 -> 165.0) 004_Blank plasma_rat_4.d
Counts vs. Acquisition Time/min

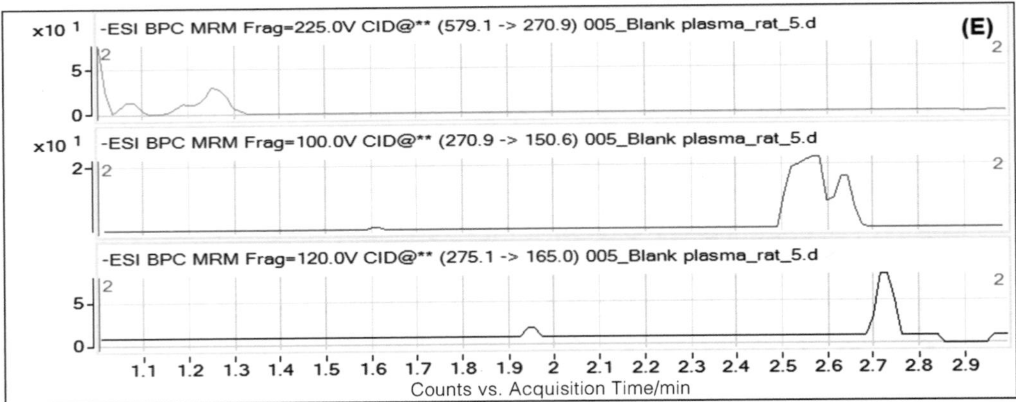
(E)
x10 1
-ESI BPC MRM Frag=225.0V CID@** (579.1 -> 270.9) 005_Blank plasma_rat_5.d
-ESI BPC MRM Frag=100.0V CID@** (270.9 -> 150.6) 005_Blank plasma_rat_5.d
-ESI BPC MRM Frag=120.0V CID@** (275.1 -> 165.0) 005_Blank plasma_rat_5.d
Counts vs. Acquisition Time/min

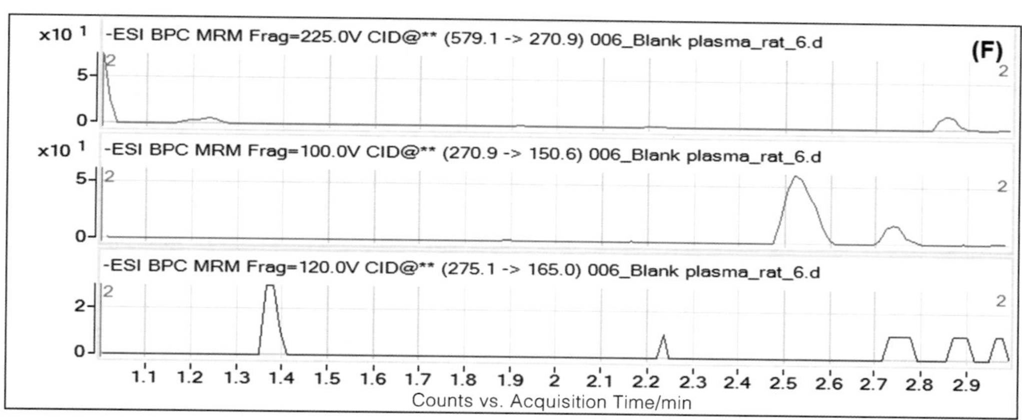

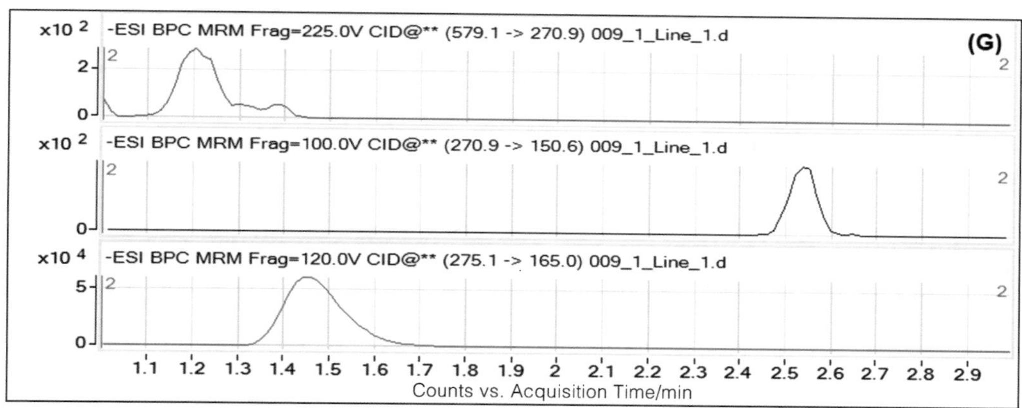

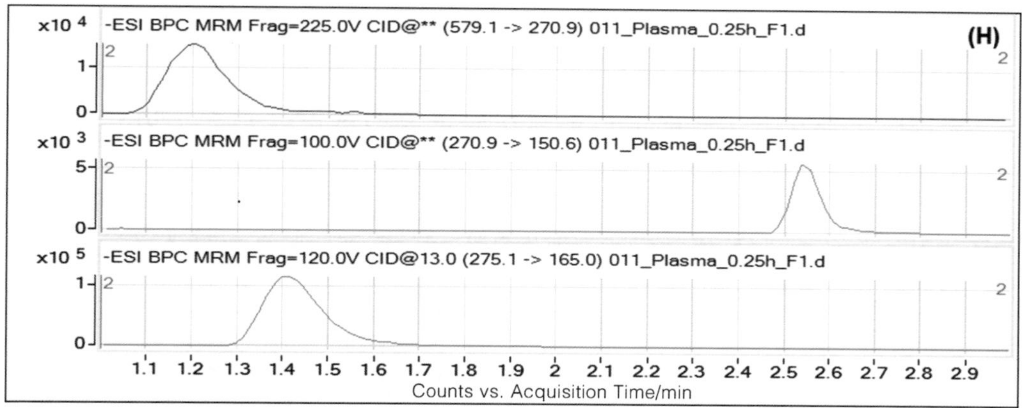

图 2－1 大鼠血浆样本中柚皮苷、柚皮素及内标的提取离子流色谱图

（A）～（F）6 个不同来源的空白基质样品；（G）定量下限样品；（H）给药后样品。

结果表明：6个不同来源的空白基质中，干扰组分的响应低于目标分析物定量下限响应的12.0%，并低于内标响应的0.1%，符合生物样品定量分析方法要求，说明本试验采用的分析方法能够区分目标分析物和内标与基质的内源性组分或样品中的其他组分。

表2-7　各样品中目标分析物和内标的响应值

样品类型	柚皮苷响应	柚皮素响应	内标响应
空白基质-1	214	103	16
空白基质-2	203	156	90
空白基质-3	196	27	189
空白基质-4	217	78	85
空白基质-5	未检出	未检出	未检出
空白基质-6	22	260	7
定量下限样品	2046	2202	567080
残留	334	312	34

2. 残留

通过在注射高浓度样品（标准曲线最高浓度样品）后，注射空白样品来估计残留成分。结果（表2-7）表明：注射高浓度样品后，空白样品进样中的残留低于目标分析物定量下限响应的16.5%，并低于内标响应的0.1%，符合生物样品定量分析方法要求，说明试验样品分析时残留成分不影响准确度和精密度。

3. 标准曲线范围与定量下限（LLOQ）

本试验中柚皮苷、柚皮素校正标样储备液的浓度分别为1.018 mg/mL、1.095 mg/mL。

制备并检测校正标样，采用最小二次加权法，以目标分析物峰面积与内标峰面积之比为纵坐标 Y、目标成分浓度为横坐标 X 进行线性回归（权重系数为 $1/X^2$），得线性回归方程如下：

柚皮苷：$Y=0.0743X+2.057\times10^{-5}$（$r=0.9979$）

柚皮素：$Y=0.0881X-8.353\times10^{-5}$（$r=0.9986$）

结果表明：血浆中的柚皮苷在4.820～1928 ng/mL、柚皮素在5.450～2180 ng/mL浓度范围内线性关系良好，准确度高（表2-8～表2-9）。

定量下限是标准曲线的最低点，适用于预期的浓度和试验目的。本试验中，目标分析物柚皮苷、柚皮素的定量下限分别为4.820 ng/mL、5.450 ng/mL。

表 2－8　大鼠血浆校正标样中柚皮苷的准确度

浓度水平		1	2	3	4	5	6	7	8
浓度/ $(ng \cdot mL^{-1})$	真实值	4.820	9.640	38.56	144.60	482.00	964.00	1542.00	1928.00
	测得值	4.898	9.555	35.43	138.10	455.50	979.00	1666.00	2079.00
准确度/%		101.60	99.10	91.90	95.50	94.50	101.60	108.00	107.80

表 2－9　大鼠血浆校正标样中柚皮素的准确度

浓度水平		1	2	3	4	5	6	7	8
浓度/ $(ng \cdot mL^{-1})$	真实值	5.450	10.90	43.60	163.50	545.00	1090.00	1744.00	2180.00
	测得值	5.475	11.02	39.77	165.50	577.10	1137.90	1663.00	2189.00
准确度/%		100.50	101.10	91.20	101.20	105.90	104.40	95.40	100.40

4. 准确度和精密度

分析方法的精密度用于描述目标分析物重复测定的接近程度，以测量值的相对标准差（relative standard deviation，*RSD*）表示。分析方法的准确度用于描述该方法测得值与分析物标示浓度的接近程度，以（测得值/真实值）×100%表示。

本试验中柚皮苷、柚皮素校正标样储备液的浓度分别为 1.010 mg/mL、1.081 mg/mL。

取定量下限样品、血浆质控样品上清液 10 μL 进样测定，计算批内准确度、精密度；测定 3 批，计算批间准确度、精密度。结果（表 2－10～表 2－11）表明：柚皮苷、柚皮素的批内、批间准确度和精密度均符合生物样品定量分析方法要求。

表 2－10　大鼠血浆分析方法中柚皮苷的准确度和精密度

真实值/ $(ng \cdot mL^{-1})$	批次		测得值/ $(ng \cdot mL^{-1})$ 及准确度/%						平均值	批内精密度/%	批间准确度/%	批间精密度/%
			1	2	3	4	5	6				
4.820	1	测得值	6.602	5.360	5.838	4.077	5.231	4.707	5.303	16.5	103.7	14.8
		准确度	137.0	111.2	121.1	84.6	108.5	97.7	110.0			
	2	测得值	4.806	5.113	5.556	4.014	4.662	5.034	4.864	10.6		
		准确度	99.7	106.1	115.3	83.3	96.7	104.4	100.9			
	3	测得值	#	4.658	5.921	3.913	5.331	4.180	4.801	17.2		
		准确度	#	96.6	122.8	81.2	110.6	86.7	99.6			

续上表

真实值/(ng·mL^{-1})	批次		测得值/(ng·mL^{-1})及准确度/% 1	2	3	4	5	6	平均值	批内精密度/%	批间准确度/%	批间精密度/%
14.35	1	测得值	13.31	#	12.41	12.62	11.94	14.40	12.94	7.4	90.6	6.2
		准确度	92.8	#	86.5	88.0	83.2	100.4	90.2			
	2	测得值	12.96	13.41	11.95	12.81	13.81	13.64	13.10	5.2		
		准确度	90.3	93.5	83.3	89.3	96.3	95.1	91.3			
	3	测得值	13.57	12.41	11.87	12.39	14.37	13.02	12.94	7.1		
		准确度	94.6	86.5	82.7	86.4	100.2	90.7	90.2			
287.0	1	测得值	263.4	258.2	223.0	289.0	256.1	258.4	258.0	8.2	92.3	8.6
		准确度	91.8	90.0	77.7	100.7	89.2	90.1	89.9			
	2	测得值	242.2	246.7	253.0	302.4	280.2	295.9	270.1	9.7		
		准确度	84.4	86.0	88.2	105.4	97.6	103.1	94.1			
	3	测得值	296.7	249.0	283.5	278.7	256.6	236.7	266.9	8.6		
		准确度	103.4	86.8	98.8	97.1	89.4	82.5	93.0			
1435	1	测得值	1373	1279	1318	1218	1314	1242	1291	4.4	99.8	9.6
		准确度	95.7	89.1	91.9	84.9	91.6	86.6	90.0			
	2	测得值	1448	1431	1370	1600	1635	1555	1507	7.0		
		准确度	100.9	99.7	95.5	111.5	114.0	108.4	105.0			
	3	测得值	1409	1402	1575	1387	1682	1536	1499	7.9		
		准确度	98.2	97.7	109.8	96.7	117.2	107.1	104.4			

注：表中“#”表示该样品在制样过程中被污染或出现损耗。

表2-11 大鼠血浆分析方法中柚皮素的准确度和精密度

真实值/(ng·mL^{-1})	批次		测得值/(ng·mL^{-1})及准确度/% 1	2	3	4	5	6	平均值	批内精密度/%	批间准确度/%	批间精密度/%
5.450	1	测得值	6.728	6.462	6.897	6.378	6.025	5.951	6.407	5.8	107.3	12.9
		准确度	123.4	118.6	126.6	117.0	110.6	109.2	117.6			
	2	测得值	6.623	6.473	4.774	5.571	6.794	5.617	5.975	13.1		
		准确度	121.5	118.8	87.6	102.2	124.7	103.1	109.6			
	3	测得值	6.070	5.034	5.175	5.185	4.658	4.877	5.167	9.4		
		准确度	111.4	92.4	95.0	95.1	85.5	89.5	94.8			

续上表

真实值/(ng·mL⁻¹)	批次		测得值/(ng·mL⁻¹) 及准确度/%						平均值	批内精密度/%	批间准确度/%	批间精密度/%
			1	2	3	4	5	6				
16.14	1	测得值	13.74	16.16	14.99	16.46	14.32	20.04	15.95	14.2	91.9	10.4
		准确度	85.1	100.1	92.9	102.0	88.7	124.2	98.8			
	2	测得值	15.08	14.33	14.36	14.52	13.91	13.92	14.35	3.0		
		准确度	93.4	88.8	89.0	90.0	86.2	86.2	88.9			
	3	测得值	12.78	14.45	14.28	14.22	15.21	14.30	14.21	5.6		
		准确度	79.2	89.5	88.5	88.1	94.2	88.6	88.0			
322.8	1	测得值	336.2	341.4	276.3	371.3	306.4	319.0	325.1	10.0	97.8	7.7
		准确度	104.2	105.8	85.6	115.0	94.9	98.8	100.7			
	2	测得值	294.7	308.9	310.8	344.9	314.8	335.2	318.2	5.8		
		准确度	91.3	95.7	96.3	106.8	97.5	103.8	98.6			
	3	测得值	331.2	284.8	316.1	306.7	298.5	283.8	303.5	6.1		
		准确度	102.6	88.2	97.9	95.0	92.5	87.9	94.0			
1614	1	测得值	1460	1452	1385	1423	1404	1452	1429	2.1	92.4	4.6
		准确度	90.5	90.0	85.8	88.2	87.0	90.0	88.6			
	2	测得值	1593	1609	1449	1552	1593	1558	1559	3.7		
		准确度	98.7	99.7	89.8	96.2	98.7	96.5	96.6			
	3	测得值	1450	1479	1516	1470	1554	1456	1488	2.7		
		准确度	89.8	91.6	93.9	91.1	96.3	90.2	92.2			

5. 提取回收率

取空白血浆基质 50 μL，除不加内标工作液外，按上文中样品的处理方法操作。复溶时加入相应浓度的回收率样品工作液 100 μL，超声 3 min，涡旋 3 min，13000 r/min 离心 20 min（25 ℃），制得低、中、高浓度的回收率样品，每个浓度各平行制备 6 份样品。

分别测定对应浓度的回收率样品、血浆质控样品，计算提取回收率：

$$提取回收率（\%）=（A_{目标分析物}）_{QC}/（A_{目标分析物}）_{回收率样品}\times 100\%。$$

柚皮苷、柚皮素提取回收率测定结果见表 2－12～表 1－13，内标的提取回收率为 46.6%。

表 2－12 大鼠血浆分析方法中柚皮苷的提取回收率

浓度水平	$A_{目标分析物}$						平均值	精密度/%	提取回收率/%
	1	2	3	4	5	6			
回收率样品									
低	9.06×10^3	9.37×10^3	9.11×10^3	8.41×10^3	9.00×10^3	9.04×10^3	9.00×10^3	3.5	-
中	1.89×10^5	1.87×10^5	1.89×10^5	1.89×10^5	1.89×10^5	1.91×10^5	1.89×10^5	0.6	-
高	1.09×10^6	1.08×10^6	1.10×10^6	1.07×10^6	1.07×10^6	1.04×10^6	1.07×10^6	2.2	-
QC									
低	5.14×10^3	5.19×10^3	4.66×10^3	4.93×10^3	5.48×10^3	5.06×10^3	5.07×10^3	5.4	56.4
中	1.01×10^5	9.91×10^4	1.03×10^5	1.07×10^5	1.05×10^5	1.10×10^5	1.04×10^5	3.8	55.1
高	5.74×10^5	5.81×10^5	5.74×10^5	6.38×10^5	6.36×10^5	6.31×10^5	6.06×10^5	5.4	56.3

表 2－13 大鼠血浆分析方法中柚皮素的提取回收率

浓度水平	$A_{目标分析物}$						平均值	精密度/%	提取回收率/%
	1	2	3	4	5	6			
回收率样品									
低	7.54×10^3	7.35×10^3	8.00×10^3	7.24×10^3	6.92×10^3	6.79×10^3	7.31×10^3	6.0	-
中	1.67×10^5	1.64×10^5	1.61×10^5	1.66×10^5	1.58×10^5	1.67×10^5	1.64×10^5	2.3	-
高	7.89×10^5	8.07×10^5	8.07×10^5	7.78×10^5	7.88×10^5	7.67×10^5	7.89×10^5	2.0	-
QC									
低	5.97×10^3	5.52×10^3	5.57×10^3	5.57×10^3	5.49×10^3	5.14×10^3	5.54×10^3	4.8	75.8
中	1.26×10^5	1.27×10^5	1.29×10^5	1.25×10^5	1.21×10^5	1.27×10^5	1.26×10^5	2.2	76.8
高	6.47×10^5	6.68×10^5	6.21×10^5	6.34×10^5	6.34×10^5	6.48×10^5	6.42×10^5	2.5	81.3

6. 基质效应

本研究采用 6 批来自不同供体大鼠的空白血浆基质，考察了柚皮苷、柚皮素在低浓度、高浓度水平下的基质效应。

取 6 批来自不同供体大鼠的空白血浆基质各 50 μL，除不加内标工作液外，按样品的处理方法操作。复溶时加入低、高浓度的回收率样品工作液 100 μL，超声 3 min，涡旋 3 min，13000 r/min 离心 20 min（25 ℃），制得低、高浓度的基质样品，每个浓度各平行制备 3 份样品。

通过计算基质存在下的峰面积（由空白基质提取后加入分析物和内标测得），与不含基质的相应峰面积（分析物和内标的纯溶液）比值，计算每一分析物和内标的基质因子，即基质因子（%）＝（$A_{目标分析物}$）$_{基质样品}$/（$A_{目标分析物}$）$_{回收率样品工作液}$ × 100%。进一步通过分析物的基质因子除以内标的基质因子，计算经内标归一化的基质因子。柚皮苷和柚皮素在低、高浓度水平下的基质因子及内标归一化的基质因子见表2－14～表2－16，其 *RSD* 均小于15%，符合生物样品测定的要求。

表2－14　大鼠血浆分析方法中柚皮苷的基质因子

基质编号	浓度水平	$A_{目标分析物}$			平均值	精密度/%	基质因子/%
		1	2	3			
回收率样品工作液							
	低	8.04×10^3	7.70×10^3	7.88×10^3	7.87×10^3	2.1	－
	高	1.07×10^6	1.04×10^6	1.07×10^6	1.06×10^6	1.9	－
基质样品							
1	低	7.62×10^3	8.83×10^3	8.05×10^3	8.17×10^3	7.5	103.7
	高	1.06×10^6	1.06×10^6	1.05×10^6	1.06×10^6	0.6	99.9
2	低	8.29×10^3	9.14×10^3	8.31×10^3	8.58×10^3	5.6	108.9
	高	1.07×10^6	1.05×10^6	1.07×10^6	1.06×10^6	1.0	100.2
3	低	8.73×10^3	8.66×10^3	8.58×10^3	8.66×10^3	0.9	109.9
	高	1.08×10^6	1.03×10^6	1.07×10^6	1.06×10^6	2.3	100.0
4	低	8.77×10^3	7.58×10^3	8.56×10^3	8.30×10^3	7.6	105.4
	高	1.07×10^6	1.07×10^6	1.05×10^6	1.07×10^6	1.0	100.7
5	低	8.63×10^3	8.29×10^3	7.57×10^3	8.16×10^3	6.6	103.7
	高	1.09×10^6	1.07×10^6	1.06×10^6	1.07×10^6	1.2	101.4
6	低	8.74×10^3	9.00×10^3	8.66×10^3	8.80×10^3	2.0	111.7
	高	1.06×10^6	1.08×10^6	1.04×10^6	1.06×10^6	1.9	100.1

表2－15　大鼠血浆分析方法中柚皮素的基质因子

基质编号	浓度水平	$A_{目标分析物}$			平均值	精密度/%	基质因子/%
		1	2	3			
回收率样品工作液							
	低	7.11×10^3	6.80×10^3	7.41×10^3	7.11×10^3	4.3	－
	高	8.35×10^5	8.14×10^5	8.40×10^5	8.30×10^5	1.7	－
基质样品							
1	低	7.45×10^3	6.82×10^3	7.33×10^3	7.20×10^3	4.7	101.3
	高	7.99×10^5	8.21×10^5	7.90×10^5	8.03×10^5	2.0	96.8

续上表

基质编号	浓度水平	$A_{目标分析物}$ 1	2	3	平均值	精密度/%	基质因子/%
2	低	7.08×10^3	6.36×10^3	7.37×10^3	6.93×10^3	7.5	97.6
	高	8.04×10^5	7.86×10^5	7.87×10^5	7.93×10^5	1.3	95.5
3	低	6.90×10^3	6.48×10^3	6.25×10^3	6.54×10^3	5.1	92.1
	高	7.80×10^5	7.86×10^5	7.88×10^5	7.84×10^5	0.6	94.5
4	低	6.39×10^3	7.16×10^3	6.54×10^3	6.70×10^3	6.1	94.2
	高	8.28×10^5	8.37×10^5	7.92×10^5	8.19×10^5	2.9	98.7
5	低	7.32×10^3	7.16×10^3	6.59×10^3	7.02×10^3	5.4	98.8
	高	8.44×10^5	8.14×10^5	8.20×10^5	8.26×10^5	1.9	99.5
6	低	6.34×10^3	6.43×10^3	7.27×10^3	6.68×10^3	7.6	94.0
	高	8.01×10^5	8.08×10^5	7.67×10^5	7.92×10^5	2.7	95.5

表2-16 大鼠血浆分析方法中柚皮苷、柚皮素的内标归一化的基质因子

化合物	浓度水平	基质编号 1	2	3	4	5		RSD/%
基质因子/%								
柚皮苷	低	103.7	108.9	109.9	105.4	103.7	111.7	–
	高	99.9	100.2	100.0	100.7	101.4	100.1	–
柚皮素	低	101.3	97.6	92.1	94.2	98.8	94.0	–
	高	96.8	95.5	94.5	98.7	99.5	95.5	–
内标	低	99.8	99.7	101.6	100.6	101.7	102.3	–
	高	99.9	101.5	101.5	101.0	102.3	102.1	–
内标归一化的基质因子/%								
柚皮苷	低	103.9	109.3	108.2	104.7	101.9	109.2	2.9
	高	100.0	98.7	98.5	99.7	99.1	98.0	0.8
柚皮素	低	101.5	97.9	90.6	93.6	97.1	91.9	4.3
	高	96.9	94.1	93.1	97.7	97.3	93.5	2.2

7. 稀释可靠性

通过向基质中加入高浓度分析物，并用空白基质稀释该样品，以证明稀释的可靠性。结果表明：稀释后样品的准确度在100% ±15%以内，*RSD* 小于15%，证明

血浆样品稀释5倍的测定结果是可靠的（表2－17～表2－18）。

表2－17　大鼠血浆样品稀释可靠性考察（柚皮苷）

稀释因子	真实值/(ng·mL^{-1})	测得值/(ng·mL^{-1})	平均值/(ng·mL^{-1})	准确度/%	*RSD*/%
5倍	1435	1519 1343 1459	1441	100.4	6.2

表2－18　大鼠血浆样品稀释可靠性考察（柚皮素）

稀释因子	真实值/(ng·mL^{-1})	测得值/(ng·mL^{-1})	平均值/(ng·mL^{-1})	准确度/%	*RSD*/%
5倍	1614	1592 1401 1509	1501	93.0	6.4

第二节　大鼠胃组织中柚皮苷、柚皮素浓度定量分析方法的建立与验证

（一）实验材料

详见第一节。

（二）实验方法

1. 色谱及质谱条件

参照第一节中所述的色谱及质谱条件。

2. 溶液的配制

内标工作液浓度为5 μg/mL，β－葡萄糖醛酸酶溶液的浓度为20 U/μL，其余按第一节中溶液的配制方法操作。

3. 样品的制备

（1）校正标样的制备。分别取柚皮苷、柚皮素校正标样储备液适量，按表2－19方法操作，用50%甲醇稀释成柚皮苷浓度分别为200 ng/mL、400 ng/mL、1600 ng/mL、6000 ng/mL、20000 ng/mL、40000 ng/mL、64000 ng/mL、80000 ng/mL，柚皮素浓度分别为100 ng/mL、200 ng/mL、800 ng/mL、3000 ng/mL、10000 ng/mL、20000 ng/mL、32000 ng/mL、40000 ng/mL 的校正标样工作液。取空白组织匀浆基质380 μL，然后分别加入相应浓度的校正标样工作液20 μL，涡旋5 min，制成柚皮苷浓度分别为10 ng/mL、20 ng/mL、80 ng/mL、300 ng/mL、1000 ng/mL、2000 ng/mL、3200 ng/mL、4000 ng/mL、柚皮素浓度分别为5 ng/mL、10 ng/mL、40 ng/mL、150 ng/mL、500 ng/mL、1000 ng/mL、1600 ng/mL、2000 ng/mL 的校正标样。取上述样品100 μL，平行2份，进行后续处理。每条标准曲线应随行制备空白样品（不含分析物和内标的处理过的基质样品）和零浓度样品（含内标的处理过的基质）。

表2－19　校正标样工作液的制备

原溶液				添加溶剂体积/μL	校正标样工作液	
原溶液编号	化合物	浓度/（ng·mL^{-1}）	计划获取体积/μL		浓度/（ng·mL^{-1}）	校正标样工作液编号
贮备液	YPG	1000000	80	880	80000	WS_Line_8
贮备液	YPS	1000000	40		40000	
WS_Line_8	YPG	80000	400	100	64000	WS_Line_7
	YPS	40000			32000	
WS_Line_8	YPG	80000	100	100	40000	WS_Line_6
	YPS	40000			20000	
WS_Line_8	YPG	80000	200	600	20000	WS_Line_5
	YPS	40000			10000	
WS_Line_5	YPG	20000	300	700	6000	WS_Line_4
	YPS	10000			3000	
WS_Line_5	YPG	20000	100	900	2000	G2000
	YPS	10000			1000	S1000
G2000	YPG	2000	400	100	1600	WS_Line_3
S1000	YPS	1000			800	
G2000	YPG	2000	100	400	400	WS_Line_2
S1000	YPS	1000			200	
G2000	YPG	2000	100	900	200	WS_Line_1
S1000	YPS	1000			100	

（2）质控样品（QC）的制备。分别取柚皮苷、柚皮素质控样品储备液适量，按表 2－20 方法操作，用 50% 甲醇（*V/V*）稀释成柚皮苷浓度分别为 600 ng/mL、12000 ng/mL、60000 ng/mL，柚皮素浓度分别为 300 ng/mL、6000 ng/mL、30000 ng/mL 的质控样品工作液。取空白组织匀浆基质 760 μL，然后分别加入相应浓度的校正标样工作液 40 μL，涡旋5 min，制成柚皮苷浓度分别为 30 ng/mL、600 ng/mL、3000 ng/mL，柚皮素浓度分别为 15 ng/mL、300 ng/mL、1500 ng/mL 的质控样品。取上述样品 100 μL，平行6 份，进行后续处理。

表 2－20　质控样品工作液的制备

原溶液				添加溶剂体积/μL	质控样品工作液	
原溶液编号	化合物	浓度/（$ng \cdot mL^{-1}$）	计划获取体积/μL		浓度/（$ng \cdot mL^{-1}$）	质控样品工作液编号
贮备液	YPG	1000000	60	910	60000	WS_QC_H
贮备液	YPS	1000000	30		30000	
WS_QC_H	YPG	60000	200	800	12000	WS_QC_M
	YPS	30000			6000	
WS_QC_M	YPG	12000	50	950	600	WS_QC_L
	YPS	6000			300	

（3）回收率样品工作液的制备。分别取质控样品工作液、内标工作液适量，按表 2－21 方法操作，制成相应浓度的回收率样品工作液。

表 2－21　回收率样品工作液的制备

质控样品工作液				添加内标工作液体积/μL	添加溶剂体积/μL	回收率样品工作液编号
编号	化合物	浓度/（$ng \cdot mL^{-1}$）	计划获取体积/μL			
WS_QC_H	YPG	60000	50	100	850	WS_R_H
	YPS	30000				
WS_QC_M	YPG	12000	50	100	850	WS_R_M
	YPS	6000				
WS_QC_L	YPG	600	50	100	850	WS_R_L
	YPS	300				

4. 样品的处理

（1）取校正标样、质控样品或空白基质（空白基质用于制备零浓度样品、空白样品及基质样品）100 μL 至聚丙烯小管中。如果样品需要稀释，取部分样品加入小管中，用空白基质稀释至合适浓度（稀释可靠性应予验证）。

（2）向所有小管中加入 β－葡萄糖醛酸酶溶液 10 μL（20 U/μL），混匀，37 ℃水浴 2 h。

（3）水浴后取出，向校正标样、待测样品、质控样品、零浓度样品小管中加入内标工作液 10 μL；向空白样品、基质样品小管中加入 50% 甲醇（*V/V*）10 μL。

表 2－22　样品处理中内标工作液的添加

样品类型	内标工作液/μL	50% 甲醇（*V/V*）/μL	总量/μL
校正标样	10.0	0.0	10.0
质控样品	10.0	0.0	10.0
待测样品	10.0	0.0	10.0
零浓度样品	10.0	0.0	10.0
空白样品	0.0	10.0	10.0
基质样品	0.0	10.0	10.0

（4）向所有小管中加入乙酸乙酯 1000 μL，涡旋 1 min，10000 r/min 离心 10 min（4 ℃）。

（5）转移上清液 900 μL 至干净的聚丙烯小管中，氮气吹干。

（6）向校正标样、待测样品、质控样品、零浓度样品及空白样品中加入 50% 甲醇（*V/V*）100 μL，向基质样品小管中加入对应浓度的回收率样品工作液 100 μL。详见表 2－22。

（7）超声 3 min，涡旋 3 min，13000 r/min 离心 20 min（25 ℃）。

（8）取上清液 10 μL 进样。

（三）实验结果

1. 选择性

空白基质样品、定量下限样品、给药后样品色谱图详见图 2－2，各样品中目标分析物和内标的响应值详见表 2－23。结果表明：6 个不同来源的空白基质中，干扰组分的响应低于目标分析物定量下限响应的 19.5%，并低于内标响应的 0.1%，符合生物样品定量分析方法要求，说明本试验采用的分析方法能够区分目标分析物和内标与基质的内源性组分或样品中的其他组分。

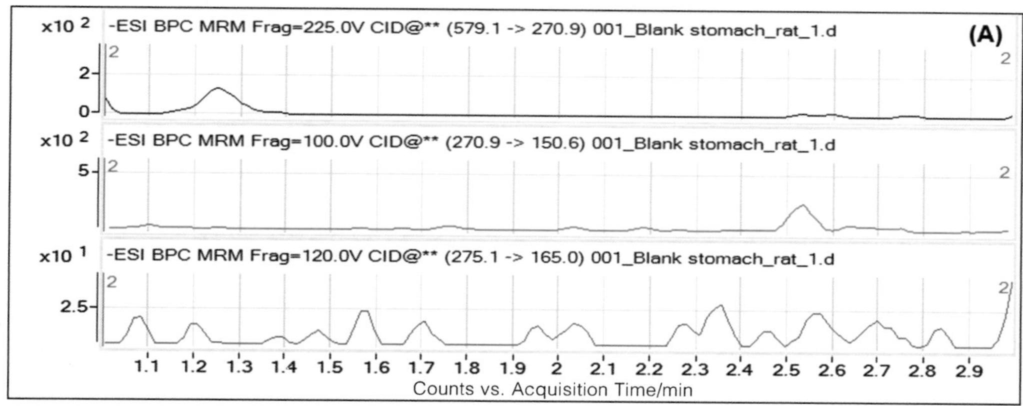
(A)
x10 2 -ESI BPC MRM Frag=225.0V CID@** (579.1 -> 270.9) 001_Blank stomach_rat_1.d
x10 2 -ESI BPC MRM Frag=100.0V CID@** (270.9 -> 150.6) 001_Blank stomach_rat_1.d
x10 1 -ESI BPC MRM Frag=120.0V CID@** (275.1 -> 165.0) 001_Blank stomach_rat_1.d
1.1 1.2 1.3 1.4 1.5 1.6 1.7 1.8 1.9 2 2.1 2.2 2.3 2.4 2.5 2.6 2.7 2.8 2.9
Counts vs. Acquisition Time/min

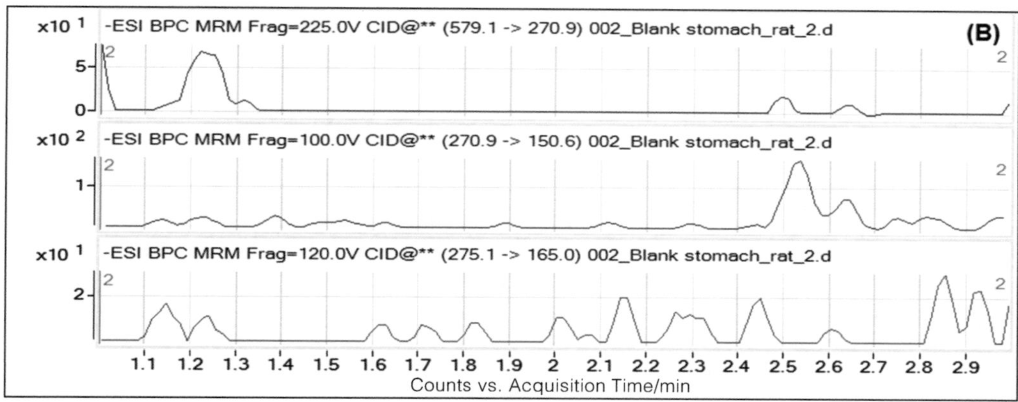
(B)
x10 1 -ESI BPC MRM Frag=225.0V CID@** (579.1 -> 270.9) 002_Blank stomach_rat_2.d
x10 2 -ESI BPC MRM Frag=100.0V CID@** (270.9 -> 150.6) 002_Blank stomach_rat_2.d
x10 1 -ESI BPC MRM Frag=120.0V CID@** (275.1 -> 165.0) 002_Blank stomach_rat_2.d
1.1 1.2 1.3 1.4 1.5 1.6 1.7 1.8 1.9 2 2.1 2.2 2.3 2.4 2.5 2.6 2.7 2.8 2.9
Counts vs. Acquisition Time/min

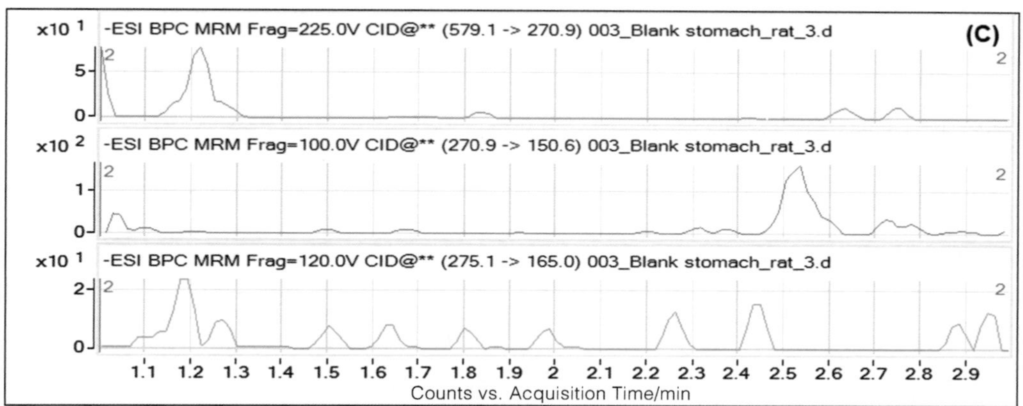
(C)
x10 1 -ESI BPC MRM Frag=225.0V CID@** (579.1 -> 270.9) 003_Blank stomach_rat_3.d
x10 2 -ESI BPC MRM Frag=100.0V CID@** (270.9 -> 150.6) 003_Blank stomach_rat_3.d
x10 1 -ESI BPC MRM Frag=120.0V CID@** (275.1 -> 165.0) 003_Blank stomach_rat_3.d
1.1 1.2 1.3 1.4 1.5 1.6 1.7 1.8 1.9 2 2.1 2.2 2.3 2.4 2.5 2.6 2.7 2.8 2.9
Counts vs. Acquisition Time/min

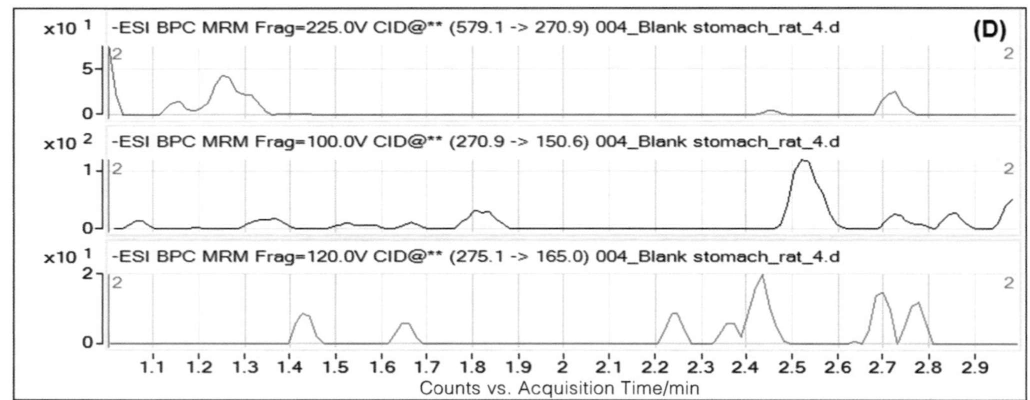
(D)
x10 1 -ESI BPC MRM Frag=225.0V CID@** (579.1 -> 270.9) 004_Blank stomach_rat_4.d
x10 2 -ESI BPC MRM Frag=100.0V CID@** (270.9 -> 150.6) 004_Blank stomach_rat_4.d
x10 1 -ESI BPC MRM Frag=120.0V CID@** (275.1 -> 165.0) 004_Blank stomach_rat_4.d
Counts vs. Acquisition Time/min

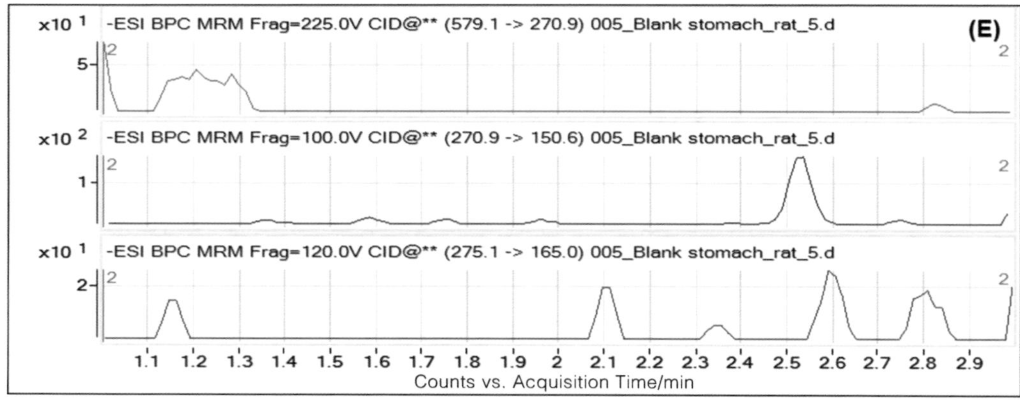
(E)
x10 1 -ESI BPC MRM Frag=225.0V CID@** (579.1 -> 270.9) 005_Blank stomach_rat_5.d
x10 2 -ESI BPC MRM Frag=100.0V CID@** (270.9 -> 150.6) 005_Blank stomach_rat_5.d
x10 1 -ESI BPC MRM Frag=120.0V CID@** (275.1 -> 165.0) 005_Blank stomach_rat_5.d
Counts vs. Acquisition Time/min

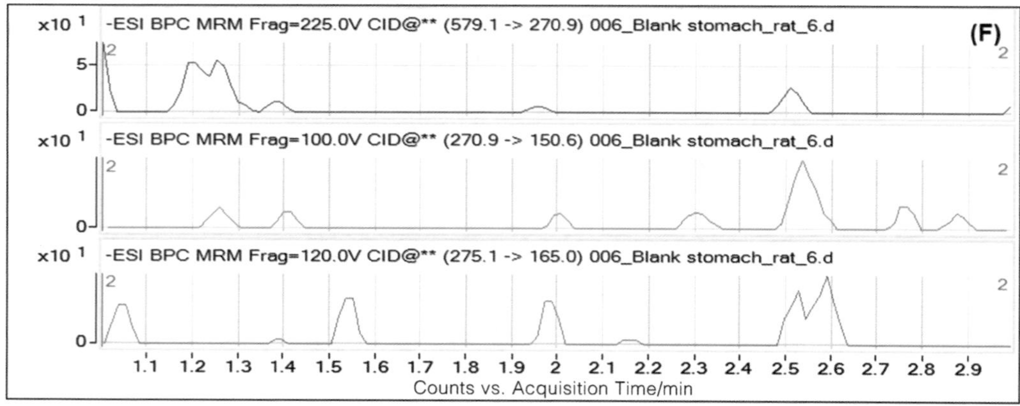
(F)
x10 1 -ESI BPC MRM Frag=225.0V CID@** (579.1 -> 270.9) 006_Blank stomach_rat_6.d
x10 1 -ESI BPC MRM Frag=100.0V CID@** (270.9 -> 150.6) 006_Blank stomach_rat_6.d
x10 1 -ESI BPC MRM Frag=120.0V CID@** (275.1 -> 165.0) 006_Blank stomach_rat_6.d
Counts vs. Acquisition Time/min

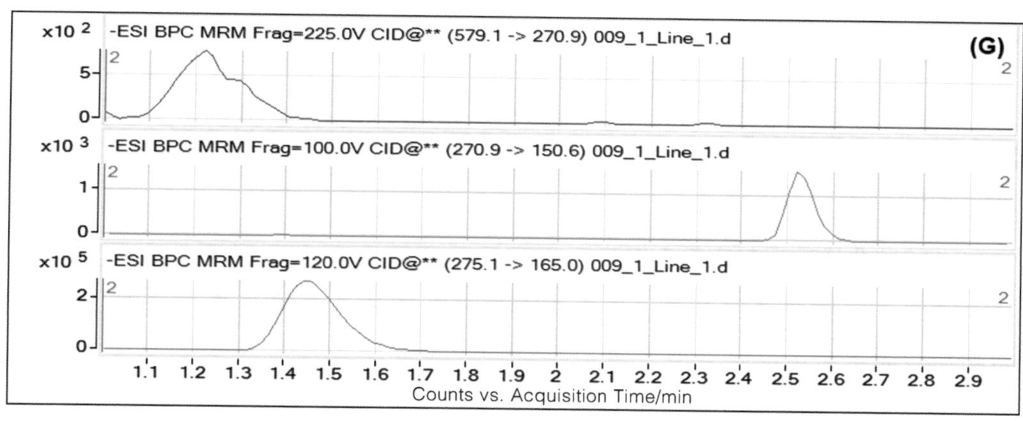

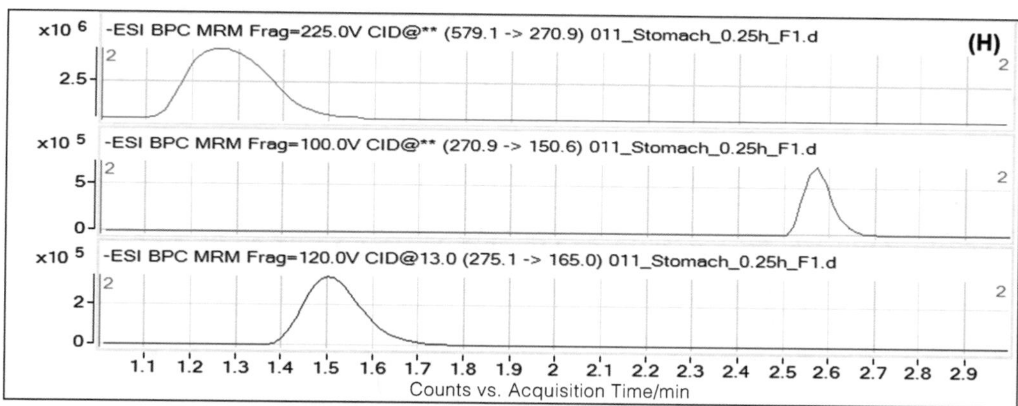

图 2－2　大鼠胃组织样本中柚皮苷、柚皮素及内标的提取离子流色谱图

(A)～(F) 6 个不同来源的空白基质样品；(G) 定量下限样品；(H) 给药后样品。

表 2－23　各样品中目标分析物和内标的响应值

样品类型	柚皮苷响应	柚皮素响应	内标响应
空白基质－1	747	1587	143
空白基质－2	388	931	51
空白基质－3	310	1120	76
空白基质－4	257	741	24
空白基质－5	398	811	51
空白基质－6	344	257	32
定量下限样品	7369	8228	2465978
残留	651	611	226

2. 残留成分

结果（表2－23）表明：注射高浓度样品后，空白样品进样中的残留成分低于目标分析物定量下限响应的9.0%，并低于内标响应的0.1%，符合生物样品定量分析方法要求。

3. 标准曲线范围与定量下限

本试验中柚皮苷、柚皮素校正标样储备液的浓度分别为1.018 mg/mL、1.095 mg/mL。

所得线性回归方程如下：

柚皮苷：$Y=0.1404X-1.248\times10^{-4}$ （$r=0.9950$）

柚皮素：$Y=0.3253X-1.504\times10^{-4}$ （$r=0.9944$）

结果表明：胃组织匀浆中的柚皮苷在9.640～3856 ng/mL、柚皮素在5.450～2180 ng/mL浓度范围内线性关系良好，准确度高（表2－24～表2－25）。

表2－24　大鼠胃组织校正标样中柚皮苷的准确度

浓度水平		1	2	3	4	5	6	7	8
浓度/	真实值	9.640	19.28	77.12	289.2	964.0	1928	3085	3856
($ng\cdot mL^{-1}$)	测得值	9.709	19.60	69.77	258.3	903.2	1898	3493	4336
准确度/%		100.7	101.7	90.5	89.3	93.7	98.4	113.2	112.4

表2－25　大鼠胃组织校正标样中柚皮素的准确度

浓度水平		1	2	3	4	5	6	7	8
浓度/	真实值	5.450	10.90	43.60	163.5	545.0	1090	1744	2180
($ng\cdot mL^{-1}$)	测得值	5.548	10.15	48.14	178.5	606.7	1057	1595	1871
准确度/%		101.8	93.1	110.4	109.2	111.3	97.0	91.5	85.8

4. 准确度和精密度

本试验中柚皮苷、柚皮素校正标样储备液的浓度分别为1.010 mg/mL、1.081 mg/mL。

结果（表2－26～表2－27）表明：柚皮苷、柚皮素的批内、批间准确度和精密度均符合生物样品定量分析方法要求。

表2－26　大鼠胃组织分析方法中柚皮苷的准确度和精密度

真实值/(ng·mL⁻¹)	批次		测得值/(ng·mL⁻¹)及准确度/%						平均值	批内精密度/%	批间准确度/%	批间精密度/%
			1	2	3	4	5	6				
9.640	1	测得值	11.38	11.42	9.240	9.761	10.06	10.56	10.40	8.5	112.6	6.9
		准确度	118.0	118.5	95.9	101.3	104.4	109.5	107.9			
	2	测得值	11.12	11.04	11.76	11.39	10.82	10.42	11.09	4.2		
		准确度	115.4	114.5	122.0	118.2	112.2	108.1	115.1			
	3	测得值	11.40	11.84	10.68	10.50	11.90	10.06	11.06	6.9		
		准确度	118.3	122.8	110.8	108.9	123.4	104.4	114.8			
28.70	1	测得值	24.95	30.51	25.40	23.64	24.45	25.33	25.71	9.5	90.9	7.0
		准确度	86.9	106.3	88.5	82.4	85.2	88.3	89.6			
	2	测得值	25.47	24.93	25.17	25.36	27.27	25.40	25.60	3.3		
		准确度	88.7	86.9	87.7	88.4	95.0	88.5	89.2			
	3	测得值	26.41	26.80	25.01	25.85	30.32	27.30	26.95	6.8		
		准确度	92.0	93.4	87.1	90.1	105.6	95.1	93.9			
573.9	1	测得值	480.8	533.3	532.7	508.8	508.2	528.9	515.5	4.0	92.0	5.8
		准确度	83.8	92.9	92.8	88.7	88.6	92.2	89.8			
	2	测得值	511.4	542.5	517.7	513.6	504.8	498.3	514.7			
		准确度	89.1	94.5	90.2	89.5	88.0	86.8	89.7	3.0		
	3	测得值	576.3	574.8	535.1	549.4	596.0	493.3	554.2			
		准确度	100.4	100.2	93.2	95.7	103.9	86.0	96.6			
2870	1	测得值	3058	3320	3215	3128	3414	3199	3222	4.0	110.7	3.9
		准确度	106.6	115.7	112.0	109.0	119.0	111.5	112.3	6.6		
	2	测得值	3260	3039	3187	2884	3042	3065	3080	4.2		
		准确度	113.6	105.9	111.0	100.5	106.0	106.8	107.3			
	3	测得值	3192	3290	3282	3232	3225	3165	3231	1.5		
		准确度	111.2	114.6	114.4	112.6	112.4	110.3	112.6			

表 2－27　大鼠胃组织分析方法中柚皮素的准确度和精密度

真实值/(ng·mL^{-1})	批次		测得值/(ng·mL^{-1}) 及准确度/%						平均值	批内精密度/%	批间准确度/%	批间精密度/%
			1	2	3	4	5	6				
5.450	1	测得值	5.839	5.115	5.004	4.952	4.856	5.033	5.133	6.9	96.9	6.3
		准确度	107.1	93.9	91.8	90.9	89.1	92.3	94.2			
	2	测得值	4.893	5.933	5.746	5.174	5.376	4.949	5.345	7.9		
		准确度	89.8	108.9	105.4	94.9	98.6	90.8	98.1			
	3	测得值	5.525	5.317	5.160	5.495	5.136	5.521	5.359	3.4		
		准确度	101.4	97.6	94.7	100.8	94.2	101.3	98.3			
16.14	1	测得值	14.50	14.37	14.57	16.73	14.61	14.40	14.86	6.2	91.6	4.6
		准确度	89.8	89.0	90.3	103.7	90.5	89.2	92.1			
	2	测得值	15.62	15.07	15.21	15.16	14.57	14.43	15.01	2.9		
		准确度	96.8	93.4	94.2	93.9	90.3	89.4	93.0			
	3	测得值	14.47	14.02	15.64	14.39	14.36	14.05	14.49	4.1		
		准确度	89.7	86.9	96.9	89.2	89.0	87.1	89.8			
322.8	1	测得值	339.9	351.2	353.5	337.1	340.6	350.9	345.5	2.1	105.3	2.9
		准确度	105.3	108.8	109.5	104.4	105.5	108.7	107.0			
	2	测得值	345.3	330.9	340.1	327.0	333.1	342.3	336.5	2.1		
		准确度	107.0	102.5	105.4	101.3	103.2	106.0	104.2			
	3	测得值	344.0	349.3	332.7	337.3	347.1	313.4	337.3	3.9		
		准确度	106.6	108.2	103.1	104.5	107.5	97.1	104.5			
1614	1	测得值	1403	1541	1509	1498	1537	1522	1502	3.4	93.3	3.0
		准确度	86.9	95.5	93.5	92.8	95.2	94.3	93.0			
	2	测得值	1540	1467	1485	1432	1467	1490	1480	2.4		
		准确度	95.4	90.9	92.0	88.7	90.9	92.3	91.7			
	3	测得值	1496	1579	1568	1554	1509	1514	1537	2.3		
		准确度	92.7	97.8	97.1	96.3	93.5	93.8	95.2			

5. 提取回收率

分别测定对应浓度的回收率样品、质控样品，计算提取回收率。柚皮苷、柚皮素提取回收率测定结果见表 2－28 ～ 表 2－29，内标的提取回收率为 71.2%。

表 2-28　大鼠胃组织分析方法中柚皮苷的提取回收率

浓度水平	$A_{目标分析物}$						平均值	精密度/%	提取回收率/%
	1	2	3	4	5	6			
回收率样品									
低	3.91×10^4	3.99×10^4	3.73×10^4	3.75×10^4	3.82×10^4	3.66×10^4	3.81×10^4	3.2	–
中	9.21×10^5	9.50×10^5	9.64×10^5	9.28×10^5	9.44×10^5	9.40×10^5	9.41×10^5	1.6	–
高	4.90×10^6	4.80×10^6	5.00×10^6	4.77×10^6	4.78×10^6	4.81×10^6	4.84×10^6	1.8	–
QC									
低	1.89×10^4	2.35×10^4	1.82×10^4	1.63×10^4	1.72×10^4	1.89×10^4	1.89×10^4	13.2	49.5
中	3.63×10^5	4.02×10^5	4.03×10^5	3.83×10^5	3.84×10^5	3.95×10^5	3.88×10^5	3.9	41.3
高	2.36×10^6	2.56×10^6	2.48×10^6	2.34×10^6	2.53×10^6	2.28×10^6	2.42×10^6	4.7	50.1

表 2-29　大鼠胃组织分析方法中柚皮素的提取回收率

浓度水平	$A_{目标分析物}$						平均值	精密度/%	提取回收率/%
	1	2	3	4	5	6			
回收率样品									
低	1.71×10^4	1.74×10^4	1.66×10^4	1.73×10^4	1.66×10^4	1.73×10^4	1.71×10^4	2.1	–
中	3.94×10^5	3.95×10^5	3.90×10^5	3.85×10^5	3.95×10^5	3.83×10^5	3.90×10^5	1.3	–
高	1.82×10^6	1.81×10^6	1.82×10^6	1.79×10^6	1.79×10^6	1.80×10^6	1.81×10^6	0.8	–
QC									
低	2.12×10^4	2.09×10^4	2.01×10^4	2.23×10^4	1.99×10^4	2.07×10^4	2.09×10^4	4.1	122.3
中	4.39×10^5	4.52×10^5	4.57×10^5	4.33×10^5	4.39×10^5	4.47×10^5	4.45×10^5	2.1	113.9
高	1.84×10^6	2.02×10^6	1.98×10^6	1.91×10^6	1.93×10^6	1.84×10^6	1.92×10^6	3.8	106.3

6. 基质效应

柚皮苷和柚皮素在低、高浓度水平下的基质因子及内标归一化的基质因子见表 2-30～表 2-32，其 *RSD* 均小于 15%，符合生物样品测定的要求。

表 2-30　大鼠胃组织分析方法中柚皮苷的基质因子

基质编号	浓度水平	$A_{目标分析物}$			平均值	精密度/%	基质因子/%
		1	2	3			
	回收率样品工作液						
	低	3.72×10^4	3.63×10^4	3.73×10^4	3.69×10^4	1.5	–

续上表

基质编号	浓度水平	$A_{目标分析物}$			平均值	精密度/%	基质因子/%
		1	2	3			
	高	4.85×10^{6}	4.82×10^{6}	4.81×10^{6}	4.83×10^{6}	0.5	–
	基质样品						
1	低	3.81×10^{4}	3.61×10^{4}	3.67×10^{4}	3.70×10^{4}	2.8	100.2
	高	4.72×10^{6}	4.68×10^{6}	4.64×10^{6}	4.68×10^{6}	0.8	97.0
2	低	3.37×10^{4}	3.47×10^{4}	3.32×10^{4}	3.38×10^{4}	2.2	91.7
	高	4.62×10^{6}	4.64×10^{6}	4.50×10^{6}	4.59×10^{6}	1.6	95.0
3	低	3.43×10^{4}	3.41×10^{4}	3.37×10^{4}	3.40×10^{4}	0.9	92.2
	高	4.72×10^{6}	4.52×10^{6}	4.57×10^{6}	4.60×10^{6}	2.3	95.4
4	低	3.43×10^{4}	3.51×10^{4}	3.93×10^{4}	3.62×10^{4}	7.5	98.1
	高	4.61×10^{6}	4.58×10^{6}	4.54×10^{6}	4.58×10^{6}	0.7	94.8
5	低	3.95×10^{4}	3.98×10^{4}	3.55×10^{4}	3.83×10^{4}	6.2	103.7
	高	5.15×10^{6}	5.15×10^{6}	5.02×10^{6}	5.11×10^{6}	1.5	105.8
6	低	3.64×10^{4}	3.90×10^{4}	3.82×10^{4}	3.79×10^{4}	3.5	102.7
	高	5.21×10^{6}	5.10×10^{6}	5.15×10^{6}	5.15×10^{6}	1.0	106.7

表 2-31　大鼠胃组织分析方法中柚皮素的基质因子

基质编号	浓度水平	$A_{目标分析物}$			平均值	精密度/%	基质因子/%
		1	2	3			
	回收率样品工作液						
	低	1.43×10^{4}	1.45×10^{4}	1.66×10^{4}	1.52×10^{4}	8.6	–
	高	1.84×10^{6}	1.85×10^{6}	1.92×10^{6}	1.87×10^{6}	2.1	–
	基质样品						
1	低	1.82×10^{4}	1.60×10^{4}	1.51×10^{4}	1.65×10^{4}	9.7	108.5
	高	1.85×10^{6}	1.81×10^{6}	1.81×10^{6}	1.83×10^{6}	1.4	97.5
2	低	1.50×10^{4}	1.46×10^{4}	1.39×10^{4}	1.45×10^{4}	3.9	95.7
	高	1.75×10^{6}	1.75×10^{6}	1.67×10^{6}	1.72×10^{6}	2.6	92.1
3	低	1.40×10^{4}	1.30×10^{4}	1.08×10^{4}	1.26×10^{4}	12.9	83.2
	高	1.38×10^{6}	1.33×10^{6}	1.30×10^{6}	1.34×10^{6}	3.1	71.5
4	低	1.11×10^{4}	1.12×10^{4}	1.13×10^{4}	1.12×10^{4}	1.1	73.9
	高	1.63×10^{6}	1.60×10^{6}	1.58×10^{6}	1.60×10^{6}	1.7	85.7

续上表

基质编号	浓度水平	$A_{目标分析物}$			平均值	精密度/%	基质因子/%
		1	2	3			
5	低	1.36×10^4	1.39×10^4	1.52×10^4	1.42×10^4	6.0	93.9
	高	1.73×10^6	1.81×10^6	1.70×10^6	1.75×10^6	3.3	93.5
6	低	1.53×10^4	1.65×10^4	1.61×10^4	1.60×10^4	3.9	105.3
	高	1.83×10^6	1.78×10^6	1.81×10^6	1.81×10^6	1.3	96.6

表 2－32　大鼠胃组织分析方法中柚皮苷、柚皮素的内标归一化的基质因子

化合物	浓度水平	基质编号					RSD/%
		1	2	3	4	5	
基质因子/%							
柚皮苷	低	100.2	91.7	92.2	98.1	103.7	102.7	–
	高	97.0	95.0	95.4	94.8	105.8	106.7	–
柚皮素	低	108.5	95.7	83.2	73.9	93.9	105.3	–
	高	97.5	92.1	71.5	85.7	93.5	96.6	–
内标	低	98.5	94.6	94.3	76.1	87.6	88.4	–
	高	96.7	94.8	95.4	96.5	88.1	90.4	–
内标归一化的基质因子/%							
柚皮苷	低	101.7	96.9	97.8	128.9	118.4	116.2	11.9
	高	100.3	100.2	100.0	98.2	120.1	118.0	9.5
柚皮素	低	110.2	101.2	88.2	97.1	107.2	119.1	10.4
	高	100.8	97.2	74.9	88.8	106.1	106.9	12.7

7. 稀释可靠性

结果表明：稀释后样品的准确度在 100% ±15% 以内，*RSD* 小于 15%，证明胃组织样品稀释 5 倍的测定结果是可靠的（表 2－33 ～ 表 2－34）。

表 2－33　大鼠胃组织样品稀释可靠性考察（柚皮苷）

稀释因子	真实值/($ng\cdot mL^{-1}$)	测得值/($ng\cdot mL^{-1}$)	平均值/($ng\cdot mL^{-1}$)	准确度/%	RSD/%
10 倍	3015	2806 2857 2906	2856	94.7	1.7

续上表

稀释因子	真实值/（ng·mL^{-1}）	测得值/（ng·mL^{-1}）	平均值/（ng·mL^{-1}）	准确度/%	*RSD*/%
100倍	3015	2908 2865 2860	2878	95.4	0.9

表2-34　大鼠胃组织样品稀释可靠性考察（柚皮素）

稀释因子	真实值/（ng·mL^{-1}）	测得值/（ng·mL^{-1}）	平均值/（ng·mL^{-1}）	准确度/%	*RSD*/%
10倍	1619	1763 1689 1562	1671	103.2	6.1
100倍	1619	1568 1500 1531	1533	94.7	2.2

第三节　大鼠肠组织中柚皮苷、柚皮素浓度定量分析方法的建立与验证

（一）实验材料

详见第一节。

（二）实验方法

参照第二节中实验方法操作。

（三）实验结果

1. 选择性

空白基质样品、定量下限样品、给药后样品色谱图详见图2-3，各样品中目标

分析物和内标的响应值详见表 2－35。结果表明：6 个不同来源的空白基质中，干扰组分的响应低于目标分析物定量下限响应的 15.5%，并低于内标响应的 0.1%，符合生物样品定量分析方法要求，说明本试验采用的分析方法能够区分目标分析物和内标与基质的内源性组分或样品中的其他组分。

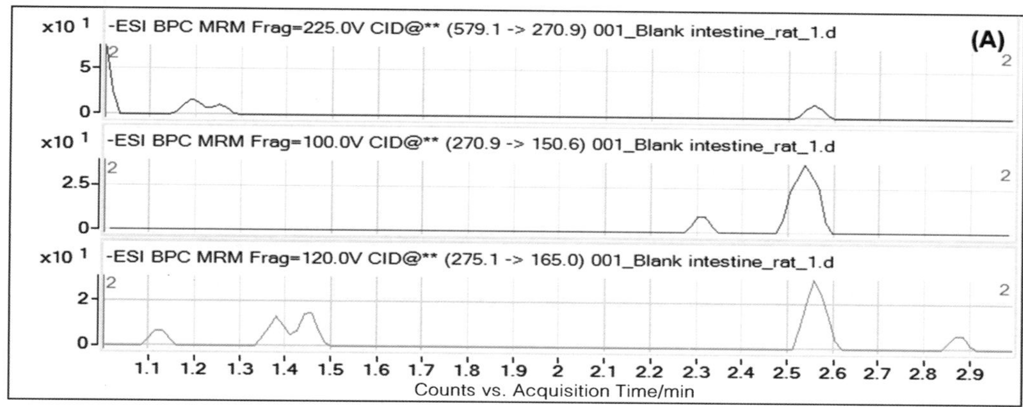

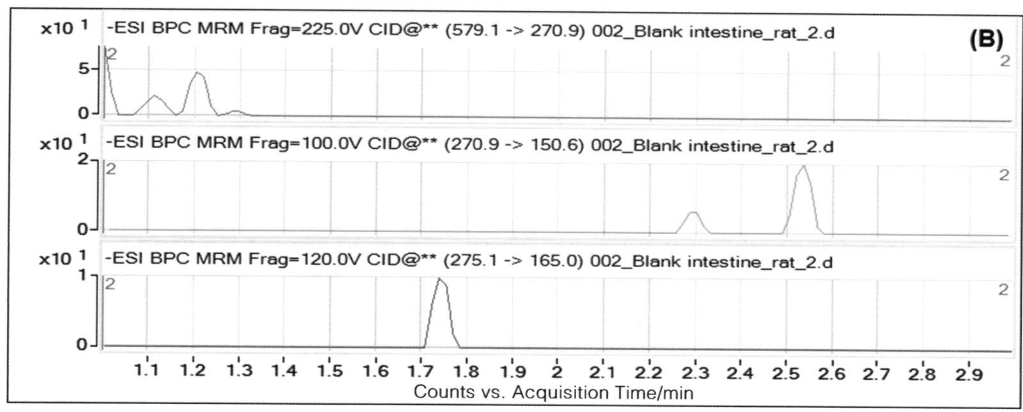

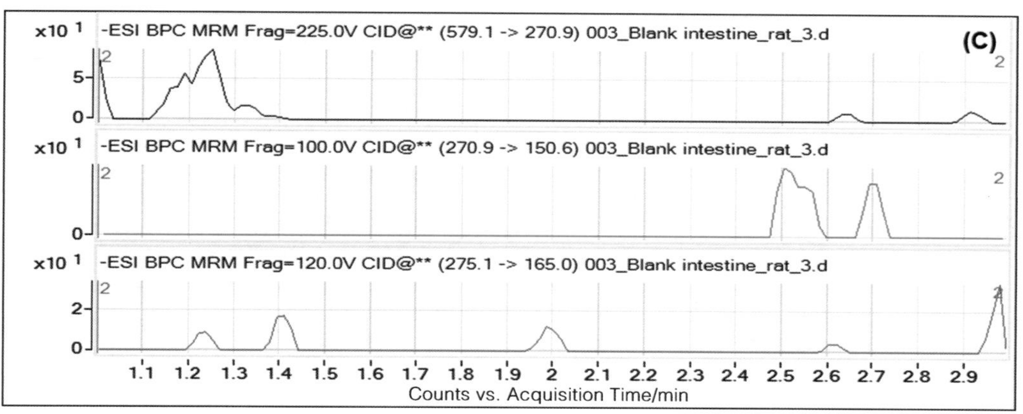

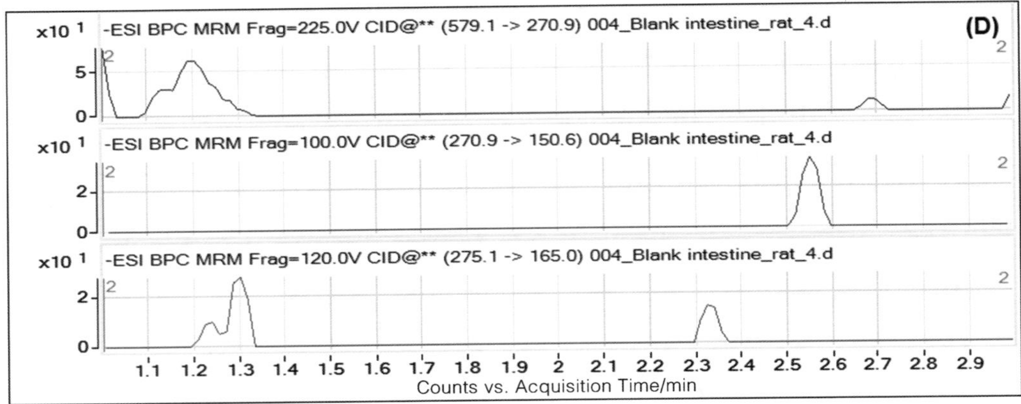
(D)
x10 1 -ESI BPC MRM Frag=225.0V CID@** (579.1 -> 270.9) 004_Blank intestine_rat_4.d
x10 1 -ESI BPC MRM Frag=100.0V CID@** (270.9 -> 150.6) 004_Blank intestine_rat_4.d
x10 1 -ESI BPC MRM Frag=120.0V CID@** (275.1 -> 165.0) 004_Blank intestine_rat_4.d
Counts vs. Acquisition Time/min

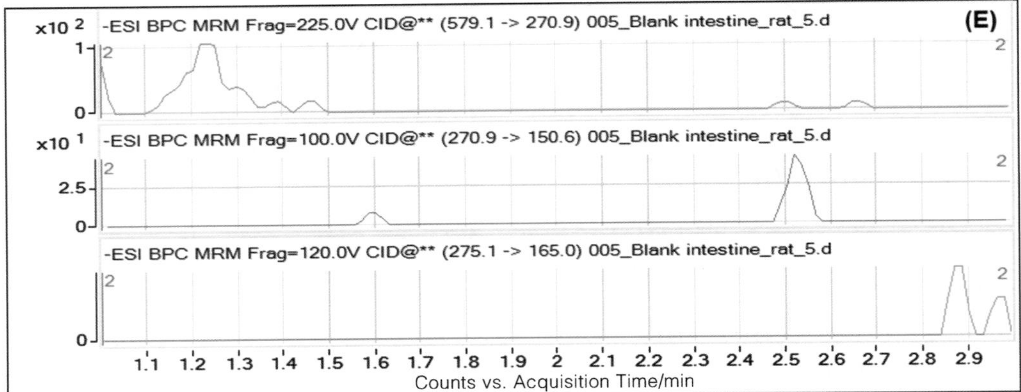
(E)
x10 2 -ESI BPC MRM Frag=225.0V CID@** (579.1 -> 270.9) 005_Blank intestine_rat_5.d
x10 1 -ESI BPC MRM Frag=100.0V CID@** (270.9 -> 150.6) 005_Blank intestine_rat_5.d
-ESI BPC MRM Frag=120.0V CID@** (275.1 -> 165.0) 005_Blank intestine_rat_5.d
Counts vs. Acquisition Time/min

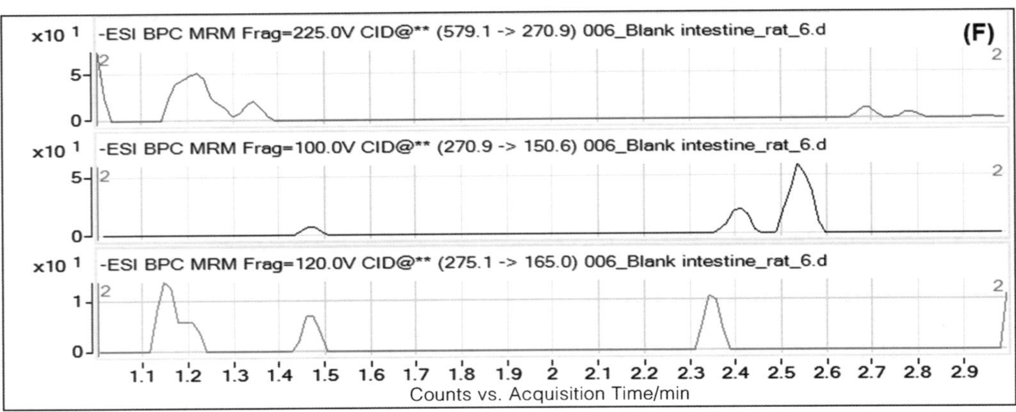
(F)
x10 1 -ESI BPC MRM Frag=225.0V CID@** (579.1 -> 270.9) 006_Blank intestine_rat_6.d
x10 1 -ESI BPC MRM Frag=100.0V CID@** (270.9 -> 150.6) 006_Blank intestine_rat_6.d
x10 1 -ESI BPC MRM Frag=120.0V CID@** (275.1 -> 165.0) 006_Blank intestine_rat_6.d
Counts vs. Acquisition Time/min

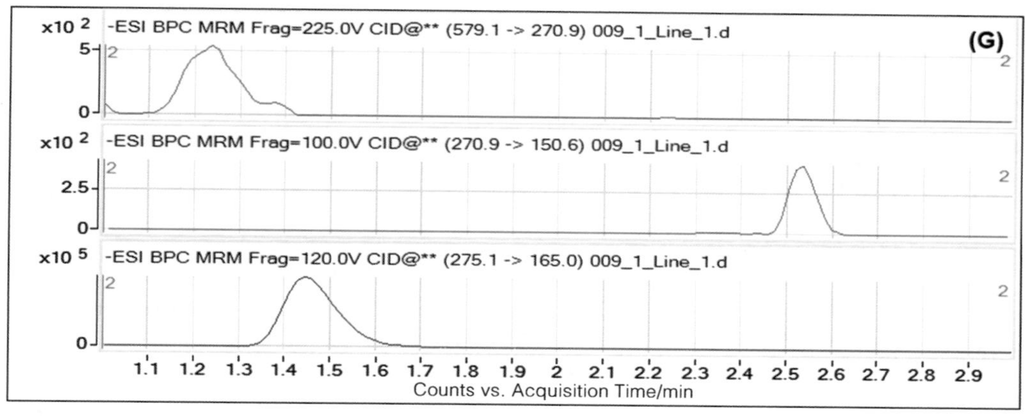

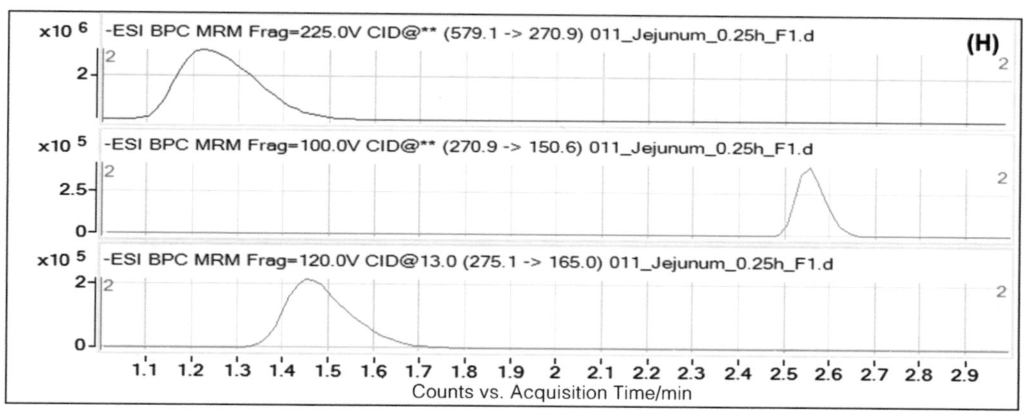

图2－3　大鼠肠组织样本中柚皮苷、柚皮素及内标的提取离子流色谱图

（A）～（F）6个不同来源的空白基质样品；（G）定量下限样品；（H）给药后样品。

表2－35　各样品中目标分析物和内标的响应值

样品类型	柚皮苷响应	柚皮素响应	内标响应
空白基质－1	73	133	77
空白基质－2	130	194	25
空白基质－3	538	171	45
空白基质－4	426	157	99
空白基质－5	未检出	未检出	未检出
空白基质－6	350	395	53
定量下限样品	4513	2614	1554638
残留	256	409	207

2. 残留成分

结果（表2－35）表明：注射高浓度样品后，空白样品进样中的残留成分低于目标分析物定量下限响应的16.0%，并低于内标响应的0.1%，符合生物样品定量分析方法要求。

3. 标准曲线范围与定量下限

本试验中柚皮苷、柚皮素校正标样储备液的浓度分别为1.018 mg/mL、1.095 mg/mL。

所得线性回归方程如下：

柚皮苷：$Y=0.2757X-7.658\times10^{-4}$ （$r=0.9939$）

柚皮素：$Y=0.2724X-8.390\times10^{-5}$ （$r=0.9982$）

结果表明：肠组织匀浆中的柚皮苷在9.640～3856 ng/mL、柚皮素在5.450～2180 ng/mL浓度范围内线性关系良好，准确度高（表2－36～表2－37）。

表2－36 大鼠肠组织校正标样中柚皮苷的准确度

浓度水平		1	2	3	4	5	6	7	8
浓度/（ng·mL^{-1}）	真实值	9.640	19.28	77.12	289.2	964.0	1928	3085	3856
	测得值	10.26	17.38	69.97	251.7	929.3	2044	3440	4307
准确度/%		106.4	90.1	90.7	87.0	96.4	106.0	111.5	111.7

表2－37 大鼠肠组织校正标样中柚皮素的准确度

浓度水平		1	2	3	4	5	6	7	8
浓度/（ng·mL^{-1}）	真实值	5.450	10.90	43.60	163.5	545.0	1090	1744	2180
	测得值	5.651	10.03	45.08	155.0	562.1	1178	1726	2091
准确度/%		103.7	92.0	103.4	94.8	103.1	108.1	99.0	95.9

4. 准确度和精密度

本试验中柚皮苷、柚皮素校正标样储备液的浓度分别为1.010 mg/mL、1.081 mg/mL。

结果（表2－38～表2－39）表明：柚皮苷、柚皮素的批内、批间准确度和精密度均符合生物样品定量分析方法要求。

表 2-38 大鼠肠组织分析方法中柚皮苷的准确度和精密度

真实值/(ng·mL^{-1})	批次		测得值/(ng·mL^{-1})及准确度/%						平均值	批内精密度/%	批间准确度/%	批间精密度/%
			1	2	3	4	5	6				
9.640	1	测得值	10.36	9.636	9.778	9.362	9.250	9.315	9.617	4.3	103.8	7.9
		准确度	107.5	100.0	101.4	97.1	96.0	96.6	99.8			
	2	测得值	10.04	11.76	10.00	9.993	10.12	9.800	10.29	7.1		
		准确度	104.1	122.0	103.7	103.7	105.0	101.7	106.7			
	3	测得值	11.61	10.17	10.78	8.777	9.020	10.30	10.11	10.6		
		准确度	120.4	105.5	111.8	91.0	93.6	106.8	104.9			
28.70	1	测得值	25.40	25.92	25.18	25.04	25.12	25.87	25.42	1.5	90.4	2.8
		准确度	88.5	90.3	87.7	87.2	87.5	90.1	88.6			
	2	测得值	27.79	25.86	26.46	25.91	25.51	26.63	26.36	3.1		
		准确度	96.8	90.1	92.2	90.3	88.9	92.8	91.8			
	3	测得值	26.24	26.95	25.74	26.54	25.44	25.48	26.07	2.4		
		准确度	91.4	93.9	89.7	92.5	88.6	88.8	90.8			
573.9	1	测得值	499.6	502.4	503.6	500.4	490.9	502.5	499.9	0.9	89.2	2.5
		准确度	87.1	87.5	87.8	87.2	85.5	87.6	87.1			
	2	测得值	507.9	537.4	509.0	521.5	512.7	517.5	517.7	2.1		
		准确度	88.5	93.6	88.7	90.9	89.3	90.2	90.2			
	3	测得值	534.2	529.9	504.8	512.6	504.7	519.6	517.6	2.4		
		准确度	93.1	92.3	88.0	89.3	87.9	90.5	90.2			
2870	1	测得值	3167	3162	3102	3173	3098	3273	3163	2.0	112.1	2.3
		准确度	110.3	110.2	108.1	110.6	107.9	114.0	110.2			
	2	测得值	3406	3286	3167	3196	3183	3183	3237	2.9		
		准确度	118.7	114.5	110.3	111.4	110.9	110.9	112.8			
	3	测得值	3241	3255	3274	3251	3220	3257	3250	0.6		
		准确度	112.9	113.4	114.1	113.3	112.2	113.5	113.2			

表 2－39　大鼠肠组织分析方法中柚皮素的准确度和精密度

真实值/(ng·mL⁻¹)	批次		测得值/(ng·mL⁻¹) 及准确度/%						平均值	批内精密度/%	批间准确度/%	批间精密度/%
			1	2	3	4	5	6				
5.450	1	测得值	5.526	5.197	4.907	6.215	5.743	5.341	5.488	8.3	99.6	8.2
		准确度	101.4	95.4	90.0	114.0	105.4	98.0	100.7			
	2	测得值	6.647	5.507	5.139	4.954	5.323	5.153	5.454	11.3		
		准确度	122.0	101.0	94.3	90.9	97.7	94.6	100.1			
	3	测得值	4.968	5.025	5.569	5.426	5.436	5.657	5.347	5.3		
		准确度	91.2	92.2	102.2	99.6	99.7	103.8	98.1			
16.14	1	测得值	16.54	16.36	14.86	15.07	16.10	15.31	15.71	4.6	94.0	5.4
		准确度	102.5	101.4	92.1	93.4	99.8	94.9	97.3			
	2	测得值	14.23	14.20	14.48	15.52	14.50	14.96	14.65	3.5		
		准确度	88.2	88.0	89.7	96.2	89.8	92.7	90.8			
	3	测得值	14.50	14.34	15.42	15.92	14.38	16.45	15.17	5.9		
		准确度	89.8	88.8	95.5	98.6	89.1	101.9	94.0			
322.8	1	测得值	317.2	313.9	303.7	296.2	308.1	311.9	308.5	2.5	96.2	3.5
		准确度	98.3	97.2	94.1	91.8	95.4	96.6	95.6			
	2	测得值	299.6	311.0	297.6	292.9	313.8	307.8	303.8	2.7		
		准确度	92.8	96.3	92.2	90.7	97.2	95.4	94.1			
	3	测得值	329.5	320.0	298.6	325.2	316.9	325.0	319.2	3.4		
		准确度	102.1	99.1	92.5	100.7	98.2	100.7	98.9			
1614	1	测得值	1583	1545	1538	1536	1557	1622	1564	2.1	99.0	3.9
		准确度	98.1	95.7	95.3	95.2	96.5	100.5	96.9			
	2	测得值	1665	1560	1546	1540	1558	1567	1573	2.9		
		准确度	103.2	96.7	95.8	95.4	96.5	97.1	97.4			
	3	测得值	1602	1579	1631	1657	1741	1720	1655	3.9		
		准确度	99.3	97.8	101.1	102.7	107.9	106.6	102.5			

5. 提取回收率

分别测定对应浓度的回收率样品、质控样品，计算提取回收率。柚皮苷、柚皮素提取回收率测定结果见表 2－40～表 2－41，内标的提取回收率为 71.0%。

表 2－40　大鼠肠组织分析方法中柚皮苷的提取回收率

浓度水平	$A_{目标分析物}$						平均值	精密度/%	提取回收率/%
	1	2	3	4	5	6			
回收率样品									
低	3.33×10^4	3.11×10^4	3.13×10^4	3.13×10^4	3.21×10^4	3.10×10^4	3.17×10^4	2.8	–
中	7.62×10^5	7.56×10^5	7.67×10^5	7.41×10^5	7.61×10^5	7.38×10^5	7.54×10^5	1.6	–
高	4.08×10^6	4.00×10^6	4.03×10^6	3.97×10^6	3.73×10^6	3.90×10^6	3.95×10^6	3.2	–
QC									
低	1.09×10^4	1.16×10^4	1.08×10^4	1.14×10^4	1.08×10^4	1.04×10^4	1.10×10^4	4.1	34.7
中	2.45×10^5	2.41×10^5	2.54×10^5	2.42×10^5	2.49×10^5	2.46×10^5	2.46×10^5	1.9	32.6
高	1.63×10^6	1.62×10^6	1.62×10^6	1.61×10^6	1.55×10^6	1.61×10^6	1.61×10^6	1.7	40.6

表 2－41　大鼠肠组织分析方法中柚皮素的提取回收率

浓度水平	$A_{目标分析物}$						平均值	精密度/%	提取回收率/%
	1	2	3	4	5	6			
回收率样品									
低	7.89×10^3	7.82×10^3	6.88×10^3	7.63×10^3	6.78×10^3	7.64×10^3	7.44×10^3	6.5	–
中	1.69×10^5	1.74×10^5	1.70×10^5	1.72×10^5	1.72×10^5	1.71×10^5	1.71×10^5	1.1	–
高	9.41×10^5	9.28×10^5	9.31×10^5	9.21×10^5	9.12×10^5	9.41×10^5	9.29×10^5	1.2	–
QC									
低	7.50×10^3	7.68×10^3	8.06×10^3	8.52×10^3	7.59×10^3	8.39×10^3	7.96×10^3	5.4	107.0
中	1.81×10^5	1.74×10^5	1.79×10^5	1.84×10^5	1.87×10^5	1.84×10^5	1.82×10^5	2.5	106.0
高	9.59×10^5	9.40×10^5	9.65×10^5	9.79×10^5	1.00×10^6	1.01×10^6	9.76×10^5	2.8	105.1

6. 基质效应

柚皮苷和柚皮素在低、高浓度水平下的基质因子及内标归一化的基质因子见表 2－42～表 2－44，其 *RSD* 均小于 15%，符合生物样品测定的要求。

表 2-42　大鼠肠组织分析方法中柚皮苷的基质因子

基质编号	浓度水平	$A_{目标分析物}$ 1	2	3	平均值	精密度/%	基质因子/%
回收率样品工作液							
	低	3.01×10^4	3.06×10^4	2.93×10^4	3.00×10^4	2.2	-
	高	4.38×10^6	4.33×10^6	4.37×10^6	4.36×10^6	0.6	-
基质样品							
1	低	2.85×10^4	3.23×10^4	2.98×10^4	3.02×10^4	6.5	100.6
	高	3.81×10^6	3.82×10^6	3.77×10^6	3.80×10^6	0.7	87.2
2	低	2.86×10^4	2.83×10^4	2.98×10^4	2.89×10^4	2.9	96.3
	高	4.00×10^6	3.99×10^6	3.90×10^6	3.96×10^6	1.4	90.9
3	低	2.79×10^4	2.81×10^4	2.72×10^4	2.77×10^4	1.8	92.4
	高	3.74×10^6	3.75×10^6	3.64×10^6	3.71×10^6	1.5	85.1
4	低	2.95×10^4	2.73×10^4	2.93×10^4	2.87×10^4	4.1	95.6
	高	4.03×10^6	4.07×10^6	4.01×10^6	4.04×10^6	0.8	92.6
5	低	2.96×10^4	2.98×10^4	2.96×10^4	2.96×10^4	0.4	98.7
	高	4.03×10^6	4.00×10^6	3.95×10^6	3.99×10^6	1.0	91.6
6	低	3.03×10^4	2.94×10^4	2.93×10^4	2.97×10^4	1.9	98.8
	高	3.86×10^6	3.83×10^6	3.81×10^6	3.83×10^6	0.7	87.9

表 2-43　大鼠肠组织分析方法中柚皮素的基质因子

基质编号	浓度水平	$A_{目标分析物}$ 1	2	3	平均值	精密度/%	基质因子/%
回收率样品工作液							
	低	8.77×10^3	1.03×10^4	1.14×10^4	1.01×10^4	12.9	-
	高	1.57×10^6	1.60×10^6	1.64×10^6	1.60×10^6	2.1	-
基质样品							
1	低	7.52×10^3	8.02×10^3	6.17×10^3	7.24×10^3	13.2	71.4
	高	7.58×10^5	7.35×10^5	7.17×10^5	7.36×10^5	2.8	45.9
2	低	6.06×10^3	7.69×10^3	7.93×10^3	7.23×10^3	14.1	71.3
	高	1.05×10^6	1.02×10^6	1.02×10^6	1.03×10^6	1.3	64.2
3	低	7.68×10^3	7.26×10^3	6.46×10^3	7.13×10^3	8.7	70.4
	高	8.57×10^5	8.44×10^5	8.20×10^5	8.40×10^5	2.2	52.4

续上表

基质编号	浓度水平	$A_{目标分析物}$			平均值	精密度/%	基质因子/%
		1	2	3			
4	低	7.94×10^{3}	7.92×10^{3}	8.86×10^{3}	8.24×10^{3}	6.5	81.3
	高	1.19×10^{6}	1.20×10^{6}	1.20×10^{6}	1.20×10^{6}	0.5	74.6
5	低	9.79×10^{3}	9.64×10^{3}	1.08×10^{4}	1.01×10^{4}	6.2	99.4
	高	1.34×10^{6}	1.33×10^{6}	1.34×10^{6}	1.34×10^{6}	0.5	83.4
6	低	1.04×10^{4}	9.87×10^{3}	8.87×10^{3}	9.70×10^{3}	7.8	95.7
	高	1.23×10^{6}	1.22×10^{6}	1.20×10^{6}	1.22×10^{6}	1.1	75.8

表 2－44　大鼠肠组织分析方法中柚皮苷、柚皮素的内标归一化的基质因子

化合物	浓度水平	基质编号						*RSD*/%
		1	2	3	4	5		
基质因子/%								
柚皮苷	低	100.6	96.3	92.4	95.6	98.7	98.8	–
	高	87.2	90.9	85.1	92.6	91.6	87.9	–
柚皮素	低	71.4	71.3	70.4	81.3	99.4	95.7	–
	高	45.9	64.2	52.4	74.6	83.4	75.8	–
内标	低	97.5	96.0	93.6	98.3	100.8	99.1	–
	高	71.3	95.4	75.4	99.3	100.0	96.9	–
内标归一化的基质因子/%								
柚皮苷	低	103.2	100.3	98.7	97.3	97.9	99.7	2.1
	高	122.3	95.3	112.9	93.3	91.6	90.7	13.1
柚皮素	低	73.2	74.3	75.2	82.7	98.6	96.6	13.8
	高	64.4	67.3	69.5	75.1	83.4	78.2	9.9

7. 稀释可靠性

结果表明：稀释后样品的准确度在 100% ±15% 以内，*RSD* 小于 15%，证明肠组织样品稀释 10 倍、100 倍的测定结果是可靠的（表 2－45～表 2－46）。

表 2-45　大鼠肠组织样品稀释可靠性考察（柚皮苷）

稀释因子	真实值/（ng·mL^{-1}）	测得值/（ng·mL^{-1}）	平均值/（ng·mL^{-1}）	准确度/%	*RSD*/%
10 倍	3015	2888 3322 2671	2960	98.2	11.2
100 倍	3015	3133 2694 2865	2897	96.1	7.6

表 2-46　大鼠肠组织样品稀释可靠性考察（柚皮素）

稀释因子	真实值/（ng·mL^{-1}）	测得值/（ng·mL^{-1}）	平均值/（ng·mL^{-1}）	准确度/%	*RSD*/%
10 倍	1619	1381 1492 1309	1394	86.1	6.6
100 倍	1619	1508 1358 1427	1431	88.4	5.2

第四节　大鼠肝组织中柚皮苷、柚皮素浓度定量分析方法的建立与验证

（一）实验材料

详见第一节。

（二）实验方法

1. 色谱及质谱条件

参照第一节中所述的色谱及质谱条件。

2. 溶液的配制

除内标工作液浓度调整为2 μg/mL外，其余按第二节溶液的配制方法操作。

3. 样品的制备

（1）校正标样的制备。分别取柚皮苷、柚皮素校正标样储备液适量，按表2-47方法操作，用50%甲醇稀释成柚皮苷、柚皮素浓度分别为100 ng/mL、200 ng/mL、600 ng/mL、2000 ng/mL、4000 ng/mL、8000 ng/mL、16000 ng/mL、20000 ng/mL的校正标样工作液。取空白组织匀浆基质380 μL，然后分别加入相应浓度的校正标样工作液20 μL，涡旋5 min，制成柚皮苷、柚皮素浓度分别为5 ng/mL、10 ng/mL、30 ng/mL、100 ng/mL、200 ng/mL、400 ng/mL、800 ng/mL、1000 ng/mL的校正标样。取上述样品100 μL，平行2份，进行后续处理。每条标准曲线应随行制备空白样品（不含分析物和内标的处理过的基质样品）和零浓度样品（含内标的处理过的基质）。

表2-47　校正标样工作液的制备

原溶液				添加溶剂体积/μL	校正标样工作液	
原溶液编号	化合物	浓度/（$ng \cdot mL^{-1}$）	计划获取体积/μL		浓度/（$ng \cdot mL^{-1}$）	校正标样工作液编号
贮备液	YPG	1000000	100	800	100000	G100u
贮备液	YPS	1000000	100		100000	S100u
G100u	YPG	100000	200	800	20000	WS_Line_8
S100u	YPS	100000			20000	
WS_Line_8	YPG	20000	400	100	16000	WS_Line_7
	YPS	20000			16000	
WS_Line_8	YPG	20000	100	150	8000	WS_Line_6
	YPS	20000			8000	
WS_Line_8	YPG	20000	100	400	4000	WS_Line_5
	YPS	20000			4000	
WS_Line_8	YPG	20000	100	900	2000	WS_Line_4
	YPS	20000			2000	
WS_Line_4	YPG	2000	300	700	600	WS_Line_3
	YPS	2000			600	
WS_Line_4	YPG	2000	100	900	200	WS_Line_2
	YPS	2000			200	

续上表

原溶液				添加溶剂体积/μL	校正标样工作液	
原溶液编号	化合物	浓度/(ng·mL^{-1})	计划获取体积/μL		浓度/(ng·mL^{-1})	校正标样工作液编号
WS_Line_4	YPG	2000	50	950	100	WS_Line_1
	YPS	2000			100	

（2）质控样品（QC）的制备。分别取柚皮苷、柚皮素质控样品储备液适量，按表 2－48 方法操作，用50%甲醇（V/V）稀释成柚皮苷、柚皮素浓度分别为 300 ng/mL、3000 ng/mL、15000 ng/mL 的质控样品工作液。取空白组织匀浆基质 760 μL，然后分别加入相应浓度的校正标样工作液 40 μL，涡旋 5 min，制成柚皮苷浓度、柚皮素浓度分别为 15 ng/mL、150 ng/mL、750 ng/mL 的质控样品。取上述样品 100 μL，平行 6 份，进行后续处理。

表 2－48　质控样品工作液的制备

原溶液				添加溶剂体积/μL	质控样品工作液	
原溶液编号	化合物	浓度/(ng·mL^{-1})	计划获取体积/μL		浓度/(ng·mL^{-1})	质控样品工作液编号
贮备液	YPG	1000000	100	800	100000	G100u
贮备液	YPS	1000000	100		100000	S100u
G100u	YPG	100000	150	850	15000	WS_QC_H
S100u	YPS	100000			15000	
WS_QC_H	YPG	15000	200	800	3000	WS_QC_M
	YPS	15000			3000	
WS_QC_M	YPG	3000	100	900	300	WS_QC_L
	YPS	3000			300	

（3）回收率样品工作液的制备。分别取质控样品工作液、内标工作液适量，按表 2－49 方法操作，制成相应浓度的回收率样品工作液。

表 2－49　回收率样品工作液的制备

质控样品工作液				添加内标工作液体积/μL	添加溶剂体积/μL	回收率样品工作液编号
编号	化合物	浓度/（ng · mL⁻¹）	计划获取体积/μL			
WS_QC_H	YPG	15000	50	100	850	WS_R_H
	YPS	15000				
WS_QC_M	YPG	3000	50	100	850	WS_R_M
	YPS	3000				
WS_QC_L	YPG	300	50	100	850	WS_R_L
	YPS	300				

4. 样品的处理

参照第二节中样品的处理方法操作。

（三）实验结果

1. 选择性

空白基质样品、定量下限样品、给药后样品色谱图详见图 2－4，各样品中目标分析物和内标的响应值详见表 2－50。结果表明：6 个不同来源的空白基质中，干扰组分的响应低于目标分析物定量下限响应的 18.0%，并低于内标响应的 0.1%，符合生物样品定量分析方法要求，说明本试验采用的分析方法能够区分目标分析物和内标与基质的内源性组分或样品中的其他组分。

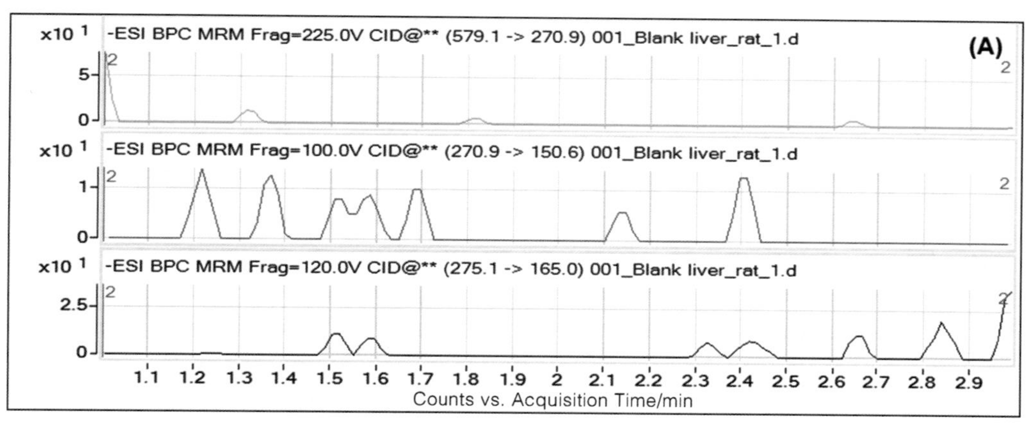

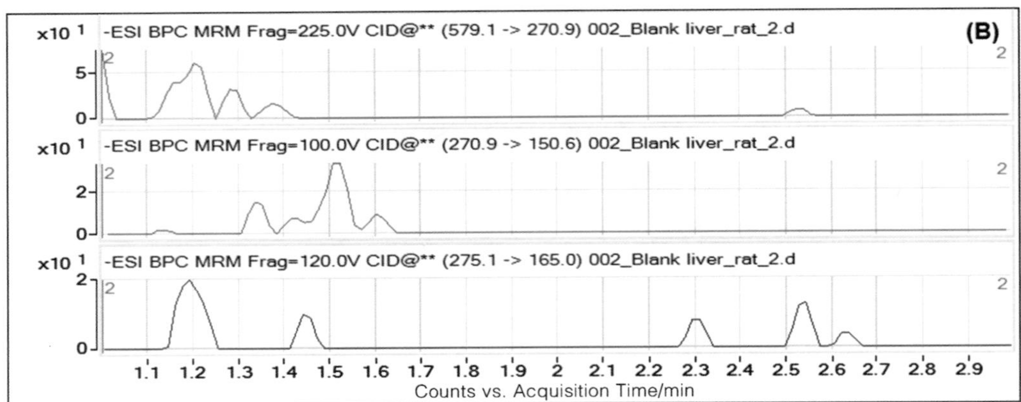
x10 1 -ESI BPC MRM Frag=225.0V CID@** (579.1 -> 270.9) 002_Blank liver_rat_2.d
(B)
x10 1 -ESI BPC MRM Frag=100.0V CID@** (270.9 -> 150.6) 002_Blank liver_rat_2.d
x10 1 -ESI BPC MRM Frag=120.0V CID@** (275.1 -> 165.0) 002_Blank liver_rat_2.d
Counts vs. Acquisition Time/min

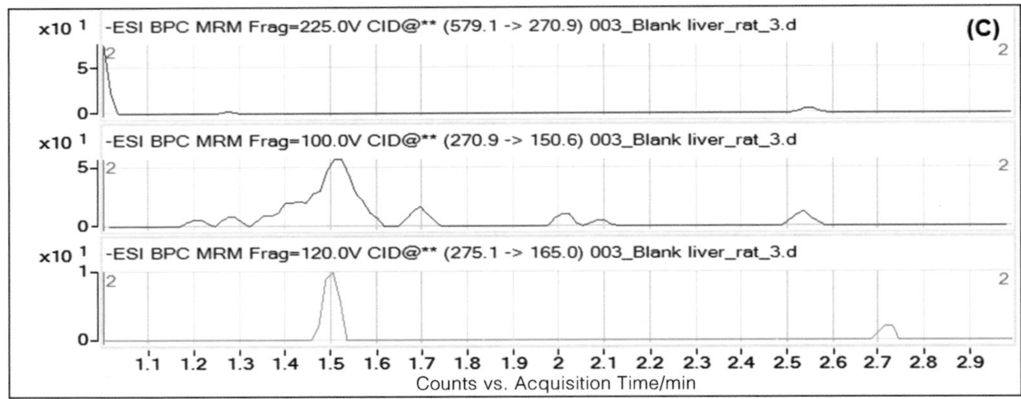
x10 1 -ESI BPC MRM Frag=225.0V CID@** (579.1 -> 270.9) 003_Blank liver_rat_3.d
(C)
x10 1 -ESI BPC MRM Frag=100.0V CID@** (270.9 -> 150.6) 003_Blank liver_rat_3.d
x10 1 -ESI BPC MRM Frag=120.0V CID@** (275.1 -> 165.0) 003_Blank liver_rat_3.d
Counts vs. Acquisition Time/min

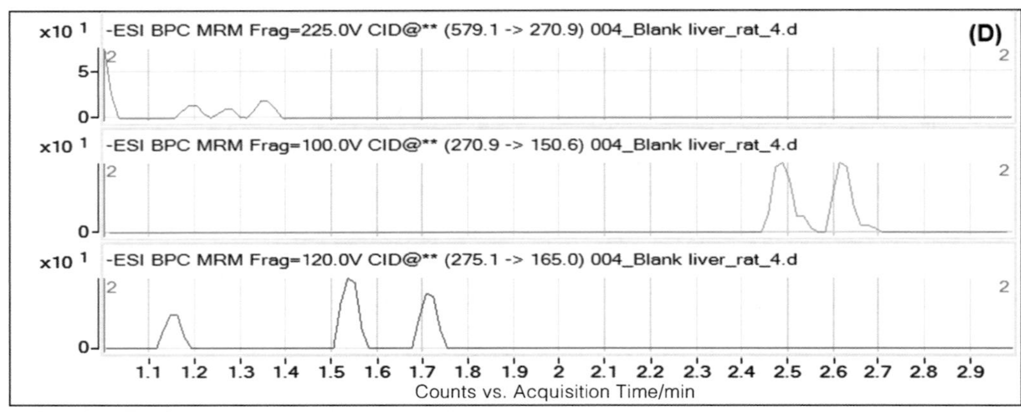
x10 1 -ESI BPC MRM Frag=225.0V CID@** (579.1 -> 270.9) 004_Blank liver_rat_4.d
(D)
x10 1 -ESI BPC MRM Frag=100.0V CID@** (270.9 -> 150.6) 004_Blank liver_rat_4.d
x10 1 -ESI BPC MRM Frag=120.0V CID@** (275.1 -> 165.0) 004_Blank liver_rat_4.d
Counts vs. Acquisition Time/min

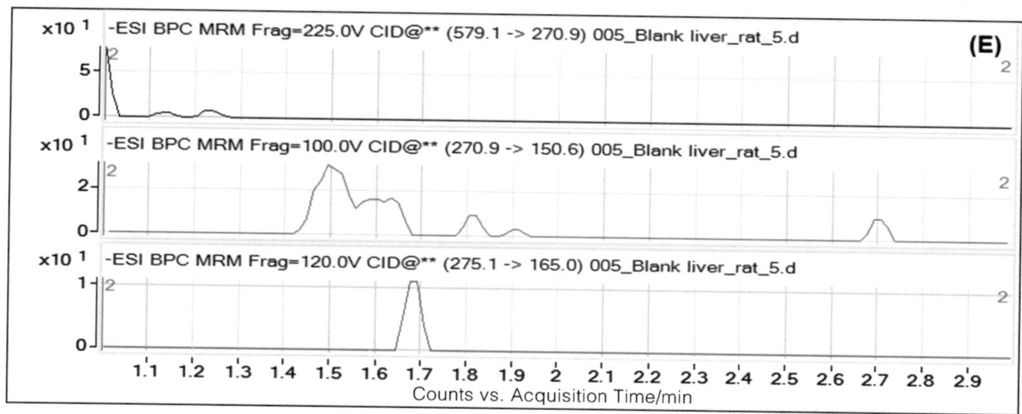
(E)
x10 1 -ESI BPC MRM Frag=225.0V CID@** (579.1 -> 270.9) 005_Blank liver_rat_5.d
x10 1 -ESI BPC MRM Frag=100.0V CID@** (270.9 -> 150.6) 005_Blank liver_rat_5.d
x10 1 -ESI BPC MRM Frag=120.0V CID@** (275.1 -> 165.0) 005_Blank liver_rat_5.d
1.1 1.2 1.3 1.4 1.5 1.6 1.7 1.8 1.9 2 2.1 2.2 2.3 2.4 2.5 2.6 2.7 2.8 2.9
Counts vs. Acquisition Time/min

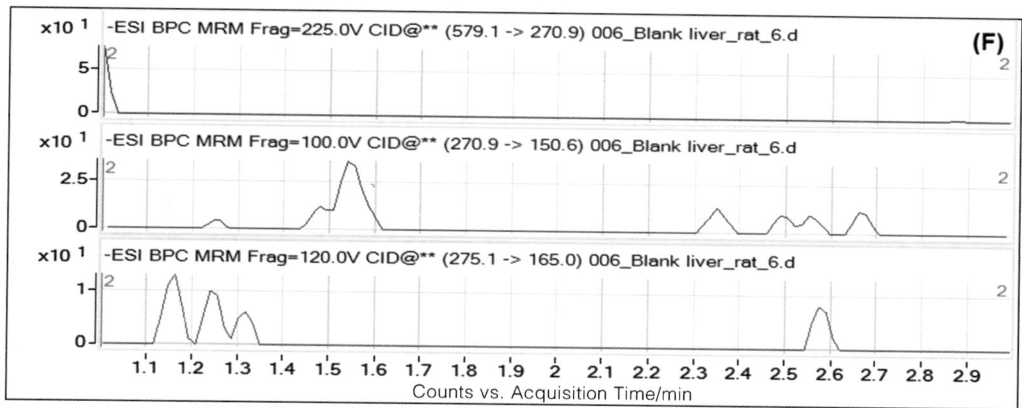
(F)
x10 1 -ESI BPC MRM Frag=225.0V CID@** (579.1 -> 270.9) 006_Blank liver_rat_6.d
x10 1 -ESI BPC MRM Frag=100.0V CID@** (270.9 -> 150.6) 006_Blank liver_rat_6.d
x10 1 -ESI BPC MRM Frag=120.0V CID@** (275.1 -> 165.0) 006_Blank liver_rat_6.d
1.1 1.2 1.3 1.4 1.5 1.6 1.7 1.8 1.9 2 2.1 2.2 2.3 2.4 2.5 2.6 2.7 2.8 2.9
Counts vs. Acquisition Time/min

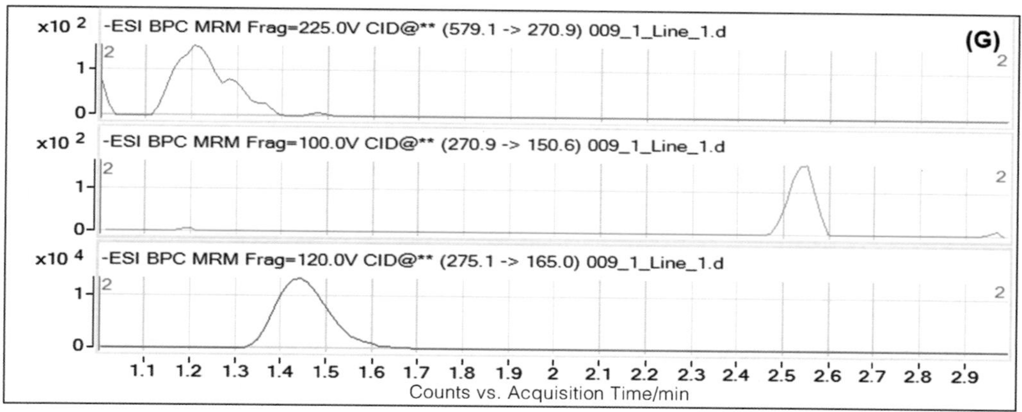
(G)
x10 2 -ESI BPC MRM Frag=225.0V CID@** (579.1 -> 270.9) 009_1_Line_1.d
x10 2 -ESI BPC MRM Frag=100.0V CID@** (270.9 -> 150.6) 009_1_Line_1.d
x10 4 -ESI BPC MRM Frag=120.0V CID@** (275.1 -> 165.0) 009_1_Line_1.d
1.1 1.2 1.3 1.4 1.5 1.6 1.7 1.8 1.9 2 2.1 2.2 2.3 2.4 2.5 2.6 2.7 2.8 2.9
Counts vs. Acquisition Time/min

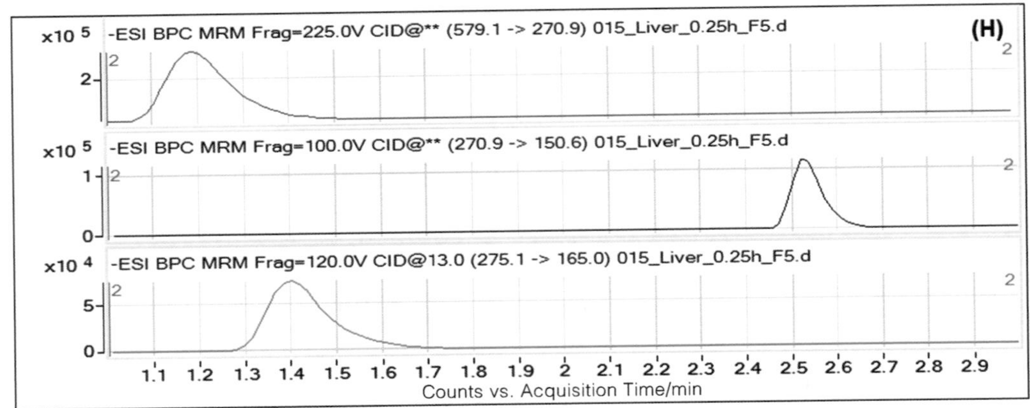

图 2－4　大鼠肝组织样本中柚皮苷、柚皮素及内标的提取离子流色谱图

(A)～(F) 6 个不同来源的空白基质样品；(G) 定量下限样品；(H) 给药后样品。

表 2－50　各样品中目标分析物和内标的响应值

样品类型	柚皮苷响应	柚皮素响应	内标响应
空白基质－1	34	57	31
空白基质－2	228	126	83
空白基质－3	未检出	66	25
空白基质－4	49	128	50
空白基质－5	21	26	29
空白基质－6	34	57	34
定量下限样品	1276	1030	112457
残留	86	139	37

2. 残留

结果（表 2－50）表明：注射高浓度样品后，空白样品进样中的残留低于目标分析物定量下限响应的 13.5%，并低于内标响应的 0.1%，符合生物样品定量分析方法要求。

3. 标准曲线范围与定量下限

本试验中柚皮苷、柚皮素校正标样储备液的浓度分别为 1.018 mg/mL、1.095 mg/mL。

所得线性回归方程如下：

柚皮苷：$Y = 0.1958X + 9.865 \times 10^{-4}$（$r = 0.9977$）

柚皮素：$Y = 0.1849X - 2.139 \times 10^{-4}$（$r = 0.9959$）

结果表明：肝组织匀浆中的柚皮苷在 4.820～964.0 ng/mL、柚皮素在 5.450～1090 ng/mL 浓度范围内线性关系良好，准确度高（表 2－51～表 2－52）。

表 2－51　大鼠肝组织校正标样中柚皮苷的准确度

浓度水平		1	2	3	4	5	6	7	8
浓度/(ng·mL^{-1})	真实值	4. 820	9. 640	28. 92	96. 40	192. 8	385. 6	771. 2	964. 0
	测得值	5. 099	8. 604	28. 35	93. 99	192. 5	373. 3	810. 3	1038. 0
准确度/%		105. 8	89. 3	98. 0	97. 5	99. 8	96. 8	105. 1	107. 7

表 2－52　大鼠肝组织校正标样中柚皮素的准确度

浓度水平		1	2	3	4	5	6	7	8
浓度/(ng·mL^{-1})	真实值	5. 450	10. 90	32. 70	109. 0	218. 0	436. 0	872. 0	1090
	测得值	5. 527	11. 118	28. 84	98. 1	210. 6	446. 6	969. 8	1179
准确度/%		101. 4	102. 0	88. 2	90. 0	96. 6	102. 4	111. 2	108. 2

4. 准确度和精密度

本试验中柚皮苷、柚皮素校正标样储备液的浓度分别为 1. 010 mg/mL、1. 081 mg/mL。

结果（表 2－53 ～ 表 2－54）表明：柚皮苷、柚皮素的批内、批间准确度和精密度均符合生物样品定量分析方法要求。

表 2－53　大鼠肝组织分析方法中柚皮苷的准确度和精密度

真实值/(ng·mL^{-1})	批次		测得值/(ng·mL^{-1}) 及准确度/% 1	2	3	4	5	6	平均值	批内精密度/%	批间准确度/%	批间精密度/%
4. 820	1	测得值	5. 346	4. 003	4. 552	5. 208	5. 741	4. 919	4. 962	12. 4	106. 5	11. 0
		准确度	110. 9	83. 0	94. 4	108. 0	119. 1	102. 1	102. 9			
	2	测得值	5. 721	5. 680	5. 803	4. 310	#	5. 065	5. 316	11. 9		
		准确度	118. 7	117. 8	120. 4	89. 4	#	105. 1	110. 3			
	3	测得值	5. 781	4. 778	4. 898	5. 597	4. 761	#	5. 163	9. 4		
		准确度	119. 9	99. 1	101. 6	116. 1	98. 8	#	107. 1			
14. 35	1	测得值	15. 33	12. 88	12. 66	13. 22	13. 26	13. 25	13. 43	7. 1	91. 4	5. 9
		准确度	106. 8	89. 8	88. 2	92. 1	92. 4	92. 3	93. 6			
	2	测得值	12. 78	13. 99	12. 79	12. 46	14. 15	11. 72	12. 98	7. 2		
		准确度	89. 1	97. 5	89. 1	86. 8	98. 6	81. 7	90. 5			
	3	测得值	13. 07	13. 02	12. 95	12. 63	12. 81	13. 04	12. 92	1. 3		
		准确度	91. 1	90. 7	90. 2	88. 0	89. 3	90. 9	90. 0			

续上表

真实值/(ng·mL^{-1})	批次		测得值/(ng·mL^{-1})及准确度/%						平均值	批内精密度/%	批间准确度/%	批间精密度/%
			1	2	3	4	5	6				
143.5	1	测得值	149.0	142.4	146.3	124.5	134.2	133.7	138.4	6.7	97.4	10.0
		准确度	103.8	99.2	102.0	86.8	93.5	93.2	96.4			
	2	测得值	145.7	124.2	122.6	126.0	134.5	126.9	130.0	6.7		
		准确度	101.5	86.6	85.4	87.8	93.7	88.4	90.6			
	3	测得值	164.2	144.4	141.9	136.7	143.2	176.1	151.1	10.2		
		准确度	114.4	100.6	98.9	95.3	99.8	122.7	105.3			
717.4	1	测得值	698.0	756.5	734.4	721.1	677.1	733.6	720	4.0	103.7	6.8
		准确度	97.3	105.5	102.4	100.5	94.4	102.3	100.4			
	2	测得值	683.1	696.1	698.0	752.9	700.2	729.3	710	3.7		
		准确度	95.2	97.0	97.3	104.9	97.6	101.7	99.0			
	3	测得值	775.2	800.2	806.3	868.2	778.0	782.4	802	4.4		
		准确度	108.1	111.5	112.4	121.0	108.4	109.1	111.8			

注：表中“#”表示该样品在制样过程中被污染或出现损耗。

表2-54 大鼠肝组织分析方法中柚皮素的准确度和精密度

真实值/(ng·mL^{-1})	批次		测得值/(ng·mL^{-1})及准确度/%						平均值	批内精密度/%	批间准确度/%	批间精密度/%
			1	2	3	4	5	6				
5.450	1	测得值	5.686	5.963	5.992	7.268	5.788	7.242	6.323	11.6	108.7	11.4
		准确度	104.3	109.4	109.9	133.4	106.2	132.9	116.0			
	2	测得值	5.900	5.348	5.832	5.853	6.308	4.880	5.687	8.8		
		准确度	108.3	98.1	107.0	107.4	115.7	89.5	104.3			
	3	测得值	6.548	6.082	6.268	5.662	5.289	4.688	5.756	11.9		
		准确度	120.1	111.6	115.0	103.9	97.0	86.0	105.6			
16.14	1	测得值	16.09	15.47	13.50	17.91	19.21	18.56	16.79	12.9	101.6	9.4
		准确度	99.7	95.8	83.6	111.0	119.0	115.0	104.0			
	2	测得值	18.55	16.11	16.05	17.26	16.78	14.18	16.49	8.8		
		准确度	114.9	99.8	99.4	106.9	104.0	87.9	102.2			
	3	测得值	16.13	17.15	15.49	16.65	15.33	14.83	15.93	5.5		
		准确度	99.9	106.3	96.0	103.2	95.0	91.9	98.7			

续上表

真实值/(ng·mL^{-1})	批次		测得值/(ng·mL^{-1})及准确度/%						平均值	批内精密度/%	批间准确度/%	批间精密度/%
			1	2	3	4	5	6				
161.4	1	测得值	162.0	166.9	165.3	155.0	164.6	157.5	161.9	2.9	96.6	8.6
		准确度	100.4	103.4	102.4	96.0	102.0	97.6	100.3			
	2	测得值	145.9	131.9	146.5	144.3	151.0	135.1	142.5	5.2		
		准确度	90.4	81.7	90.8	89.4	93.6	83.7	88.3			
	3	测得值	192.2	159.0	153.6	157.8	158.4	160.7	163.6	8.7		
		准确度	119.1	98.5	95.2	97.8	98.1	99.6	101.4			
807.0	1	测得值	865.9	829.3	739.1	745.4	713.0	735.7	771.4	7.9	95.5	8.8
		准确度	107.3	102.8	91.6	92.4	88.4	91.2	95.6			
	2	测得值	787.2	741.5	721.8	670.6	695.4	708.2	720.8	5.6		
		准确度	97.5	91.9	89.4	83.1	86.2	87.8	89.3			
	3	测得值	898.5	884.5	839.7	807.2	741.4	753.6	820.8	8.0		
		准确度	111.3	109.6	104.1	100.0	91.9	93.4	101.7			

5. 提取回收率

分别测定对应浓度的回收率样品、质控样品，计算提取回收率。柚皮苷、柚皮素提取回收率测定结果见表2-55～表2-56，内标的提取回收率为47.9%。

表2-55　大鼠肝组织分析方法中柚皮苷的提取回收率

浓度水平	$A_{目标分析物}$						平均值	精密度/%	提取回收率/%
	1	2	3	4	5	6			
回收率样品									
低	1.29×10^4	1.42×10^4	1.24×10^4	1.32×10^4	1.18×10^4	1.17×10^4	1.27×10^4	7.4	-
中	1.34×10^5	1.31×10^5	1.34×10^5	1.29×10^5	1.35×10^5	1.27×10^5	1.32×10^5	2.4	-
高	7.60×10^5	7.53×10^5	7.64×10^5	7.50×10^5	7.45×10^5	7.13×10^5	7.47×10^5	2.4	-
QC									
低	7.23×10^3	6.61×10^3	6.94×10^3	6.31×10^3	6.58×10^3	7.45×10^3	6.85×10^3	6.3	54.0
中	5.93×10^4	6.37×10^4	6.44×10^4	6.35×10^4	6.02×10^4	7.28×10^4	6.40×10^4	7.5	48.5
高	3.41×10^5	3.29×10^5	3.32×10^5	3.47×10^5	3.42×10^5	3.47×10^5	3.40×10^5	2.2	45.5

表2-56　大鼠肝组织分析方法中柚皮素的提取回收率

浓度水平	$A_{目标分析物}$						平均值	精密度/%	提取回收率/%
	1	2	3	4	5	6			
回收率样品									
低	5.44×10^{3}	4.92×10^{3}	4.92×10^{3}	4.92×10^{3}	4.76×10^{3}	4.48×10^{3}	4.91×10^{3}	6.4	-
中	4.84×10^{4}	4.78×10^{4}	4.80×10^{4}	4.86×10^{4}	4.96×10^{4}	4.76×10^{4}	4.83×10^{4}	1.5	-
高	2.72×10^{5}	2.79×10^{5}	2.80×10^{5}	2.76×10^{5}	2.60×10^{5}	2.39×10^{5}	2.68×10^{5}	5.9	-
QC									
低	5.44×10^{3}	5.26×10^{3}	4.94×10^{3}	4.96×10^{3}	4.58×10^{3}	5.08×10^{3}	5.04×10^{3}	5.9	102.8
中	5.30×10^{4}	5.36×10^{4}	5.33×10^{4}	5.60×10^{4}	5.09×10^{4}	5.07×10^{4}	5.29×10^{4}	3.7	109.4
高	3.00×10^{5}	2.76×10^{5}	2.62×10^{5}	2.45×10^{5}	2.47×10^{5}	2.54×10^{5}	2.64×10^{5}	8.0	98.7

6. 基质效应

柚皮苷和柚皮素在低、高浓度水平下的基质因子及内标归一化的基质因子见表2-57～表2-59，其 *RSD* 均小于15%，符合生物样品测定的要求。

表2-57　大鼠肝组织分析方法中柚皮苷的基质因子

基质编号	浓度水平	$A_{目标分析物}$			平均值	精密度/%	基质因子/%
		1	2	3			
	回收率样品工作液						
	低	1.31×10^{4}	1.31×10^{4}	1.31×10^{4}	1.31×10^{4}	0.2	-
	高	8.80×10^{5}	8.88×10^{5}	8.83×10^{5}	8.84×10^{5}	0.4	-
	基质样品						
1	低	8.37×10^{3}	8.30×10^{3}	8.52×10^{3}	8.40×10^{3}	1.4	64.1
	高	5.19×10^{5}	5.11×10^{5}	5.12×10^{5}	5.14×10^{5}	0.9	58.2
2	低	8.37×10^{3}	8.72×10^{3}	7.42×10^{3}	8.17×10^{3}	8.2	62.4
	高	5.47×10^{5}	5.43×10^{5}	5.34×10^{5}	5.41×10^{5}	1.2	61.2
3	低	6.65×10^{3}	6.68×10^{3}	7.53×10^{3}	6.95×10^{3}	7.2	53.1
	高	4.48×10^{5}	4.43×10^{5}	4.55×10^{5}	4.49×10^{5}	1.3	50.8
4	低	8.67×10^{3}	8.93×10^{3}	9.07×10^{3}	8.89×10^{3}	2.3	67.9
	高	5.31×10^{5}	5.60×10^{5}	5.33×10^{5}	5.41×10^{5}	2.9	61.3
5	低	8.30×10^{3}	7.53×10^{3}	8.55×10^{3}	8.13×10^{3}	6.5	62.0
	高	4.95×10^{5}	5.09×10^{5}	4.85×10^{5}	4.96×10^{5}	2.4	56.2

续上表

基质编号	浓度水平	$A_{目标分析物}$			平均值	精密度/%	基质因子/%
		1	2	3			
6	低	7.08×10^{3}	7.28×10^{3}	6.99×10^{3}	7.12×10^{3}	2.1	54.3
	高	4.39×10^{5}	4.16×10^{5}	4.26×10^{5}	4.27×10^{5}	2.6	48.3

表 2－58　大鼠肝组织分析方法中柚皮素的基质因子

基质编号	浓度水平	$A_{目标分析物}$			平均值	精密度/%	基质因子/%
		1	2	3			
回收率样品工作液							
	低	5.10×10^{3}	6.67×10^{3}	6.53×10^{3}	6.10×10^{3}	14.2	–
	高	4.91×10^{5}	4.83×10^{5}	4.99×10^{5}	4.91×10^{5}	1.5	–
基质样品							
1	低	1.93×10^{3}	1.75×10^{3}	1.52×10^{3}	1.73×10^{3}	11.7	28.4
	高	8.89×10^{4}	8.17×10^{4}	8.92×10^{4}	8.66×10^{4}	4.9	17.6
2	低	1.49×10^{3}	1.77×10^{3}	1.89×10^{3}	1.71×10^{3}	12.0	28.1
	高	9.65×10^{4}	9.78×10^{4}	1.04×10^{5}	9.94×10^{4}	3.9	20.2
3	低	1.52×10^{3}	1.33×10^{3}	1.13×10^{3}	1.33×10^{3}	14.4	21.7
	高	7.24×10^{4}	7.15×10^{4}	7.41×10^{4}	7.27×10^{4}	1.8	14.8
4	低	1.64×10^{3}	2.02×10^{3}	2.04×10^{3}	1.90×10^{3}	12.0	31.1
	高	1.27×10^{5}	1.36×10^{5}	1.35×10^{5}	1.33×10^{5}	4.0	27.0
5	低	2.07×10^{3}	1.71×10^{3}	1.60×10^{3}	1.79×10^{3}	13.7	29.4
	高	1.06×10^{5}	1.04×10^{5}	1.04×10^{5}	1.05×10^{5}	1.0	21.4
6	低	1.70×10^{3}	1.43×10^{3}	1.36×10^{3}	1.50×10^{3}	12.2	24.5
	高	8.32×10^{4}	8.96×10^{4}	1.05×10^{5}	9.26×10^{4}	12.2	18.9

表 2－59　大鼠肝组织分析方法中柚皮苷、柚皮素的内标归一化的基质因子

化合物	浓度水平	基质编号					RSD/%
		1	2	3	4	5	
基质因子/%							
柚皮苷	低	64.1	62.4	53.1	67.9	62.0	54.3	–
	高	58.2	61.2	50.8	61.3	56.2	48.3	–

续上表

化合物	浓度水平	基质编号 1	2	3	4	5	RSD/%
柚皮素	低	28.4	28.1	21.7	31.1	29.4	24.5	–
	高	17.6	20.2	14.8	27.0	21.4	18.9	–
内标	低	46.6	50.8	38.3	55.0	49.2	42.4	–
	高	45.2	52.1	37.8	58.0	49.3	41.3	–
内标归一化的基质因子/%							
柚皮苷	低	137.6	122.8	138.6	123.5	126.0	128.1	5.4
	高	128.8	117.5	134.4	105.7	114.0	116.9	8.7
柚皮素	低	60.9	55.3	56.7	56.5	59.8	57.8	3.7
	高	38.9	38.8	39.2	46.6	43.4	45.8	8.5

7. 稀释可靠性

结果表明：稀释后样品的准确度在100% ±15%以内，*RSD*小于15%，证明肝组织样品稀释10倍的测定结果是可靠的（表2－60～表2－61）。

表2－60　大鼠肝组织样品稀释可靠性考察（柚皮苷）

稀释因子	真实值/（ng · mL^{-1}）	测得值/（ng · mL^{-1}）	平均值/（ng · mL^{-1}）	准确度/%	*RSD*/%
10倍	753.8	792.4 804.6 724.7	773.9	102.7	5.6

表2－61　大鼠肝组织样品稀释可靠性考察（柚皮素）

稀释因子	真实值/（ng · mL^{-1}）	测得值/（ng · mL^{-1}）	平均值/（ng · mL^{-1}）	准确度/%	*RSD*/%
10倍	809.7	905.2 900.4 876.6	894.1	110.4	1.7

第五节　大鼠肾组织中柚皮苷、柚皮素浓度定量分析方法的建立与验证

（一）实验材料

详见第一节。

（二）实验方法

1. 色谱及质谱条件

参照第一节中所述的色谱及质谱条件。

2. 溶液的配制

除内标工作液浓度调整为 3 μg/mL 外，其余按第二节溶液的配制方法操作。

3. 样品的制备

（1）校正标样的制备。分别取柚皮苷、柚皮素校正标样储备液适量，按表 2－62 方法操作，用 50% 甲醇稀释成柚皮苷浓度为 50 ng/mL、100 ng/mL、300 ng/mL、1000 ng/mL、2000 ng/mL、4000 ng/mL、8000 ng/mL、10000 ng/mL，柚皮素浓度分别为 100 ng/mL、200 ng/mL、600 ng/mL、2000 ng/mL、4000 ng/mL、8000 ng/mL、16000 ng/mL、20000 ng/mL 的校正标样工作液。取空白组织匀浆基质 380 μL，然后分别加入相应浓度的校正标样工作液 20 μL，涡旋 5 min，制成柚皮苷浓度为 2.5 ng/mL、5 ng/mL、15 ng/mL、50 ng/mL、100 ng/mL、200 ng/mL、400 ng/mL、500 ng/mL，柚皮素浓度为 5 ng/mL、10 ng/mL、30 ng/mL、100 ng/mL、200 ng/mL、400 ng/mL、800 ng/mL、1000 ng/mL 的校正标样。取上述样品 100 μL，平行 2 份，进行后续处理。每条标准曲线应随行制备空白样品（不含分析物和内标的处理过的基质样品）和零浓度样品（含内标的处理过的基质）。

表 2 – 62　校正标样工作液的制备

原溶液				添加溶剂体积/μL	校正标样工作液	
原溶液编号	化合物	浓度/(ng · mL^{-1})	计划获取体积/μL		浓度/(ng · mL^{-1})	校正标样工作液编号
贮备液	YPG	1000000	50	850	50000	G50u
贮备液	YPS	1000000	100		100000	S100u
G50u	YPG	50000	200	800	10000	WS_Line_8
S100u	YPS	100000			20000	
WS_Line_8	YPG	10000	400	100	8000	WS_Line_7
	YPS	20000			16000	
WS_Line_8	YPG	10000	100	150	4000	WS_Line_6
	YPS	20000			8000	
WS_Line_8	YPG	10000	100	400	2000	WS_Line_5
	YPS	20000			4000	
WS_Line_8	YPG	10000	100	900	1000	WS_Line_4
	YPS	20000			2000	
WS_Line_4	YPG	1000	300	700	300	WS_Line_3
	YPS	2000			600	
WS_Line_4	YPG	1000	100	900	100	WS_Line_2
	YPS	2000			200	
WS_Line_4	YPG	1000	50	950	50	WS_Line_1
	YPS	2000			100	

（2）质控样品（QC）的制备。分别取柚皮苷、柚皮素质控样品储备液适量，按表 2 – 63 方法操作，用 50% 甲醇（*V/V*）稀释成柚皮苷浓度为 150 ng/mL、1500 ng/mL、7500 ng/mL，柚皮素浓度分别为 300 ng/mL、3000 ng/mL、15000 ng/mL 的质控样品工作液。取空白组织匀浆基质 760 μL，然后分别加入相应浓度的校正标样工作液 40 μL，涡旋 5 min，制成柚皮苷浓度为 7.5 ng/mL、75 ng/mL、375 ng/mL，柚皮素浓度为 15 ng/mL、150 ng/mL、750 ng/mL 的质控样品。取上述样品 100 μL，平行 6 份，进行后续处理。

表 2-63　质控样品工作液的制备

原溶液				添加溶剂体积/μL	质控样品工作液	
原溶液编号	化合物	浓度/（$ng \cdot mL^{-1}$）	计划获取体积/μL		浓度/（$ng \cdot mL^{-1}$）	质控样品工作液编号
贮备液	YPG	1000000	50	850	50000	G50u
贮备液	YPS	1000000	100		100000	S100u
G50u	YPG	50000	150	850	7500	WS_QC_H
S100u	YPS	100000			15000	
WS_QC_H	YPG	7500	200	800	1500	WS_QC_M
	YPS	15000			3000	
WS_QC_M	YPG	1500	100	900	150	WS_QC_L
	YPS	3000			300	

（3）回收率样品工作液的制备。分别取质控样品工作液、内标工作液适量，按表 2-64 方法操作，制成相应浓度的回收率样品工作液。

表 2-64　回收率样品工作液的制备

质控样品工作液				添加内标工作液体积/μL	添加溶剂体积/μL	回收率样品工作液编号
编号	化合物	浓度/（$ng \cdot mL^{-1}$）	计划获取体积/μL			
WS_QC_H	YPG	7500	50	100	850	WS_R_H
	YPS	15000				
WS_QC_M	YPG	1500	50	100	850	WS_R_M
	YPS	3000				
WS_QC_L	YPG	150	50	100	850	WS_R_L
	YPS	300				

4. 样品的处理

按第二节中样品的处理方法操作。

（三）实验结果

1. 选择性

空白基质样品、定量下限样品、给药后样品色谱图详见图 2－5，各样品中目标分析物和内标的响应值详见表 2－65。结果表明：6 个不同来源的空白基质中，干扰组分的响应低于目标分析物定量下限响应的 15.0%，并低于内标响应的 2.0%，符合生物样品定量分析方法要求，说明本试验采用的分析方法能够区分目标分析物和内标与基质的内源性组分或样品中的其他组分。

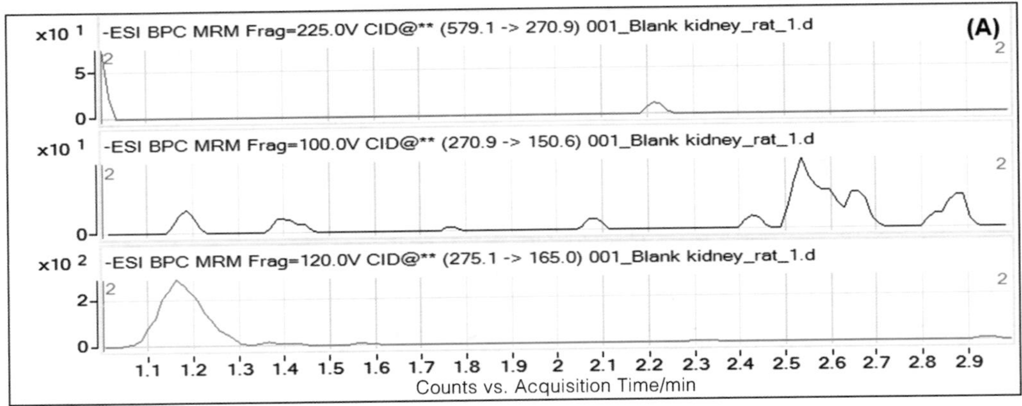

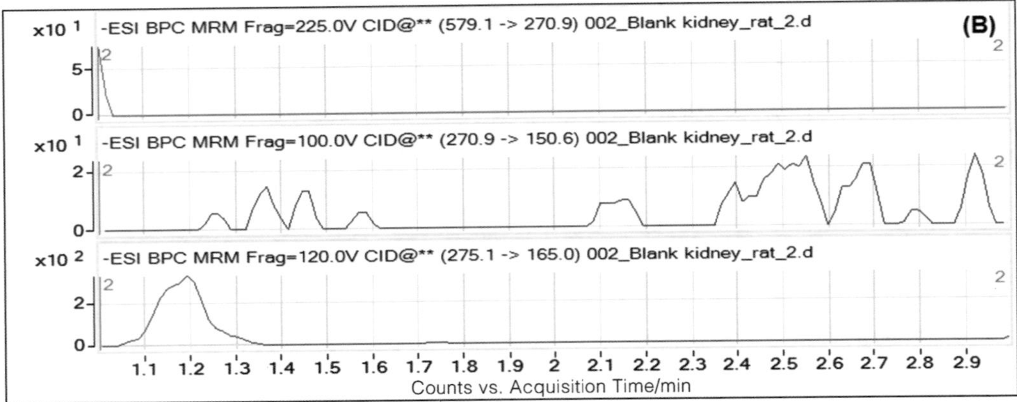

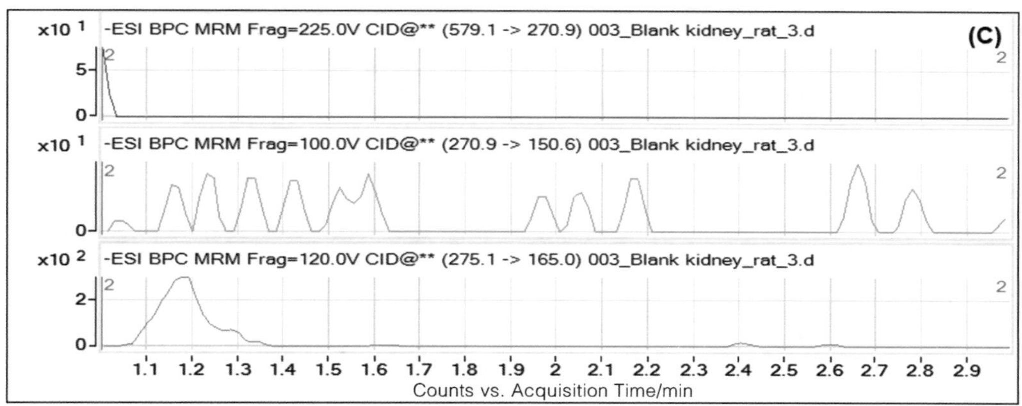
x10 1 -ESI BPC MRM Frag=225.0V CID@** (579.1 -> 270.9) 003_Blank kidney_rat_3.d
(C)
x10 1 -ESI BPC MRM Frag=100.0V CID@** (270.9 -> 150.6) 003_Blank kidney_rat_3.d
x10 2 -ESI BPC MRM Frag=120.0V CID@** (275.1 -> 165.0) 003_Blank kidney_rat_3.d
Counts vs. Acquisition Time/min

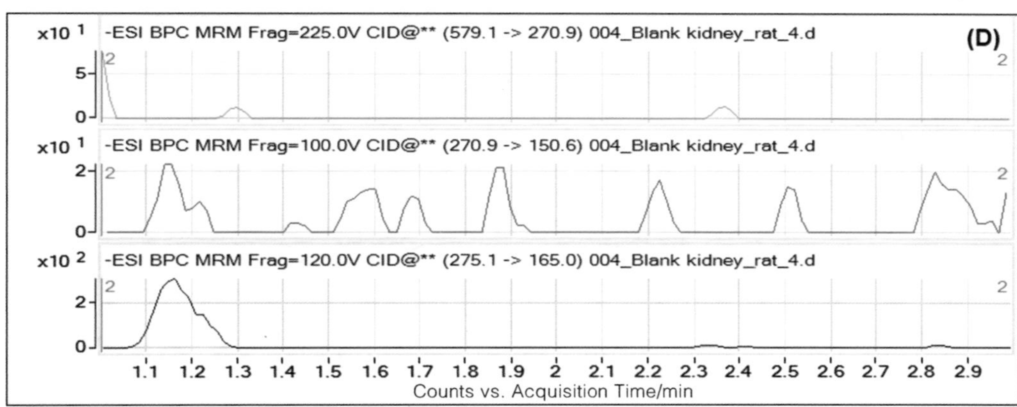
x10 1 -ESI BPC MRM Frag=225.0V CID@** (579.1 -> 270.9) 004_Blank kidney_rat_4.d
(D)
x10 1 -ESI BPC MRM Frag=100.0V CID@** (270.9 -> 150.6) 004_Blank kidney_rat_4.d
x10 2 -ESI BPC MRM Frag=120.0V CID@** (275.1 -> 165.0) 004_Blank kidney_rat_4.d
Counts vs. Acquisition Time/min

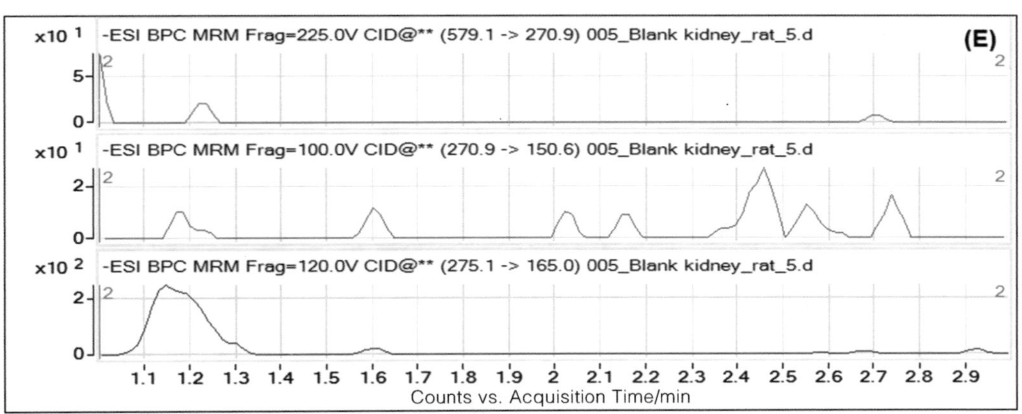
x10 1 -ESI BPC MRM Frag=225.0V CID@** (579.1 -> 270.9) 005_Blank kidney_rat_5.d
(E)
x10 1 -ESI BPC MRM Frag=100.0V CID@** (270.9 -> 150.6) 005_Blank kidney_rat_5.d
x10 2 -ESI BPC MRM Frag=120.0V CID@** (275.1 -> 165.0) 005_Blank kidney_rat_5.d
Counts vs. Acquisition Time/min

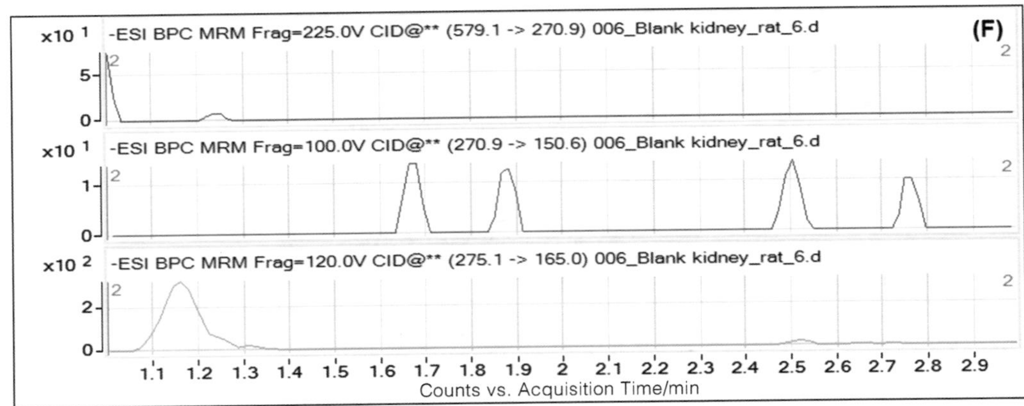

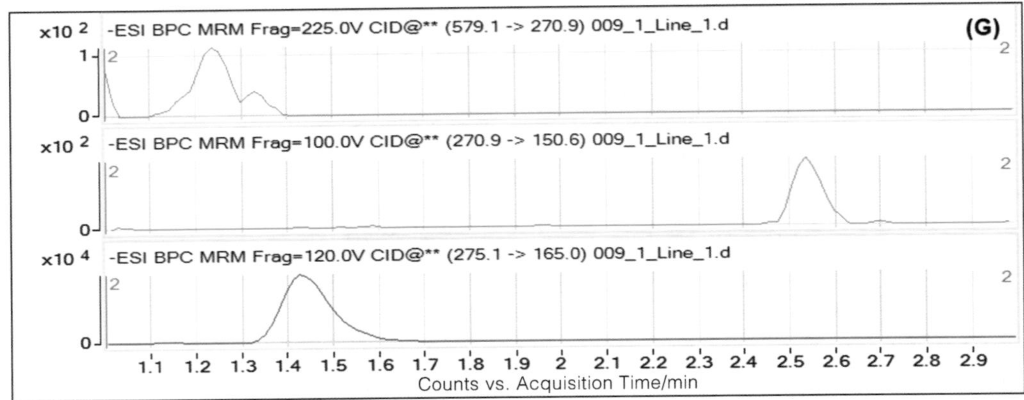

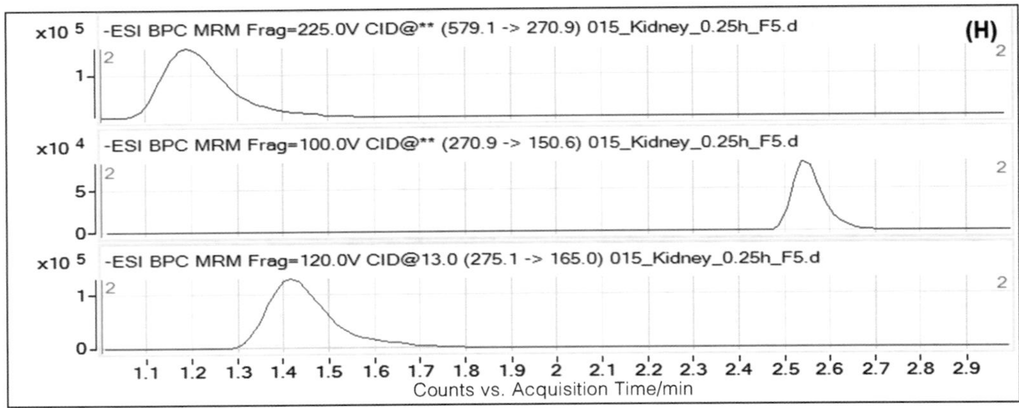

图2-5 大鼠肾组织样本中柚皮苷、柚皮素及内标的提取离子流色谱图

(A)～(F) 6个不同来源的空白基质样品；(G) 定量下限样品；(H) 给药后样品。

表2－65 各样品中目标分析物和内标的响应值

样品类型	柚皮苷响应	柚皮素响应	内标响应
空白基质－1	未检出	357	2016
空白基质－2	未检出	245	2455
空白基质－3	未检出	76	2272
空白基质－4	31	27	2030
空白基质－5	57	96	2075
空白基质－6	21	231	1990
定量下限样品	767	2421	143312
残留	30	117	2421

2. 残留成分

结果（表2－65）表明：注射高浓度样品后，空白样品进样中的残留成分低于目标分析物定量下限响应的5.0%，并低于内标响应的2.0%，符合生物样品定量分析方法要求，说明试验样品分析时残留不影响准确度和精密度。

3. 标准曲线范围与定量下限

本试验中柚皮苷、柚皮素校正标样储备液的浓度分别为1.018 mg/mL、1.095 mg/mL。所得线性回归方程如下：

柚皮苷：$Y=0.5159X-0.0011$（$r=0.9968$）

柚皮素：$Y=0.7359X-0.0048$（$r=0.9926$）

结果表明：肾组织匀浆中的柚皮苷在2.410～482.0 ng/mL、柚皮素在5.450～1090 ng/mL浓度范围内线性关系良好，准确度高（表2－66～表2－67）。

表2－66 大鼠肾组织校正标样中柚皮苷的准确度

浓度水平		1	2	3	4	5	6	7	8
浓度/（ng·mL^{-1}）	真实值	2.410	4.820	14.46	48.20	96.4	192.8	385.6	482.0
	测得值	2.445	4.629	15.10	44.48	98.5	213.2	402.1	427.7
准确度/%		101.5	96.0	104.4	92.3	102.2	110.6	104.3	88.7

表2－67 大鼠肾组织校正标样中柚皮素的准确度

浓度水平		1	2	3	4	5	6	7	8
浓度/（ng·mL^{-1}）	真实值	5.450	10.900	32.70	109.0	218.0	436.0	872.0	1090
	测得值	5.884	9.738	28.28	94.67	220.3	490.0	968.8	1143
准确度/%		108.0	89.3	86.5	86.9	101.1	112.4	111.1	104.9

4. 准确度和精密度

本试验中柚皮苷、柚皮素校正标样储备液的浓度分别为1.010 mg/mL、1.081 mg/mL。

结果（表2－68～表2－69）表明：柚皮苷、柚皮素的批内、批间准确度和精密度均符合生物样品定量分析方法要求。

表2－68　大鼠肾组织分析方法中柚皮苷的准确度和精密度

真实值/(ng·mL^{-1})	批次		测得值/(ng·mL^{-1})及准确度/%						平均值	批内精密度/%	批间准确度/%	批间精密度/%
			1	2	3	4	5	6				
2.410	1	测得值	2.047	2.472	#	3.051	2.782	2.864	2.643	14.9	103.5	13.9
		准确度	84.9	102.6	#	126.6	115.4	118.8	109.7			
	2	测得值	2.967	2.420	2.788	2.399	#	2.087	2.532	13.7		
		准确度	123.1	100.4	115.7	99.5	#	86.6	105.1			
	3	测得值	2.487	#	2.150	2.076	2.145	2.693	2.310	11.6		
		准确度	103.2	#	89.2	86.1	89.0	111.7	95.9			
7.174	1	测得值	5.981	6.861	6.254	7.648	5.436	6.912	6.515	12.0	90.6	9.4
		准确度	83.4	95.6	87.2	106.6	75.8	96.3	90.8			
	2	测得值	5.396	6.612	7.213	7.100	7.018	6.761	6.683	10.0		
		准确度	75.2	92.2	100.5	99.0	97.8	94.2	93.2			
	3	测得值	6.347	6.419	6.771	5.991	6.484	5.781	6.299	5.7		
		准确度	88.5	89.5	94.4	83.5	90.4	80.6	87.8			
71.74	1	测得值	64.29	62.87	66.89	63.45	60.75	66.38	64.11	3.6	87.8	3.6
		准确度	89.6	87.6	93.2	88.4	84.7	92.5	89.4			
	2	测得值	64.65	60.67	64.19	60.39	65.39	63.92	63.20	3.4		
		准确度	90.1	84.6	89.5	84.2	91.1	89.1	88.1			
	3	测得值	59.75	60.58	64.79	63.86	61.34	60.10	61.74	3.4		
		准确度	83.3	84.4	90.3	89.0	85.5	83.8	86.1			
358.7	1	测得值	335.2	347.0	333.3	336.1	350.6	351.0	342.2	2.4	94.6	2.4
		准确度	93.4	96.7	92.9	93.7	97.7	97.9	95.4			
	2	测得值	336.5	341.0	331.2	352.1	339.9	344.7	340.9	2.1		
		准确度	93.8	95.1	92.3	98.2	94.8	96.1	95.0			
	3	测得值	350.4	329.2	334.8	336.3	328.2	328.7	334.6	2.5		
		准确度	97.7	91.8	93.3	93.8	91.5	91.6	93.3			

注：表中“#”表示该样品在制样过程中被污染或出现损耗。

表2－69　大鼠肾组织分析方法中柚皮素的准确度和精密度

真实值/(ng·mL^{-1})	批次		测得值/(ng·mL^{-1})及准确度/% 1	2	3	4	5	6	平均值	批内精密度/%	批间准确度/%	批间精密度/%
5.450	1	测得值	6.738	5.889	5.372	5.063	5.544	6.332	5.823	10.8	104.5	10.9
		准确度	123.6	108.1	98.6	92.9	101.7	116.2	106.8			
	2	测得值	6.440	5.876	5.890	5.424	5.345	5.489	5.744	7.2		
		准确度	118.2	107.8	108.1	99.5	98.1	100.7	105.4			
	3	测得值	4.980	5.355	5.773	6.923	4.461	5.607	5.517	15.1		
		准确度	91.4	98.3	105.9	127.0	81.9	102.9	101.2			
16.14	1	测得值	14.96	15.32	14.43	14.82	14.24	14.35	14.69	2.8	96.8	9.0
		准确度	92.7	94.9	89.4	91.8	88.2	88.9	91.0			
	2	测得值	14.77	15.44	15.56	14.03	14.06	14.61	14.75	4.4		
		准确度	91.5	95.7	96.4	86.9	87.1	90.5	91.4			
	3	测得值	17.27	18.08	17.77	17.11	17.30	17.09	17.44	2.3		
		准确度	107.0	112.0	110.1	106.0	107.2	105.9	108.0			
161.4	1	测得值	165.3	143.4	147.5	146.1	142.1	159.4	150.6	6.3	93.7	6.8
		准确度	102.4	88.8	91.4	90.5	88.0	98.8	93.3			
	2	测得值	158.5	143.7	154.6	140.4	147.5	154.2	149.8	4.7		
		准确度	98.2	89.0	95.8	87.0	91.4	95.5	92.8			
	3	测得值	168.1	151.6	174.3	140.5	143.5	142.4	153.4	9.4		
		准确度	104.2	93.9	108.0	87.1	88.9	88.2	95.0			
807.0	1	测得值	838.9	860.2	770.4	791.5	776.9	792.0	805.0	4.5	101.7	3.7
		准确度	104.0	106.6	95.5	98.1	96.3	98.1	99.8			
	2	测得值	822.8	870.9	812.6	831.4	817.2	823.0	829.7	2.6		
		准确度	102.0	107.9	100.7	103.0	101.3	102.0	102.8			
	3	测得值	878.8	845.7	825.5	807.5	803.4	805.4	827.7	3.6		
		准确度	108.9	104.8	102.3	100.1	99.6	99.8	102.6			

5. 提取回收率

分别测定对应浓度的回收率样品、质控样品，计算提取回收率。柚皮苷、柚皮素提取回收率测定结果见表2－70～表2－71，内标的提取回收率为19.7%。

表 2－70　大鼠肾组织分析方法中柚皮苷的提取回收率

浓度水平	$A_{目标分析物}$						平均值	精密度/%	提取回收率/%
	1	2	3	4	5	6			
回收率样品									
低	6.78×10^3	6.33×10^3	5.57×10^3	5.77×10^3	5.00×10^3	6.29×10^3	5.96×10^3	10.7	-
中	6.18×10^4	6.07×10^4	6.06×10^4	5.72×10^4	6.00×10^4	5.58×10^4	5.94×10^4	3.9	-
高	3.43×10^5	3.43×10^5	3.40×10^5	3.41×10^5	3.30×10^5	3.38×10^5	3.39×10^5	1.4	-
QC									
低	2.53×10^3	2.56×10^3	2.70×10^3	2.39×10^3	2.59×10^3	2.30×10^3	2.51×10^3	5.7	42.2
中	2.41×10^4	2.44×10^4	2.61×10^4	2.57×10^4	2.47×10^4	2.42×10^4	2.49×10^4	3.4	41.9
高	1.41×10^5	1.33×10^5	1.35×10^5	1.35×10^5	1.32×10^5	1.32×10^5	1.35×10^5	2.5	39.8

表 2－71　大鼠肾组织分析方法中柚皮素的提取回收率

浓度水平	$A_{目标分析物}$						平均值	精密度/%	提取回收率/%
	1	2	3	4	5	6			
回收率样品									
低	7.07×10^3	5.39×10^3	5.91×10^3	5.81×10^3	5.50×10^3	4.91×10^3	5.77×10^3	12.7	-
中	6.31×10^4	6.58×10^4	6.13×10^4	6.17×10^4	6.29×10^4	6.00×10^4	6.25×10^4	3.2	-
高	3.56×10^5	3.50×10^5	3.36×10^5	3.47×10^5	3.40×10^5	3.38×10^5	3.44×10^5	2.2	-
QC									
低	6.28×10^3	6.64×10^3	6.51×10^3	6.21×10^3	6.30×10^3	6.21×10^3	6.36×10^3	2.8	110.2
中	7.51×10^4	6.77×10^4	7.78×10^4	6.28×10^4	6.42×10^4	6.37×10^4	6.86×10^4	9.3	109.8
高	3.91×10^5	3.76×10^5	3.67×10^5	3.59×10^5	3.57×10^5	3.58×10^5	3.68×10^5	3.6	106.9

6. 基质效应

柚皮苷和柚皮素在低、高浓度水平下的基质因子及内标归一化的基质因子见表 2－72～表 2－74，其 *RSD* 均小于 15%，符合生物样品测定的要求。

表 2－72　大鼠肾组织分析方法中柚皮苷的基质因子

基质编号	浓度水平	$A_{目标分析物}$			平均值	精密度/%	基质因子/%
		1	2	3			
	回收率样品工作液						
	低	6.27×10^3	5.55×10^3	5.50×10^3	5.77×10^3	7.5	-

续上表

基质编号	浓度水平	$A_{目标分析物}$			平均值	精密度/%	基质因子/%
		1	2	3			
	高	3.62×10^5	3.89×10^5	3.80×10^5	3.77×10^5	3.6	–
	基质样品						
1	低	5.55×10^3	6.09×10^3	5.69×10^3	5.78×10^3	4.8	100.1
	高	3.50×10^5	3.43×10^5	3.46×10^5	3.46×10^5	1.1	91.9
2	低	5.94×10^3	5.96×10^3	6.27×10^3	6.06×10^3	3.1	105.0
	高	3.47×10^5	3.51×10^5	3.43×10^5	3.47×10^5	1.1	92.0
3	低	5.43×10^3	5.56×10^3	5.00×10^3	5.33×10^3	5.5	92.3
	高	3.35×10^5	3.31×10^5	3.32×10^5	3.32×10^5	0.7	88.2
4	低	5.11×10^3	5.42×10^3	5.21×10^3	5.24×10^3	3.0	90.8
	高	3.41×10^5	3.50×10^5	3.39×10^5	3.43×10^5	1.7	91.1
5	低	5.06×10^3	5.40×10^3	5.06×10^3	5.17×10^3	3.8	89.6
	高	3.32×10^5	3.41×10^5	3.24×10^5	3.32×10^5	2.5	88.2
6	低	5.57×10^3	5.29×10^3	4.72×10^3	5.20×10^3	8.3	90.0
	高	3.32×10^5	3.12×10^5	3.15×10^5	3.20×10^5	3.2	84.8

表2－73　大鼠肾组织分析方法中柚皮素的基质因子

基质编号	浓度水平	$A_{目标分析物}$			平均值	精密度/%	基质因子/%
		1	2	3			
	回收率样品工作液						
	低	6.53×10^3	7.88×10^3	8.53×10^3	7.65×10^3	13.3	–
	高	6.02×10^5	5.86×10^5	5.63×10^5	5.83×10^5	3.4	–
	基质样品						
1	低	6.36×10^3	5.39×10^3	5.59×10^3	5.78×10^3	8.9	75.6
	高	3.45×10^5	3.35×10^5	3.33×10^5	3.38×10^5	1.8	57.9
2	低	5.13×10^3	5.51×10^3	5.52×10^3	5.38×10^3	4.1	70.4
	高	3.50×10^5	3.51×10^5	3.71×10^5	3.57×10^5	3.3	61.2
3	低	5.00×10^3	5.24×10^3	4.62×10^3	4.95×10^3	6.4	64.8
	高	3.03×10^5	2.94×10^5	2.90×10^5	2.96×10^5	2.3	50.7
4	低	5.03×10^3	4.78×10^3	5.23×10^3	5.01×10^3	4.6	65.6
	高	3.45×10^5	3.60×10^5	3.80×10^5	3.61×10^5	4.8	62.0

续上表

基质编号	浓度水平	$A_{目标分析物}$			平均值	精密度/%	基质因子/%
		1	2	3			
5	低	5.31×10^3	4.92×10^3	4.71×10^3	4.98×10^3	6.1	65.1
	高	3.22×10^5	3.10×10^5	3.05×10^5	3.12×10^5	2.8	53.5
6	低	4.40×10^3	4.32×10^3	4.18×10^3	4.30×10^3	2.5	56.3
	高	3.00×10^5	2.78×10^5	2.67×10^5	2.81×10^5	6.0	48.3

表 2－74　大鼠肾组织分析方法中柚皮苷、柚皮素的内标归一化的基质因子

化合物	浓度水平	基质编号						*RSD*/%
		1	2	3	4	5		
基质因子/%								
柚皮苷	低	100.1	105.0	92.3	90.8	89.6	90.0	–
	高	91.9	92.0	88.2	91.1	88.2	84.8	–
柚皮素	低	75.6	70.4	64.8	65.6	65.1	56.3	–
	高	57.9	61.2	50.7	62.0	53.5	48.3	–
内标	低	92.5	96.7	91.8	95.9	88.0	91.6	–
	高	92.6	98.7	91.5	97.6	91.1	93.5	–
内标归一化的基质因子/%								
柚皮苷	低	108.2	108.6	100.5	94.7	101.8	98.3	5.4
	高	99.2	93.2	96.4	93.3	96.8	90.7	3.3
柚皮素	低	81.7	72.8	70.6	68.4	74.0	61.5	9.4
	高	62.5	62.0	55.4	63.5	58.7	51.7	7.9

7. 稀释可靠性

结果表明：稀释后样品的准确度在 100% ±15% 以内，*RSD* 小于 15%，证明肾组织样品稀释 10 倍的测定结果是可靠的（表 2－75 ～ 表 2－76）。

表 2－75　大鼠肾组织样品稀释可靠性考察（柚皮苷）

稀释因子	真实值/($ng\cdot mL^{-1}$)	测得值/($ng\cdot mL^{-1}$)	平均值/($ng\cdot mL^{-1}$)	准确度/%	*RSD*/%
10 倍	376.9	355.1 383.8 324.6	354.5	94.1	8.3

表 2－76　大鼠肾组织样品稀释可靠性考察（柚皮素）

稀释因子	真实值/（ng · mL^{-1}）	测得值/（ng · mL^{-1}）	平均值/（ng · mL^{-1}）	准确度/%	*RSD*/%
10 倍	809.7	864.1 762.6 809.7	812.1	100.3	6.3

第六节　大鼠气管组织中柚皮苷、柚皮素浓度定量分析方法的建立与验证

（一）实验材料

详见第一节。

（二）实验方法

1. 色谱及质谱条件

参照第一节中所述的色谱及质谱条件。

2. 溶液的配制

内标工作液浓度调整为 0.5 μg/mL，β－葡萄糖醛酸酶溶液浓度调整为 10 U/μL，其余按第二节中溶液的配制方法操作。

3. 样品的制备

（1）校正标样的制备。分别取柚皮苷、柚皮素校正标样储备液适量，按表 2－77 方法操作，用 50% 甲醇稀释成柚皮苷浓度为 100 ng/mL、200 ng/mL、400 ng/mL、1000 ng/mL、2000 ng/mL、4000 ng/mL、8000 ng/mL、10000 ng/mL，柚皮素浓度分别为 50 ng/mL、100 ng/mL、200 ng/mL、500 ng/mL、1000 ng/mL、2000 ng/mL、4000 ng/mL、5000 ng/mL 的校正标样工作液。取空白组织匀浆基质 190 μL，然后分别加入相应浓度的校正标样工作液 10 μL，涡旋 5 min，制成柚皮苷浓度为 5 ng/mL、10 ng/mL、20 ng/mL、50 ng/mL、100 ng/mL、200 ng/mL、400 ng/mL、500 ng/mL，柚皮素浓度为 2.5 ng/mL、5 ng/mL、10 ng/mL、25 ng/mL、50 ng/mL、

100 ng/mL、200 ng/mL、250 ng/mL 的校正标样。取上述样品 50 μL，平行 2 份，进行后续处理。每条标准曲线应随行制备空白样品（不含分析物和内标的处理过的基质样品）和零浓度样品（含内标的处理过的基质）。

表 2-77 校正标样工作液的制备

原溶液				添加溶剂体积/μL	校正标样工作液	
原溶液编号	化合物	浓度/(ng·mL^{-1})	计划获取体积/μL		浓度/(ng·mL^{-1})	校正标样工作液编号
贮备液	YPG	1000000	100	850	100000	G100u
贮备液	YPS	1000000	50		50000	S50u
G100u	YPG	100000	100	900	10000	WS_Line_8
S50u	YPS	50000			5000	
WS_Line_8	YPG	10000	400	100	8000	WS_Line_7
	YPS	5000			4000	
WS_Line_8	YPG	10000	100	150	4000	WS_Line_6
	YPS	5000			2000	
WS_Line_8	YPG	10000	100	400	2000	WS_Line_5
	YPS	5000			1000	
WS_Line_8	YPG	10000	100	900	1000	WS_Line_4
	YPS	5000			500	
WS_Line_4	YPG	1000	100	150	400	WS_Line_3
	YPS	500			200	
WS_Line_4	YPG	1000	100	400	200	WS_Line_2
	YPS	500			100	
WS_Line_4	YPG	1000	100	900	100	WS_Line_1
	YPS	500			50	

（2）质控样品（QC）的制备。分别取柚皮苷、柚皮素质控样品储备液适量，按表 2-78 方法操作，用 50% 甲醇（*V/V*）稀释成柚皮苷浓度为 300 ng/mL、1500 ng/mL、7500 ng/mL，柚皮素浓度分别为 150 ng/mL、750 ng/mL、3750 ng/mL 的质控样品工作液。取空白组织匀浆基质 380 μL，然后分别加入相应浓度的校正标样工作液 20 μL，涡旋 5 min，制成柚皮苷浓度为 15 ng/mL、75 ng/mL、375 ng/mL，柚皮素浓度为 7.5 ng/mL、37.5 ng/mL、187.5 ng/mL 的质控样品。取上述样品 50 μL，平行 6 份，进行后续处理。

表 2－78　质控样品工作液的制备

原溶液				添加溶剂体积/μL	质控样品工作液	
原溶液编号	化合物	浓度/（ng·mL^{-1}）	计划获取体积/μL		浓度/（ng·mL^{-1}）	质控样品工作液编号
贮备液	YPG	1000000	100	850	100000	G100u
贮备液	YPS	1000000	50		50000	S50u
G100u	YPG	100000	75	925	7500	WS_QC_H
S50u	YPS	50000			3750	
WS_QC_H	YPG	7500	200	800	1500	WS_QC_M
	YPS	3750			750	
WS_QC_M	YPG	1500	200	800	300	WS_QC_L
	YPS	750			150	

（3）回收率样品工作液的制备。分别取质控样品工作液、内标工作液适量，按表 2－79 方法操作，制成相应浓度的回收率样品工作液。

表 2－79　回收率样品工作液的制备

质控样品工作液				添加内标工作液体积/μL	添加溶剂体积/μL	回收率样品工作液编号
编号	化合物	浓度/（ng·mL^{-1}）	计划获取体积/μL			
WS_QC_H	YPG	7500	50	200	750	WS_R_H
	YPS	3750				
WS_QC_M	YPG	1500	50	200	750	WS_R_M
	YPS	750				
WS_QC_L	YPG	300	50	200	750	WS_R_L
	YPS	150				

4. 样品的处理

参照第二节中样品的处理方法操作。

（三）实验结果

1. 选择性

空白基质样品、定量下限样品、给药后样品色谱图详见图 2－6，各样品中目标分析物和内标的响应值详见表 2－80。结果表明：6 个不同来源的空白基质中，干扰组分的响应低于目标分析物定量下限响应的 5.5%，并低于内标响应的 0.1%，符合生物样品定量分析方法要求，说明本试验采用的分析方法能够区分目标分析物和内标与基质的内源性组分或样品中的其他组分。

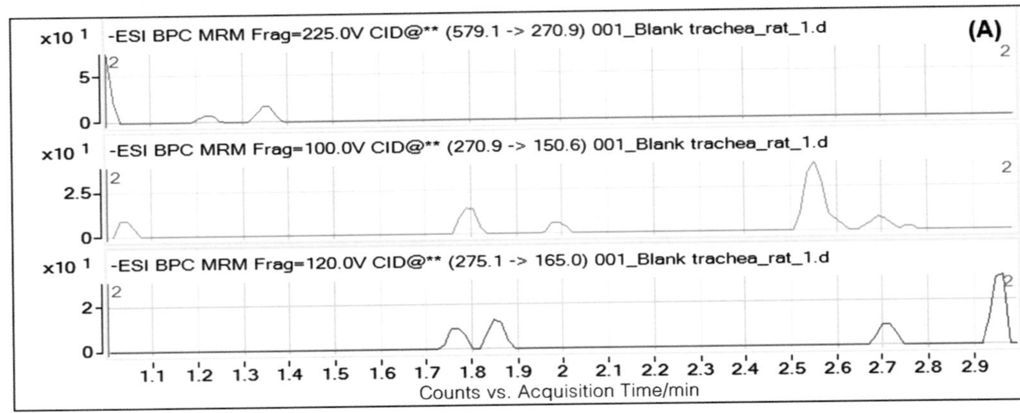

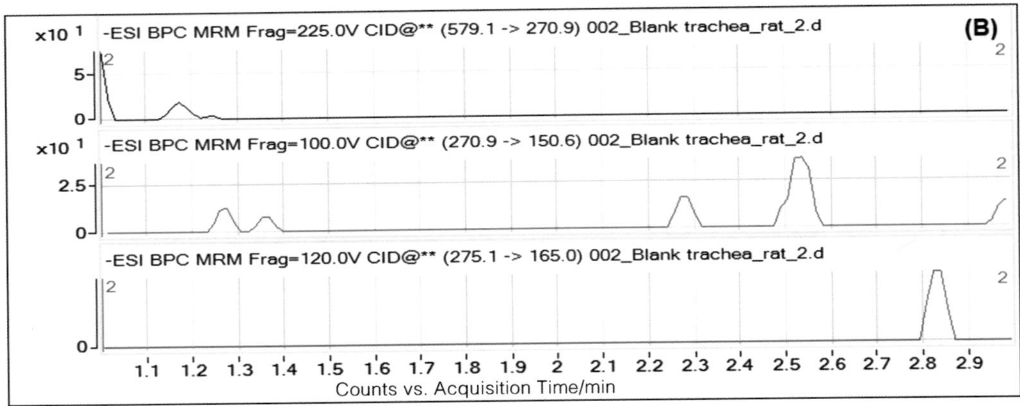

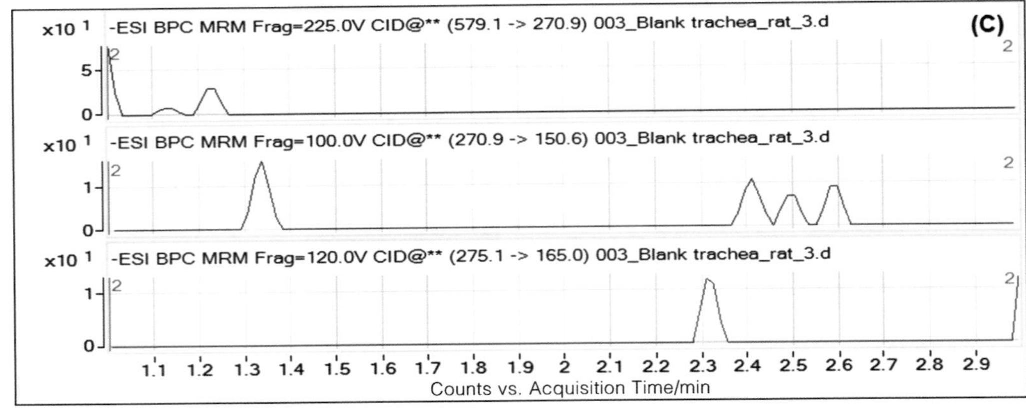

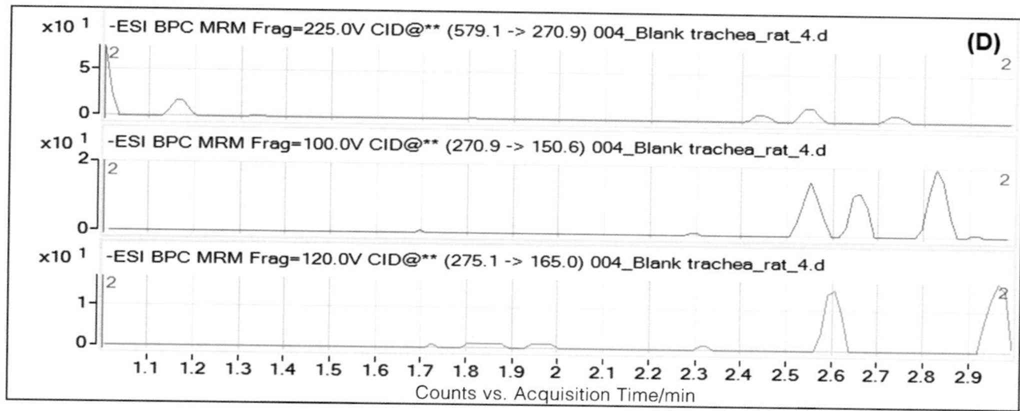
x10 1
-ESI BPC MRM Frag=225.0V CID@** (579.1 -> 270.9) 004_Blank trachea_rat_4.d
(D)
-ESI BPC MRM Frag=100.0V CID@** (270.9 -> 150.6) 004_Blank trachea_rat_4.d
-ESI BPC MRM Frag=120.0V CID@** (275.1 -> 165.0) 004_Blank trachea_rat_4.d
Counts vs. Acquisition Time/min

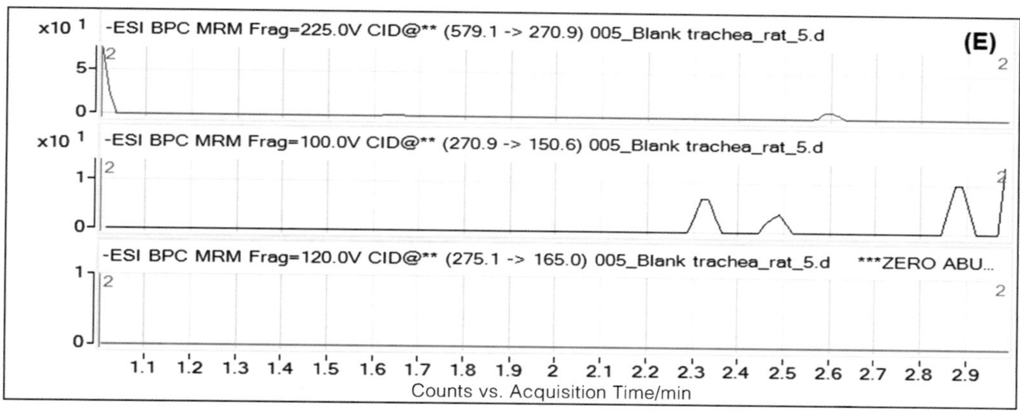
x10 1
-ESI BPC MRM Frag=225.0V CID@** (579.1 -> 270.9) 005_Blank trachea_rat_5.d
(E)
-ESI BPC MRM Frag=100.0V CID@** (270.9 -> 150.6) 005_Blank trachea_rat_5.d
-ESI BPC MRM Frag=120.0V CID@** (275.1 -> 165.0) 005_Blank trachea_rat_5.d ***ZERO ABU...
Counts vs. Acquisition Time/min

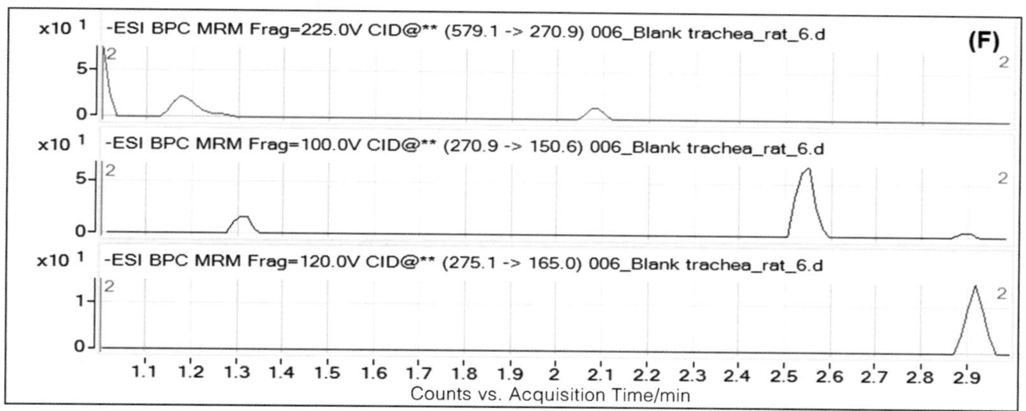
x10 1
-ESI BPC MRM Frag=225.0V CID@** (579.1 -> 270.9) 006_Blank trachea_rat_6.d
(F)
-ESI BPC MRM Frag=100.0V CID@** (270.9 -> 150.6) 006_Blank trachea_rat_6.d
-ESI BPC MRM Frag=120.0V CID@** (275.1 -> 165.0) 006_Blank trachea_rat_6.d
Counts vs. Acquisition Time/min

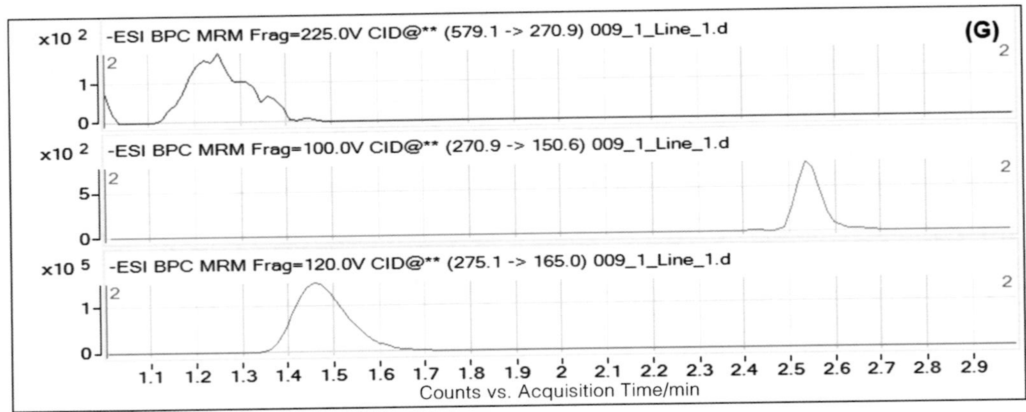

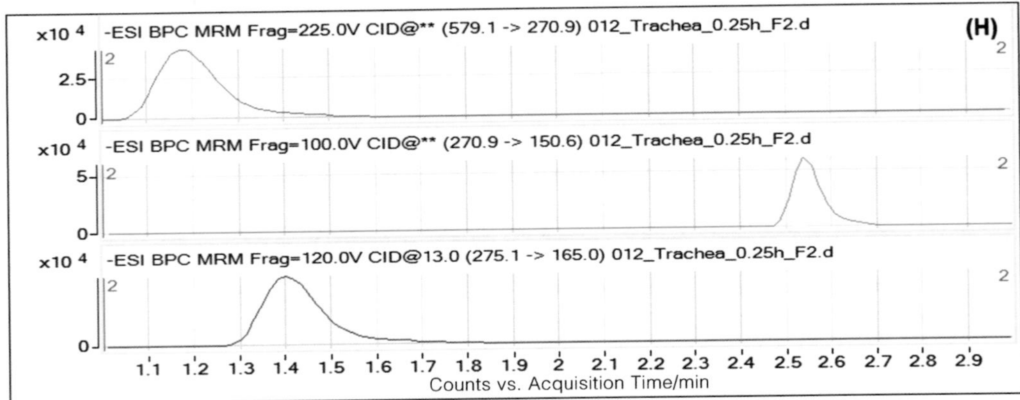

图2－6　大鼠气管组织样本中柚皮苷、柚皮素及内标的提取离子流色谱图

（A）～（F）6个不同来源的空白基质样品；（G）定量下限样品；（H）给药后样品。

表2－80　各样品中目标分析物和内标的响应值

样品类型	柚皮苷响应	柚皮素响应	内标响应
空白基质－1	44	166	34
空白基质－2	未检出	未检出	未检出
空白基质－3	81	108	31
空白基质－4	未检出	未检出	未检出
空白基质－5	未检出	未检出	未检出
空白基质－6	未检出	未检出	未检出
定量下限样品	1570	4120	295601
残留	144	228	53

2. 残留

结果（表 2 − 80）表明：注射高浓度样品后，空白样品进样中的残留低于目标分析物定量下限响应的 9.5%，并低于内标响应的 0.1%，符合生物样品定量分析方法要求，说明试验样品分析时残留不影响准确度和精密度。

3. 标准曲线范围与定量下限

本试验中柚皮苷、柚皮素校正标样储备液的浓度分别为 1.018 mg/mL、1.095 mg/mL。

所得线性回归方程如下：

柚皮苷：$Y = 0.0484X - 4.888 \times 10^{-5}$（$r = 0.9951$）

柚皮素：$Y = 0.3431X - 0.0012$（$r = 0.9980$）

结果表明：柚皮苷在 4.820 ～482.0 ng/mL、柚皮素在 2.725 ～272.5 ng/mL 浓度范围内线性关系良好，准确度高（表 2 − 81 ～ 表 2 − 82）。

表 2 − 81　大鼠气管组织校正标样中柚皮苷的准确度

浓度水平		1	2	3	4	5	6	7	8
浓度/ ($ng \cdot mL^{-1}$)	真实值	4.820	9.640	19.28	48.20	96.40	192.8	385.6	482.0
	测得值	5.147	8.485	19.12	46.15	91.83	180.7	420.4	541.2
准确度/%		106.8	88.0	99.2	95.7	95.3	93.7	109.0	112.3

表 2 − 82　大鼠气管组织校正标样中柚皮素的准确度

浓度水平		1	2	3	4	5	6	7	8
浓度/ ($ng \cdot mL^{-1}$)	真实值	2.725	5.450	10.9	27.25	54.5	109.0	218.0	272.5
	测得值	2.845	5.143	10.5	24.90	54.6	111.0	229.5	289.3
准确度/%		104.4	94.4	96.3	91.4	100.2	101.8	105.3	106.2

4. 准确度和精密度

本试验中柚皮苷、柚皮素校正标样储备液的浓度分别为 1.010 mg/mL、1.081 mg/mL。

结果（表 2 − 83 ～ 表 2 − 84）表明：柚皮苷、柚皮素的批内、批间准确度和精密度均符合生物样品定量分析方法要求。

表 2-83　大鼠气管组织分析方法中柚皮苷的准确度和精密度

真实值/(ng·mL^{-1})	批次		测得值/(ng·mL^{-1})及准确度/% 1	2	3	4	5	6	平均值	批内精密度/%	批间准确度/%	批间精密度/%
4.820	1	测得值	5.251	4.340	4.296	4.023	3.558	5.147	4.436	14.7	97.5	14.7
		准确度	108.9	90.0	89.1	83.5	73.8	106.8	92.0			
	2	测得值	4.256	4.777	4.234	5.211	3.834	4.790	4.517	11.0		
		准确度	88.3	99.1	87.8	108.1	79.5	99.4	93.7			
	3	测得值	4.945	6.297	5.764	4.130	4.970	4.805	5.152	14.8		
		准确度	102.6	130.6	119.6	85.7	103.1	99.7	106.9			
14.35	1	测得值	15.71	16.62	16.41	16.18	#	15.54	16.09	2.8	102.6	11.7
		准确度	109.5	115.8	114.4	112.8	#	108.3	112.1			
	2	测得值	14.87	15.38	14.86	14.90	17.53	16.02	15.59	6.7		
		准确度	103.6	107.2	103.6	103.8	122.2	111.6	108.7			
	3	测得值	11.87	12.33	12.69	12.44	12.82	14.24	12.73	6.4		
		准确度	82.7	85.9	88.4	86.7	89.3	99.2	88.7			
71.74	1	测得值	65.33	66.31	71.81	62.16	81.13	60.89	67.94	11.0	95.9	8.9
		准确度	91.1	92.4	100.1	86.6	113.1	84.9	94.7			
	2	测得值	66.09	82.23	64.53	70.14	66.71	74.58	70.71	9.5		
		准确度	92.1	114.6	89.9	97.8	93.0	104.0	98.6			
	3	测得值	66.41	67.82	74.06	71.32	62.69	63.54	67.64	6.5		
		准确度	92.6	94.5	103.2	99.4	87.4	88.6	94.3			
358.7	1	测得值	408.2	#	376.2	384.4	395.3	343.8	381.6	6.4	107.1	8.7
		准确度	113.8	#	104.9	107.2	110.2	95.8	106.4			
	2	测得值	#	400.7	388.9	353.9	409.8	382.6	387.2	5.5		
		准确度	#	111.7	108.4	98.7	114.2	106.7	107.9			
	3	测得值	418.4	362.4	461.6	345.9	389.2	326.3	384.0	13.0		
		准确度	116.6	101.0	128.7	96.4	108.5	91.0	107.0			

注：表中“#”表示该样品在制样过程中被污染或出现损耗。

表 2－84　大鼠气管组织分析方法中柚皮素的准确度和精密度

真实值/(ng·mL^{-1})	批次		测得值/(ng·mL^{-1}) 及准确度/%						平均值	批内精密度/%	批间准确度/%	批间精密度/%
			1	2	3	4	5	6				
2.725	1	测得值	2.695	2.274	2.746	2.669	2.656	2.673	2.619	6.6	100.0	7.3
		准确度	98.9	83.4	100.8	97.9	97.5	98.1	96.1			
	2	测得值	2.796	2.736	2.642	2.716	2.696	2.737	2.721	1.9		
		准确度	102.6	100.4	97.0	99.7	98.9	100.4	99.8			
	3	测得值	2.596	3.212	2.775	2.961	2.497	2.997	2.840	9.4		
		准确度	95.3	117.9	101.8	108.7	91.6	110.0	104.2			
8.070	1	测得值	7.671	8.339	8.037	7.038	9.463	8.180	8.121	9.9	99.3	8.9
		准确度	95.1	103.3	99.6	87.2	117.3	101.4	100.6			
	2	测得值	7.529	7.828	7.627	8.304	9.543	7.911	8.124	9.2		
		准确度	93.3	97.0	94.5	102.9	118.3	98.0	100.7			
	3	测得值	7.725	8.931	8.113	7.217	7.507	7.259	7.792	8.3		
		准确度	95.7	110.7	100.5	89.4	93.0	90.0	96.6			
40.35	1	测得值	38.10	36.65	41.59	37.81	43.28	35.42	38.81	7.8	95.6	8.7
		准确度	94.4	90.8	103.1	93.7	107.3	87.8	96.2			
	2	测得值	37.95	40.60	36.74	32.42	35.49	41.77	37.50	9.1		
		准确度	94.1	100.6	91.1	80.3	88.0	103.5	92.9			
	3	测得值	39.42	36.62	40.36	39.40	34.78	46.15	39.46	9.9		
		准确度	97.7	90.8	100.0	97.6	86.2	114.4	97.8			
201.8	1	测得值	168.8	187.1	207.9	219.1	237.5	188.5	201.5	12.3	104.9	11.1
		准确度	83.6	92.7	103.0	108.6	117.7	93.4	99.8			
	2	测得值	186.6	218.3	205.6	184.2	231.2	212.5	206.4	8.9		
		准确度	92.5	108.2	101.9	91.3	114.6	105.3	102.3			
	3	测得值	242.7	221.5	259.9	208.1	230.2	199.1	226.9	9.9		
		准确度	120.3	109.8	128.8	103.1	114.1	98.7	112.4			

5. 提取回收率

分别测定对应浓度的回收率样品、质控样品，计算提取回收率。柚皮苷、柚皮素提取回收率测定结果见表 2－85～表 2－86，内标的提取回收率为 43.9%。

表 2－85　大鼠气管组织分析方法中柚皮苷的提取回收率

浓度水平	$A_{目标分析物}$						平均值	精密度/%	提取回收率/%
	1	2	3	4	5	6			
回收率样品									
低	1.62×10^4	1.65×10^4	1.59×10^4	1.58×10^4	1.73×10^4	1.50×10^4	1.61×10^4	4.7	–
中	8.96×10^4	8.19×10^4	8.29×10^4	8.38×10^4	8.70×10^4	8.35×10^4	8.48×10^4	3.5	–
高	4.71×10^5	4.75×10^5	4.68×10^5	4.83×10^5	4.78×10^5	4.58×10^5	4.72×10^5	1.9	–
QC									
低	3.47×10^3	3.54×10^3	4.10×10^3	3.86×10^3	3.66×10^3	4.07×10^3	3.78×10^3	7.1	23.5
中	1.78×10^4	1.93×10^4	1.85×10^4	1.96×10^4	1.79×10^4	1.90×10^4	1.87×10^4	4.0	22.1
高	1.05×10^5	1.00×10^5	9.99×10^4	9.99×10^4	9.87×10^4	9.35×10^4	9.95×10^4	3.6	21.1

表 2－86　大鼠气管组织分析方法中柚皮素的提取回收率

浓度水平	$A_{目标分析物}$						平均值	精密度/%	提取回收率/%
	1	2	3	4	5	6			
回收率样品									
低	9.44×10^3	1.17×10^4	1.06×10^4	1.23×10^4	9.34×10^3	8.88×10^3	1.04×10^4	13.5	–
中	6.96×10^4	6.34×10^4	6.90×10^4	6.46×10^4	5.50×10^4	5.03×10^4	6.20×10^4	12.5	–
高	3.43×10^5	2.94×10^5	2.88×10^5	3.57×10^5	3.01×10^5	2.84×10^5	3.11×10^5	9.9	–
QC									
低	1.26×10^4	1.45×10^4	1.46×10^4	1.23×10^4	1.18×10^4	1.12×10^4	1.28×10^4	10.9	123.3
中	5.98×10^4	5.90×10^4	5.71×10^4	6.13×10^4	5.61×10^4	7.84×10^4	6.20×10^4	13.4	99.9
高	3.46×10^5	3.49×10^5	3.20×10^5	3.42×10^5	3.32×10^5	3.25×10^5	3.35×10^5	3.5	107.8

6. 基质效应

柚皮苷和柚皮素在低、高浓度水平下的基质因子及内标归一化的基质因子见表 2－87～表 2－89，其 *RSD* 均小于 15%，符合生物样品测定的要求。

表 2－87　大鼠气管组织分析方法中柚皮苷的基质因子

基质编号	浓度水平	$A_{目标分析物}$			平均值	精密度/%	基质因子/%
		1	2	3			
	回收率样品工作液						
	低	1.70×10^4	1.51×10^4	1.49×10^4	1.57×10^4	7.3	–

续上表

基质编号	浓度水平	$A_{目标分析物}$			平均值	精密度/%	基质因子/%
		1	2	3			
	高	4.73×10^{5}	4.86×10^{5}	4.83×10^{5}	4.81×10^{5}	1.4	–
	基质样品						
1	低	1.50×10^{4}	1.47×10^{4}	1.67×10^{4}	1.55×10^{4}	7.0	98.7
	高	4.53×10^{5}	4.62×10^{5}	4.52×10^{5}	4.56×10^{5}	1.3	94.7
2	低	1.69×10^{4}	1.51×10^{4}	1.54×10^{4}	1.58×10^{4}	6.2	100.8
	高	4.49×10^{5}	4.58×10^{5}	4.53×10^{5}	4.53×10^{5}	0.9	94.2
3	低	1.68×10^{4}	1.51×10^{4}	1.48×10^{4}	1.56×10^{4}	6.8	99.3
	高	4.58×10^{5}	4.56×10^{5}	4.53×10^{5}	4.56×10^{5}	0.5	94.7
4	低	1.59×10^{4}	1.47×10^{4}	1.60×10^{4}	1.55×10^{4}	4.7	99.0
	高	4.65×10^{5}	4.54×10^{5}	4.51×10^{5}	4.56×10^{5}	1.6	94.9
5	低	1.57×10^{4}	1.49×10^{4}	1.56×10^{4}	1.54×10^{4}	2.8	98.0
	高	4.48×10^{5}	4.44×10^{5}	4.44×10^{5}	4.45×10^{5}	0.6	92.6
6	低	1.55×10^{4}	1.36×10^{4}	1.54×10^{4}	1.48×10^{4}	7.4	94.6
	高	4.37×10^{5}	4.39×10^{5}	4.29×10^{5}	4.35×10^{5}	1.2	90.4

表 2-88　大鼠气管组织分析方法中柚皮素的基质因子

基质编号	浓度水平	$A_{目标分析物}$			平均值	精密度/%	基质因子/%
		1	2	3			
	回收率样品工作液						
	低	9.40×10^{3}	1.04×10^{4}	1.03×10^{4}	1.00×10^{4}	5.3	–
	高	3.25×10^{5}	3.11×10^{5}	3.36×10^{5}	3.24×10^{5}	3.8	–
	基质样品						
1	低	1.09×10^{4}	1.03×10^{4}	9.31×10^{3}	1.02×10^{4}	7.7	101.5
	高	2.78×10^{5}	2.94×10^{5}	2.72×10^{5}	2.81×10^{5}	4.1	86.9
2	低	1.12×10^{4}	8.98×10^{3}	9.02×10^{3}	9.75×10^{3}	13.2	97.4
	高	2.87×10^{5}	3.57×10^{5}	3.44×10^{5}	3.29×10^{5}	11.3	101.7
3	低	9.58×10^{3}	8.74×10^{3}	1.07×10^{4}	9.66×10^{3}	10.0	96.5
	高	2.49×10^{5}	2.53×10^{5}	2.73×10^{5}	2.58×10^{5}	5.1	79.7
4	低	9.20×10^{3}	9.20×10^{3}	1.12×10^{4}	9.88×10^{3}	11.9	98.7
	高	2.77×10^{5}	3.02×10^{5}	2.57×10^{5}	2.79×10^{5}	8.2	86.0

续上表

基质编号	浓度水平	$A_{目标分析物}$			平均值	精密度/%	基质因子/%
		1	2	3			
5	低	9.27×10^3	9.21×10^3	9.39×10^3	9.29×10^3	1.0	92.8
	高	2.63×10^5	2.37×10^5	2.34×10^5	2.45×10^5	6.6	75.6
6	低	6.81×10^3	6.65×10^3	6.23×10^3	6.56×10^3	4.6	65.5
	高	2.06×10^5	2.19×10^5	2.16×10^5	2.14×10^5	3.2	65.9

表 2－89 大鼠气管组织分析方法中柚皮苷、柚皮素的内标归一化的基质因子

化合物	浓度水平	基质编号					RSD/%
		1	2	3	4	5	
基质因子/%							
柚皮苷	低	98.7	100.8	99.3	99.0	98.0	94.6	–
	高	94.7	94.2	94.7	94.9	92.6	90.4	–
柚皮素	低	101.5	97.4	96.5	98.7	92.8	65.5	–
	高	86.9	101.7	79.7	86.0	75.6	65.9	–
内标	低	88.9	89.1	86.9	88.2	96.5	71.7	–
	高	91.0	89.6	86.5	90.5	93.5	80.9	–
内标归一化的基质因子/%							
柚皮苷	低	111.0	113.1	114.3	112.2	101.6	131.9	8.7
	高	104.1	105.1	109.5	104.9	99.0	111.7	4.2
柚皮素	低	114.2	109.3	111.0	111.9	96.2	91.4	9.0
	高	95.5	113.5	92.1	95.0	80.9	81.5	12.8

7. 稀释可靠性

结果表明：稀释后样品的准确度在 100% ±15% 以内，*RSD* 小于 15%，证明气管组织样品稀释 10 倍的测定结果是可靠的（表 2－90 ～ 表 2－91）。

表 2－90 大鼠气管组织样品稀释可靠性考察（柚皮苷）

稀释因子	真实值/($ng\cdot mL^{-1}$)	测得值/($ng\cdot mL^{-1}$)	平均值/($ng\cdot mL^{-1}$)	准确度/%	RSD/%
10 倍	376.9	318.4 383.6 351.7	351.3	93.2	9.3

表 2－91　大鼠气管组织样品稀释可靠性考察（柚皮素）

稀释因子	真实值/(ng · mL^{-1})	测得值/(ng · mL^{-1})	平均值/(ng · mL^{-1})	准确度/%	*RSD*/%
10 倍	202.4	172.7 213.6 170.8	185.7	91.7	13.0

第七节　大鼠肺组织中柚皮苷、柚皮素浓度定量分析方法的建立与验证

（一）实验材料

详见第一节。

（二）实验方法

1. 色谱及质谱条件

参照第一节中所述的色谱及质谱条件。

2. 溶液的配制

除内标工作液浓度调整为 0.5 μg/mL 外，其余按第二节溶液的配制方法操作。

3. 样品的制备

（1）校正标样的制备。分别取柚皮苷、柚皮素校正标样储备液适量，按表 2－92 方法操作，用 50% 甲醇稀释成柚皮苷、柚皮素浓度为 50 ng/mL、100 ng/mL、200 ng/mL、500 ng/mL、1000 ng/mL、2000 ng/mL、4000 ng/mL、5000 ng/mL 的校正标样工作液。取空白组织匀浆基质 380 μL，然后分别加入相应浓度的校正标样工作液 20 μL，涡旋 5 min，制成柚皮苷、柚皮素浓度为 2.5 ng/mL、5 ng/mL、10 ng/mL、25 ng/mL、50 ng/mL、100 ng/mL、200 ng/mL、250 ng/mL 的校正标样。取上述样品 100 μL，平行 2 份，进行后续处理。每条标准曲线应随行制备空白样品（不

含分析物和内标的处理过的基质样品）和零浓度样品（含内标的处理过的基质）。

表 2－92　校正标样工作液的制备

原溶液				添加溶剂体积/μL	校正标样工作液	
原溶液编号	化合物	浓度/（ng·mL^{-1}）	计划获取体积/μL		浓度/（ng·mL^{-1}）	校正标样工作液编号
贮备液	YPG	1000000	50	900	50000	G50u
贮备液	YPS	1000000	50		50000	S50u
G50u	YPG	50000	100	900	5000	WS_Line_8
S50u	YPS	50000			5000	
WS_Line_8	YPG	5000	400	100	4000	WS_Line_7
	YPS	5000			4000	
WS_Line_8	YPG	5000	100	150	2000	WS_Line_6
	YPS	5000			2000	
WS_Line_8	YPG	5000	100	400	1000	WS_Line_5
	YPS	5000			1000	
WS_Line_8	YPG	5000	100	900	500	WS_Line_4
	YPS	5000			500	
WS_Line_4	YPG	500	100	150	200	WS_Line_3
	YPS	500			200	
WS_Line_4	YPG	500	100	400	100	WS_Line_2
	YPS	500			100	
WS_Line_4	YPG	500	100	900	50	WS_Line_1
	YPS	500			50	

（2）质控样品（QC）的制备。分别取柚皮苷、柚皮素质控样品储备液适量，按表 2－93 方法操作，用 50% 甲醇（*V/V*）稀释成柚皮苷、柚皮素浓度分别为 150 ng/mL、750 ng/mL、3750 ng/mL 的质控样品工作液。取空白组织匀浆基质 760 μL，然后分别加入相应浓度的校正标样工作液 40 μL，涡旋 5 min，制成柚皮苷、柚皮素浓度分别为 7.5 ng/mL、37.5 ng/mL、187.5 ng/mL 的质控样品。取上述样品 100 μL，平行 6 份，进行后续处理。

表 2－93　质控样品工作液的制备

原溶液				添加溶剂体积/μL	质控样品工作液	
原溶液编号	化合物	浓度/（ng·mL^{-1}）	计划获取体积/μL		浓度/（ng·mL^{-1}）	质控样品工作液编号
贮备液	YPG	1000000	50	900	100000	G50u
贮备液	YPS	1000000	50		50000	S50u
G50u	YPG	50000	75	925	3750	WS_QC_H
S50u	YPS	50000			3750	
QC_H	YPG	3750	200	800	750	WS_QC_M
	YPS	3750			750	
QC_M	YPG	750	200	800	150	WS_QC_L
	YPS	750			150	

（3）回收率样品工作液的制备。分别取质控样品工作液、内标工作液适量，按表 2－94 方法操作，制成相应浓度的回收率样品工作液。

表 2－94　回收率样品工作液的制备

质控样品工作液				添加内标工作液体积/μL	添加溶剂体积/μL	回收率样品工作液编号
编号	化合物	浓度/（ng·mL^{-1}）	计划获取体积/μL			
WS_QC_H	YPG	3750	50	100	850	WS_R_H
	YPS	3750				
WS_QC_M	YPG	750	50	100	850	WS_R_M
	YPS	750				
WS_QC_L	YPG	150	50	100	850	WS_R_L
	YPS	150				

4. 样品的处理

参照第二节中样品的处理方法操作。

(三) 实验结果

1. 选择性

空白基质样品、定量下限样品、给药后样品色谱图详见图 2 - 7，各样品中目标分析物和内标的响应值详见表 2 - 95。结果表明：6 个不同来源的空白基质中，干扰组分的响应低于目标分析物定量下限响应的 16.0%，并低于内标响应的 0.1%，符合生物样品定量分析方法要求，说明本试验采用的分析方法能够区分目标分析物和内标与基质的内源性组分或样品中的其他组分。

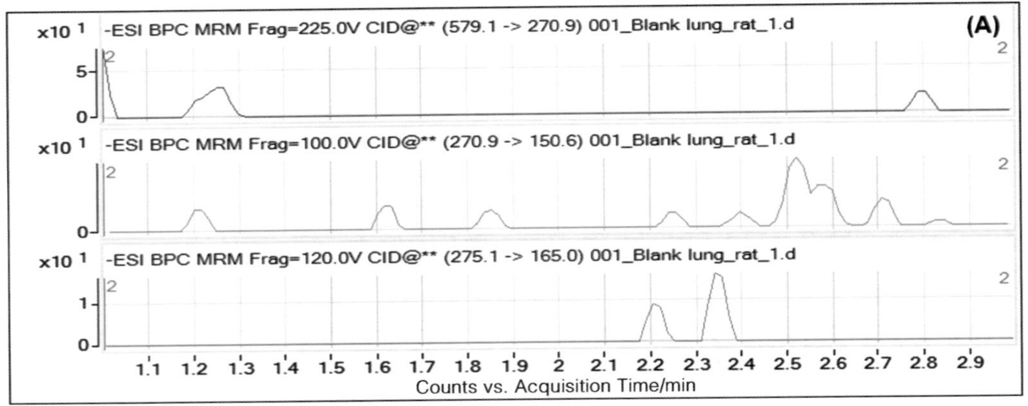

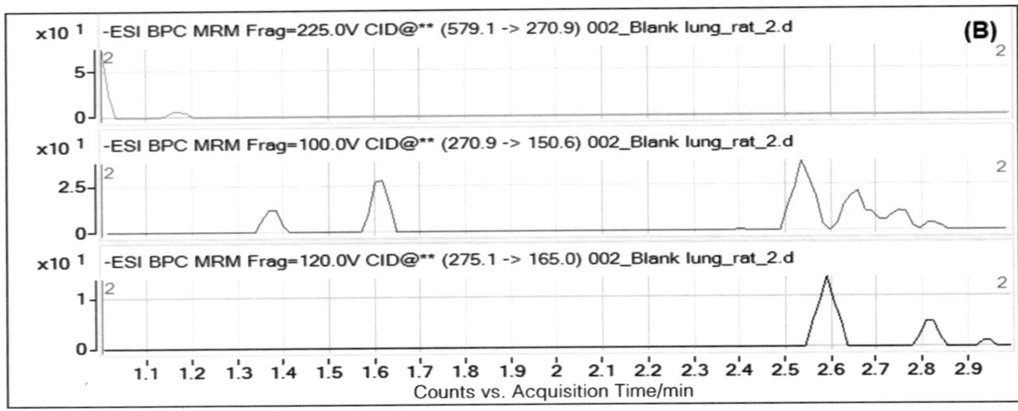

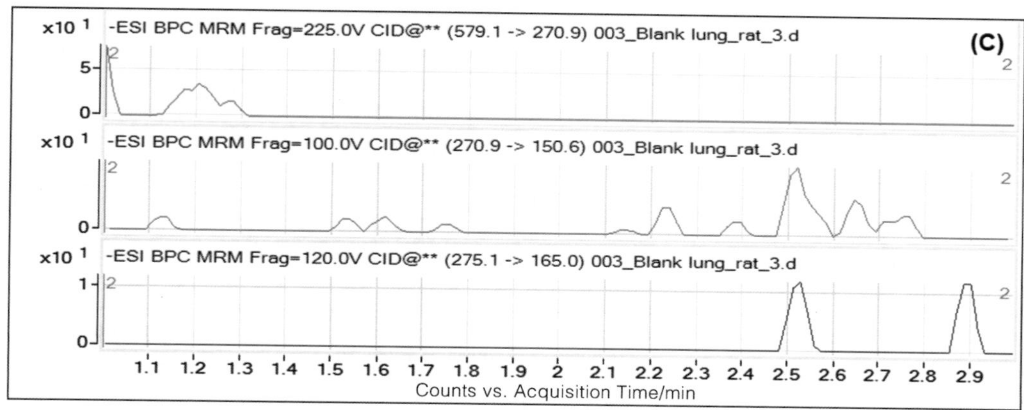
x10 1
-ESI BPC MRM Frag=225.0V CID@** (579.1 -> 270.9) 003_Blank lung_rat_3.d
(C)
x10 1
-ESI BPC MRM Frag=100.0V CID@** (270.9 -> 150.6) 003_Blank lung_rat_3.d
x10 1
-ESI BPC MRM Frag=120.0V CID@** (275.1 -> 165.0) 003_Blank lung_rat_3.d
1.1 1.2 1.3 1.4 1.5 1.6 1.7 1.8 1.9 2 2.1 2.2 2.3 2.4 2.5 2.6 2.7 2.8 2.9
Counts vs. Acquisition Time/min

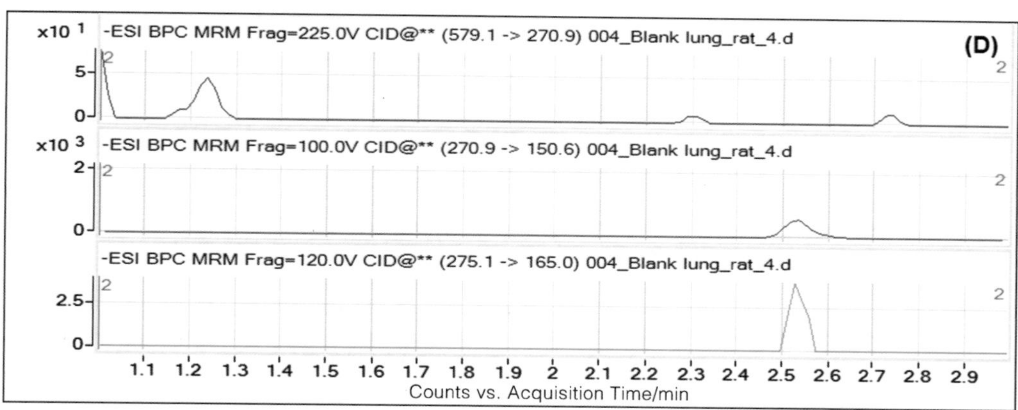
x10 1
-ESI BPC MRM Frag=225.0V CID@** (579.1 -> 270.9) 004_Blank lung_rat_4.d
(D)
x10 3
-ESI BPC MRM Frag=100.0V CID@** (270.9 -> 150.6) 004_Blank lung_rat_4.d
-ESI BPC MRM Frag=120.0V CID@** (275.1 -> 165.0) 004_Blank lung_rat_4.d
1.1 1.2 1.3 1.4 1.5 1.6 1.7 1.8 1.9 2 2.1 2.2 2.3 2.4 2.5 2.6 2.7 2.8 2.9
Counts vs. Acquisition Time/min

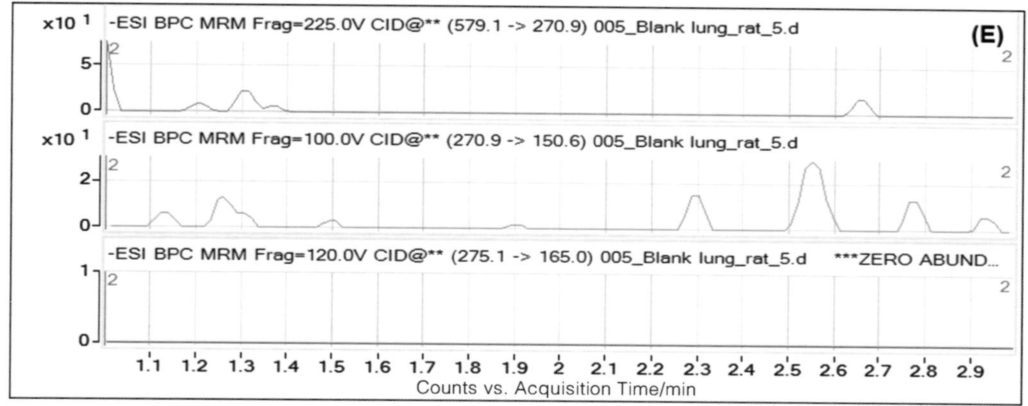
x10 1
-ESI BPC MRM Frag=225.0V CID@** (579.1 -> 270.9) 005_Blank lung_rat_5.d
(E)
x10 1
-ESI BPC MRM Frag=100.0V CID@** (270.9 -> 150.6) 005_Blank lung_rat_5.d
-ESI BPC MRM Frag=120.0V CID@** (275.1 -> 165.0) 005_Blank lung_rat_5.d ***ZERO ABUND...
1.1 1.2 1.3 1.4 1.5 1.6 1.7 1.8 1.9 2 2.1 2.2 2.3 2.4 2.5 2.6 2.7 2.8 2.9
Counts vs. Acquisition Time/min

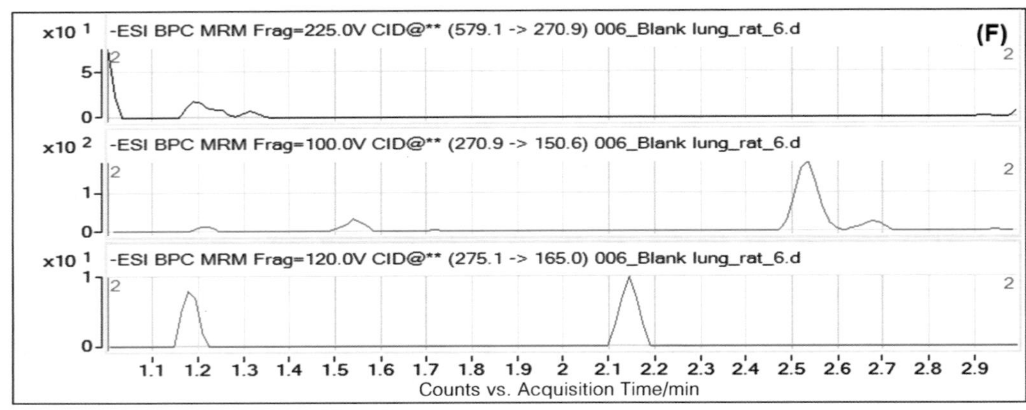

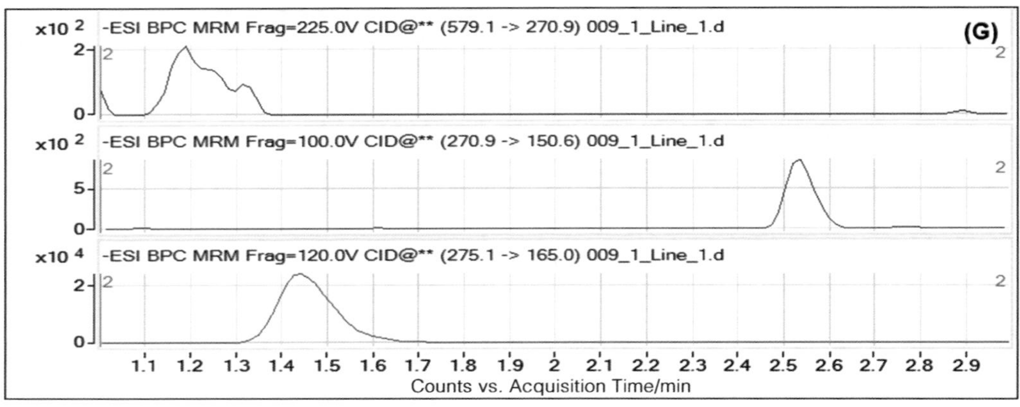

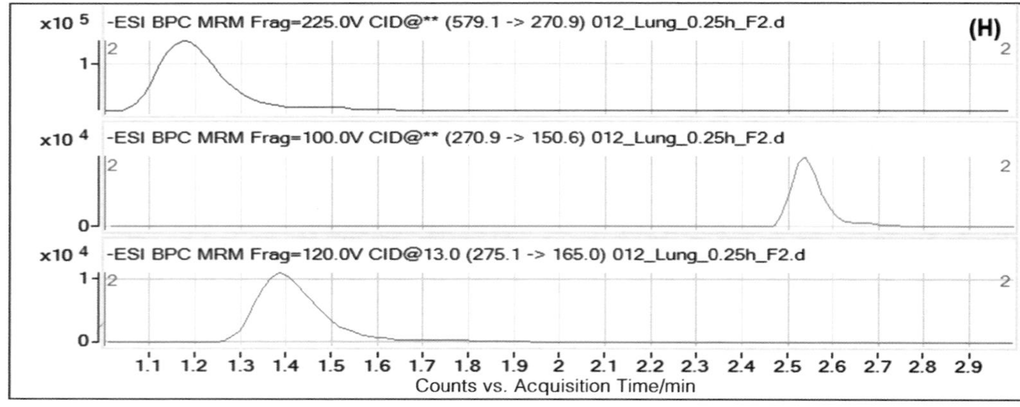

图2－7　大鼠肺组织样本中柚皮苷、柚皮素及内标的提取离子流色谱图

（A）～（F）6个不同来源的空白基质样品；（G）定量下限样品；（H）给药后样品。

表 2－95　各样品中目标分析物和内标的响应值

样品类型	柚皮苷响应	柚皮素响应	内标响应
空白基质－1	146	235	44
空白基质－2	未检出	未检出	未检出
空白基质－3	未检出	未检出	未检出
空白基质－4	未检出	未检出	未检出
空白基质－5	未检出	未检出	未检出
空白基质－6	72	626	28
定量下限样品	1643	3946	216864
残留	未检出	175	65

2. 残留

结果（表 2－95）表明：注射高浓度样品后，空白样品进样中的残留低于目标分析物定量下限响应的 5.0%，并低于内标响应的 0.1%，符合生物样品定量分析方法要求。

3. 标准曲线范围与定量下限

本试验中柚皮苷、柚皮素校正标样储备液的浓度分别为 1.018 mg/mL、1.095 mg/mL。所得线性回归方程如下：

柚皮苷：$Y = 0.1125X - 8.2494 \times 10^{-4}$（$r = 0.9961$）

柚皮素：$Y = 0.4211X - 0.0012$（$r = 0.9986$）

结果表明：肺组织匀浆中的柚皮苷在 2.410～241.0 ng/mL、柚皮素在 2.725～272.5 ng/mL 浓度范围内线性关系良好，准确度高（表 2－96～表 2－97）。

表 2－96　大鼠肺组织校正标样中柚皮苷的准确度

浓度水平		1	2	3	4	5	6	7	8
浓度/($ng \cdot mL^{-1}$)	真实值	2.410	4.820	9.640	24.10	48.20	96.40	192.8	241.0
	测得值	2.303	5.439	8.856	25.24	44.16	92.82	205.4	242.4
准确度/%		95.6	112.8	91.9	104.7	91.6	96.3	106.5	100.6

表 2－97　大鼠肺组织校正标样中柚皮素的准确度

浓度水平		1	2	3	4	5	6	7	8
浓度/($ng \cdot mL^{-1}$)	真实值	2.725	5.450	10.90	27.25	54.50	109.0	218.0	272.5
	测得值	2.748	5.579	9.974	27.91	51.71	111.5	229.0	274.3
准确度/%		100.8	102.4	91.5	102.4	94.9	102.3	105.0	100.7

4. 准确度和精密度

本试验中柚皮苷、柚皮素校正标样储备液的浓度分别为1.010 mg/mL、1.081 mg/mL。

结果（表2-98～表2-99）表明：柚皮苷、柚皮素的批内、批间准确度和精密度均符合生物样品定量分析方法要求。

表2-98 大鼠肺组织分析方法中柚皮苷的准确度和精密度

真实值/(ng·mL⁻¹)	批次		测得值/(ng·mL⁻¹)及准确度/%						平均值	批内精密度/%	批间准确度/%	批间精密度/%
			1	2	3	4	5	6				
2.410	1	测得值	2.358	2.271	2.380	2.056	2.117	2.462	2.274	7.0	97.0	11.0
		准确度	97.8	94.2	98.8	85.3	87.8	102.2	94.4			
	2	测得值	2.559	1.942	2.218	2.333	1.920	2.313	2.214	11.1		
		准确度	106.2	80.6	92.0	96.8	79.7	96.0	91.9			
	3	测得值	2.776	2.277	2.940	2.291	2.383	2.487	2.526	10.8		
		准确度	115.2	94.5	122.0	95.1	98.9	103.2	104.8			
7.174	1	测得值	6.721	6.268	8.094	6.417	6.486	7.248	6.872	10.0	94.6	8.6
		准确度	93.7	87.4	112.8	89.4	90.4	101.0	95.8			
	2	测得值	7.124	7.494	5.946	7.009	6.228	7.639	6.907	9.9		
		准确度	99.3	104.5	82.9	97.7	86.8	106.5	96.3			
	3	测得值	6.425	6.168	#	6.684	7.016	6.462	6.551	4.9		
		准确度	89.6	86.0	#	93.2	97.8	90.1	91.3			
35.87	1	测得值	35.57	34.04	33.03	31.57	33.43	38.00	34.27	6.5	91.9	6.3
		准确度	99.2	94.9	92.1	88.0	93.2	105.9	95.5			
	2	测得值	31.25	32.75	35.37	30.72	35.73	32.92	33.12	6.2		
		准确度	87.1	91.3	98.6	85.6	99.6	91.8	92.3			
	3	测得值	31.28	32.17	31.61	30.42	31.48	31.75	31.45	1.9		
		准确度	87.2	89.7	88.1	84.8	87.8	88.5	87.7			
179.3	1	测得值	179.9	181.3	171.9	173.3	178.8	173.0	176.4	2.3	97.3	3.0
		准确度	100.3	101.1	95.9	96.7	99.7	96.5	98.4			
	2	测得值	175.1	179.4	181.4	179.7	170.7	176.6	177.2	2.2		
		准确度	97.7	100.1	101.2	100.2	95.2	98.5	98.8			
	3	测得值	171.8	164.9	176.0	163.1	171.7	170.3	169.6	2.8		
		准确度	95.8	92.0	98.2	91.0	95.8	95.0	94.6			

注：表中“#”表示该样品在制样过程中被污染或出现损耗。

表 2－99　大鼠肺组织分析方法中柚皮素的准确度和精密度

真实值/(ng·mL^{-1})	批次		测得值/(ng·mL^{-1}) 及准确度/% 1	2	3	4	5	6	平均值	批内精密度/%	批间准确度/%	批间精密度/%
2.725	1	测得值	2.631	3.057	2.891	2.623	3.392	2.593	2.865	11.1	104.8	10.0
		准确度	96.6	112.2	106.1	96.3	124.5	95.2	105.1			
	2	测得值	2.423	3.374	2.924	2.521	2.904	2.447	2.766	13.5		
		准确度	88.9	123.8	107.3	92.5	106.6	89.8	101.5			
	3	测得值	3.072	2.926	2.682	2.920	3.110	2.918	2.938	5.1		
		准确度	112.7	107.4	98.4	107.2	114.1	107.1	107.8			
8.070	1	测得值	8.125	8.628	8.468	8.477	8.312	8.167	8.363	2.3	100.8	4.7
		准确度	100.7	106.9	104.9	105.0	103.0	101.2	103.6			
	2	测得值	7.708	7.710	8.467	7.732	7.153	8.238	7.835	5.9		
		准确度	95.5	95.5	104.9	95.8	88.6	102.1	97.1			
	3	测得值	8.305	7.900	8.525	8.063	8.504	7.939	8.206	3.4		
		准确度	102.9	97.9	105.6	99.9	105.4	98.4	101.7			
40.35	1	测得值	33.64	40.64	41.94	37.79	40.86	36.80	38.61	8.1	96.8	7.7
		准确度	83.4	100.7	103.9	93.7	101.3	91.2	95.7			
	2	测得值	33.48	39.66	38.81	36.58	40.62	36.72	37.65	6.9		
		准确度	83.0	98.3	96.2	90.7	100.7	91.0	93.3			
	3	测得值	45.87	38.74	40.76	40.57	38.30	41.04	40.88	6.6		
		准确度	113.7	96.0	101.0	100.5	94.9	101.7	101.3			
201.8	1	测得值	223.5	227.4	219.8	228.8	226.4	201.9	221.3	4.5	108.4	4.1
		准确度	110.8	112.7	108.9	113.4	112.2	100.0	109.7			
	2	测得值	219.5	218.1	210.9	217.1	208.8	200.8	212.5	3.4		
		准确度	108.8	108.1	104.5	107.6	103.5	99.5	105.3			
	3	测得值	215.2	222.7	220.3	214.4	227.6	234.1	222.4	3.4		
		准确度	106.6	110.4	109.2	106.2	112.8	116.0	110.2			

5. 提取回收率

分别测定对应浓度的回收率样品、质控样品，计算提取回收率。柚皮苷、柚皮素提取回收率测定结果见表 2－100 ～表 2－101，内标的提取回收率为 72.9%。

表 2-100　大鼠肺组织分析方法中柚皮苷的提取回收率

浓度水平	$A_{目标分析物}$						平均值	精密度/%	提取回收率/%
	1	2	3	4	5	6			
回收率样品									
低	8.40×10^3	8.68×10^3	8.56×10^3	8.12×10^3	7.80×10^3	8.27×10^3	8.31×10^3	3.8	-
中	4.27×10^4	4.17×10^4	4.13×10^4	4.33×10^4	4.26×10^4	4.20×10^4	4.23×10^4	1.7	-
高	2.40×10^5	2.36×10^5	2.30×10^5	2.52×10^5	2.38×10^5	2.31×10^5	2.38×10^5	3.4	-
QC									
低	2.75×10^3	2.70×10^3	#	2.88×10^3	3.00×10^3	2.93×10^3	2.85×10^3	4.4	34.3
中	1.41×10^4	1.43×10^4	1.38×10^4	1.37×10^4	1.42×10^4	1.41×10^4	1.40×10^4	1.7	33.2
高	7.94×10^4	7.67×10^4	7.83×10^4	7.40×10^4	7.60×10^4	7.62×10^4	7.67×10^4	2.5	32.3

注：表中“#”表示该样品在制样过程中被污染或出现损耗。

表 2-101　大鼠肺组织分析方法中柚皮素的提取回收率

浓度水平	$A_{目标分析物}$						平均值	精密度/%	提取回收率/%
	1	2	3	4	5	6			
回收率样品									
低	9.94×10^3	9.02×10^3	9.73×10^3	1.02×10^4	1.07×10^4	1.05×10^4	1.00×10^4	6.0	-
中	5.33×10^4	5.24×10^4	4.79×10^4	5.16×10^4	5.08×10^4	5.07×10^4	5.11×10^4	3.6	-
高	2.76×10^5	2.71×10^5	2.60×10^5	2.87×10^5	2.70×10^5	2.68×10^5	2.72×10^5	3.3	-
QC									
低	1.25×10^4	1.21×10^4	1.27×10^4	1.22×10^4	1.27×10^4	1.26×10^4	1.25×10^4	2.1	124.5
中	7.39×10^4	6.13×10^4	6.35×10^4	6.50×10^4	6.15×10^4	6.52×10^4	6.51×10^4	7.1	127.3
高	3.56×10^5	3.71×10^5	3.51×10^5	3.48×10^5	3.61×10^5	3.75×10^5	3.60×10^5	3.0	132.5

6. 基质效应

柚皮苷和柚皮素在低、高浓度水平下的基质因子及内标归一化的基质因子见表 2-102～表 2-104，其 *RSD* 均小于 15%，符合生物样品测定的要求。

表 2-102　大鼠肺组织分析方法中柚皮苷的基质因子

基质编号	浓度水平	$A_{目标分析物}$			平均值	精密度/%	基质因子/%
		1	2	3			
	回收率样品工作液						

续上表

基质编号	浓度水平	$A_{目标分析物}$ 1	2	3	平均值	精密度/%	基质因子/%
	低	8.66×10^3	8.84×10^3	9.29×10^3	8.93×10^3	3.6	–
	高	2.60×10^5	2.74×10^5	2.45×10^5	2.59×10^5	5.7	–
	基质样品						
1	低	9.55×10^3	8.23×10^3	9.71×10^3	9.16×10^3	8.9	102.6
	高	2.39×10^5	2.55×10^5	2.53×10^5	2.49×10^5	3.5	95.9
2	低	7.99×10^3	8.99×10^3	7.68×10^3	8.22×10^3	8.4	92.1
	高	2.80×10^5	2.51×10^5	2.48×10^5	2.59×10^5	6.7	100.0
3	低	9.70×10^3	9.19×10^3	1.02×10^4	9.68×10^3	5.0	108.4
	高	2.32×10^5	2.46×10^5	2.65×10^5	2.48×10^5	6.7	95.6
4	低	1.06×10^4	8.49×10^3	1.01×10^4	9.74×10^3	11.4	109.1
	高	2.51×10^5	2.64×10^5	2.62×10^5	2.59×10^5	2.7	99.9
5	低	1.10×10^4	8.72×10^3	9.40×10^3	9.69×10^3	11.8	108.6
	高	2.47×10^5	2.46×10^5	2.41×10^5	2.45×10^5	1.3	94.4
6	低	1.04×10^4	9.90×10^3	8.36×10^3	9.54×10^3	11.0	106.8
	高	2.43×10^5	2.36×10^5	2.44×10^5	2.41×10^5	1.9	92.9

表2－103　大鼠肺组织分析方法中柚皮素的基质因子

基质编号	浓度水平	$A_{目标分析物}$ 1	2	3	平均值	精密度/%	基质因子/%
	回收率样品工作液						
	低	1.37×10^4	1.45×10^4	1.30×10^4	1.37×10^4	5.7	–
	高	3.93×10^5	4.17×10^5	3.81×10^5	3.97×10^5	4.7	–
	基质样品						
1	低	1.55×10^4	1.38×10^4	1.50×10^4	1.48×10^4	5.7	107.4
	高	3.69×10^5	3.79×10^5	3.80×10^5	3.76×10^5	1.7	94.7
2	低	1.26×10^4	1.12×10^4	1.27×10^4	1.22×10^4	7.0	88.5
	高	4.01×10^5	3.68×10^5	3.70×10^5	3.80×10^5	4.8	95.6
3	低	1.25×10^4	1.17×10^4	1.12×10^4	1.18×10^4	5.8	85.7
	高	2.79×10^5	3.19×10^5	3.27×10^5	3.08×10^5	8.5	77.6

续上表

基质编号	浓度水平	$A_{目标分析物}$			平均值	精密度/%	基质因子/%
		1	2	3			
4	低	1.04×10^4	1.13×10^4	1.17×10^4	1.11×10^4	6.2	80.9
	高	3.56×10^5	3.33×10^5	3.85×10^5	3.58×10^5	7.2	90.1
5	低	1.22×10^4	1.48×10^4	1.21×10^4	1.31×10^4	11.7	95.0
	高	3.47×10^5	3.41×10^5	3.43×10^5	3.44×10^5	0.9	86.5
6	低	1.15×10^4	1.04×10^4	8.71×10^3	1.02×10^4	13.6	74.1
	高	2.47×10^5	2.50×10^5	2.68×10^5	2.55×10^5	4.4	64.1

表 2－104　大鼠肺组织分析方法中柚皮苷、柚皮素的内标归一化的基质因子

化合物	浓度水平	基质编号						*RSD*/%
		1	2	3	4	5		
基质因子/%								
柚皮苷	低	102.6	92.1	108.4	109.1	108.6	106.8	–
	高	95.9	100.0	95.6	99.9	94.4	92.9	–
柚皮素	低	107.4	88.5	85.7	80.9	95.0	74.1	–
	高	94.7	95.6	77.6	90.1	86.5	64.1	–
内标	低	109.0	104.9	112.1	112.3	109.9	108.2	–
	高	96.0	100.6	96.6	106.3	98.2	98.0	–
内标归一化的基质因子/%								
柚皮苷	低	94.1	87.7	96.7	97.1	98.8	98.7	4.4
	高	99.8	99.4	98.9	94.0	96.1	94.8	2.6
柚皮素	低	98.5	84.3	76.5	72.0	86.4	68.4	13.6
	高	98.6	95.0	80.3	84.8	88.1	65.5	13.8

7. 稀释可靠性

结果表明：稀释后样品的准确度在 100% ±15% 以内，*RSD* 小于 15%，证明肺组织样品稀释 10 倍的测定结果是可靠的（表 2－105～表 2－106）。

表 2-105　大鼠肺组织样品稀释可靠性考察（柚皮苷）

稀释因子	真实值/（ng·mL^{-1}）	测得值/（ng·mL^{-1}）	平均值/（ng·mL^{-1}）	准确度/%	*RSD*/%
10 倍	188.5	222.0 184.1 221.4	209.2	111.0	10.4

表 2-106　大鼠肺组织样品稀释可靠性考察（柚皮素）

稀释因子	真实值/（ng·mL^{-1}）	测得值/（ng·mL^{-1}）	平均值/（ng·mL^{-1}）	准确度/%	*RSD*/%
10 倍	202.4	203.9 206.2 194.9	201.6	99.6	3.0

第八节　大鼠心组织中柚皮苷、柚皮素浓度定量分析方法的建立与验证

（一）实验材料

详见第一节。

（二）实验方法

参照第七节中实验方法操作。

（三）实验结果

1. 选择性

空白基质样品、定量下限样品、给药后样品色谱图详见图 2-8，各样品中目标分析物和内标的响应值详见表 2-107。结果表明：6 个不同来源的空白基质中，干扰组分的响应低于目标分析物定量下限响应的 17.0%，并低于内标响应的 0.1%，

符合生物样品定量分析方法要求，说明本试验采用的分析方法能够区分目标分析物和内标与基质的内源性组分或样品中的其他组分。

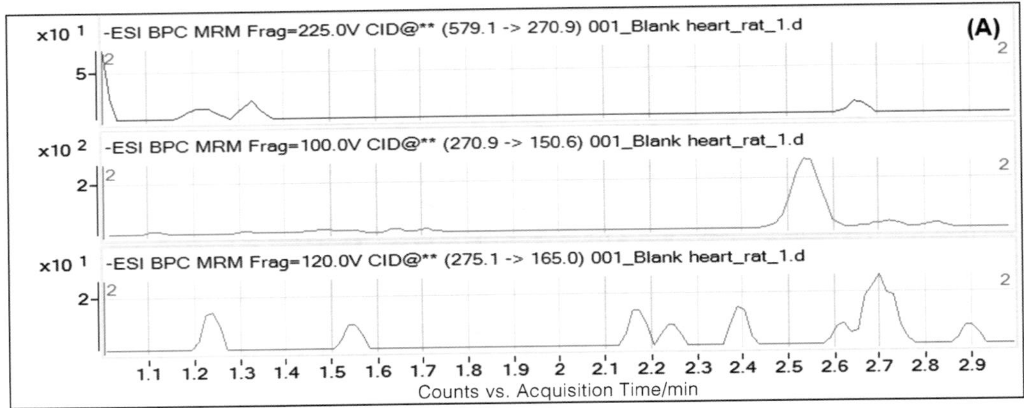

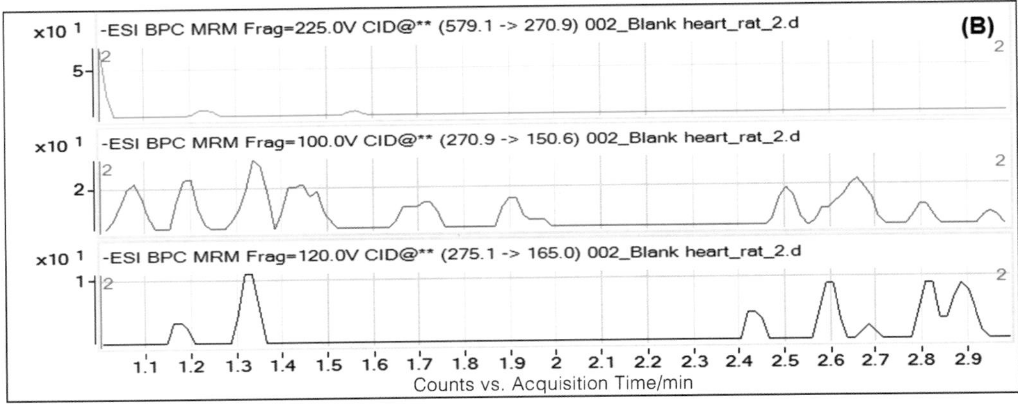

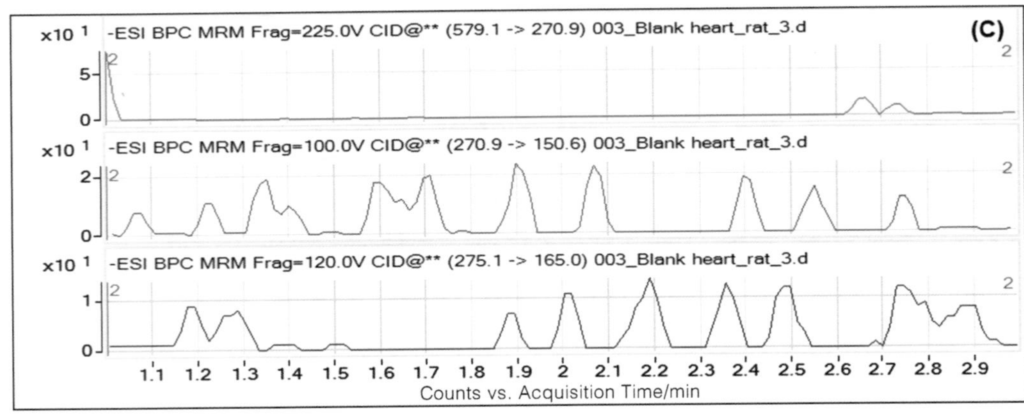

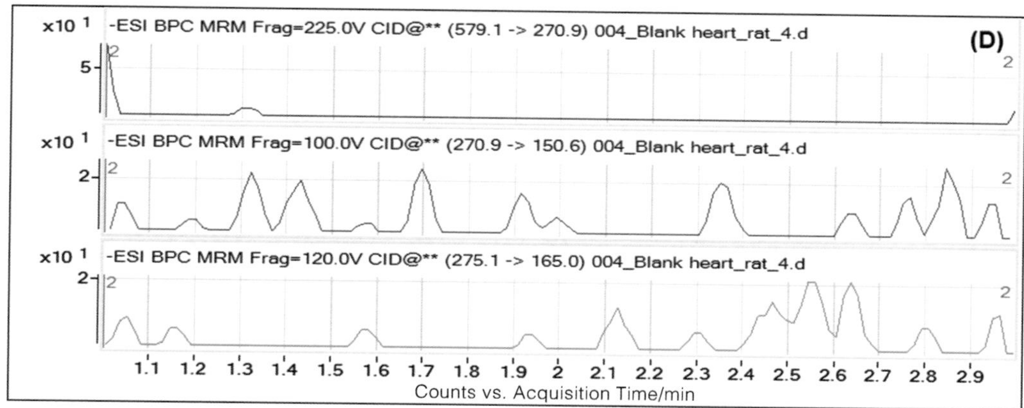
x10 1
-ESI BPC MRM Frag=225.0V CID@** (579.1 -> 270.9) 004_Blank heart_rat_4.d
(D)
-ESI BPC MRM Frag=100.0V CID@** (270.9 -> 150.6) 004_Blank heart_rat_4.d
-ESI BPC MRM Frag=120.0V CID@** (275.1 -> 165.0) 004_Blank heart_rat_4.d
Counts vs. Acquisition Time/min

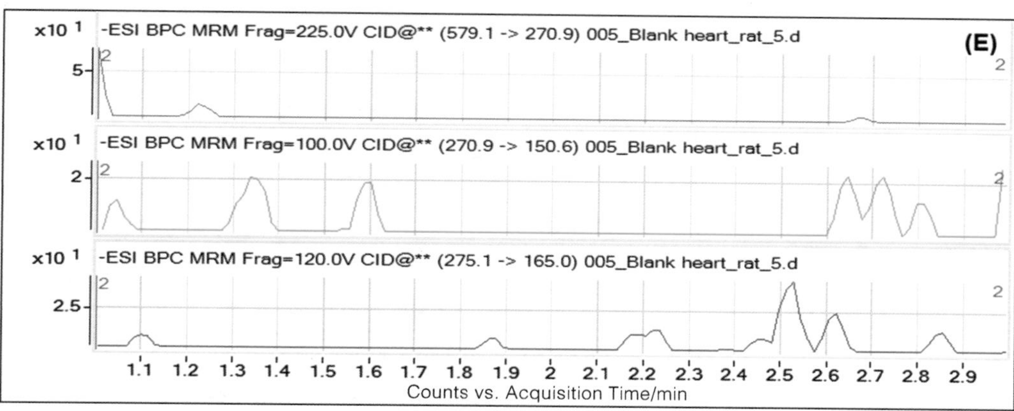
x10 1
-ESI BPC MRM Frag=225.0V CID@** (579.1 -> 270.9) 005_Blank heart_rat_5.d
(E)
-ESI BPC MRM Frag=100.0V CID@** (270.9 -> 150.6) 005_Blank heart_rat_5.d
-ESI BPC MRM Frag=120.0V CID@** (275.1 -> 165.0) 005_Blank heart_rat_5.d
Counts vs. Acquisition Time/min

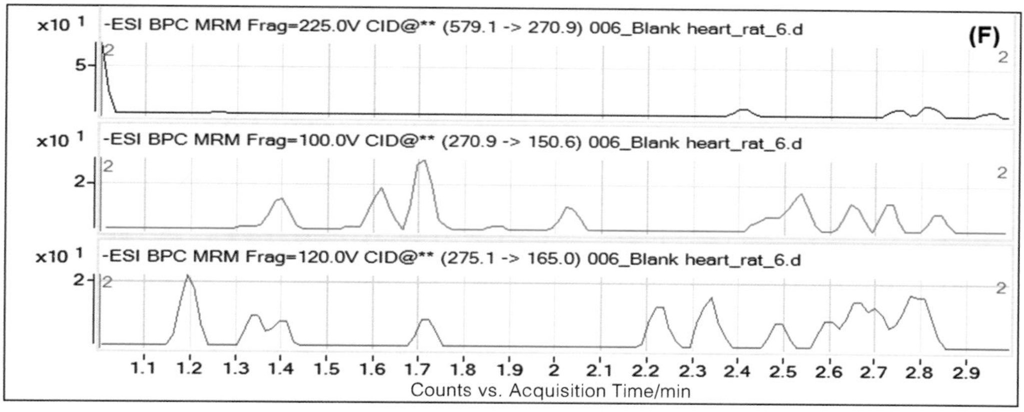
x10 1
-ESI BPC MRM Frag=225.0V CID@** (579.1 -> 270.9) 006_Blank heart_rat_6.d
(F)
-ESI BPC MRM Frag=100.0V CID@** (270.9 -> 150.6) 006_Blank heart_rat_6.d
-ESI BPC MRM Frag=120.0V CID@** (275.1 -> 165.0) 006_Blank heart_rat_6.d
Counts vs. Acquisition Time/min

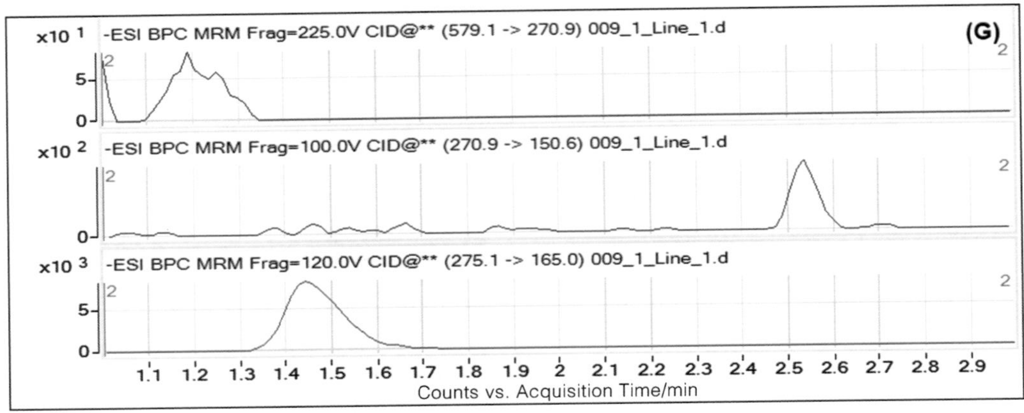

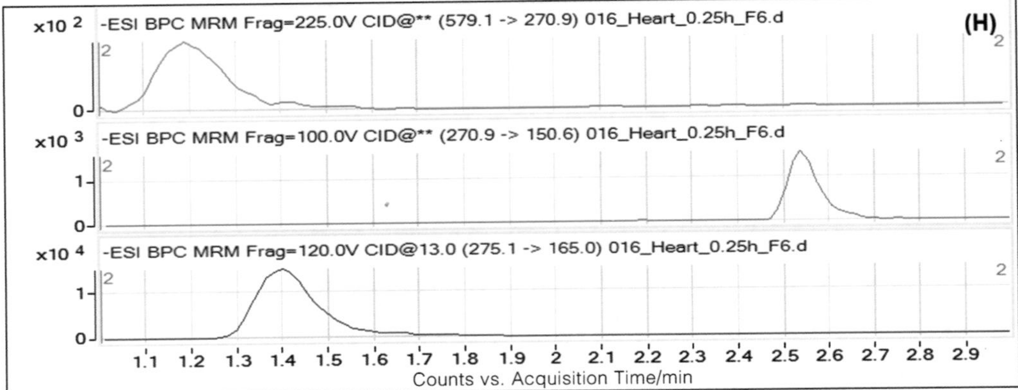

图2-8 大鼠心组织样本中柚皮苷、柚皮素及内标的提取离子流色谱图

（A）～（F）6个不同来源的空白基质样品；（G）定量下限样品；（H）给药后样品。

表2-107 各样品中目标分析物和内标的响应值

样品类型	柚皮苷响应	柚皮素响应	内标响应
空白基质-1	54	71	35
空白基质-2	16	110	27
空白基质-3	未检出	44	30
空白基质-4	21	74	34
空白基质-5	35	131	60
空白基质-6	未检出	88	56
定量下限样品	584	781	73361
残留	19	110	88

2. 残留

结果（表2－107）表明：注射高浓度样品后，空白样品进样中的残留低于目标分析物定量下限响应的14.5%，并低于内标响应的0.2%，符合生物样品定量分析方法要求。

3. 标准曲线范围与定量下限

本试验中柚皮苷、柚皮素校正标样储备液的浓度分别为1.018 mg/mL、1.095 mg/mL。

所得线性回归方程如下：

柚皮苷：$Y=0.1399X+5.7987\times10^{-4}$（$r=0.9947$）

柚皮素：$Y=0.1780X+0.0010$（$r=0.9965$）

结果表明：心组织匀浆中的柚皮苷在2.410～241.0 ng/mL、柚皮素在2.725～272.5 ng/mL浓度范围内线性关系良好，准确度高（表2－108～表2－109）。

表2－108　大鼠心组织校正标样中柚皮苷的准确度

浓度水平		1	2	3	4	5	6	7	8
浓度/($ng\cdot mL^{-1}$)	真实值	2.410	4.820	9.640	24.10	48.20	96.40	192.8	241.0
	测得值	2.524	4.484	8.793	25.12	51.54	109.90	187.6	213.5
准确度/%		104.7	93.0	91.2	104.2	106.9	114.0	97.3	88.6

表2－109　大鼠心组织校正标样中柚皮素的准确度

浓度水平		1	2	3	4	5	6	7	8
浓度/($ng\cdot mL^{-1}$)	真实值	2.725	5.450	10.90	27.25	54.50	109.0	218.0	272.5
	测得值	2.847	5.027	10.44	27.22	57.24	123.6	204.5	259.9
准确度/%		104.5	92.2	95.8	99.9	105.0	113.4	93.8	95.4

4. 准确度和精密度

本试验中柚皮苷、柚皮素校正标样储备液的浓度分别为1.010 mg/mL、1.081 mg/mL。

结果（表2－110～表2－111）表明：柚皮苷、柚皮素的批内、批间准确度和精密度均符合生物样品定量分析方法要求。

表 2－110　大鼠心组织分析方法中柚皮苷的准确度和精密度

真实值/(ng·mL^{-1})	批次		测得值/(ng·mL^{-1})及准确度/%						平均值	批内精密度/%	批间准确度/%	批间精密度/%
			1	2	3	4	5	6				
2.410	1	测得值	2.671	2.363	1.954	2.610	2.143	2.234	2.329	11.9	99.4	11.9
		准确度	110.8	98.0	81.1	108.3	88.9	92.7	96.6			
	2	测得值	2.242	2.646	2.261	2.132	2.554	3.044	2.480	13.7		
		准确度	93.0	109.8	93.8	88.5	106.0	126.3	102.9			
	3	测得值	2.012	2.652	2.106	2.613	2.483	2.407	2.379	11.1		
		准确度	83.5	110.0	87.4	108.4	103.0	99.9	98.7			
7.174	1	测得值	#	6.360	6.263	6.396	7.204	6.999	6.644	6.4	96.2	10.4
		准确度	#	88.7	87.3	89.2	100.4	97.6	92.6			
	2	测得值	6.308	6.704	6.198	#	7.249	7.010	6.694	6.7		
		准确度	87.9	93.4	86.4	#	101.0	97.7	93.3			
	3	测得值	6.251	7.975	8.187	8.160	#	6.295	7.374	13.7		
		准确度	87.1	111.2	114.1	113.7	#	87.7	102.8			
35.87	1	测得值	41.40	38.38	38.43	32.72	40.06	31.83	37.14	10.6	104.4	8.6
		准确度	115.4	107.0	107.1	91.2	111.7	88.7	103.5			
	2	测得值	37.08	38.41	37.22	40.42	33.97	32.06	36.53	8.3		
		准确度	103.4	107.1	103.8	112.7	94.7	89.4	101.8			
	3	测得值	36.40	37.87	39.51	40.26	35.52	42.78	38.72	6.9		
		准确度	101.5	105.6	110.1	112.2	99.0	119.3	108.0			
179.3	1	测得值	202.9	178.5	173.6	180.7	178.1	185.7	183.3	5.7	105.3	6.7
		准确度	113.2	99.6	96.8	100.8	99.3	103.6	102.2			
	2	测得值	195.4	205.2	193.9	203.9	198.7	198.8	199.3	2.3		
		准确度	109.0	114.4	108.1	113.7	110.8	110.9	111.2			
	3	测得值	190.4	167.2	178.5	178.3	177.6	209.6	183.6	8.0		
		准确度	106.2	93.3	99.6	99.4	99.1	116.9	102.4			

注：表中“#”表示该样品在制样过程中被污染或出现损耗。

表 2－111 大鼠心组织分析方法中柚皮素的准确度和精密度

真实值/(ng·mL^{-1})	批次		测得值/(ng·mL^{-1}) 及准确度/% 1	2	3	4	5	6	平均值	批内精密度/%	批间准确度/%	批间精密度/%
2.725	1	测得值	3.395	2.959	2.983	2.997	2.460	3.149	2.991	10.3	106.1	10.6
		准确度	124.6	108.6	109.5	110.0	90.3	115.6	109.7			
	2	测得值	2.376	2.452	2.532	#	2.638	3.116	2.623	11.1		
		准确度	87.2	90.0	92.9	#	96.8	114.3	96.2			
	3	测得值	2.958	3.306	2.969	2.751	2.978	3.138	3.017	6.2		
		准确度	108.6	121.3	109.0	101.0	109.3	115.2	110.7			
8.070	1	测得值	#	7.269	7.953	8.190	8.515	8.187	8.023	5.8	102.6	7.3
		准确度	#	90.1	98.6	101.5	105.5	101.4	99.4			
	2	测得值	8.963	8.394	8.065	#	7.164	8.336	8.184	8.0		
		准确度	111.1	104.0	99.9	#	88.8	103.3	101.4			
	3	测得值	8.519	9.042	9.095	7.617	#	8.940	8.643	7.1		
		准确度	105.6	112.0	112.7	94.4	#	110.8	107.1			
40.35	1	测得值	42.40	45.64	43.54	36.37	39.88	42.40	41.71	7.7	104.5	8.5
		准确度	105.1	113.1	107.9	90.1	98.8	105.1	103.4			
	2	测得值	44.61	43.20	40.91	40.42	35.38	42.69	41.20	7.9		
		准确度	110.6	107.1	101.4	100.2	87.7	105.8	102.1			
	3	测得值	45.57	41.26	45.52	43.72	49.04	36.34	43.58	10.0		
		准确度	112.9	102.3	112.8	108.4	121.5	90.1	108.0			
201.8	1	测得值	252.4	225.6	202.8	213.6	206.5	213.0	219.0	8.3	108.1	7.2
		准确度	125.1	111.8	100.5	105.8	102.3	105.6	108.5			
	2	测得值	243.2	215.5	210.5	205.5	221.4	188.3	214.1	8.5		
		准确度	120.5	106.8	104.3	101.8	109.7	93.3	106.1			
	3	测得值	222.3	224.7	214.7	237.5	228.4	201.8	221.6	5.5		
		准确度	110.2	111.3	106.4	117.7	113.2	100.0	109.8			

注：表中“#”表示该样品在制样过程中被污染或出现损耗。

5. 提取回收率

分别测定对应浓度的回收率样品、质控样品，计算提取回收率。柚皮苷、柚皮素提取回收率测定结果见表 2－112 ～ 表 2－113，内标的提取回收率为 50.3%。

表 2－112　大鼠心组织分析方法中柚皮苷的提取回收率

浓度水平	$A_{目标分析物}$						平均值	精密度/%	提取回收率/%
	1	2	3	4	5	6			
回收率样品									
低	7.12×10^3	7.74×10^3	8.22×10^3	7.17×10^3	7.81×10^3	7.76×10^3	7.64×10^3	5.5	–
中	3.81×10^4	3.70×10^4	3.91×10^4	3.86×10^4	3.77×10^4	3.77×10^4	3.80×10^4	2.0	–
高	2.10×10^5	2.24×10^5	2.15×10^5	2.11×10^5	2.22×10^5	2.08×10^5	2.15×10^5	3.1	–
QC									
低	#	2.67×10^3	2.65×10^3	2.45×10^3	2.93×10^3	2.89×10^3	2.72×10^3	7.2	35.6
中	1.47×10^4	1.38×10^4	1.27×10^4	1.60×10^4	1.27×10^4	1.39×10^4	1.40×10^4	9.1	36.8
高	6.64×10^4	6.22×10^4	6.39×10^4	6.57×10^4	6.14×10^4	6.62×10^4	6.43×10^4	3.3	29.9

注：表中“#”表示该样品在制样过程中被污染或出现损耗。

表 2－113　大鼠心组织分析方法中柚皮素的提取回收率

浓度水平	$A_{目标分析物}$						平均值	精密度/%	提取回收率/%
	1	2	3	4	5	6			
回收率样品									
低	4.07×10^3	4.00×10^3	4.50×10^3	3.72×10^3	4.44×10^3	#	4.15×10^3	7.8	–
中	2.08×10^4	2.07×10^4	2.32×10^4	2.28×10^4	2.11×10^4	2.25×10^4	2.18×10^4	5.0	–
高	1.17×10^5	1.23×10^5	1.16×10^5	1.09×10^5	1.18×10^5	1.08×10^5	1.15×10^5	5.0	–
QC									
低	#	3.83×10^3	4.24×10^3	3.96×10^3	4.35×10^3	4.25×10^3	4.13×10^3	5.3	99.5
中	1.90×10^4	2.07×10^4	1.81×10^4	2.24×10^4	1.59×10^4	2.34×10^4	1.99×10^4	14.1	91.3
高	1.04×10^5	9.92×10^4	9.42×10^4	9.79×10^4	8.99×10^4	9.58×10^4	9.69×10^4	5.0	84.1

注：表中“#”表示该样品在制样过程中被污染或出现损耗。

6. 基质效应

柚皮苷和柚皮素在低、高浓度水平下的基质因子及内标归一化的基质因子见表 2－114～表 2－116，其 *RSD* 均小于 15%，符合生物样品测定的要求。

表 2-114　大鼠心组织分析方法中柚皮苷的基质因子

基质编号	浓度水平	$A_{目标分析物}$			平均值	精密度/%	基质因子/%
		1	2	3			
回收率样品工作液							
	低	8.56×10^3	8.34×10^3	8.54×10^3	8.48×10^3	1.4	–
	高	2.33×10^5	2.39×10^5	2.35×10^5	2.36×10^5	1.3	–
基质样品							
1	低	7.47×10^3	7.36×10^3	7.55×10^3	7.46×10^3	1.3	88.0
	高	2.09×10^5	2.12×10^5	2.04×10^5	2.08×10^5	1.8	88.4
2	低	7.35×10^3	7.54×10^3	6.21×10^3	7.03×10^3	10.2	83.0
	高	2.10×10^5	2.09×10^5	2.02×10^5	2.07×10^5	2.1	87.8
3	低	6.95×10^3	7.62×10^3	7.00×10^3	7.19×10^3	5.2	84.8
	高	2.18×10^5	1.99×10^5	2.08×10^5	2.09×10^5	4.7	88.6
4	低	7.55×10^3	9.34×10^3	7.63×10^3	8.17×10^3	12.4	96.4
	高	2.00×10^5	1.97×10^5	2.07×10^5	2.02×10^5	2.4	85.6
5	低	9.21×10^3	7.70×10^3	7.25×10^3	8.05×10^3	12.7	95.0
	高	2.10×10^5	2.08×10^5	2.10×10^5	2.09×10^5	0.6	88.8
6	低	6.73×10^3	7.51×10^3	7.26×10^3	7.17×10^3	5.5	84.5
	高	2.14×10^5	1.98×10^5	2.01×10^5	2.04×10^5	4.1	86.7

表 2-115　大鼠心组织分析方法中柚皮素的基质因子

基质编号	浓度水平	$A_{目标分析物}$			平均值	精密度/%	基质因子/%
		1	2	3			
回收率样品工作液							
	低	4.44×10^3	5.70×10^3	5.16×10^3	5.10×10^3	12.4	–
	高	1.43×10^5	1.44×10^5	1.44×10^5	1.44×10^5	0.6	–
基质样品							
1	低	2.59×10^3	2.63×10^3	2.65×10^3	2.63×10^3	1.2	51.5
	高	5.96×10^4	6.55×10^4	6.38×10^4	6.30×10^4	4.8	43.9
2	低	2.81×10^3	2.61×10^3	2.44×10^3	2.62×10^3	6.9	51.4
	高	6.57×10^4	6.27×10^4	6.18×10^4	6.34×10^4	3.2	44.1
3	低	2.57×10^3	2.14×10^3	1.96×10^3	2.22×10^3	14.0	43.5
	高	6.02×10^4	5.57×10^4	5.74×10^4	5.78×10^4	3.9	40.2

续上表

基质编号	浓度水平	$A_{目标分析物}$ 1	2	3	平均值	精密度/%	基质因子/%
4	低	2.45×10^3	2.64×10^3	2.63×10^3	2.58×10^3	4.3	50.5
	高	5.48×10^4	5.20×10^4	5.50×10^4	5.39×10^4	3.1	37.5
5	低	2.26×10^3	2.43×10^3	2.20×10^3	2.29×10^3	5.2	45.0
	高	5.41×10^4	5.24×10^4	5.51×10^4	5.39×10^4	2.5	37.5
6	低	2.24×10^3	1.97×10^3	2.06×10^3	2.09×10^3	6.6	41.0
	高	5.08×10^4	4.82×10^4	4.84×10^4	4.92×10^4	2.9	34.2

表 2－116　大鼠心组织分析方法中柚皮苷、柚皮素的内标归一化的基质因子

化合物	浓度水平	基质编号 1	2	3	4	5		RSD/%
基质因子/%								
柚皮苷	低	88.0	83.0	84.8	96.4	95.0	84.5	－
	高	88.4	87.8	88.6	85.6	88.8	86.7	－
柚皮素	低	51.5	51.4	43.5	50.5	45.0	41.0	－
	高	43.9	44.1	40.2	37.5	37.5	34.2	－
内标	低	94.8	91.8	90.6	93.9	94.3	92.6	－
	高	95.9	95.0	96.8	95.8	98.4	96.5	－
内标归一化的基质因子/%								
柚皮苷	低	92.8	90.4	93.6	102.6	100.8	91.2	5.4
	高	92.2	92.5	91.5	89.3	90.2	89.9	1.4
柚皮素	低	54.3	56.0	48.1	53.8	47.7	44.3	9.2
	高	45.8	46.5	41.6	39.2	38.1	35.5	10.6

7. 稀释可靠性

结果表明：稀释后样品的准确度在 100% ±15% 以内，*RSD* 小于 15%，证明心组织样品稀释 10 倍的测定结果是可靠的（表 2－117 ～ 表 2－118）。

表 2－117　大鼠心组织样品稀释可靠性考察（柚皮苷）

稀释因子	真实值/（ng · mL^{-1}）	测得值/（ng · mL^{-1}）	平均值/（ng · mL^{-1}）	准确度/%	*RSD*/%
10 倍	188.5	220.8 212.6 203.2	212.2	112.6	4.2

表 2－118　大鼠心组织样品稀释可靠性考察（柚皮素）

稀释因子	真实值/（ng · mL^{-1}）	测得值/（ng · mL^{-1}）	平均值/（ng · mL^{-1}）	准确度/%	*RSD*/%
10 倍	202.4	202.7 212.5 219.7	211.6	104.6	4.0

第九节　大鼠脾组织中柚皮苷、柚皮素浓度定量分析方法的建立与验证

（一）实验材料

详见第一节。

（二）实验方法

参照第七节中实验方法操作。

（三）实验结果

1. 选择性

空白基质样品、定量下限样品、给药后样品色谱图详见图 2－9，各样品中目标分析物和内标的响应值详见表 2－119。结果表明：6 个不同来源的空白基质中，干扰组分的响应低于目标分析物定量下限响应的 17.5%，并低于内标响应的 0.1%，

符合生物样品定量分析方法要求，说明本试验采用的分析方法能够区分目标分析物和内标与基质的内源性组分或样品中的其他组分。

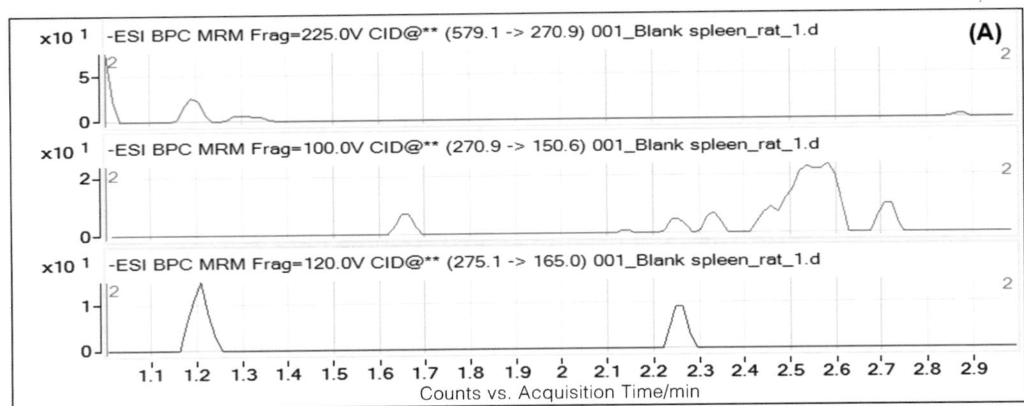

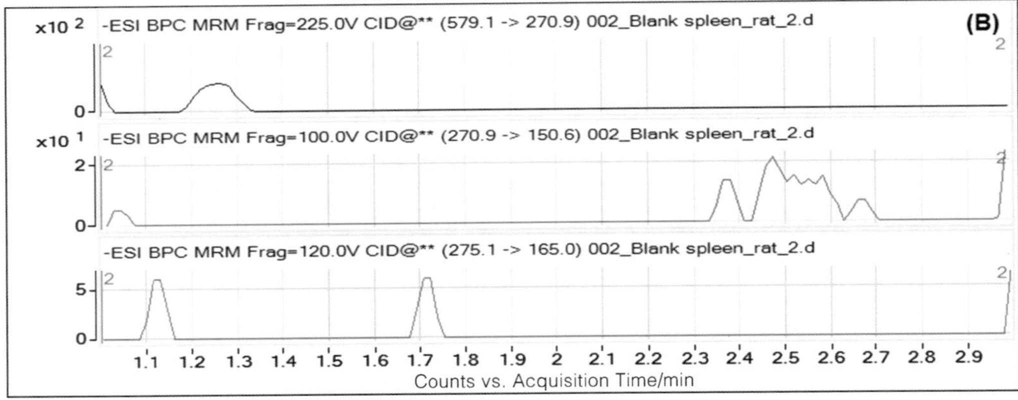

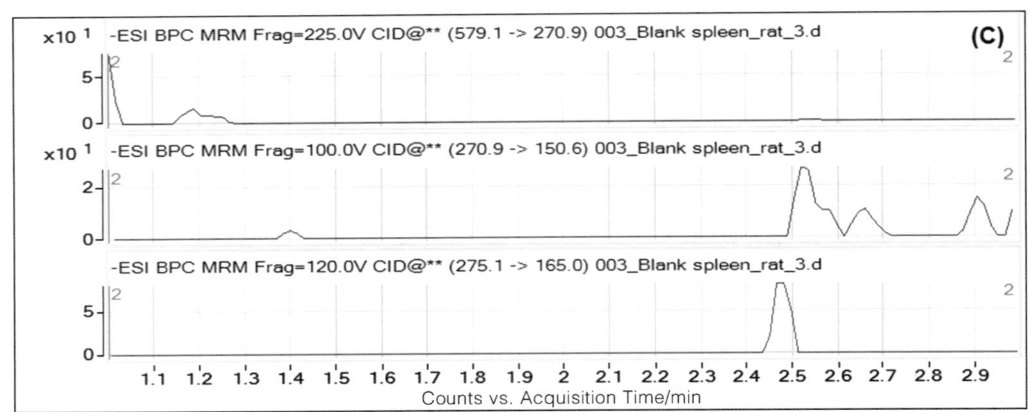

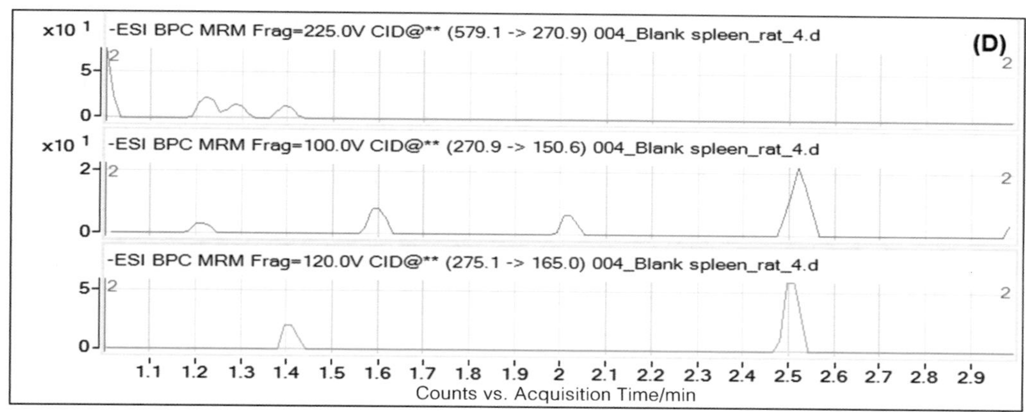
x10 1
-ESI BPC MRM Frag=225.0V CID@** (579.1 -> 270.9) 004_Blank spleen_rat_4.d
(D)
-ESI BPC MRM Frag=100.0V CID@** (270.9 -> 150.6) 004_Blank spleen_rat_4.d
-ESI BPC MRM Frag=120.0V CID@** (275.1 -> 165.0) 004_Blank spleen_rat_4.d
Counts vs. Acquisition Time/min

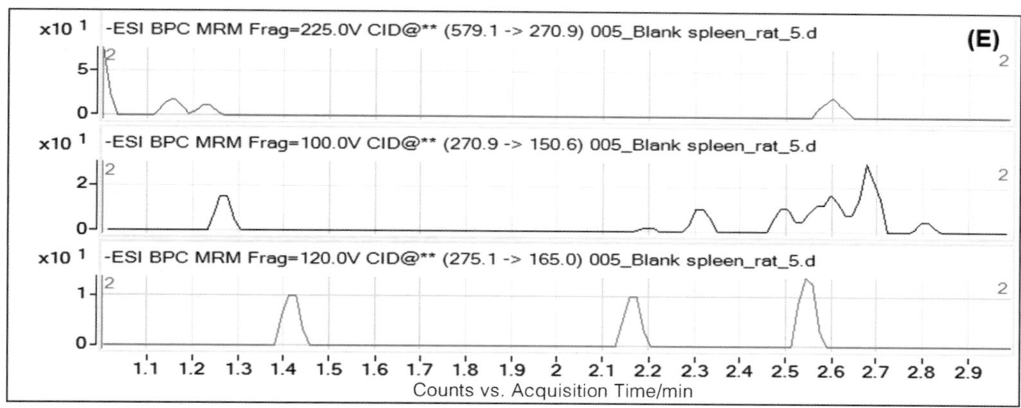
x10 1
-ESI BPC MRM Frag=225.0V CID@** (579.1 -> 270.9) 005_Blank spleen_rat_5.d
(E)
-ESI BPC MRM Frag=100.0V CID@** (270.9 -> 150.6) 005_Blank spleen_rat_5.d
-ESI BPC MRM Frag=120.0V CID@** (275.1 -> 165.0) 005_Blank spleen_rat_5.d
Counts vs. Acquisition Time/min

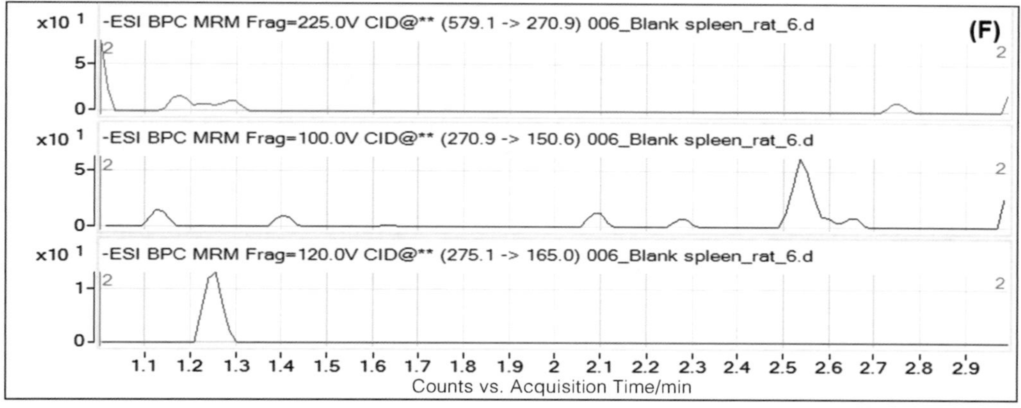
x10 1
-ESI BPC MRM Frag=225.0V CID@** (579.1 -> 270.9) 006_Blank spleen_rat_6.d
(F)
-ESI BPC MRM Frag=100.0V CID@** (270.9 -> 150.6) 006_Blank spleen_rat_6.d
-ESI BPC MRM Frag=120.0V CID@** (275.1 -> 165.0) 006_Blank spleen_rat_6.d
Counts vs. Acquisition Time/min

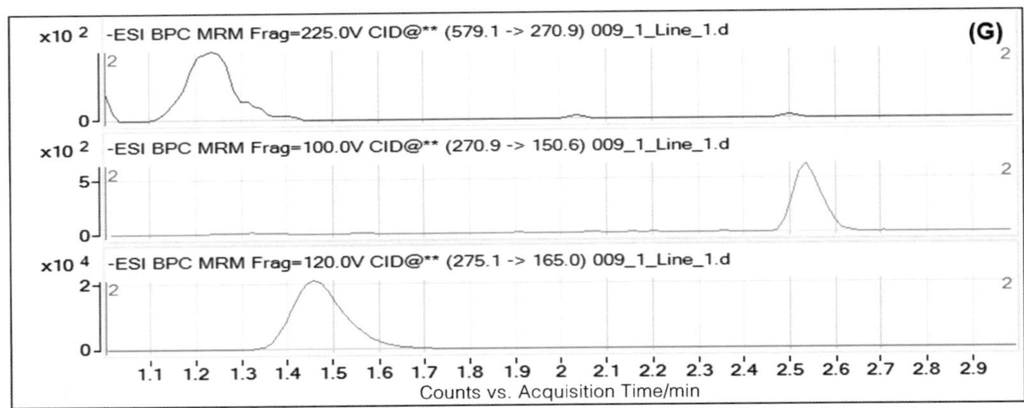

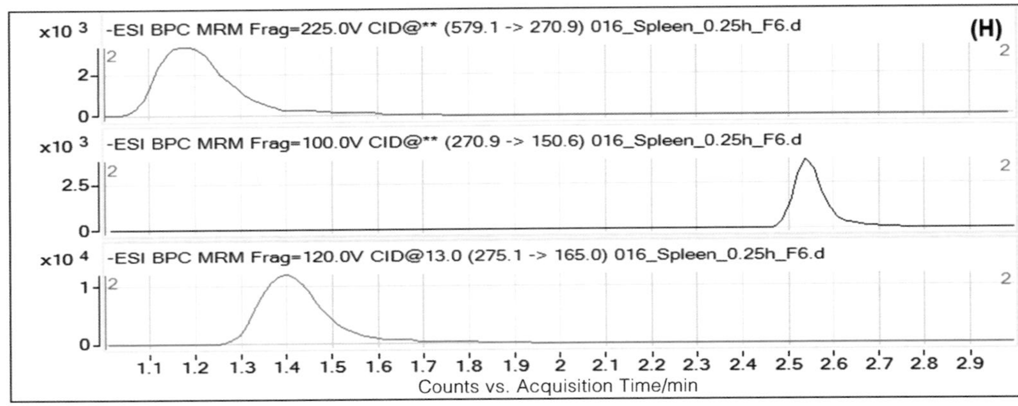

图 2－9　大鼠脾组织样本中柚皮苷、柚皮素及内标的提取离子流色谱图

（A）～（F）6 个不同来源的空白基质样品；（G）定量下限样品；（H）给药后样品。

表 2－119　各样品中目标分析物和内标的响应值

样品类型	柚皮苷响应	柚皮素响应	内标响应
空白基质－1	70	183	40
空白基质－2	243	150	16
空白基质－3	未检出	未检出	未检出
空白基质－4	未检出	未检出	未检出
空白基质－5	76	185	26
空白基质－6	97	225	37
定量下限样品	1409	2813	173420
残留	261	110	37

2. 残留

结果（表2－119）表明：注射高浓度样品后，空白样品进样中的残留低于目标分析物定量下限响应的19.0%，并低于内标响应的0.1%，符合生物样品定量分析方法要求。

3. 标准曲线范围与定量下限

本试验中柚皮苷、柚皮素校正标样储备液的浓度分别为1.018 mg/mL、1.095 mg/mL。

所得线性回归方程如下：

柚皮苷：$Y = 0.1361X - 6.2228 \times 10^{-5}$　($r = 0.9989$)

柚皮素：$Y = 0.4076X - 9.9717 \times 10^{-4}$　($r = 0.9953$)

结果表明：脾组织匀浆中的柚皮苷在2.410～241.0 ng/mL、柚皮素在2.725～272.5 ng/mL浓度范围内线性关系良好，准确度高（表2－120～表2－121）。

表2－120　大鼠脾组织校正标样中柚皮苷的准确度

浓度水平		1	2	3	4	5	6	7	8
浓度/($ng \cdot mL^{-1}$)	真实值	2.410	4.820	9.640	24.10	48.20	96.40	192.8	241.0
	测得值	2.447	4.609	9.934	24.60	45.35	92.60	197.8	253.0
准确度/%		101.5	95.6	103.0	102.1	94.1	96.1	102.6	105.0

表2－121　大鼠脾组织校正标样中柚皮素的准确度

浓度水平		1	2	3	4	5	6	7	8
浓度/($ng \cdot mL^{-1}$)	真实值	2.725	5.450	10.90	27.25	54.50	109.0	218.0	272.5
	测得值	2.810	5.485	9.284	27.31	57.04	102.40	248.2	268.2
准确度/%		103.1	100.6	85.2	100.2	104.7	93.9	113.9	98.4

4. 准确度和精密度

本试验中柚皮苷、柚皮素校正标样储备液的浓度分别为1.010 mg/mL、1.081 mg/mL。

结果（表2－122～表2－123）表明：柚皮苷、柚皮素的批内、批间准确度和精密度均符合生物样品定量分析方法要求。

表 2－122 大鼠脾组织分析方法中柚皮苷的准确度和精密度

真实值/(ng·mL⁻¹)	批次		测得值/(ng·mL⁻¹) 及准确度/%						平均值	批内精密度/%	批间准确度/%	批间精密度/%
			1	2	3	4	5	6				
2.410	1	测得值	1.945	2.242	2.018	1.950	2.038	2.988	2.197	18.3	102.0	15.5
		准确度	80.7	93.0	83.7	80.9	84.6	124.0	91.2			
	2	测得值	2.343	2.460	1.934	2.834	2.923	2.838	2.555	15.0		
		准确度	97.2	102.1	80.2	117.6	121.3	117.8	106.0			
	3	测得值	2.840	2.884	2.594	2.556	2.666	2.185	2.621	9.6		
		准确度	117.8	119.7	107.6	106.1	110.6	90.7	108.7			
7.174	1	测得值	7.451	7.013	6.411	6.161	6.255	7.877	6.861	10.2	99.5	10.0
		准确度	103.9	97.8	89.4	85.9	87.2	109.8	95.6			
	2	测得值	6.676	6.950	6.812	7.592	6.544	6.924	6.916	5.3		
		准确度	93.1	96.9	95.0	105.8	91.2	96.5	96.4			
	3	测得值	8.286	7.869	7.423	8.537	6.239	7.521	7.646	10.6		
		准确度	115.5	109.7	103.5	119.0	87.0	104.8	106.6			
35.87	1	测得值	31.71	33.72	30.82	39.49	32.41	32.42	33.43	9.3	93.0	6.0
		准确度	88.4	94.0	85.9	110.1	90.4	90.4	93.2			
	2	测得值	31.24	34.69	34.39	31.97	33.37	35.37	33.51	4.8		
		准确度	87.1	96.7	95.9	89.1	93.0	98.6	93.4			
	3	测得值	33.02	31.05	33.13	34.13	33.61	34.05	33.17	3.4		
		准确度	92.1	86.6	92.4	95.1	93.7	94.9	92.5			
179.3	1	测得值	167.5	160.0	172.1	178.1	178.3	172.0	171.3	4.0	95.4	3.0
		准确度	93.4	89.2	96.0	99.3	99.4	95.9	95.6			
	2	测得值	173.2	165.7	169.3	170.5	175.4	169.7	170.6	2.0		
		准确度	96.6	92.4	94.4	95.1	97.8	94.6	95.2			
	3	测得值	174.9	171.7	162.9	169.1	168.7	178.3	170.9	3.1		
		准确度	97.5	95.8	90.9	94.3	94.1	99.4	95.3			

表 2 - 123　大鼠脾组织分析方法中柚皮素的准确度和精密度

真实值/(ng·mL^{-1})	批次		测得值/(ng·mL^{-1})及准确度/%						平均值	批内精密度/%	批间准确度/%	批间精密度/%
			1	2	3	4	5	6				
2.725	1	测得值	3.205	3.057	2.609	2.821	2.813	3.338	2.974	9.2	105.4	8.2
		准确度	117.6	112.2	95.7	103.5	103.2	122.5	109.1			
	2	测得值	2.891	2.878	#	2.825	2.792	3.238	2.925	6.1		
		准确度	106.1	105.6	#	103.7	102.5	118.8	107.3			
	3	测得值	2.757	3.082	2.642	2.609	2.647	2.605	2.724	6.8		
		准确度	101.2	113.1	97.0	95.7	97.1	95.6	100.0			
8.070	1	测得值	7.180	7.920	7.557	7.845	7.838	7.306	7.608	4.1	94.5	6.9
		准确度	89.0	98.1	93.6	97.2	97.1	90.5	94.3			
	2	测得值	6.833	7.536	7.758	8.092	7.078	7.492	7.465	6.1		
		准确度	84.7	93.4	96.1	100.3	87.7	92.8	92.5			
	3	测得值	8.370	6.819	7.210	7.988	7.634	8.872	7.816	9.7		
		准确度	103.7	84.5	89.3	99.0	94.6	109.9	96.8			
40.35	1	测得值	39.90	37.29	39.49	35.47	37.67	36.27	37.68	4.6	92.8	5.4
		准确度	98.9	92.4	97.9	87.9	93.4	89.9	93.4			
	2	测得值	38.49	38.87	39.59	32.59	38.22	38.50	37.71	6.8		
		准确度	95.4	96.3	98.1	80.8	94.7	95.4	93.5			
	3	测得值	35.54	36.23	39.04	34.03	38.89	38.05	36.96	5.5		
		准确度	88.1	89.8	96.8	84.3	96.4	94.3	91.6			
201.8	1	测得值	178.7	200.7	209.0	186.6	212.0	211.3	199.7	7.0	100.9	5.7
		准确度	88.6	99.5	103.6	92.5	105.1	104.7	99.0			
	2	测得值	201.1	201.2	207.9	181.0	211.7	197.1	200.0	5.3		
		准确度	99.7	99.7	103.0	89.7	104.9	97.7	99.1			
	3	测得值	205.2	217.3	200.6	216.8	212.1	215.2	211.2	3.2		
		准确度	101.7	107.7	99.4	107.4	105.1	106.6	104.7			

注：表中“#”表示该样品在制样过程中被污染或出现损耗。

5. 提取回收率

分别测定对应浓度的回收率样品、质控样品，计算提取回收率。柚皮苷、柚皮素提取回收率测定结果见表 2 - 124 ～ 表 2 - 125，内标的提取回收率为 64.9%。

表 2－124　大鼠脾组织分析方法中柚皮苷的提取回收率

浓度水平	$A_{目标分析物}$						平均值	精密度/%	提取回收率/%
	1	2	3	4	5	6			
回收率样品									
低	7.58×10^3	9.13×10^3	8.13×10^3	8.10×10^3	7.91×10^3	8.49×10^3	8.22×10^3	6.5	–
中	4.38×10^4	4.37×10^4	4.25×10^4	4.35×10^4	3.99×10^4	4.18×10^4	4.25×10^4	3.5	–
高	2.36×10^5	2.32×10^5	2.34×10^5	2.34×10^5	2.18×10^5	2.26×10^5	2.30×10^5	3.0	–
QC									
低	4.00×10^3	3.70×10^3	3.68×10^3	4.10×10^3	3.02×10^3	3.57×10^3	3.68×10^3	10.3	44.7
中	1.63×10^4	1.60×10^4	1.75×10^4	1.68×10^4	1.73×10^4	1.72×10^4	1.68×10^4	3.4	39.6
高	9.31×10^4	9.00×10^4	8.80×10^4	8.69×10^4	8.82×10^4	9.05×10^4	8.94×10^4	2.5	38.9

表 2－125　大鼠脾组织分析方法中柚皮素的提取回收率

浓度水平	$A_{目标分析物}$						平均值	精密度/%	提取回收率/%
	1	2	3	4	5	6			
回收率样品									
低	7.58×10^3	9.70×10^3	8.82×10^3	7.94×10^3	7.60×10^3	9.16×10^3	8.46×10^3	10.5	–
中	4.69×10^4	4.80×10^4	4.86×10^4	4.82×10^4	4.47×10^4	4.42×10^4	4.68×10^4	4.1	–
高	2.64×10^5	2.57×10^5	2.08×10^5	2.60×10^5	2.02×10^5	2.21×10^5	2.35×10^5	12.1	–
QC									
低	1.11×10^4	8.81×10^3	9.86×10^3	1.05×10^4	1.03×10^4	1.16×10^4	1.04×10^4	9.5	122.6
中	4.77×10^4	5.08×10^4	5.59×10^4	4.55×10^4	5.44×10^4	5.21×10^4	5.11×10^4	7.8	109.2
高	2.96×10^5	3.08×10^5	2.93×10^5	3.02×10^5	3.00×10^5	2.95×10^5	2.99×10^5	1.8	127.0

6. 基质效应

柚皮苷和柚皮素在低、高浓度水平下的基质因子及内标归一化的基质因子见表 2－126～表 2－128，其 *RSD* 均小于 15%，符合生物样品测定的要求。

表 2－126　大鼠脾组织分析方法中柚皮苷的基质因子

基质编号	浓度水平	$A_{目标分析物}$			平均值	精密度/%	基质因子/%
		1	2	3			
	回收率样品工作液						
	低	8.64×10^3	8.38×10^3	7.94×10^3	8.32×10^3	4.3	–

续上表

基质编号	浓度水平	$A_{目标分析物}$			平均值	精密度/%	基质因子/%
		1	2	3			
	高	2.39×10^5	2.50×10^5	2.43×10^5	2.44×10^5	2.5	–
	基质样品						
1	低	9.08×10^3	8.62×10^3	8.40×10^3	8.70×10^3	4.0	104.6
	高	2.40×10^5	2.36×10^5	2.43×10^5	2.40×10^5	1.6	98.2
2	低	8.13×10^3	9.14×10^3	8.87×10^3	8.71×10^3	6.0	104.7
	高	2.36×10^5	2.36×10^5	2.41×10^5	2.38×10^5	1.2	97.4
3	低	7.96×10^3	7.89×10^3	8.23×10^3	8.03×10^3	2.2	96.5
	高	2.31×10^5	2.42×10^5	2.41×10^5	2.38×10^5	2.6	97.4
4	低	9.10×10^3	8.40×10^3	7.90×10^3	8.47×10^3	7.1	101.8
	高	2.42×10^5	2.40×10^5	2.41×10^5	2.41×10^5	0.2	98.7
5	低	8.16×10^3	8.52×10^3	8.07×10^3	8.25×10^3	2.9	99.1
	高	2.40×10^5	2.44×10^5	2.38×10^5	2.41×10^5	1.2	98.7
6	低	8.44×10^3	7.78×10^3	7.66×10^3	7.96×10^3	5.3	95.7
	高	2.27×10^5	2.34×10^5	2.36×10^5	2.32×10^5	1.9	95.1

表 2-127　大鼠脾组织分析方法中柚皮素的基质因子

基质编号	浓度水平	$A_{目标分析物}$			平均值	精密度/%	基质因子/%
		1	2	3			
	回收率样品工作液						
	低	7.55×10^3	9.00×10^3	9.19×10^3	8.58×10^3	10.5	–
	高	3.44×10^5	3.61×10^5	3.21×10^5	3.42×10^5	5.9	–
	基质样品						
1	低	8.35×10^3	9.96×10^3	8.32×10^3	8.88×10^3	10.6	103.5
	高	2.03×10^5	2.25×10^5	2.39×10^5	2.22×10^5	8.2	64.9
2	低	7.77×10^3	8.01×10^3	7.20×10^3	7.66×10^3	5.4	89.3
	高	2.10×10^5	2.06×10^5	2.07×10^5	2.07×10^5	0.9	60.7
3	低	7.79×10^3	8.06×10^3	7.64×10^3	7.83×10^3	2.7	91.3
	高	2.75×10^5	2.16×10^5	2.42×10^5	2.44×10^5	12.2	71.4
4	低	7.33×10^3	7.43×10^3	5.76×10^3	6.84×10^3	13.7	79.8
	高	1.88×10^5	2.28×10^5	2.19×10^5	2.12×10^5	10.0	62.0

续上表

基质编号	浓度水平	$A_{目标分析物}$			平均值	精密度/%	基质因子/%
		1	2	3			
5	低	7.46×10^3	8.82×10^3	9.09×10^3	8.45×10^3	10.3	98.5
	高	2.44×10^5	2.52×10^5	2.25×10^5	2.40×10^5	5.8	70.3
6	低	6.46×10^3	6.27×10^3	5.84×10^3	6.19×10^3	5.1	72.2
	高	1.35×10^5	1.79×10^5	1.57×10^5	1.57×10^5	14.0	45.9

表 2-128　大鼠脾组织分析方法中柚皮苷、柚皮素的内标归一化的基质因子

化合物	浓度水平	基质编号					*RSD*/%
		1	2	3	4	5	
基质因子/%							
柚皮苷	低	104.6	104.7	96.5	101.8	99.1	95.7	–
	高	98.2	97.4	97.4	98.7	98.7	95.1	–
柚皮素	低	103.5	89.3	91.3	79.8	98.5	72.2	–
	高	64.9	60.7	71.4	62.0	70.3	45.9	–
内标	低	102.6	101.6	101.2	100.9	100.6	102.8	–
	高	98.8	99.4	100.3	99.5	101.0	101.1	–
内标归一化的基质因子/%							
柚皮苷	低	101.9	103.1	95.4	100.9	98.5	93.0	4.0
	高	99.4	98.0	97.1	99.2	97.7	94.1	2.0
柚皮素	低	100.9	87.9	90.2	79.1	97.9	70.2	13.2
	高	65.7	61.0	71.2	62.3	69.6	45.4	14.8

7. 稀释可靠性

结果表明：稀释后样品的准确度在 100% ±15% 以内，*RSD* 小于 15%，证明脾组织样品稀释 10 倍的测定结果是可靠的（表 2-129 ～ 表 2-130）。

表 2-129　大鼠脾组织样品稀释可靠性考察（柚皮苷）

稀释因子	真实值/($ng\cdot mL^{-1}$)	测得值/($ng\cdot mL^{-1}$)	平均值/($ng\cdot mL^{-1}$)	准确度/%	*RSD*/%
10 倍	188.5	208.7 228.3 202.9	213.3	113.2	6.2

表 2－130　大鼠脾组织样品稀释可靠性考察（柚皮素）

稀释因子	真实值/（ng·mL^{-1}）	测得值/（ng·mL^{-1}）	平均值/（ng·mL^{-1}）	准确度/%	*RSD*/%
10 倍	202.4	189.8 209.4 216.9	205.4	101.5	6.8

第十节　大鼠脑组织中柚皮苷、柚皮素浓度定量分析方法的建立与验证

（一）实验材料

详见第一节。

（二）实验方法

参照第七节中实验方法操作。

（三）实验结果

1. 选择性

空白基质样品、定量下限样品、给药后样品色谱图详见图 2－10，各样品中目标分析物和内标的响应值详见表 2－131。结果表明：6 个不同来源的空白基质中，干扰组分的响应低于目标分析物定量下限响应的 13.5%，并低于内标响应的 0.1%，符合生物样品定量分析方法要求，说明本试验采用的分析方法能够区分目标分析物和内标与基质的内源性组分或样品中的其他组分。

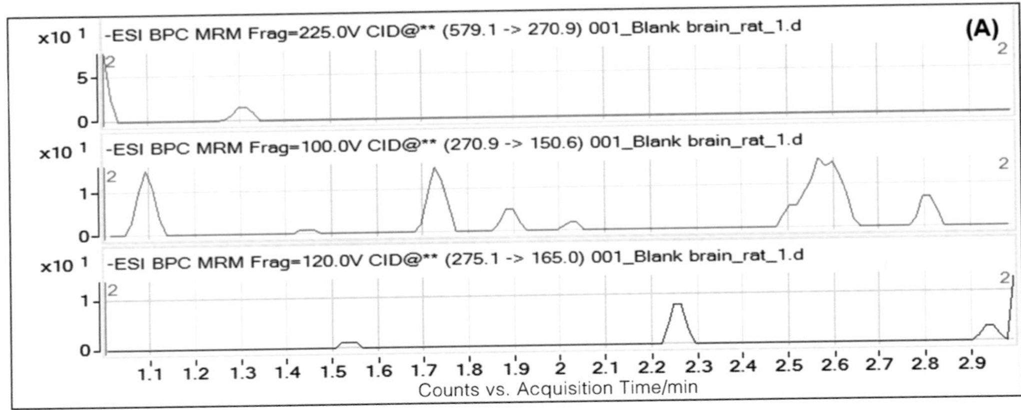
(A)
x10 1 -ESI BPC MRM Frag=225.0V CID@** (579.1 -> 270.9) 001_Blank brain_rat_1.d
x10 1 -ESI BPC MRM Frag=100.0V CID@** (270.9 -> 150.6) 001_Blank brain_rat_1.d
x10 1 -ESI BPC MRM Frag=120.0V CID@** (275.1 -> 165.0) 001_Blank brain_rat_1.d
Counts vs. Acquisition Time/min

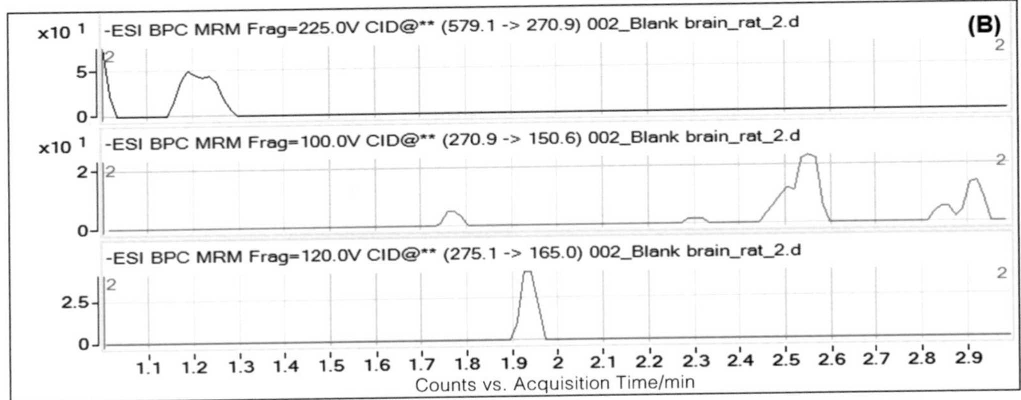
(B)
x10 1 -ESI BPC MRM Frag=225.0V CID@** (579.1 -> 270.9) 002_Blank brain_rat_2.d
x10 1 -ESI BPC MRM Frag=100.0V CID@** (270.9 -> 150.6) 002_Blank brain_rat_2.d
-ESI BPC MRM Frag=120.0V CID@** (275.1 -> 165.0) 002_Blank brain_rat_2.d
Counts vs. Acquisition Time/min

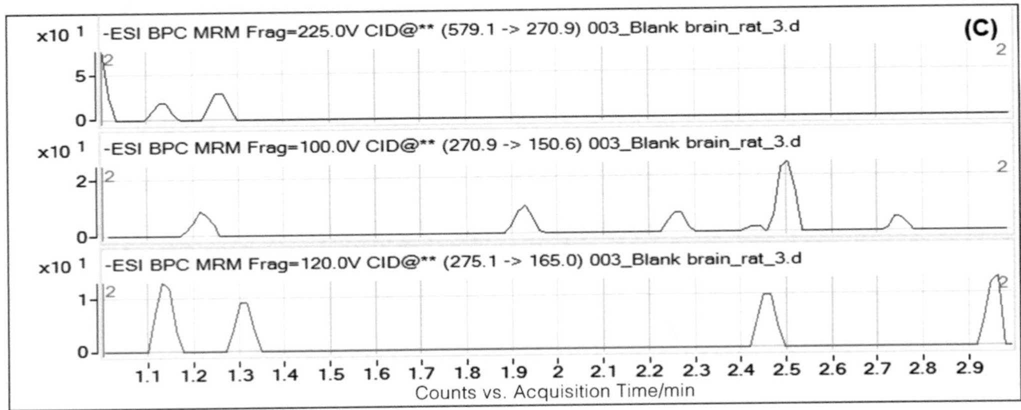
(C)
x10 1 -ESI BPC MRM Frag=225.0V CID@** (579.1 -> 270.9) 003_Blank brain_rat_3.d
x10 1 -ESI BPC MRM Frag=100.0V CID@** (270.9 -> 150.6) 003_Blank brain_rat_3.d
x10 1 -ESI BPC MRM Frag=120.0V CID@** (275.1 -> 165.0) 003_Blank brain_rat_3.d
Counts vs. Acquisition Time/min

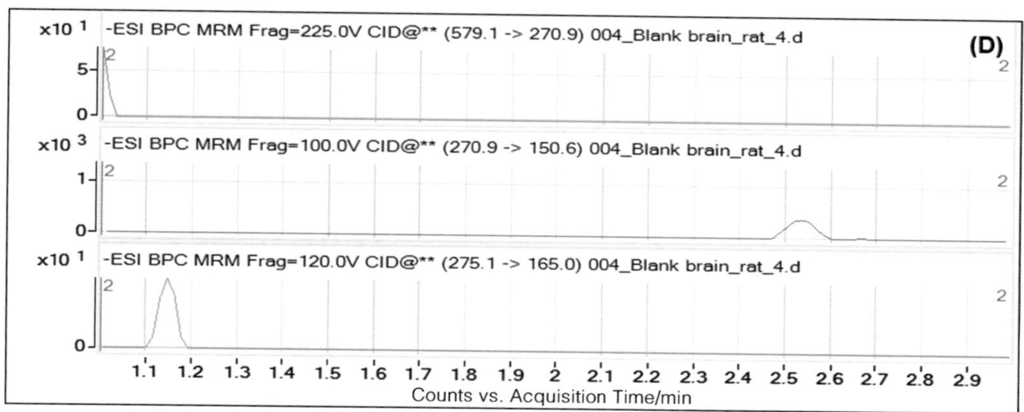
(D)
x10 1 -ESI BPC MRM Frag=225.0V CID@** (579.1 -> 270.9) 004_Blank brain_rat_4.d
x10 3 -ESI BPC MRM Frag=100.0V CID@** (270.9 -> 150.6) 004_Blank brain_rat_4.d
x10 1 -ESI BPC MRM Frag=120.0V CID@** (275.1 -> 165.0) 004_Blank brain_rat_4.d
Counts vs. Acquisition Time/min

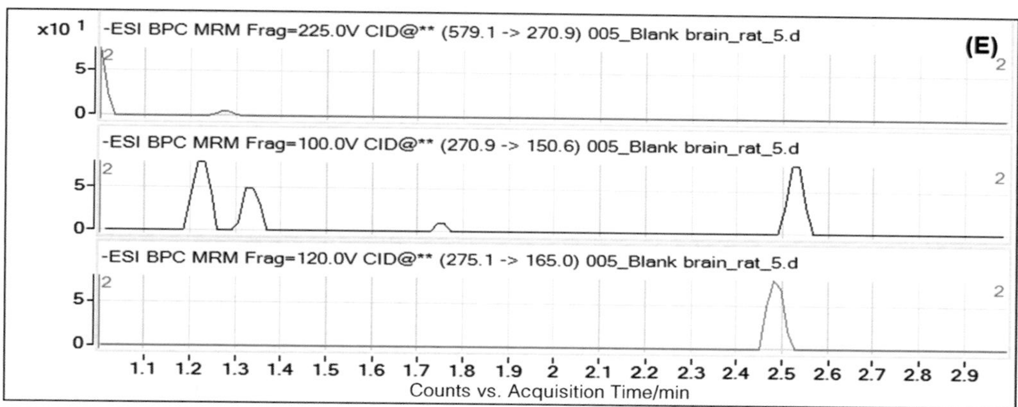
(E)
x10 1 -ESI BPC MRM Frag=225.0V CID@** (579.1 -> 270.9) 005_Blank brain_rat_5.d
-ESI BPC MRM Frag=100.0V CID@** (270.9 -> 150.6) 005_Blank brain_rat_5.d
-ESI BPC MRM Frag=120.0V CID@** (275.1 -> 165.0) 005_Blank brain_rat_5.d
Counts vs. Acquisition Time/min

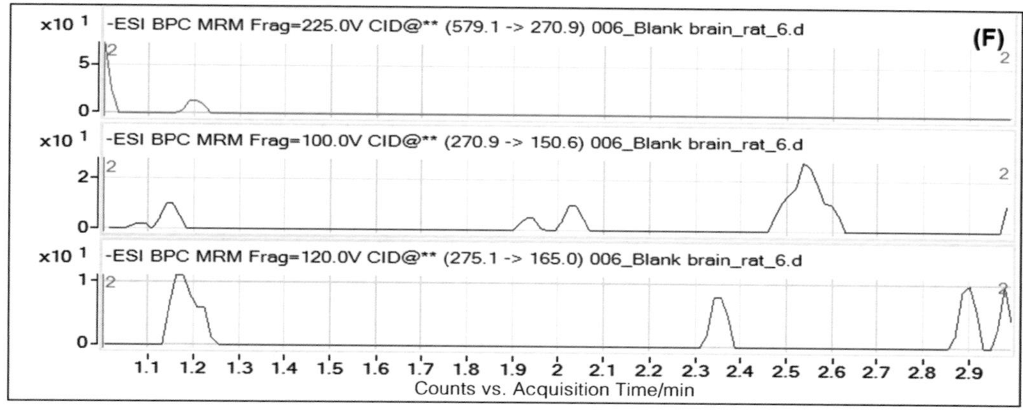
(F)
x10 1 -ESI BPC MRM Frag=225.0V CID@** (579.1 -> 270.9) 006_Blank brain_rat_6.d
x10 1 -ESI BPC MRM Frag=100.0V CID@** (270.9 -> 150.6) 006_Blank brain_rat_6.d
x10 1 -ESI BPC MRM Frag=120.0V CID@** (275.1 -> 165.0) 006_Blank brain_rat_6.d
Counts vs. Acquisition Time/min

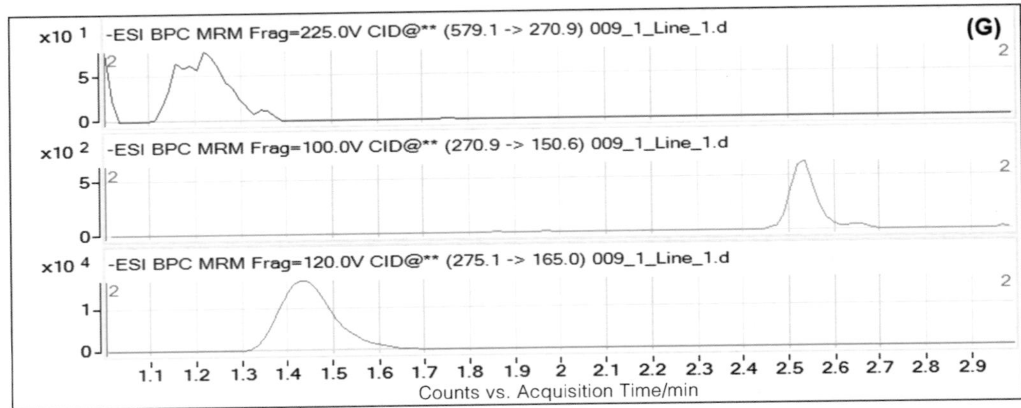

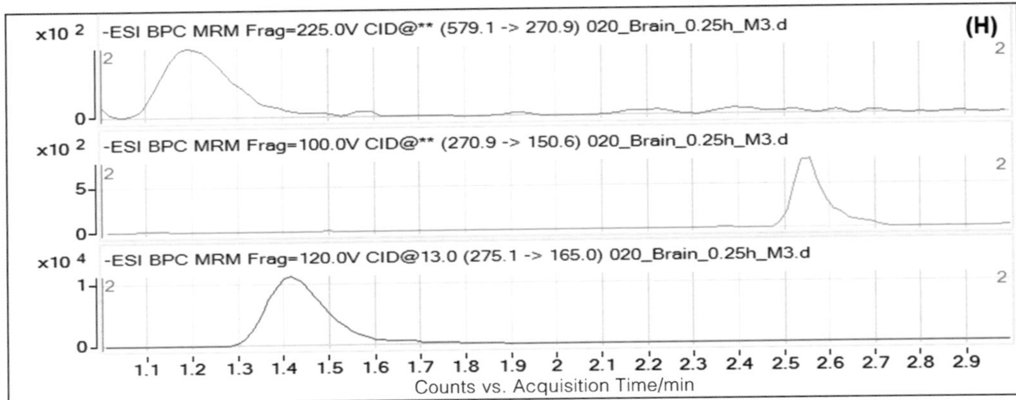

图 2－10　大鼠脑组织样本中柚皮苷、柚皮素及内标的提取离子流色谱图

（A）～（F）6 个不同来源的空白基质样品；（G）定量下限样品；（H）给药后样品。

表 2－131　各样品中目标分析物和内标的响应值

样品类型	柚皮苷响应	柚皮素响应	内标响应
空白基质－1	44	92	21
空白基质－2	76	106	10
空白基质－3	82	64	34
空白基质－4	未检出	175	48
空白基质－5	未检出	未检出	未检出
空白基质－6	36	144	46
定量下限样品	616	2696	142310
残留	108	77	19

2. 残留

结果（表 2－131）表明：注射高浓度样品后，空白样品进样中的残留低于目标分析物定量下限响应的 18.0%，并低于内标响应的 0.1%，符合生物样品定量分析方法要求。

3. 标准曲线范围与定量下限

本试验中柚皮苷、柚皮素校正标样储备液的浓度分别为 1.018 mg/mL、1.095 mg/mL。

所得线性回归方程如下：

柚皮苷：$Y=0.1334X+5.1398\times10^{-4}$ （$r=0.9950$）

柚皮素：$Y=0.3706X+2.1430\times10^{-5}$ （$r=0.9976$）

结果表明：脑组织匀浆中的柚皮苷在 2.410 ～241.0 ng/mL、柚皮素在 2.725 ～272.5 ng/mL 浓度范围内线性关系良好，准确度高（表 2－132 ～ 表 2－133）。

表 2－132　大鼠脑组织校正标样中柚皮苷的准确度

浓度水平		1	2	3	4	5	6	7	8
浓度/($ng\cdot mL^{-1}$)	真实值	2.410	4.820	9.640	24.10	48.20	96.40	192.8	241.0
	测得值	2.565	4.262	9.258	25.57	46.19	86.65	203.3	269.5
准确度/%		106.4	88.4	96.0	106.1	95.8	89.9	105.4	111.8

表 2－133　大鼠脑组织校正标样中柚皮素的准确度

浓度水平		1	2	3	4	5	6	7	8
浓度/($ng\cdot mL^{-1}$)	真实值	2.725	5.450	10.90	27.25	54.50	109.0	218.0	272.5
	测得值	2.783	5.440	10.09	27.52	50.06	109.6	221.2	301.5
准确度/%		102.1	99.8	92.6	101.0	91.9	100.6	101.5	110.6

4. 准确度和精密度

本试验中柚皮苷、柚皮素校正标样储备液的浓度分别为 1.010 mg/mL、1.081 mg/mL。

结果（表 2－134 ～ 表 2－135）表明：柚皮苷、柚皮素的批内、批间准确度和精密度均符合生物样品定量分析方法要求。

表 2－134　大鼠脑组织分析方法中柚皮苷的准确度和精密度

真实值/(ng·mL^{-1})	批次		测得值/(ng·mL^{-1})及准确度/%						平均值	批内精密度/%	批间准确度/%	批间精密度/%
			1	2	3	4	5	6				
2.410	1	测得值	2.533	2.491	1.980	2.346	2.286	2.826	2.410	11.7	98.2	12.6
		准确度	105.1	103.4	82.2	97.3	94.9	117.3	100.0			
	2	测得值	2.411	2.360	2.269	2.340	2.085	2.055	2.253	6.6		
		准确度	100.0	97.9	94.1	97.1	86.5	85.3	93.5			
	3	测得值	2.238	2.460	3.244	2.384	2.205	2.074	2.434	17.2		
		准确度	92.9	102.1	134.6	98.9	91.5	86.1	101.0			
7.174	1	测得值	6.603	7.188	7.493	#	8.115	6.899	7.260	8.0	102.0	6.6
		准确度	92.0	100.2	104.4	#	113.1	96.2	101.2			
	2	测得值	7.422	6.958	#	7.995	7.268	7.252	7.379	5.2		
		准确度	103.5	97.0	#	111.4	101.3	101.1	102.9			
	3	测得值	7.644	7.796	7.605	6.459	6.791	7.640	7.323	7.6		
		准确度	106.6	108.7	106.0	90.0	94.7	106.5	102.1			
35.87	1	测得值	30.00	36.65	35.55	32.15	35.72	31.71	33.63	8.0	96.1	7.6
		准确度	83.6	102.2	99.1	89.6	99.6	88.4	93.8			
	2	测得值	31.84	34.86	37.39	38.38	33.70	32.45	34.77	7.6		
		准确度	88.8	97.2	104.2	107.0	94.0	90.5	96.9			
	3	测得值	39.31	36.12	33.49	32.91	36.37	31.72	34.99	8.0		
		准确度	109.6	100.7	93.4	91.7	101.4	88.4	97.5			
179.3	1	测得值	159.6	179.2	153.9	160.9	206.6	177.9	173.0	11.2	98.3	8.5
		准确度	89.0	99.9	85.8	89.7	115.2	99.2	96.5			
	2	测得值	187.0	185.7	172.9	205.6	168.4	193.4	185.5	7.3		
		准确度	104.3	103.6	96.4	114.7	93.9	107.9	103.5			
	3	测得值	169.5	166.5	181.4	171.1	165.5	166.6	170.1	3.5		
		准确度	94.5	92.9	101.2	95.4	92.3	92.9	94.9			

注：表中“#”表示该样品在制样过程中被污染或出现损耗。

表 2－135　大鼠脑组织分析方法中柚皮素的准确度和精密度

真实值/(ng · mL⁻¹)	批次		测得值/(ng · mL⁻¹) 及准确度/%						平均值	批内精密度/%	批间准确度/%	批间精密度/%
			1	2	3	4	5	6				
2. 725	1	测得值	3. 222	3. 073	2. 619	3. 132	3. 088	3. 159	3. 049	7. 1	100. 7	14. 1
		准确度	118. 2	112. 8	96. 1	114. 9	113. 3	115. 9	111. 9			
	2	测得值	2. 942	2. 826	2. 497	2. 851	2. 861	2. 665	2. 774	5. 9		
		准确度	108. 0	103. 7	91. 6	104. 6	105. 0	97. 8	101. 8			
	3	测得值	3. 049	2. 318	2. 503	2. 303	1. 704	2. 596	2. 412	18. 3		
		准确度	111. 9	85. 1	91. 9	84. 5	62. 5	95. 3	88. 5			
8. 070	1	测得值	#	7. 996	8. 249	8. 522	9. 078	9. 052	8. 579	5. 6	97. 7	8. 1
		准确度	#	99. 1	102. 2	105. 6	112. 5	112. 2	106. 3			
	2	测得值	8. 086	7. 842	7. 841	7. 755	7. 688	#	7. 842	1. 9		
		准确度	100. 2	97. 2	97. 2	96. 1	95. 3	#	97. 2			
	3	测得值	7. 032	7. 527	7. 067	#	7. 183	7. 398	7. 241	3. 0		
		准确度	87. 1	93. 3	87. 6	#	89. 0	91. 7	89. 7			
40. 35	1	测得值	46. 75	#	37. 35	35. 38	36. 41	41. 52	39. 48	11. 9	93. 9	8. 3
		准确度	115. 9	#	92. 6	87. 7	90. 2	102. 9	97. 8			
	2	测得值	42. 15	36. 38	35. 45	38. 07	#	39. 21	38. 25	6. 9		
		准确度	104. 5	90. 2	87. 9	94. 3	#	97. 2	94. 8			
	3	测得值	35. 96	36. 04	35. 03	35. 98	37. 69	36. 87	36. 26	2. 5		
		准确度	89. 1	89. 3	86. 8	89. 2	93. 4	91. 4	89. 9			
201. 8	1	测得值	186. 3	180. 3	186. 7	178. 3	196. 8	#	185. 7	3. 9	90. 1	3. 2
		准确度	92. 3	89. 3	92. 5	88. 4	97. 5	#	92. 0			
	2	测得值	188. 8	#	181. 6	186. 9	180. 1	182. 0	183. 9	2. 0		
		准确度	93. 6	#	90. 0	92. 6	89. 2	90. 2	91. 1			
	3	测得值	177. 0	174. 6	180. 7	176. 1	176. 5	176. 9	177. 0	1. 1		
		准确度	87. 7	86. 5	89. 5	87. 3	87. 5	87. 7	87. 7			

注：表中“#”表示该样品在制样过程中被污染或出现损耗。

5. 提取回收率

分别测定对应浓度的回收率样品、质控样品，计算提取回收率。柚皮苷、柚皮素提取回收率测定结果见表 2－136～表 2－137，内标的提取回收率为 57. 7%。

表 2－136　大鼠脑组织分析方法中柚皮苷的提取回收率

浓度水平	$A_{目标分析物}$						平均值	精密度/%	提取回收率/%
	1	2	3	4	5	6			
回收率样品									
低	7.01×10^3	6.01×10^3	6.12×10^3	6.70×10^3	6.90×10^3	6.48×10^3	6.54×10^3	6.3	－
中	3.47×10^4	3.44×10^4	3.46×10^4	3.41×10^4	3.24×10^4	3.40×10^4	3.40×10^4	2.5	－
高	1.90×10^5	1.90×10^5	1.91×10^5	1.89×10^5	1.89×10^5	1.88×10^5	1.90×10^5	0.6	－
QC									
低	1.96×10^3	2.14×10^3	1.98×10^3	1.68×10^3	1.93×10^3	1.94×10^3	1.94×10^3	7.6	29.7
中	1.05×10^4	1.01×10^4	9.73×10^3	1.02×10^4	9.69×10^3	9.66×10^3	9.97×10^3	3.3	29.3
高	5.13×10^4	5.29×10^4	5.44×10^4	5.30×10^4	5.24×10^4	5.53×10^4	5.32×10^4	2.6	28.1

表 2－137　大鼠脑组织分析方法中柚皮素的提取回收率

浓度水平	$A_{目标分析物}$						平均值	精密度/%	提取回收率/%
	1	2	3	4	5	6			
回收率样品									
低	6.98×10^3	7.22×10^3	6.72×10^3	7.19×10^3	7.68×10^3	7.18×10^3	7.16×10^3	4.4	－
中	3.67×10^4	3.74×10^4	3.66×10^4	3.92×10^4	3.53×10^4	4.53×10^4	3.84×10^4	9.3	－
高	2.11×10^5	2.21×10^5	2.13×10^5	2.16×10^5	2.20×10^5	2.17×10^5	2.16×10^5	1.7	－
QC									
低	5.26×10^3	6.02×10^3	5.37×10^3	#	5.94×10^3	5.46×10^3	5.61×10^3	6.1	78.3
中	2.82×10^4	2.97×10^4	3.00×10^4	3.27×10^4	2.96×10^4	3.30×10^4	3.05×10^4	6.3	79.5
高	1.58×10^5	1.64×10^5	1.60×10^5	1.61×10^5	1.65×10^5	1.73×10^5	1.63×10^5	3.3	75.6

注：表中“#”表示该样品在制样过程中被污染或出现损耗。

6. 基质效应

柚皮苷和柚皮素在低、高浓度水平下的基质因子及内标归一化的基质因子见表 2－138 ～表 2－140，其 *RSD* 均小于 15%，符合生物样品测定的要求。

表 2－138　大鼠脑组织分析方法中柚皮苷的基质因子

基质编号	浓度水平	$A_{目标分析物}$			平均值	精密度/%	基质因子/%
		1	2	3			
	回收率样品工作液						
	低	7.25×10^3	6.64×10^3	6.33×10^3	6.74×10^3	7.0	－

续上表

基质编号	浓度水平	$A_{目标分析物}$			平均值	精密度/%	基质因子/%
		1	2	3			
	高	1.98×10^5	1.99×10^5	1.93×10^5	1.96×10^5	1.7	-
基质样品							
1	低	6.82×10^3	6.87×10^3	6.71×10^3	6.80×10^3	1.2	100.9
	高	1.93×10^5	1.87×10^5	1.93×10^5	1.91×10^5	1.7	97.3
2	低	6.78×10^3	7.10×10^3	6.82×10^3	6.90×10^3	2.5	102.4
	高	1.85×10^5	1.89×10^5	1.90×10^5	1.88×10^5	1.5	95.6
3	低	6.68×10^3	6.97×10^3	7.04×10^3	6.90×10^3	2.8	102.3
	高	1.96×10^5	1.91×10^5	1.90×10^5	1.92×10^5	1.9	97.9
4	低	6.91×10^3	6.89×10^3	6.04×10^3	6.62×10^3	7.5	98.1
	高	1.94×10^5	1.91×10^5	1.92×10^5	1.93×10^5	0.9	98.0
5	低	6.44×10^3	6.40×10^3	7.08×10^3	6.64×10^3	5.7	98.5
	高	1.96×10^5	1.91×10^5	1.89×10^5	1.92×10^5	2.0	97.7
6	低	6.66×10^3	7.16×10^3	7.09×10^3	6.97×10^3	3.9	103.4
	高	1.96×10^5	1.91×10^5	1.86×10^5	1.91×10^5	2.7	97.1

表2-139 大鼠脑组织分析方法中柚皮素的基质因子

基质编号	浓度水平	$A_{目标分析物}$			平均值	精密度/%	基质因子/%
		1	2	3			
回收率样品工作液							
	低	8.29×10^3	8.30×10^3	8.75×10^3	8.45×10^3	3.1	-
	高	2.39×10^5	2.48×10^5	2.42×10^5	2.43×10^5	1.8	-
基质样品							
1	低	8.80×10^3	1.07×10^4	1.08×10^4	1.01×10^4	11.1	119.6
	高	2.25×10^5	2.29×10^5	2.24×10^5	2.26×10^5	1.1	92.9
2	低	8.25×10^3	7.15×10^3	7.91×10^3	7.77×10^3	7.3	92.0
	高	2.42×10^5	2.20×10^5	2.16×10^5	2.26×10^5	6.1	93.0
3	低	8.10×10^3	7.56×10^3	9.84×10^3	8.50×10^3	14.0	100.6
	高	2.29×10^5	2.69×10^5	2.14×10^5	2.37×10^5	11.9	97.5
4	低	7.26×10^3	8.55×10^3	8.43×10^3	8.08×10^3	8.8	95.7
	高	2.20×10^5	2.14×10^5	2.20×10^5	2.18×10^5	1.5	89.6

续上表

基质编号	浓度水平	$A_{目标分析物}$			平均值	精密度/%	基质因子/%
		1	2	3			
5	低	7.47×10^3	7.50×10^3	9.47×10^3	8.15×10^3	14.0	96.5
	高	2.16×10^5	2.39×10^5	2.34×10^5	2.30×10^5	5.1	94.5
6	低	7.04×10^3	7.81×10^3	8.43×10^3	7.76×10^3	8.9	91.9
	高	2.12×10^5	2.02×10^5	2.06×10^5	2.07×10^5	2.3	85.0

表2-140 大鼠脑组织分析方法中柚皮苷、柚皮素的内标归一化的基质因子

化合物	浓度水平	基质编号					RSD/%
		1	2	3	4	5	
基质因子/%							
柚皮苷	低	100.9	102.4	102.3	98.1	98.5	103.4	–
	高	97.3	95.6	97.9	98.0	97.7	97.1	–
柚皮素	低	119.6	92.0	100.6	95.7	96.5	91.9	–
	高	92.9	93.0	97.5	89.6	94.5	85.0	–
内标	低	98.0	99.2	100.1	99.0	101.6	101.6	–
	高	99.0	97.9	99.9	100.2	99.5	98.7	–
内标归一化的基质因子/%							
柚皮苷	低	102.9	103.1	102.2	99.2	97.0	101.7	2.4
	高	98.4	97.7	98.0	97.8	98.2	98.4	0.3
柚皮素	低	122.0	92.7	100.5	96.7	95.0	90.4	11.6
	高	93.9	95.1	97.6	89.4	95.0	86.1	4.6

第十一节 大鼠肌肉组织中柚皮苷、柚皮素浓度定量分析方法的建立与验证

（一）实验材料

详见第一节。

（二）实验方法

除内标工作液浓度调整为 1.0 μg/mL 外，参照第七节中实验方法操作。

（三）实验结果

1. 选择性

空白基质样品、定量下限样品、给药后样品色谱图详见图 2－11，各样品中目标分析物和内标的响应值详见表 2－141。结果表明：6 个不同来源的空白基质中，干扰组分的响应低于目标分析物定量下限响应的 13.5%，并低于内标响应的 0.1%，符合生物样品定量分析方法要求，说明本试验采用的分析方法能够区分目标分析物和内标与基质的内源性组分或样品中的其他组分。

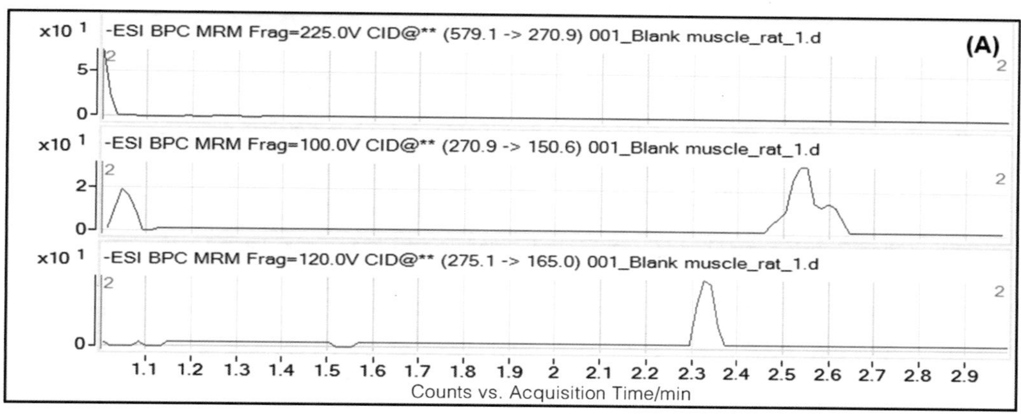

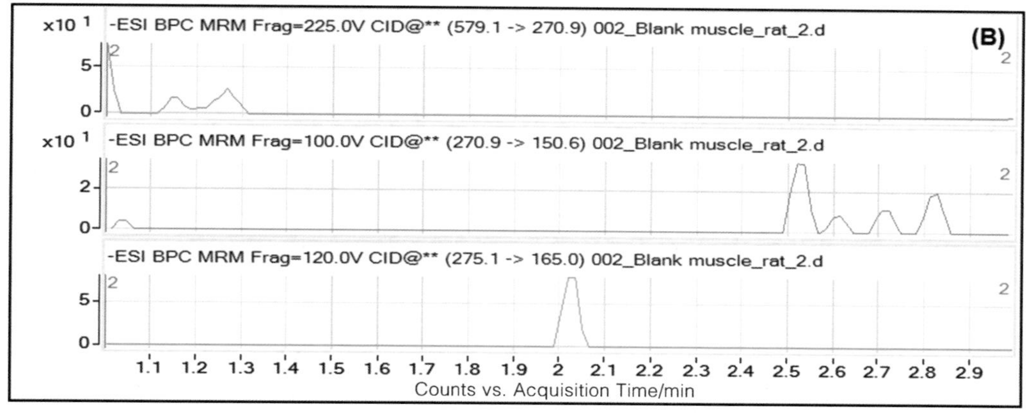

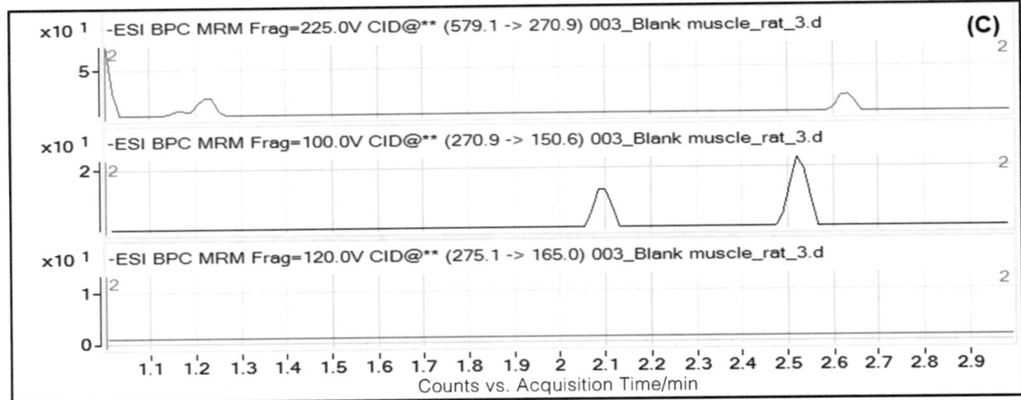
x10 1
-ESI BPC MRM Frag=225.0V CID@** (579.1 -> 270.9) 003_Blank muscle_rat_3.d
(C)
x10 1
-ESI BPC MRM Frag=100.0V CID@** (270.9 -> 150.6) 003_Blank muscle_rat_3.d
x10 1
-ESI BPC MRM Frag=120.0V CID@** (275.1 -> 165.0) 003_Blank muscle_rat_3.d
Counts vs. Acquisition Time/min

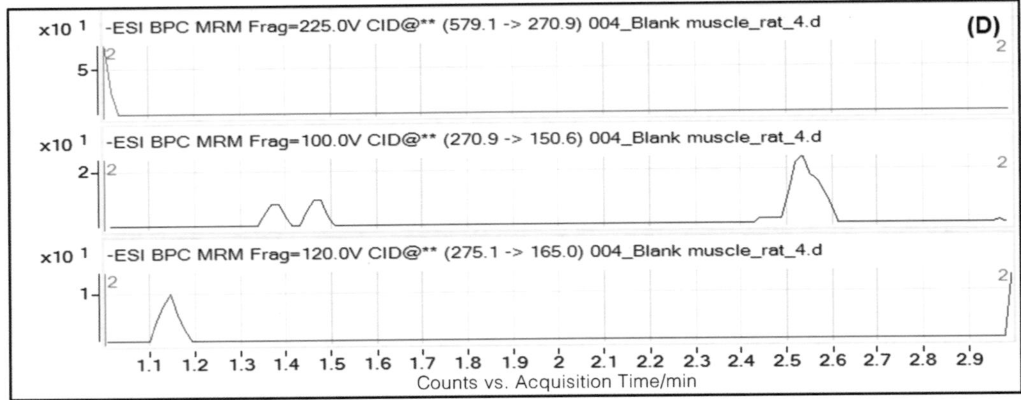
x10 1
-ESI BPC MRM Frag=225.0V CID@** (579.1 -> 270.9) 004_Blank muscle_rat_4.d
(D)
x10 1
-ESI BPC MRM Frag=100.0V CID@** (270.9 -> 150.6) 004_Blank muscle_rat_4.d
x10 1
-ESI BPC MRM Frag=120.0V CID@** (275.1 -> 165.0) 004_Blank muscle_rat_4.d
Counts vs. Acquisition Time/min

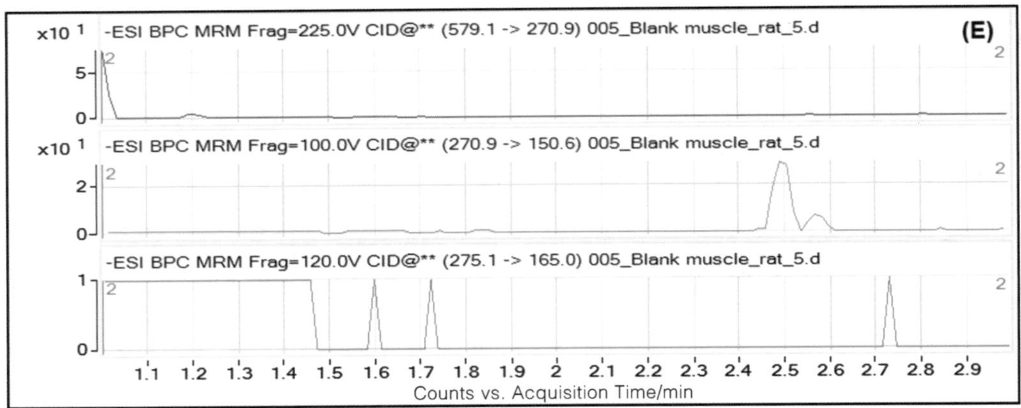
x10 1
-ESI BPC MRM Frag=225.0V CID@** (579.1 -> 270.9) 005_Blank muscle_rat_5.d
(E)
x10 1
-ESI BPC MRM Frag=100.0V CID@** (270.9 -> 150.6) 005_Blank muscle_rat_5.d
-ESI BPC MRM Frag=120.0V CID@** (275.1 -> 165.0) 005_Blank muscle_rat_5.d
Counts vs. Acquisition Time/min

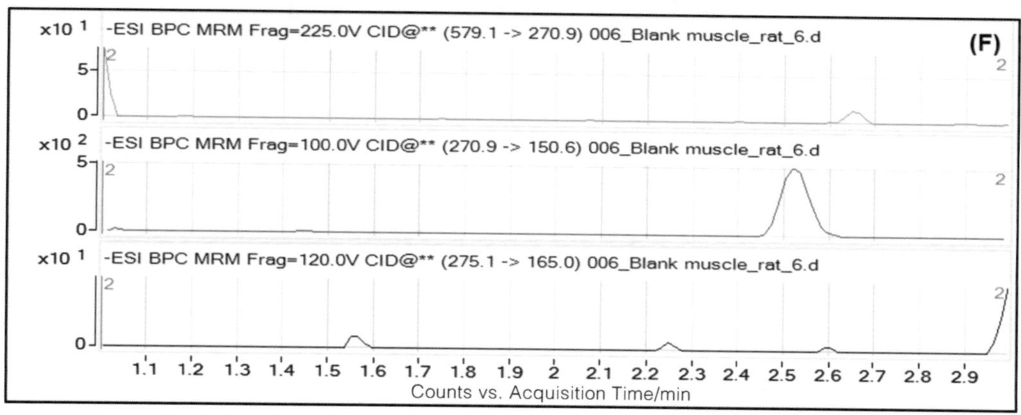

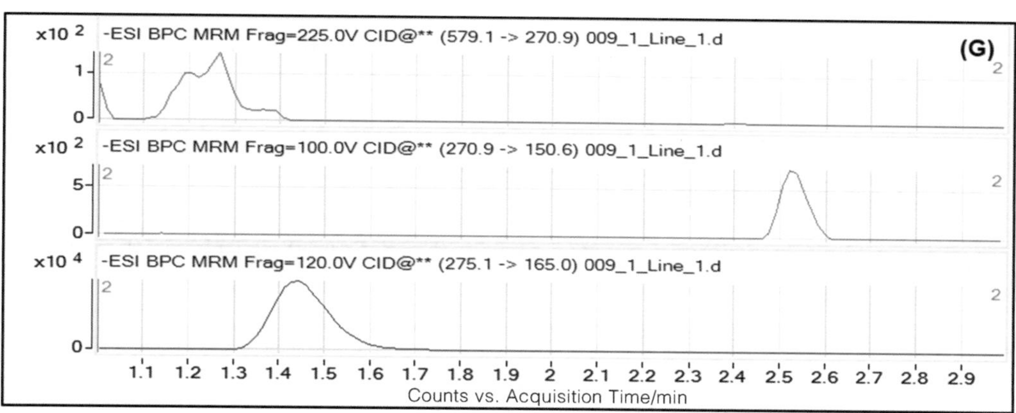

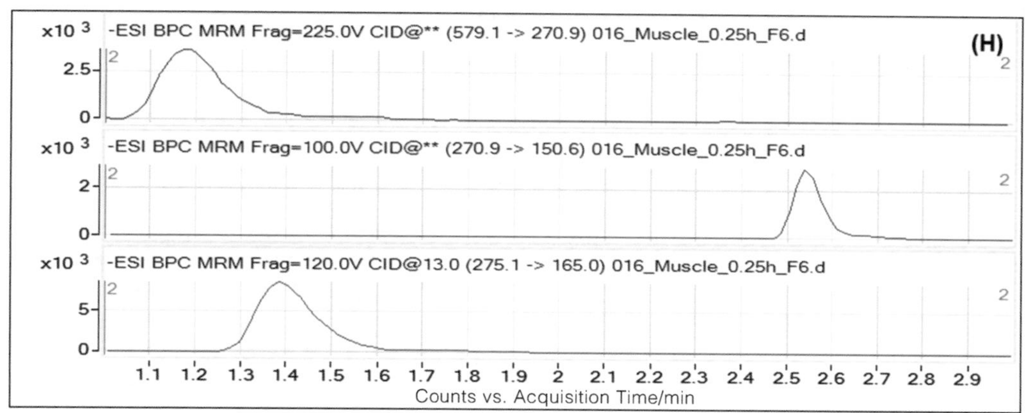

图2－11　大鼠肌肉组织样本中柚皮苷、柚皮素及内标的提取离子流色谱图

（A）～（F）6个不同来源的空白基质样品；（G）定量下限样品；（H）给药后样品。

表 2－141　各样品中目标分析物和内标的响应值

样品类型	柚皮苷响应	柚皮素响应	内标响应
空白基质－1	未检出	155	49
空白基质－2	136	93	21
空白基质－3	未检出	未检出	未检出
空白基质－4	未检出	104	25
空白基质－5	未检出	未检出	未检出
空白基质－6	未检出	227	7
定量下限样品	1036	3065	168029
残留	未检出	284	16

2. 残留

结果（表 2－141）表明：注射高浓度样品后，空白样品进样中的残留低于目标分析物定量下限响应的 9.5%，并低于内标响应的 0.1%，符合生物样品定量分析方法要求。

3. 标准曲线范围与定量下限

本试验中柚皮苷、柚皮素校正标样储备液的浓度分别为 1.018 mg/mL、1.095 mg/mL。

所得线性回归方程如下：

柚皮苷：$Y = 0.1143X + 4.4749 \times 10^{-4}$（$r = 0.9954$）

柚皮素：$Y = 0.4584X - 0.0016$（$r = 0.9962$）

结果表明：肌肉组织匀浆中的柚皮苷在 2.410～241.0 ng/mL、柚皮素在 2.725～272.5 ng/mL 浓度范围内线性关系良好，准确度高（表 2－142～表 2－143）。

表 2－142　大鼠肌肉组织校正标样中柚皮苷的准确度

浓度水平		1	2	3	4	5	6	7	8
浓度/($ng \cdot mL^{-1}$)	真实值	2.410	4.820	9.640	24.10	48.20	96.40	192.8	241.0
	测得值	2.357	4.966	10.44	21.11	48.02	87.54	194.1	270.4
准确度/%		97.8	103.0	108.3	87.6	99.6	90.8	100.7	112.2

表 2－143　大鼠肌肉组织校正标样中柚皮素的准确度

浓度水平		1	2	3	4	5	6	7	8
浓度/($ng \cdot mL^{-1}$)	真实值	2.725	5.450	10.90	27.25	54.50	109.0	218.0	272.5
	测得值	2.892	4.782	11.22	24.94	54.37	108.4	220.9	302.9
准确度/%		106.1	87.7	102.9	91.5	99.8	99.4	101.3	111.2

4. 准确度和精密度

本试验中柚皮苷、柚皮素校正标样储备液的浓度分别为1.010 mg/mL、1.081 mg/mL。

结果（表2－144～表2－145）表明：柚皮苷、柚皮素的批内、批间准确度和精密度均符合生物样品定量分析方法要求。

表2－144　大鼠肌肉组织分析方法中柚皮苷的准确度和精密度

真实值/(ng·mL⁻¹)	批次		测得值/(ng·mL⁻¹)及准确度/%						平均值	批内精密度/%	批间准确度/%	批间精密度/%
			1	2	3	4	5	6				
2.410	1	测得值	2.696	2.472	2.847	1.996	2.092	1.948	2.342	16.4	94.0	14.8
		准确度	111.9	102.6	118.1	82.8	86.8	80.8	97.2			
	2	测得值	2.370	2.241	2.770	1.494	1.994	2.230	2.183	19.4		
		准确度	98.3	93.0	114.9	62.0	82.7	92.5	90.6			
	3	测得值	#	2.171	2.475	2.371	2.090	2.256	2.273	6.8		
		准确度	#	90.1	102.7	98.4	86.7	93.6	94.3			
7.174	1	测得值	7.306	7.969	#	7.689	6.645	#	7.402	7.7	104.8	8.1
		准确度	101.8	111.1	#	107.2	92.6	#	103.2			
	2	测得值	8.017	8.121	7.975	7.090	#	7.270	7.801	6.1		
		准确度	111.8	113.2	111.2	98.8	#	101.3	108.7			
	3	测得值	6.139	7.776	#	7.244	7.750	8.042	7.390	10.2		
		准确度	85.6	108.4	#	101.0	108.0	112.1	103.0			
35.87	1	测得值	31.41	38.95	31.22	35.86	34.35	36.70	34.75	8.8	99.0	9.5
		准确度	87.6	108.6	87.0	100.0	95.8	102.3	96.9			
	2	测得值	32.33	40.43	30.88	37.27	34.70	36.97	35.43	9.9		
		准确度	90.1	112.7	86.1	103.9	96.7	103.1	98.8			
	3	测得值	41.30	34.95	35.35	#	39.97	31.23	36.56	11.2		
		准确度	115.1	97.4	98.6	#	111.4	87.1	101.9			
179.3	1	测得值	177.8	160.6	191.9	148.4	207.4	187.5	178.9	12.0	101.6	10.5
		准确度	99.2	89.6	107.0	82.8	115.7	104.6	99.8			
	2	测得值	181.0	168.6	187.8	149.8	203.0	198.0	181.4	10.9		
		准确度	100.9	94.0	104.7	83.5	113.2	110.4	101.2			
	3	测得值	201.7	168.4	214.8	188.4	174.4	169.2	186.2	10.2		
		准确度	112.5	93.9	119.8	105.1	97.3	94.4	103.8			

注：表中“#”表示该样品在制样过程中被污染或出现损耗。

表 2－145 大鼠肌肉组织分析方法中柚皮素的准确度和精密度

真实值/(ng·mL⁻¹)	批次		测得值/(ng·mL⁻¹) 及准确度/%						平均值	批内精密度/%	批间准确度/%	批间精密度/%
			1	2	3	4	5	6				
2.725	1	测得值	2.860	2.852	2.926	2.257	2.595	2.678	2.695	9.2	99.3	8.9
		准确度	105.0	104.7	107.4	82.8	95.2	98.3	98.9			
	2	测得值	2.768	2.742	2.387	2.284	2.632	3.074	2.648	10.8		
		准确度	101.6	100.6	87.6	83.8	96.6	112.8	97.2			
	3	测得值	2.661	2.649	2.796	2.702	3.202	2.646	2.776	7.8		
		准确度	97.7	97.2	102.6	99.2	117.5	97.1	101.9			
8.070	1	测得值	#	9.604	8.278	7.942	7.868	7.763	8.291	9.2	95.4	8.8
		准确度	#	119.0	102.6	98.4	97.5	96.2	102.7			
	2	测得值	8.543	#	6.999	7.345	6.816	7.317	7.119	3.6		
		准确度	105.9	#	86.7	91.0	84.5	90.7	88.2			
	3	测得值	7.805	6.957	7.617	7.615	8.179	7.401	7.596	5.4		
		准确度	96.7	86.2	94.4	94.4	101.4	91.7	94.1			
40.35	1	测得值	35.84	41.36	39.31	40.89	42.67	41.56	40.27	6.0	101.7	6.6
		准确度	88.8	102.5	97.4	101.3	105.7	103.0	99.8			
	2	测得值	35.52	39.29	43.29	39.00	39.73	38.95	39.30	6.3		
		准确度	88.0	97.4	107.3	96.7	98.5	96.5	97.4			
	3	测得值	43.66	43.09	44.67	41.58	44.45	43.49	43.49	2.6		
		准确度	108.2	106.8	110.7	103.0	110.2	107.8	107.8			
201.8	1	测得值	223.5	217.9	238.3	211.7	227.3	218.5	222.9	4.1	108.5	5.1
		准确度	110.8	108.0	118.1	104.9	112.6	108.3	110.4			
	2	测得值	206.6	206.3	216.0	208.9	203.6	197.9	206.6	2.9		
		准确度	102.4	102.2	107.0	103.5	100.9	98.1	102.4			
	3	测得值	225.5	227.0	227.6	229.5	233.9	220.5	227.3	1.9		
		准确度	111.7	112.5	112.8	113.7	115.9	109.3	112.7			

注：表中“#”表示该样品在制样过程中被污染或出现损耗。

5. 提取回收率

分别测定对应浓度的回收率样品、质控样品，计算提取回收率。柚皮苷、柚皮素提取回收率测定结果见表 2－146～表 2－147，内标的提取回收率为 70.2%。

表 2－146 大鼠肌肉组织分析方法中柚皮苷的提取回收率

浓度水平	$A_{目标分析物}$						平均值	精密度/%	提取回收率/%
	1	2	3	4	5	6			
回收率样品									
低	7.97×10^3	8.05×10^3	7.60×10^3	7.64×10^3	7.54×10^3	7.19×10^3	7.67×10^3	4.1	–
中	4.12×10^4	4.15×10^4	4.38×10^4	4.28×10^4	4.22×10^4	4.12×10^4	4.21×10^4	2.4	–
高	2.39×10^5	2.27×10^5	2.27×10^5	2.32×10^5	2.29×10^5	2.31×10^5	2.31×10^5	2.0	–
QC									
低	2.13×10^3	2.69×10^3	#	2.45×10^3	2.71×10^3	2.78×10^3	2.55×10^3	10.5	33.3
中	1.31×10^4	9.95×10^3	1.12×10^4	#	1.27×10^4	9.66×10^3	1.13×10^4	13.8	26.9
高	6.60×10^4	5.45×10^4	6.75×10^4	5.84×10^4	5.53×10^4	5.35×10^4	5.92×10^4	10.3	25.7

注：表中“#”表示该样品在制样过程中被污染或出现损耗。

表 2－147 大鼠肌肉组织分析方法中柚皮素的提取回收率

浓度水平	$A_{目标分析物}$						平均值	精密度/%	提取回收率/%
	1	2	3	4	5	6			
回收率样品									
低	9.53×10^3	8.95×10^3	9.53×10^3	9.84×10^3	1.17×10^4	9.80×10^3	9.90×10^3	9.6	–
中	5.80×10^4	5.45×10^4	5.86×10^4	5.85×10^4	5.96×10^4	6.04×10^4	5.83×10^4	3.5	–
高	3.24×10^5	3.13×10^5	3.11×10^5	3.21×10^5	3.21×10^5	3.25×10^5	3.19×10^5	1.9	–
QC									
低	1.04×10^4	9.25×10^3	9.62×10^3	9.92×10^3	1.10×10^4	9.87×10^3	1.00×10^4	6.2	101.2
中	5.57×10^4	5.53×10^4	5.68×10^4	5.31×10^4	5.68×10^4	5.67×10^4	5.57×10^4	2.5	95.7
高	2.99×10^5	2.98×10^5	2.90×10^5	2.88×10^5	3.00×10^5	2.83×10^5	2.93×10^5	2.5	91.8

6. 基质效应

柚皮苷和柚皮素在低、高浓度水平下的基质因子及内标归一化的基质因子见表 2－148～表 2－150，其 *RSD* 均小于 15%，符合生物样品测定的要求。

表 2－148 大鼠肌肉组织分析方法中柚皮苷的基质因子

基质编号	浓度水平	$A_{目标分析物}$			平均值	精密度/%	基质因子/%
		1	2	3			
	回收率样品工作液						
	低	7.89×10^3	7.62×10^3	8.74×10^3	8.08×10^3	7.2	–
	高	2.33×10^5	2.36×10^5	2.34×10^5	2.34×10^5	0.8	–

续上表

基质编号	浓度水平	$A_{目标分析物}$			平均值	精密度/%	基质因子/%
		1	2	3			
	基质样品						
1	低	8.69×10^3	8.47×10^3	7.96×10^3	8.37×10^3	4.5	103.6
	高	2.42×10^5	2.44×10^5	2.39×10^5	2.42×10^5	1.0	103.1
2	低	8.48×10^3	8.65×10^3	8.88×10^3	8.67×10^3	2.4	107.2
	高	2.42×10^5	2.36×10^5	2.48×10^5	2.42×10^5	2.3	103.2
3	低	8.11×10^3	9.19×10^3	8.23×10^3	8.51×10^3	7.0	105.3
	高	2.37×10^5	2.41×10^5	2.47×10^5	2.42×10^5	2.1	103.2
4	低	7.22×10^3	8.68×10^3	8.72×10^3	8.21×10^3	10.4	101.5
	高	2.39×10^5	2.39×10^5	2.38×10^5	2.38×10^5	0.3	101.7
5	低	8.76×10^3	8.26×10^3	8.75×10^3	8.59×10^3	3.4	106.3
	高	2.40×10^5	2.39×10^5	2.24×10^5	2.34×10^5	3.7	99.9
6	低	8.61×10^3	8.61×10^3	8.45×10^3	8.56×10^3	1.0	105.9
	高	2.46×10^5	2.32×10^5	2.37×10^5	2.38×10^5	3.1	101.7

表 2－149　大鼠肌肉组织分析方法中柚皮素的基质因子

基质编号	浓度水平	$A_{目标分析物}$			平均值	精密度/%	基质因子/%
		1	2	3			
	回收率样品工作液						
	低	1.14×10^4	1.18×10^4	1.13×10^4	1.15×10^4	2.2	–
	高	3.26×10^5	3.39×10^5	3.35×10^5	3.33×10^5	1.9	–
	基质样品						
1	低	1.19×10^4	1.17×10^4	1.28×10^4	1.21×10^4	5.0	105.8
	高	3.38×10^5	3.40×10^5	3.35×10^5	3.38×10^5	0.7	101.4
2	低	1.13×10^4	1.19×10^4	1.17×10^4	1.16×10^4	2.2	101.3
	高	3.41×10^5	3.42×10^5	3.42×10^5	3.42×10^5	0.2	102.6
3	低	1.18×10^4	1.17×10^4	1.17×10^4	1.17×10^4	0.7	102.3
	高	3.39×10^5	3.44×10^5	3.62×10^5	3.48×10^5	3.5	104.5
4	低	1.21×10^4	1.17×10^4	1.22×10^4	1.20×10^4	2.5	104.6
	高	3.52×10^5	3.59×10^5	3.56×10^5	3.56×10^5	1.0	106.7

续上表

基质编号	浓度水平	$A_{目标分析物}$			平均值	精密度/%	基质因子/%
		1	2	3			
5	低	1.31×10^4	1.17×10^4	1.46×10^4	1.31×10^4	11.0	114.2
	高	3.59×10^5	3.54×10^5	3.55×10^5	3.56×10^5	0.7	106.8
6	低	1.35×10^4	1.29×10^4	1.27×10^4	1.30×10^4	3.1	113.2
	高	3.62×10^5	3.51×10^5	3.58×10^5	3.57×10^5	1.5	107.1

表2－150　大鼠肌肉组织分析方法中柚皮苷、柚皮素的内标归一化的基质因子

化合物	浓度水平	基质编号					RSD/%
		1	2	3	4	5	
基质因子/%							
柚皮苷	低	103.6	107.2	105.3	101.5	106.3	105.9	–
	高	103.1	103.2	103.2	101.7	99.9	101.7	–
柚皮素	低	105.8	101.3	102.3	104.6	114.2	113.2	–
	高	101.4	102.6	104.5	106.7	106.8	107.1	–
内标	低	99.2	101.5	100.7	100.6	102.5	101.8	–
	高	102.0	101.5	102.0	100.1	101.9	102.6	–
内标归一化的基质因子/%							
柚皮苷	低	104.4	105.7	104.5	100.9	103.7	104.0	1.5
	高	101.1	101.7	101.2	101.5	98.1	99.1	1.5
柚皮素	低	106.7	99.8	101.6	104.0	111.5	111.2	4.6
	高	99.5	101.1	102.4	106.5	104.8	104.4	2.5

第十二节　大鼠脂肪组织中柚皮苷、柚皮素浓度定量分析方法的建立与验证

（一）实验材料

详见第一节。

（二）实验方法

参照第七节中实验方法操作。

（三）实验结果

1. 选择性

空白基质样品、定量下限样品、给药后样品色谱图详见图 2－12，各样品中目标分析物和内标的响应值详见表 2－151。结果表明：6 个不同来源的空白基质中，干扰组分的响应低于目标分析物定量下限响应的 18.0%，并低于内标响应的 0.3%，符合生物样品定量分析方法要求，说明本试验采用的分析方法能够区分目标分析物和内标与基质的内源性组分或样品中的其他组分。

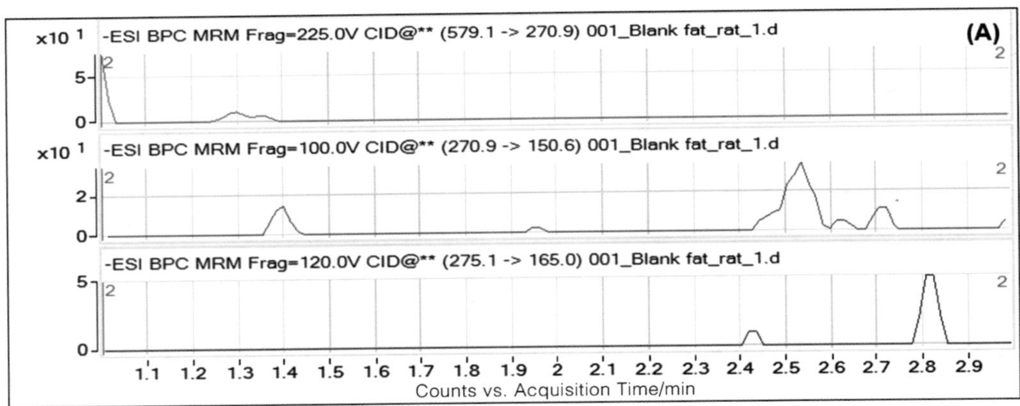

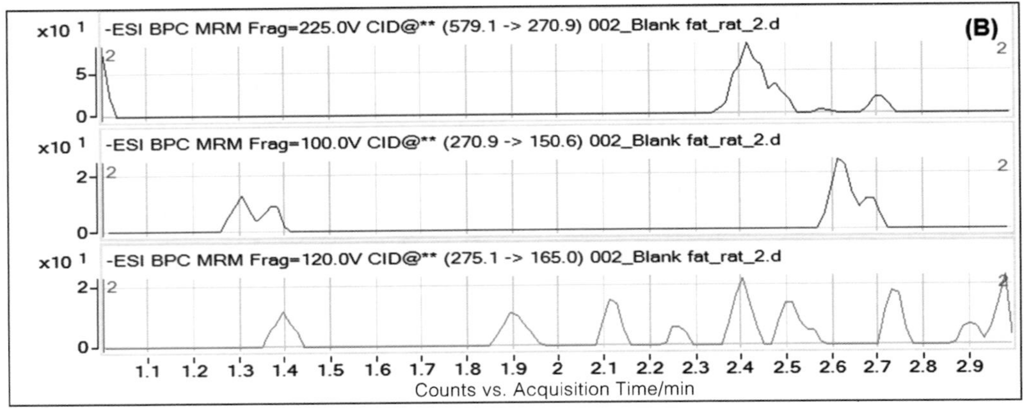

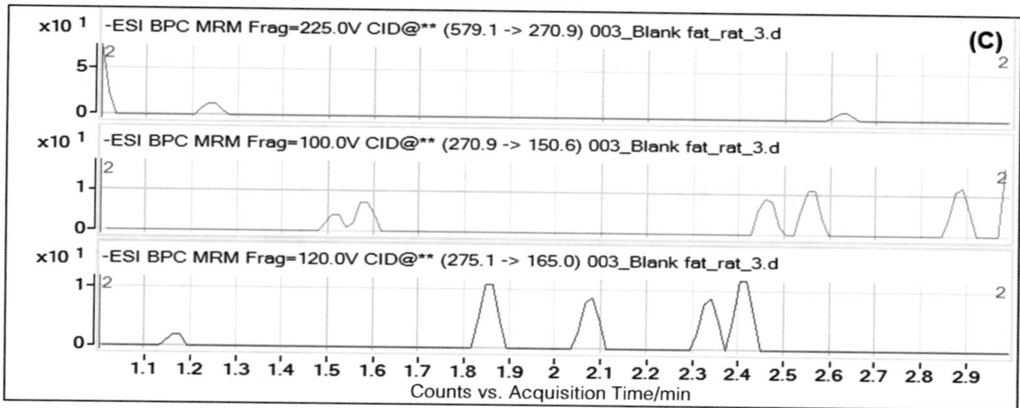
x10 1 -ESI BPC MRM Frag=225.0V CID@** (579.1 -> 270.9) 003_Blank fat_rat_3.d
(C)
x10 1 -ESI BPC MRM Frag=100.0V CID@** (270.9 -> 150.6) 003_Blank fat_rat_3.d
x10 1 -ESI BPC MRM Frag=120.0V CID@** (275.1 -> 165.0) 003_Blank fat_rat_3.d
Counts vs. Acquisition Time/min

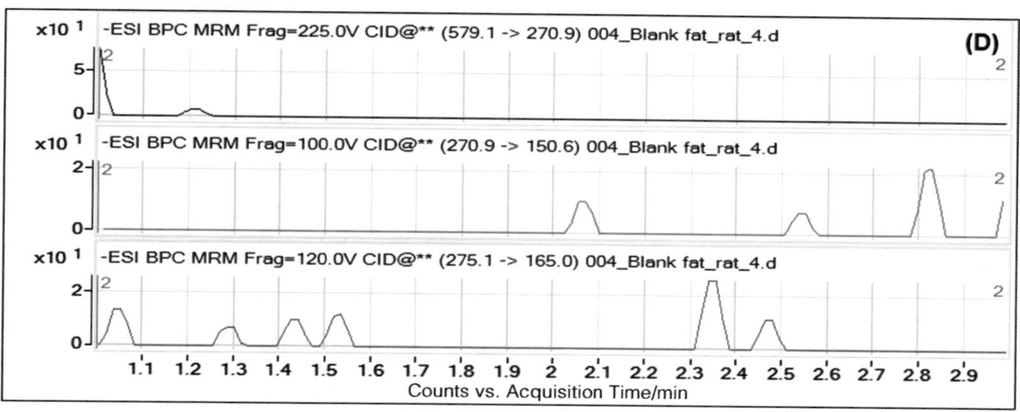
x10 1 -ESI BPC MRM Frag=225.0V CID@** (579.1 -> 270.9) 004_Blank fat_rat_4.d
(D)
x10 1 -ESI BPC MRM Frag=100.0V CID@** (270.9 -> 150.6) 004_Blank fat_rat_4.d
x10 1 -ESI BPC MRM Frag=120.0V CID@** (275.1 -> 165.0) 004_Blank fat_rat_4.d
Counts vs. Acquisition Time/min

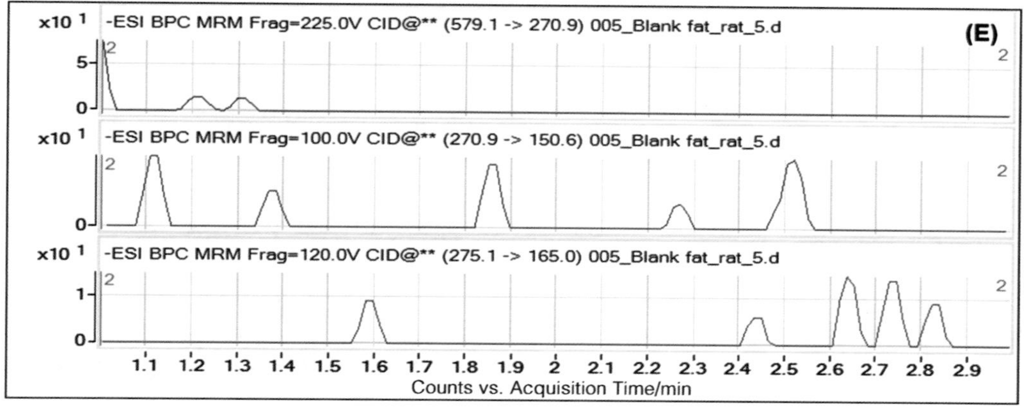
x10 1 -ESI BPC MRM Frag=225.0V CID@** (579.1 -> 270.9) 005_Blank fat_rat_5.d
(E)
x10 1 -ESI BPC MRM Frag=100.0V CID@** (270.9 -> 150.6) 005_Blank fat_rat_5.d
x10 1 -ESI BPC MRM Frag=120.0V CID@** (275.1 -> 165.0) 005_Blank fat_rat_5.d
Counts vs. Acquisition Time/min

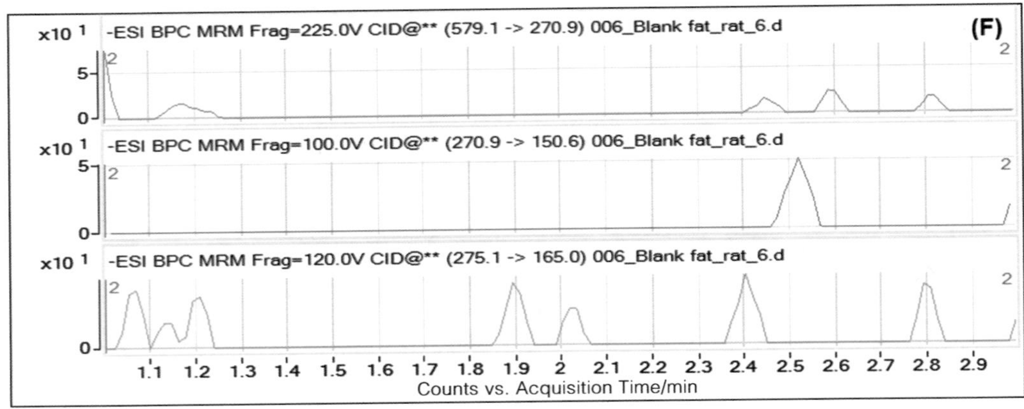

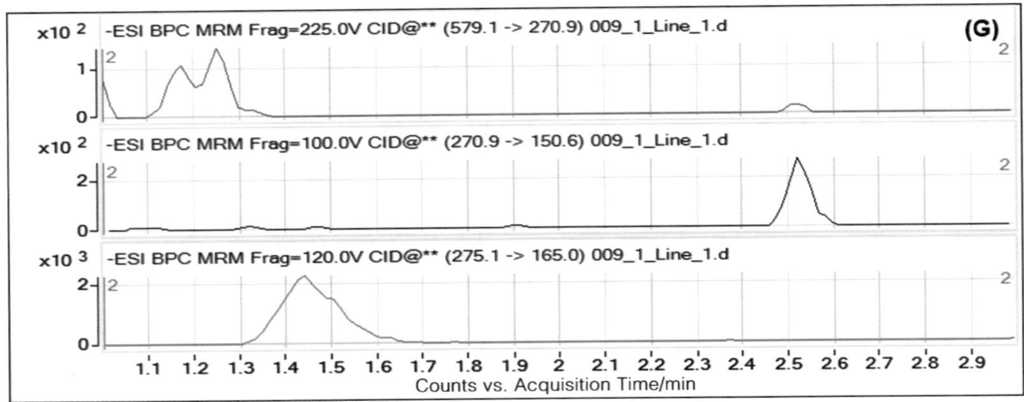

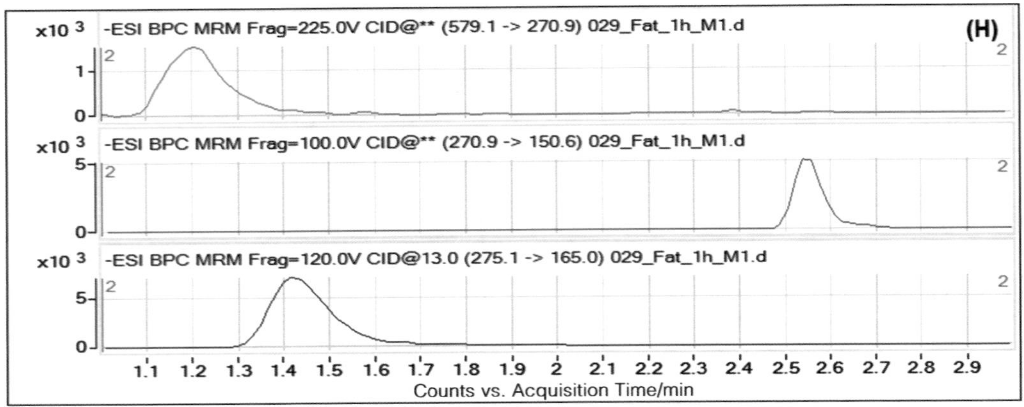

图 2－12 大鼠脂肪组织样本中柚皮苷、柚皮素及内标的提取离子流色谱图

（A）～（F）6 个不同来源的空白基质样品；（G）定量下限样品；（H）给药后样品。

表 2－151 各样品中目标分析物和内标的响应值

样品类型	柚皮苷响应	柚皮素响应	内标响应
空白基质－1	未检出	未检出	未检出
空白基质－2	未检出	108	58
空白基质－3	33	30	30
空白基质－4	21	59	71
空白基质－5	47	62	23
空白基质－6	79	172	41
定量下限样品	544	970	19899
残留	29	57	24

2. 残留

结果（表 2－151）表明：注射高浓度样品后，空白样品进样中的残留低于目标分析物定量下限响应的 6.0%，并低于内标响应的 0.2%，符合生物样品定量分析方法要求。

3. 标准曲线范围与定量下限

本试验中柚皮苷、柚皮素校正标样储备液的浓度分别为 1.018 mg/mL、1.095 mg/mL。

所得线性回归方程如下：

柚皮苷：$Y=0.0188X+1.0842\times10^{-4}$ （$r=0.9987$）

柚皮素：$Y=0.0132X-2.8570\times10^{-5}$ （$r=0.9960$）

结果表明：脂肪组织中柚皮苷在 2.410 ～ 241.0 ng/mL、柚皮素在 2.725 ～ 272.5 ng/mL 浓度范围内线性关系良好，准确度高（表 2－152 ～ 表 2－153）。

表 2－152 大鼠脂肪组织校正标样中柚皮苷的准确度

浓度水平		1	2	3	4	5	6	7	8
浓度/ (ng·mL^{-1})	真实值	2.410	4.820	9.640	24.10	48.20	96.40	192.8	241.0
	测得值	2.407	4.830	9.802	23.80	45.58	93.29	190.3	263.7
准确度/%		99.9	100.2	101.7	98.8	94.6	96.8	98.7	109.4

表 2－153 大鼠脂肪组织校正标样中柚皮素的准确度

浓度水平		1	2	3	4	5	6	7	8
浓度/ (ng·mL^{-1})	真实值	2.725	5.450	10.90	27.25	54.50	109.0	218.0	272.5
	测得值	2.916	4.933	10.01	26.49	53.97	104.6	243.9	290.4
准确度/%		107.0	90.5	91.8	97.2	99.0	96.0	111.9	106.6

4. 准确度和精密度

本试验中柚皮苷、柚皮素校正标样储备液的浓度分别为1.010 mg/mL、1.081 mg/mL。

结果（表2－154～表2－155）表明：柚皮苷、柚皮素的批内、批间准确度和精密度均符合生物样品定量分析方法要求。

表2－154　大鼠脂肪组织分析方法中柚皮苷的准确度和精密度

真实值/(ng·mL^{-1})	批次		测得值/(ng·mL^{-1})及准确度/%						平均值	批内精密度/%	批间准确度/%	批间精密度/%
			1	2	3	4	5	6				
2.410	1	测得值	2.827	2.725	2.348	2.029	2.538	1.996	2.411	14.5	101.5	12.7
		准确度	117.3	113.1	97.4	84.2	105.3	82.8	100.0			
	2	测得值	2.593	2.698	2.777	2.951	2.308	2.252	2.597	10.5		
		准确度	107.6	112.0	115.2	122.4	95.8	93.4	107.7			
	3	测得值	2.568	1.992	2.447	2.067	2.175	2.748	2.333	12.9		
		准确度	106.6	82.7	101.5	85.8	90.2	114.0	96.8			
7.174	1	测得值	7.790	6.318	7.359	7.267	7.115	7.398	7.208	6.8	96.2	7.7
		准确度	108.6	88.1	102.6	101.3	99.2	103.1	100.5			
	2	测得值	6.671	6.616	7.284	6.370	7.208	6.142	6.715	6.7		
		准确度	93.0	92.2	101.5	88.8	100.5	85.6	93.6			
	3	测得值	6.855	6.469	7.830	6.050	6.880	6.631	6.786	8.8		
		准确度	95.6	90.2	109.1	84.3	95.9	92.4	94.6			
35.87	1	测得值	38.42	34.95	35.42	36.14	35.95	32.71	35.60	5.2	96.7	5.7
		准确度	107.1	97.4	98.7	100.8	100.2	91.2	99.2			
	2	测得值	36.38	35.42	32.55	33.37	34.46	36.44	34.77	4.6		
		准确度	101.4	98.7	90.7	93.0	96.1	101.6	96.9			
	3	测得值	33.46	31.39	33.06	35.05	31.69	37.20	33.64	6.5		
		准确度	93.3	87.5	92.2	97.7	88.3	103.7	93.8			
179.3	1	测得值	181.6	180.9	190.3	184.0	187.5	172.8	182.9	3.3	99.3	5.3
		准确度	101.3	100.9	106.1	102.6	104.6	96.4	102.0			
	2	测得值	183.4	172.3	169.0	174.1	173.1	170.5	173.7	2.9		
		准确度	102.3	96.1	94.3	97.1	96.5	95.1	96.9			
	3	测得值	205.3	173.8	173.2	169.2	172.8	170.7	177.5	7.7		
		准确度	114.5	96.9	96.6	94.4	96.4	95.2	99.0			

表 2 – 155　大鼠脂肪组织分析方法中柚皮素的准确度和精密度

真实值/(ng · mL^{-1})	批次		测得值/(ng · mL^{-1}) 及准确度/%						平均值	批内精密度/%	批间准确度/%	批间精密度/%
			1	2	3	4	5	6				
2.725	1	测得值	3.379	3.167	3.083	#	3.147	3.024	3.160	4.3	110.6	12.2
		准确度	124.0	116.2	113.1	#	115.5	111.0	116.0			
	2	测得值	2.986	3.163	1.798	2.839	3.308	2.988	2.847	18.9		
		准确度	109.6	116.1	66.0	104.2	121.4	109.7	104.5			
	3	测得值	2.593	3.153	3.005	3.231	3.337	3.054	3.062	8.5		
		准确度	95.2	115.7	110.3	118.6	122.5	112.1	112.4			
8.070	1	测得值	7.619	7.492	7.634	7.028	7.988	7.318	7.513	4.3	93.4	7.3
		准确度	94.4	92.8	94.6	87.1	99.0	90.7	93.1			
	2	测得值	7.227	7.075	6.776	7.623	7.330	8.103	7.356	6.3		
		准确度	89.6	87.7	84.0	94.5	90.8	100.4	91.1			
	3	测得值	7.122	8.361	6.680	7.315	8.466	8.485	7.738	10.3		
		准确度	88.3	103.6	82.8	90.6	104.9	105.1	95.9			
40.35	1	测得值	35.33	34.18	35.17	37.10	35.99	35.95	35.62	2.7	88.3	3.4
		准确度	87.6	84.7	87.2	91.9	89.2	89.1	88.3			
	2	测得值	33.12	36.74	35.89	36.29	35.93	35.19	35.53	3.6		
		准确度	82.1	91.1	88.9	89.9	89.0	87.2	88.0			
	3	测得值	33.85	36.01	38.22	35.04	36.43	34.61	35.69	4.3		
		准确度	83.9	89.2	94.7	86.8	90.3	85.8	88.5			
201.8	1	测得值	190.5	221.0	211.9	216.7	219.4	200.6	210.0	5.7	101.2	7.9
		准确度	94.4	109.5	105.0	107.4	108.7	99.4	104.1			
	2	测得值	168.3	198.0	216.8	222.6	206.8	211.5	204.0	9.5		
		准确度	83.4	98.1	107.4	110.3	102.5	104.8	101.1			
	3	测得值	167.5	191.6	211.9	207.8	208.7	204.6	198.7	8.5		
		准确度	83.0	94.9	105.0	103.0	103.4	101.4	98.5			

注：表中“#”表示该样品在制样过程中被污染或出现损耗。

5. 提取回收率

分别测定对应浓度的回收率样品、质控样品，计算提取回收率。柚皮苷、柚皮素提取回收率测定结果见表 2 – 156 ～ 表 2 – 157，内标的提取回收率为 71.9%。

表 2－156　大鼠脂肪组织分析方法中柚皮苷的提取回收率

浓度水平	$A_{目标分析物}$						平均值	精密度/%	提取回收率/%
	1	2	3	4	5	6			
回收率样品									
低	8.42×10^{3}	#	7.73×10^{3}	8.50×10^{3}	8.47×10^{3}	7.80×10^{3}	8.18×10^{3}	4.7	–
中	4.11×10^{4}	4.16×10^{4}	4.31×10^{4}	4.29×10^{4}	4.40×10^{4}	4.00×10^{4}	4.21×10^{4}	3.5	–
高	2.25×10^{5}	2.30×10^{5}	2.26×10^{5}	2.28×10^{5}	2.28×10^{5}	2.30×10^{5}	2.28×10^{5}	0.9	–
QC									
低	2.98×10^{3}	2.20×10^{3}	2.80×10^{3}	2.92×10^{3}	2.66×10^{3}	2.78×10^{3}	2.72×10^{3}	10.3	33.3
中	1.31×10^{4}	1.31×10^{4}	1.27×10^{4}	1.25×10^{4}	1.23×10^{4}	1.27×10^{4}	1.28×10^{4}	2.4	30.3
高	6.76×10^{4}	6.72×10^{4}	6.88×10^{4}	6.81×10^{4}	6.82×10^{4}	6.70×10^{4}	6.78×10^{4}	1.0	29.8

注：表中“#”表示该样品在制样过程中被污染或出现损耗。

表 2－157　大鼠脂肪组织分析方法中柚皮素的提取回收率

浓度水平	$A_{目标分析物}$						平均值	精密度/%	提取回收率/%
	1	2	3	4	5	6			
回收率样品									
低	3.04×10^{3}	2.82×10^{3}	2.67×10^{3}	2.56×10^{3}	3.19×10^{3}	3.10×10^{3}	2.90×10^{3}	8.7	–
中	1.56×10^{4}	1.46×10^{4}	1.41×10^{4}	1.46×10^{4}	1.51×10^{4}	1.47×10^{4}	1.48×10^{4}	3.5	–
高	8.17×10^{4}	8.35×10^{4}	8.08×10^{4}	7.81×10^{4}	7.86×10^{4}	8.45×10^{4}	8.12×10^{4}	3.2	–
QC									
低	1.50×10^{3}	1.33×10^{3}	1.50×10^{3}	1.44×10^{3}	1.55×10^{3}	1.41×10^{3}	1.45×10^{3}	5.2	50.2
中	6.84×10^{3}	7.27×10^{3}	7.18×10^{3}	7.31×10^{3}	7.02×10^{3}	7.93×10^{3}	7.26×10^{3}	5.1	49.0
高	4.11×10^{4}	4.76×10^{4}	4.44×10^{4}	4.66×10^{4}	4.63×10^{4}	4.51×10^{4}	4.52×10^{4}	5.1	55.7

6. 基质效应

柚皮苷和柚皮素在低、高浓度水平下的基质因子及内标归一化的基质因子见表 2－158～表 2－160，其 *RSD* 均小于 15%，符合生物样品测定的要求。

表 2－158　大鼠脂肪组织分析方法中柚皮苷的基质因子

基质编号	浓度水平	$A_{目标分析物}$			平均值	精密度/%	基质因子/%
		1	2	3			
	回收率样品工作液						
	低	7.76×10^{3}	8.05×10^{3}	8.60×10^{3}	8.14×10^{3}	5.3	–

续上表

基质编号	浓度水平	$A_{目标分析物}$			平均值	精密度/%	基质因子/%
		1	2	3			
	高	2.35×10^5	2.36×10^5	2.31×10^5	2.34×10^5	1.1	–
基质样品							
1	低	7.95×10^3	7.83×10^3	8.11×10^3	7.96×10^3	1.8	97.9
	高	2.37×10^5	2.36×10^5	2.42×10^5	2.39×10^5	1.4	101.9
2	低	7.75×10^3	8.63×10^3	7.74×10^3	8.04×10^3	6.4	98.8
	高	2.27×10^5	2.35×10^5	2.28×10^5	2.30×10^5	1.9	98.3
3	低	8.22×10^3	8.66×10^3	8.31×10^3	8.40×10^3	2.8	103.2
	高	2.40×10^5	2.33×10^5	2.35×10^5	2.36×10^5	1.6	100.8
4	低	8.56×10^3	7.27×10^3	7.84×10^3	7.89×10^3	8.2	97.0
	高	2.36×10^5	2.36×10^5	2.35×10^5	2.35×10^5	0.3	100.6
5	低	8.38×10^3	7.94×10^3	8.88×10^3	8.40×10^3	5.6	103.2
	高	2.41×10^5	2.38×10^5	2.38×10^5	2.39×10^5	0.7	102.2
6	低	8.59×10^3	8.87×10^3	7.73×10^3	8.40×10^3	7.1	103.2
	高	2.35×10^5	2.36×10^5	2.54×10^5	2.41×10^5	4.6	103.2

表 2－159 大鼠脂肪组织分析方法中柚皮素的基质因子

基质编号	浓度水平	$A_{目标分析物}$			平均值	精密度/%	基质因子/%
		1	2	3			
回收率样品工作液							
	低	5.24×10^3	6.52×10^3	6.46×10^3	6.08×10^3	11.9	–
	高	2.26×10^5	2.47×10^5	2.54×10^5	2.42×10^5	6.1	–
基质样品							
1	低	4.24×10^3	3.93×10^3	4.13×10^3	4.10×10^3	3.7	67.5
	高	1.08×10^5	9.65×10^4	1.24×10^5	1.10×10^5	12.6	45.3
2	低	4.16×10^3	3.39×10^3	3.56×10^3	3.70×10^3	10.9	60.9
	高	9.97×10^4	1.02×10^5	9.64×10^4	9.95×10^4	3.0	41.1
3	低	3.73×10^3	3.54×10^3	3.75×10^3	3.67×10^3	3.2	60.4
	高	9.98×10^4	9.82×10^4	1.01×10^5	9.97×10^4	1.4	41.2
4	低	3.47×10^3	3.71×10^3	3.95×10^3	3.71×10^3	6.5	61.1
	高	9.90×10^4	1.07×10^5	9.75×10^4	1.01×10^5	5.0	41.8

续上表

基质编号	浓度水平	$A_{目标分析物}$			平均值	精密度/%	基质因子/%
		1	2	3			
5	低	4.13×10^3	5.42×10^3	5.32×10^3	4.95×10^3	14.5	81.5
	高	1.10×10^5	1.25×10^5	1.33×10^5	1.22×10^5	9.3	50.5
6	低	4.78×10^3	3.88×10^3	5.17×10^3	4.61×10^3	14.3	75.9
	高	1.05×10^5	1.02×10^5	1.03×10^5	1.03×10^5	1.6	42.7

表 2-160 大鼠脂肪组织分析方法中柚皮苷、柚皮素的内标归一化的基质因子

化合物	浓度水平	基质编号						*RSD*/%
		1	2	3	4	5		
基质因子/%								
柚皮苷	低	97.9	98.8	103.2	97.0	103.2	103.2	-
	高	101.9	98.3	100.8	100.6	102.2	103.2	-
柚皮素	低	67.5	60.9	60.4	61.1	81.5	75.9	-
	高	45.3	41.1	41.2	41.8	50.5	42.7	-
内标	低	93.3	101.8	105.7	105.4	103.3	102.0	-
	高	90.2	105.6	108.5	104.9	103.2	108.7	-
内标归一化的基质因子/%								
柚皮苷	低	104.9	97.1	97.7	92.1	99.9	101.2	4.4
	高	113.0	93.1	92.9	95.9	99.1	95.0	7.7
柚皮素	低	72.3	59.8	57.2	58.0	78.9	74.4	14.3
	高	50.2	38.9	37.9	39.8	49.0	39.3	13.0

7. 稀释可靠性

结果表明：稀释后样品的准确度在 100% ±15% 以内，*RSD* 小于 15%，证明脂肪组织样品稀释 10 倍的测定结果是可靠的（表 2-161 ～ 表 2-162）。

表 2-161 大鼠脂肪组织样品稀释可靠性考察（柚皮苷）

稀释因子	真实值/($ng\cdot mL^{-1}$)	测得值/($ng\cdot mL^{-1}$)	平均值/($ng\cdot mL^{-1}$)	准确度/%	*RSD*/%
10 倍	188.5	168.3 189.8 179.8	179.3	95.1	6.0

表 2－162　大鼠脂肪组织样品稀释可靠性考察（柚皮素）

稀释因子	真实值/（ng · mL^{-1}）	测得值/（ng · mL^{-1}）	平均值/（ng · mL^{-1}）	准确度/%	*RSD*/%
10 倍	202.4	215.7 205.9 211.5	211.0	104.2	2.3

第十三节　大鼠尿液中柚皮苷及其代谢物浓度定量分析方法的建立与验证

（一）实验材料

详见第一节。

（二）实验方法

1. 色谱及质谱条件

色谱条件：采用 Welch NarrowBore HPLC Guard Column（2.1 mm × 10 mm，3 μm）为预柱、Agilent Poroshell 120 EC－C18（3.0 mm × 30 mm，2.7 μm）为色谱柱，以 0.1% 甲酸－甲醇（*V/V*）、0.1% 甲酸－水（*V/V*）为流动相进行梯度洗脱（洗脱梯度见表 2－163），流速 0.4 mL/min，柱温 40 ℃。

表 2－163　流动相洗脱条件

t/min	B/%
0	80
0.1	0
1.1	0
1.2	80
5.0	Stop

质谱条件：离子源参数为 Capillary 4000 V，Gas Flow 10 L/min，Nebulizer 30 psi，Gas Temp 350 ℃。采用电喷雾负离子（ESI^-）、多反应监测（MRM）模式进行

检测，用于定量分析及定性监测的离子对参数见表 2－164。

表 2－164　离子对参数

化合物	离子对/(m/z)	Fragmentor/V	Collision Energy/eV	备注
0～1.20 min，To waste				
1.20～2.10 min，To MS，ESI⁻，MRM 模式				
马尿酸	178.0→134.0	100	7	定量分析
	178.0→77.0	100	13	定性监测
对羟基苯甲酸	137.0→93.0	80	12	定量分析
	137.0→65.0	80	32	定性监测
2.10～2.85 min，To MS，ESI⁻，MRM 模式				
柚皮苷	579.1→270.9	225	33	定量分析
	579.1→150.6	225	46	定性监测
对羟基苯丙酸	165.0→137.1	90	15	定性监测
	165.0→121.1	90	7	定量分析
内标	275.1→165.0	120	13	定量分析
	275.1→137.0	120	25	定性监测
2.85～3.30 min，To MS，ESI⁻，MRM 模式				
柚皮素	270.9→150.6	100	12	定量分析
	270.9→119.0	100	25	定性监测
橙皮素	301.0→163.9	195	19	定量分析
	301.0→150.9	195	21	定性监测
芹菜素	269.0→150.6	150	20	定量分析
	269.0→117.0	150	36	定性监测
3.30～5.00 min，To waste				

2. 溶液的配制

（1）对照品储备液的配制。分别精密称取干燥至恒重的目标化合物柚皮苷（YPG）、柚皮素（YPS）、橙皮素（CPS）、芹菜素（QCS）、马尿酸（HA）、对羟基苯甲酸（4HBA）、对羟基苯丙酸（4HPPA）对照品适量，置于量瓶中，用甲醇溶解，50% 甲醇（V/V）定容，分别制成柚皮苷、柚皮素浓度为相应浓度的校正标样储备液。另平行 1 份制成质控样品储备液。4 ℃保存备用。

（2）内标（IS）溶液的配制。精密称取干燥至恒重的［2′,3′,5′,6′－D_4］－4,6,4′－三羟基二氢橙酮对照品适量，置 10 mL 棕色量瓶中，用甲醇溶解，50% 甲醇（V/V）定容，制成［2′,3′,5′,6′－D_4］－4,6,4′－三羟基二氢橙酮浓度为 1 mg/mL 的内标储备液，4 ℃保存备用。每批样品处理前，用乙腈将储备液稀释至 1.0 μg/mL，作为内标工作液。

（3）β－葡萄糖醛酸酶溶液的配制。精密称取 β－葡萄糖醛酸酶适量，用 0.2

mol/L 醋酸缓冲液（pH = 5.0）溶解，制成浓度为 20 U/μL 的 β – 葡萄糖醛酸酶溶液。

3. 样品的制备

（1）校正标样的制备。分别取柚皮苷、柚皮素、橙皮素、芹菜素校正标样储备液适量，按表 2 – 165 方法操作，用 50% 甲醇稀释成柚皮苷浓度分别为 0.05 μg/mL、0.1 μg/mL、0.4 μg/mL、1.5 μg/mL、5 μg/mL、10 μg/mL、16 μg/mL、20 μg/mL，柚皮素浓度分别为 0.5 μg/mL、1 μg/mL、4 μg/mL、15 μg/mL、50 μg/mL、100 μg/mL、160 μg/mL、200 μg/mL，橙皮素浓度分别为 0.05 μg/mL、0.1 μg/mL、0.4 μg/mL、1.5 μg/mL、5 μg/mL、10 μg/mL、16 μg/mL、20 μg/mL，芹菜素浓度分别为0.25 μg/mL、0.5 μg/mL、2 μg/mL、7.5 μg/mL、25 μg/mL、50 μg/mL、80 μg/mL、100 μg/mL 的校正标样工作液 1。

另取对羟基苯甲酸、马尿酸、对羟基苯丙酸校正标样储备液适量，按表 2 – 166 方法操作，用 50% 甲醇稀释成马尿酸浓度分别为 100 μg/mL、200 μg/mL、300 μg/mL、400 μg/mL、600 μg/mL、700 μg/mL、800 μg/mL、1000 μg/mL，对羟基苯甲酸浓度分别为 20 μg/mL、40 μg/mL、60 μg/mL、80 μg/mL、120 μg/mL、140 μg/mL、160 μg/mL、200 μg/mL，对羟基苯丙酸浓度分别为 200 μg/mL、400 μg/mL、600 μg/mL、800 μg/mL、1200 μg/mL、1400 μg/mL、1600 μg/mL、2000 μg/mL 的校正标样工作液 2。

取空白尿液基质 360 μL，然后分别加入相应浓度的校正标样工作液 1、2 各 20 μL，涡旋 5 min，制成柚皮苷浓度分别为 2.5 ng/mL、5 ng/mL、20 ng/mL、75 ng/mL、250 ng/mL、500 ng/mL、800 ng/mL、1000 ng/mL，柚皮素浓度分别为 25 ng/mL、50 ng/mL、200 ng/mL、750 ng/mL、2500 ng/mL、5000 ng/mL、8000 ng/mL、10000 ng/mL，橙皮素浓度分别为 2.5 ng/mL、5 ng/mL、20 ng/mL、75 ng/mL、250 ng/mL、500 ng/mL、800 ng/mL、1000 ng/mL，芹菜素浓度分别为 12.5 ng/mL、25 ng/mL、100 ng/mL、375 ng/mL、1250 ng/mL、2500 ng/mL、4000 ng/mL、5000 ng/mL，马尿酸浓度分别为 5 μg/mL、10 μg/mL、15 μg/mL、20 μg/mL、30 μg/mL、35 μg/mL、40 μg/mL、50 μg/mL，对羟基苯甲酸浓度分别为 1 μg/mL、2 μg/mL、3 μg/mL、4 μg/mL、6 μg/mL、7 μg/mL、8 μg/mL、10 μg/mL，对羟基苯丙酸浓度分别为 10 μg/mL、20 μg/mL、30 μg/mL、40 μg/mL、60 μg/mL、70 μg/mL、80 μg/mL、100 μg/mL 的校正标样。取上述样品 100 μL，平行 2 份，进行后续处理。每条标准曲线应随行制备空白样品（不含分析物和内标的处理过的基质样品）和零浓度样品（含内标的处理过的基质）。

表 2－165 校正标样工作液 1 的制备

原溶液				添加溶剂体积/μL	校正标样工作液	
原溶液编号	化合物	浓度/（μg·mL⁻¹）	计划获取体积/μL		浓度/（μg·mL⁻¹）	校正标样工作液编号
贮备液	YPG	1000	20	375	20	WS1_Line_8
贮备液	CPS	1000	20		20	
贮备液	QCS	260	385		100	
贮备液	YPS	1000	200		200	
WS1_Line_8	YPG	20	400	100	16	WS1_Line_7
	CPS	20			16	
	QCS	100			80	
	YPS	200			160	
WS1_Line_8	YPG	20	100	100	10	WS1_Line_6
	CPS	20			10	
	QCS	100			50	
	YPS	200			100	
WS1_Line_8	YPG	20	200	600	5	WS1_Line_5
	CPS	20			5	
	QCS	100			25	
	YPS	200			50	
WS1_Line_5	YPG	5	300	700	1. 5	WS1_Line_4
	CPS	5			1. 5	
	QCS	25			7. 5	
	YPS	50			15	
WS1_Line_5	YPG	5	100	900	0. 5	WS1_HB
	CPS	5			0. 5	
	QCS	25			2. 5	
	YPS	50			5	
WS1_Line_5	YPG	5	100	900	0. 5	WS1_HB
	CPS	5			0. 5	
	QCS	25			2. 5	
	YPS	50			5	

续上表

原溶液编号	原溶液 化合物	原溶液 浓度/（μg · mL⁻¹）	原溶液 计划获取体积/μL	添加溶剂体积/μL	校正标样工作液 浓度/（μg · mL⁻¹）	校正标样工作液 校正标样工作液编号
WS1_HB	YPG	0.5	400	100	0.4	WS1_Line_3
	CPS	0.5			0.4	
	QCS	2.5			2	
	YPS	5			4	
WS1_HB	YPG	0.5	100	400	0.1	WS1_Line_2
	CPS	0.5			0.1	
	QCS	2.5			0.5	
	YPS	5			1	
WS1_HB	YPG	0.5	100	900	0.05	WS1_Line_1
	CPS	0.5			0.05	
	QCS	2.5			0.25	
	YPS	5			0.5	

表 2－166　校正标样工作液 2 的制备

原溶液编号	原溶液 化合物	原溶液 浓度/（μg · mL⁻¹）	原溶液 计划获取体积/μL	添加溶剂体积/μL	校正标样工作液 浓度/（μg · mL⁻¹）	校正标样工作液 校正标样工作液编号
贮备液	4HBA	2000	50	0	200	WS2_Line_8
贮备液	HA	2000	250		1000	
贮备液	4HPPA	5000	200		2000	
WS2_Line_8	4HBA	200	80	20	160	WS2_Line_7
	HA	1000			800	
	4HPPA	2000			1600	
WS2_Line_8	4HBA	200	70	30	140	WS2_Line_6
	HA	1000			700	
	4HPPA	2000			1400	
WS2_Line_8	4HBA	200	60	40	120	WS2_Line_5
	HA	1000			600	
	4HPPA	2000			1200	

续上表

原溶液				添加溶剂体积/μL	校正标样工作液	
原溶液编号	化合物	浓度/（μg·mL^{-1}）	计划获取体积/μL		浓度/（μg·mL^{-1}）	校正标样工作液编号
WS2_Line_8	4HBA	200	80	120	80	WS2_Line_4
	HA	1000			400	
	4HPPA	2000			800	
WS2_Line_4	4HBA	80	60	20	60	WS2_Line_3
	HA	400			300	
	4HPPA	800			600	
WS2_Line_4	4HBA	80	50	50	40	WS2_Line_2
	HA	400			200	
	4HPPA	800			400	
WS2_Line_4	4HBA	80	20	60	20	WS2_Line_1
	HA	400			100	
	4HPPA	800			200	

（2）质控样品的制备。分别取柚皮苷、柚皮素、橙皮素、芹菜素质控样品储备液适量，按表 2 – 167 方法操作，用 50% 甲醇（*V/V*）稀释成柚皮苷浓度分别为 0. 15 μg/mL、3 μg/mL、15 μg/mL，柚皮素浓度分别为 1. 5 μg/mL、30 μg/mL、150 μg/mL，橙皮素浓度分别为 0. 15 μg/mL、3 μg/mL、15 μg/mL，芹菜素浓度分别为 0. 75 μg/mL、15 μg/mL、75 μg/mL 的质控样品工作液 1。

另取对羟基苯甲酸、马尿酸、对羟基苯丙酸质控样品储备液适量，按表 2 – 168 方法操作，用 50% 甲醇稀释成马尿酸浓度分别为 250 μg/mL、500 μg/mL、750 μg/mL，对羟基苯甲酸浓度分别为 50 μg/mL、100 μg/mL、150 μg/mL，对羟基苯丙酸浓度分别为 500 μg/mL、1000 μg/mL、1500 μg/mL 的质控样品工作液 2。

取空白组织匀浆基质 720 μL，然后分别加入相应浓度的质控样品工作液 1、2 各 40 μL，涡旋 5 min，制成柚皮苷浓度分别为 7. 5 ng/mL、150 ng/mL、750 ng/mL，柚皮素浓度分别为 75 ng/mL、1500 ng/mL、7500 ng/mL，橙皮素浓度分别为 7. 5 ng/mL、150 ng/mL、750 ng/mL，芹菜素浓度分别为 37. 5 ng/mL、750 ng/mL、3750 ng/mL，马尿酸浓度分别为 12. 5 μg/mL、25 μg/mL、37. 5 μg/mL，对羟基苯甲酸浓度分别为 2. 5 μg/mL、5 μg/mL、7. 5 μg/mL，对羟基苯丙酸浓度分别为 25 μg/mL、50 μg/mL、75 μg/mL 的质控样品。取上述样品 100 μL，平行 6 份，进行后续处理。

表 2-167 质控样品工作液 1 的制备

原溶液				添加溶剂体积/μL	校正标样工作液	
原溶液编号	化合物	浓度/(μg · mL⁻¹)	计划获取体积/μL		浓度/(μg · mL⁻¹)	校正标样工作液编号
贮备液	YPG	1000	15	532	15	WS1_QC_H
贮备液	CPS	1000	15		15	
贮备液	QCS	260	288		75	
贮备液	YPS	1000	150		150	
WS1_QC_H	YPG	15	200	800	3	WS1_QC_M
	CPS	15			3	
	QCS	75			15	
	YPS	150			30	
WS1_QC_M	YPG	3	50	950	0. 15	WS1_QC_L
	CPS	3			0. 15	
	QCS	15			0. 75	
	YPS	30			1. 5	

表 2-168 质控样品工作液 2 的制备

原溶液				添加溶剂体积/μL	校正标样工作液	
原溶液编号	化合物	浓度/(μg · mL⁻¹)	计划获取体积/μL		浓度/(μg · mL⁻¹)	校正标样工作液编号
贮备液	4HBA	2000	37. 5	125	150	WS2_QC_H
贮备液	HA	2000	187. 5		750	
贮备液	4HPPA	5000	150		1500	
WS2_QC_H	4HBA	150	100	50	100	WS2_QC_M
	HA	750			500	
	4HPPA	1500			1000	
WS2_QC_M	4HBA	100	100	100	50	WS2_QC_L
	HA	500			250	
	4HPPA	1000			500	

(3) 回收率样品工作液的制备。取 50% 甲醇 360 μL，然后分别加入相应浓度的质控样品工作液 1、2 各 20 μL，涡旋混匀，制成相应浓度的回收率样品工作液。

4. 样品的处理

（1）取校正标样、质控样品或空白基质（空白基质用于制备零浓度样品、空白样品及基质样品）100 μL 至聚丙烯小管中。如果样品需要稀释，取部分样品加入小管中，用空白基质稀释至合适浓度（稀释可靠性应予验证）。

（2）向所有小管中加入 β－葡萄糖醛酸酶溶液 10 μL（20 U/μL），混匀，37 ℃水浴 2 h。

（3）水浴后取出，向校正标样、质控样品、待测样品、零浓度样品、基质样品小管中加入内标工作液 200 μL，向空白样品中加入乙腈 200 μL。

（4）涡旋 3 min，13000 r/min 离心 20 min（25 ℃）。

（5）取上清液 10 μL 进样。

（三）实验结果

1. 选择性

空白基质样品、定量下限样品、给药后样品色谱图详见图 2－13、图 2－14，各样品中目标分析物和内标的响应值详见表 2－169。结果表明：6 个不同来源的空白基质中，干扰组分的响应低于目标分析物定量下限响应的 20.0%，并低于内标响应的 0.5%，符合生物样品定量分析方法要求，说明本试验采用的分析方法能够区分目标分析物和内标与基质的内源性组分或样品中的其他组分。

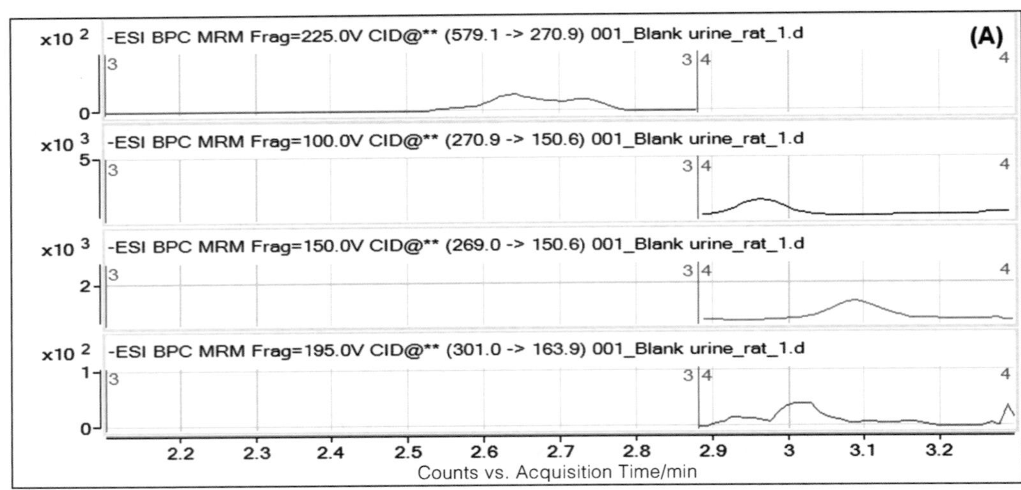

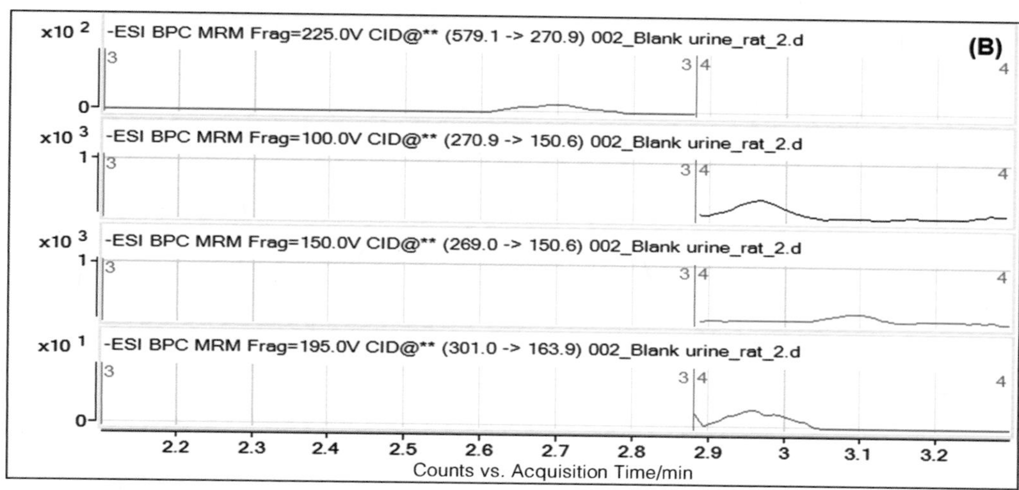
(B)
x10 2 -ESI BPC MRM Frag=225.0V CID@** (579.1 -> 270.9) 002_Blank urine_rat_2.d
x10 3 -ESI BPC MRM Frag=100.0V CID@** (270.9 -> 150.6) 002_Blank urine_rat_2.d
x10 3 -ESI BPC MRM Frag=150.0V CID@** (269.0 -> 150.6) 002_Blank urine_rat_2.d
x10 1 -ESI BPC MRM Frag=195.0V CID@** (301.0 -> 163.9) 002_Blank urine_rat_2.d
2.2 2.3 2.4 2.5 2.6 2.7 2.8 2.9 3 3.1 3.2
Counts vs. Acquisition Time/min

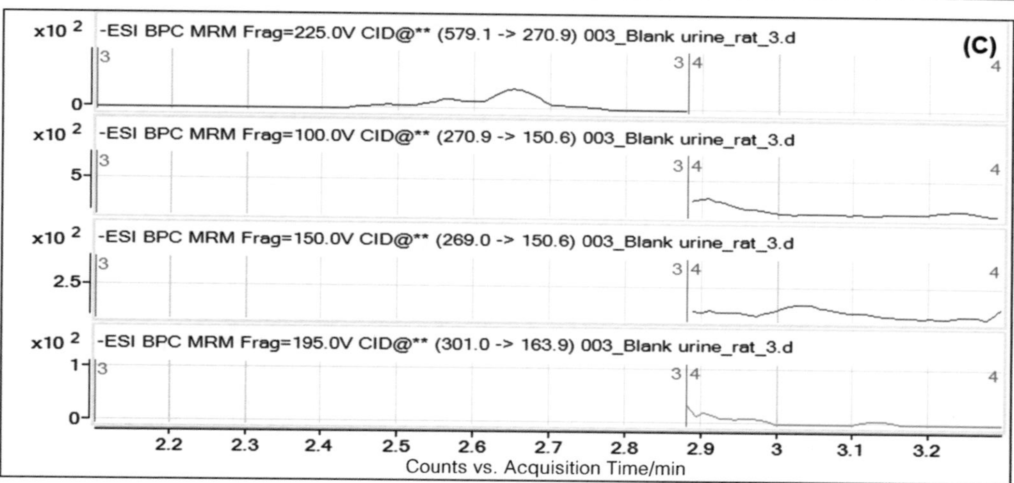
(C)
x10 2 -ESI BPC MRM Frag=225.0V CID@** (579.1 -> 270.9) 003_Blank urine_rat_3.d
x10 2 -ESI BPC MRM Frag=100.0V CID@** (270.9 -> 150.6) 003_Blank urine_rat_3.d
x10 2 -ESI BPC MRM Frag=150.0V CID@** (269.0 -> 150.6) 003_Blank urine_rat_3.d
x10 2 -ESI BPC MRM Frag=195.0V CID@** (301.0 -> 163.9) 003_Blank urine_rat_3.d
2.2 2.3 2.4 2.5 2.6 2.7 2.8 2.9 3 3.1 3.2
Counts vs. Acquisition Time/min

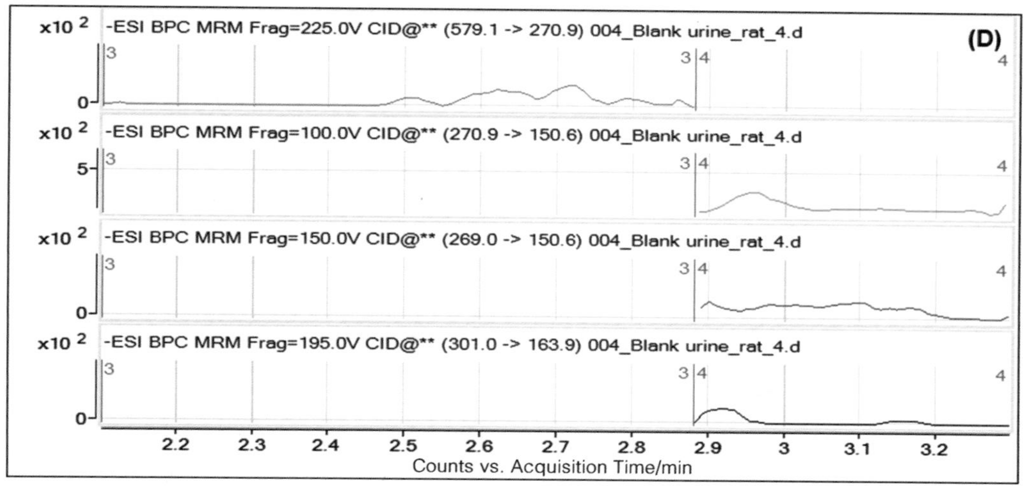
(D)
x10 2 -ESI BPC MRM Frag=225.0V CID@** (579.1 -> 270.9) 004_Blank urine_rat_4.d
x10 2 -ESI BPC MRM Frag=100.0V CID@** (270.9 -> 150.6) 004_Blank urine_rat_4.d
x10 2 -ESI BPC MRM Frag=150.0V CID@** (269.0 -> 150.6) 004_Blank urine_rat_4.d
x10 2 -ESI BPC MRM Frag=195.0V CID@** (301.0 -> 163.9) 004_Blank urine_rat_4.d
2.2 2.3 2.4 2.5 2.6 2.7 2.8 2.9 3 3.1 3.2
Counts vs. Acquisition Time/min

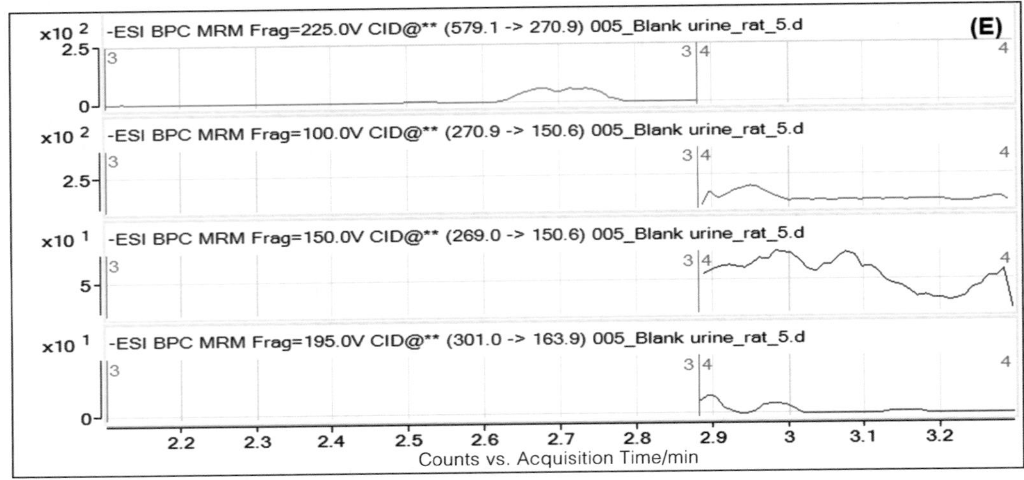
(E)
x10 2 -ESI BPC MRM Frag=225.0V CID@** (579.1 -> 270.9) 005_Blank urine_rat_5.d
x10 2 -ESI BPC MRM Frag=100.0V CID@** (270.9 -> 150.6) 005_Blank urine_rat_5.d
x10 1 -ESI BPC MRM Frag=150.0V CID@** (269.0 -> 150.6) 005_Blank urine_rat_5.d
x10 1 -ESI BPC MRM Frag=195.0V CID@** (301.0 -> 163.9) 005_Blank urine_rat_5.d
Counts vs. Acquisition Time/min

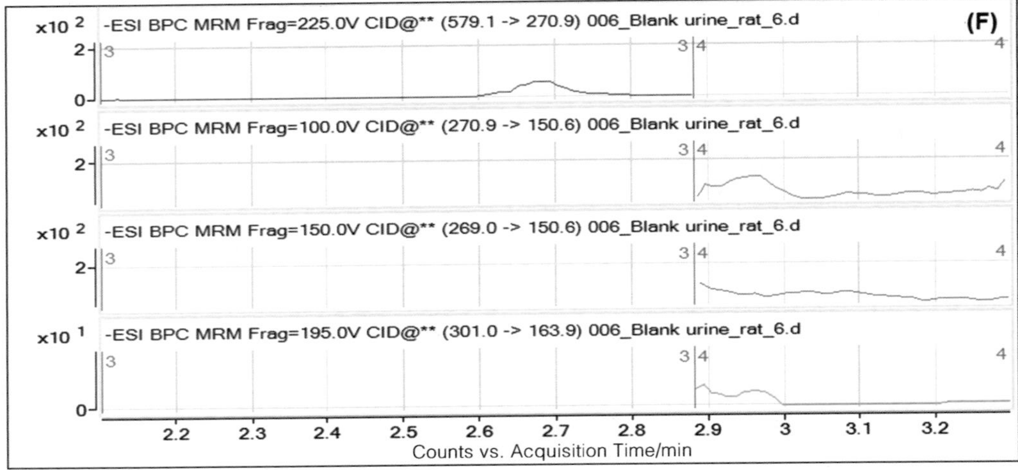
(F)
x10 2 -ESI BPC MRM Frag=225.0V CID@** (579.1 -> 270.9) 006_Blank urine_rat_6.d
x10 2 -ESI BPC MRM Frag=100.0V CID@** (270.9 -> 150.6) 006_Blank urine_rat_6.d
x10 2 -ESI BPC MRM Frag=150.0V CID@** (269.0 -> 150.6) 006_Blank urine_rat_6.d
x10 1 -ESI BPC MRM Frag=195.0V CID@** (301.0 -> 163.9) 006_Blank urine_rat_6.d
Counts vs. Acquisition Time/min

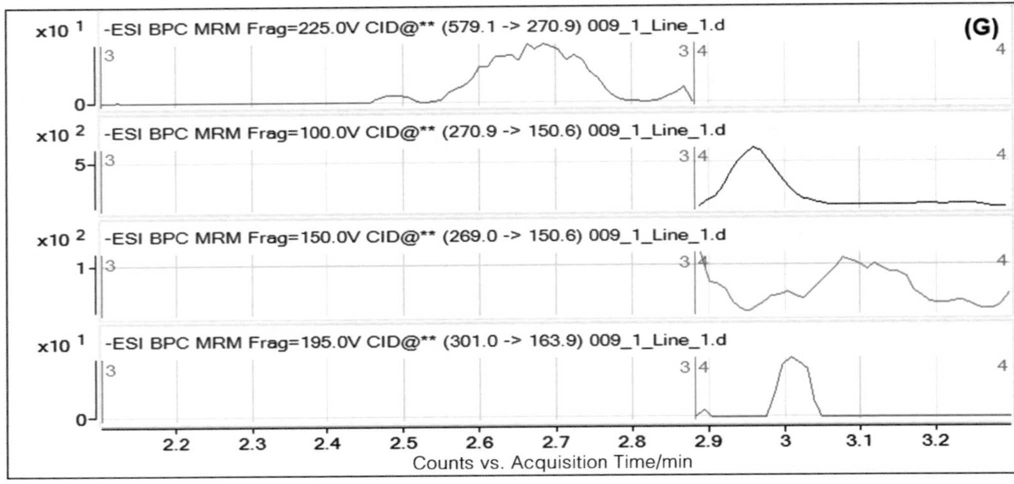
(G)
x10 1 -ESI BPC MRM Frag=225.0V CID@** (579.1 -> 270.9) 009_1_Line_1.d
x10 2 -ESI BPC MRM Frag=100.0V CID@** (270.9 -> 150.6) 009_1_Line_1.d
x10 2 -ESI BPC MRM Frag=150.0V CID@** (269.0 -> 150.6) 009_1_Line_1.d
x10 1 -ESI BPC MRM Frag=195.0V CID@** (301.0 -> 163.9) 009_1_Line_1.d
Counts vs. Acquisition Time/min

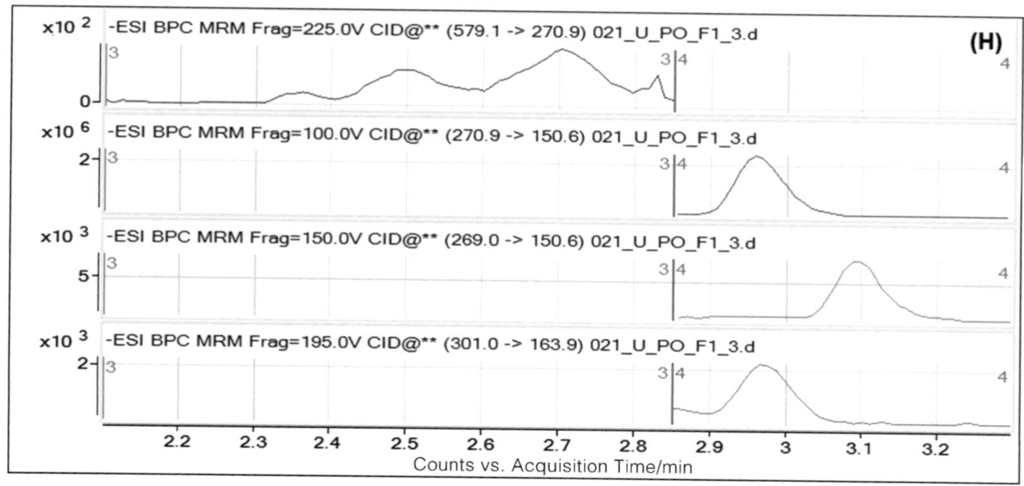

图2-13　大鼠尿液样本中 YPG、YPS、QCS 及 CPS 的提取离子流色谱图

（A）～（F）6 个不同来源的空白基质样品；（G）定量下限样品；（H）给药后样品。

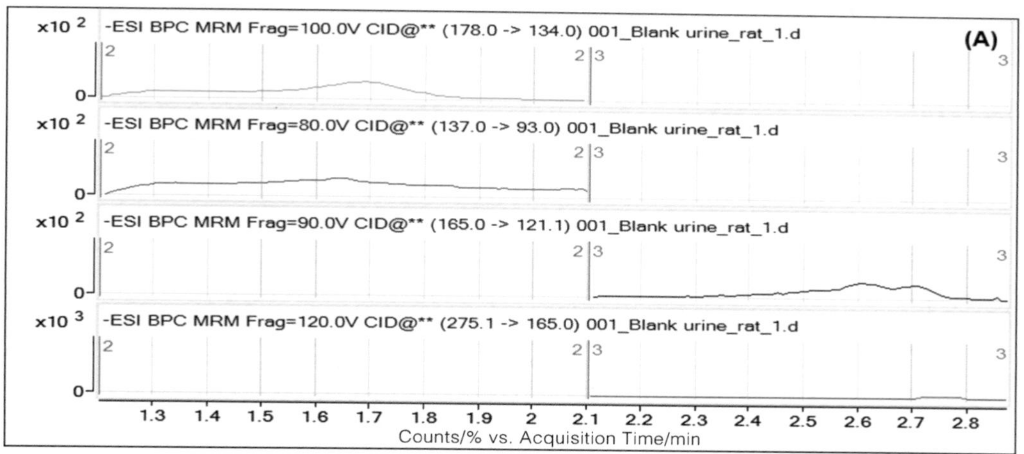

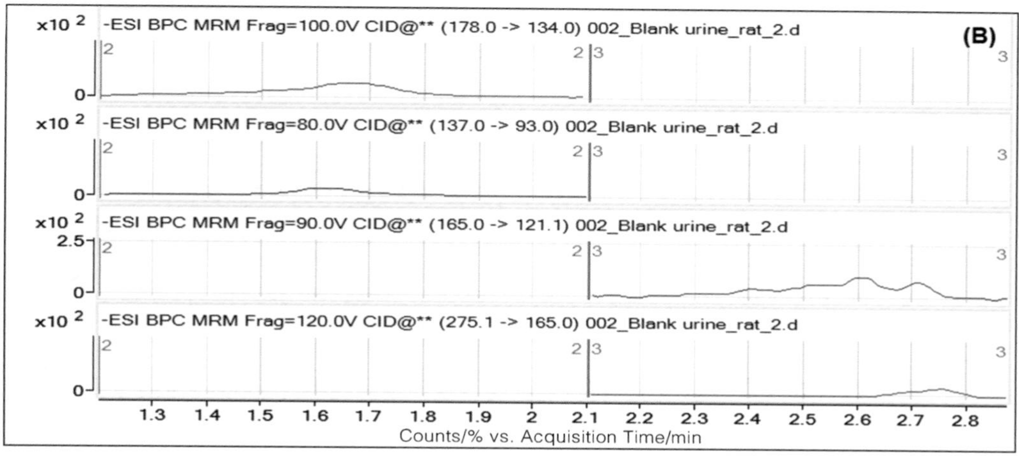

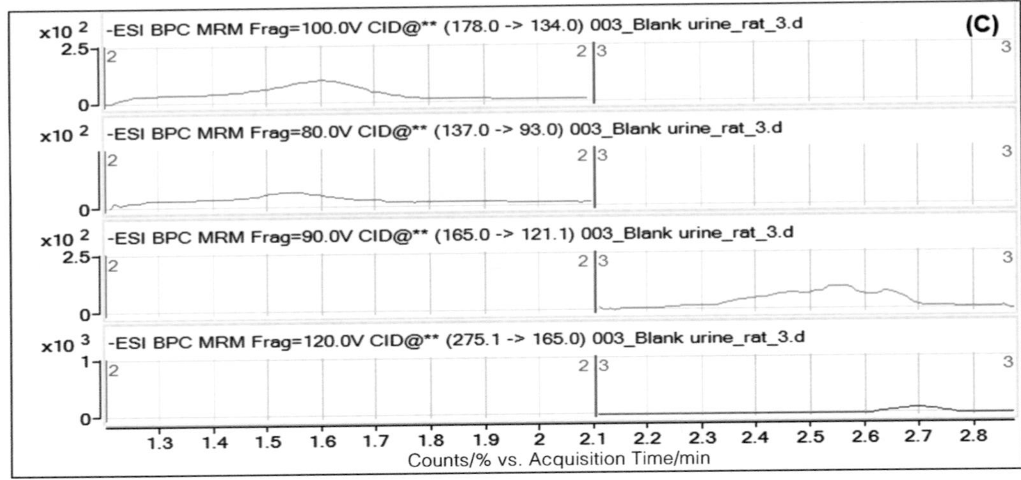
(C)
-ESI BPC MRM Frag=100.0V CID@** (178.0 -> 134.0) 003_Blank urine_rat_3.d
-ESI BPC MRM Frag=80.0V CID@** (137.0 -> 93.0) 003_Blank urine_rat_3.d
-ESI BPC MRM Frag=90.0V CID@** (165.0 -> 121.1) 003_Blank urine_rat_3.d
-ESI BPC MRM Frag=120.0V CID@** (275.1 -> 165.0) 003_Blank urine_rat_3.d
Counts/% vs. Acquisition Time/min

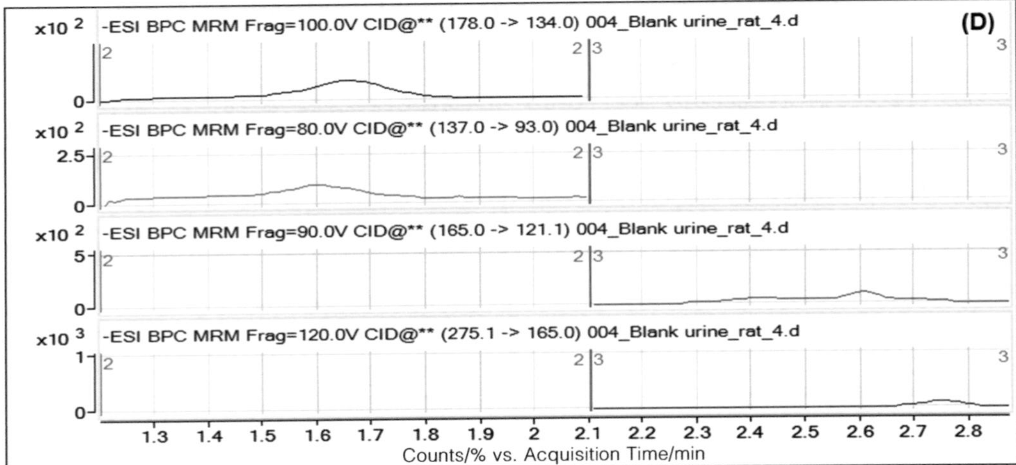
(D)
-ESI BPC MRM Frag=100.0V CID@** (178.0 -> 134.0) 004_Blank urine_rat_4.d
-ESI BPC MRM Frag=80.0V CID@** (137.0 -> 93.0) 004_Blank urine_rat_4.d
-ESI BPC MRM Frag=90.0V CID@** (165.0 -> 121.1) 004_Blank urine_rat_4.d
-ESI BPC MRM Frag=120.0V CID@** (275.1 -> 165.0) 004_Blank urine_rat_4.d
Counts/% vs. Acquisition Time/min

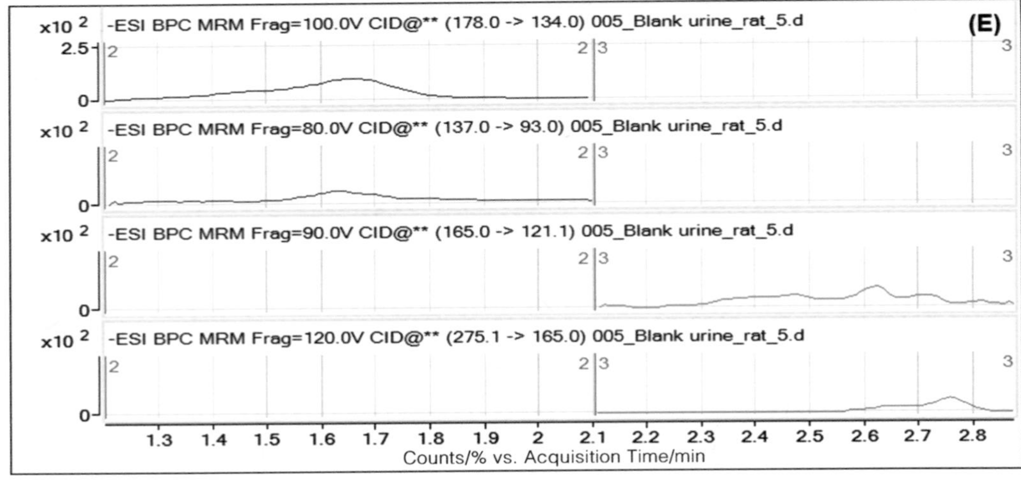
(E)
-ESI BPC MRM Frag=100.0V CID@** (178.0 -> 134.0) 005_Blank urine_rat_5.d
-ESI BPC MRM Frag=80.0V CID@** (137.0 -> 93.0) 005_Blank urine_rat_5.d
-ESI BPC MRM Frag=90.0V CID@** (165.0 -> 121.1) 005_Blank urine_rat_5.d
-ESI BPC MRM Frag=120.0V CID@** (275.1 -> 165.0) 005_Blank urine_rat_5.d
Counts/% vs. Acquisition Time/min

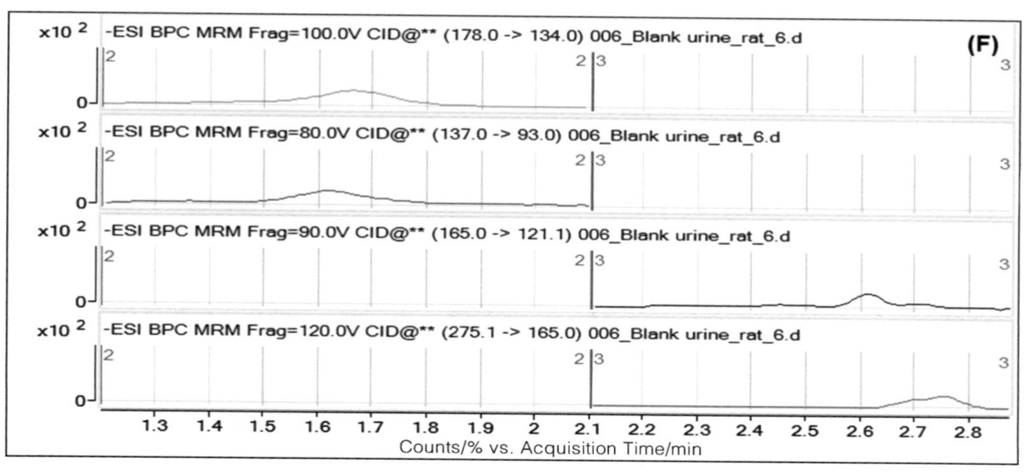

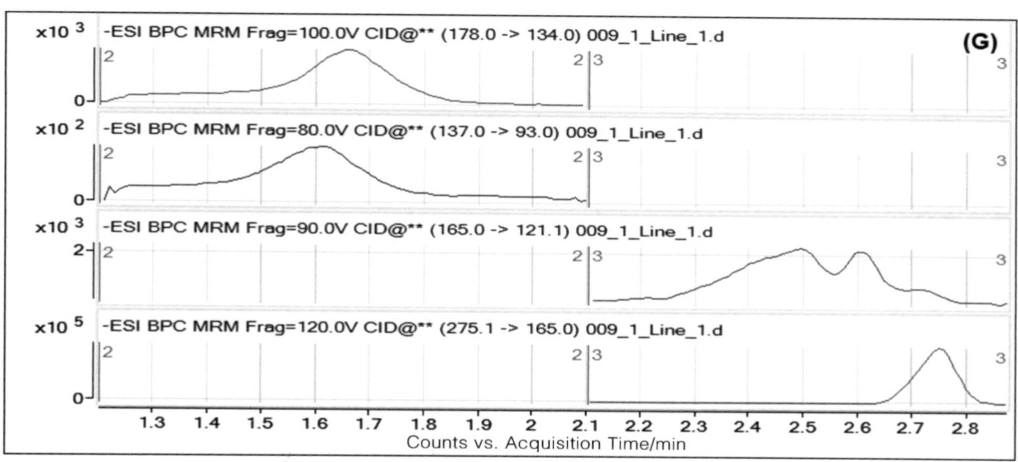

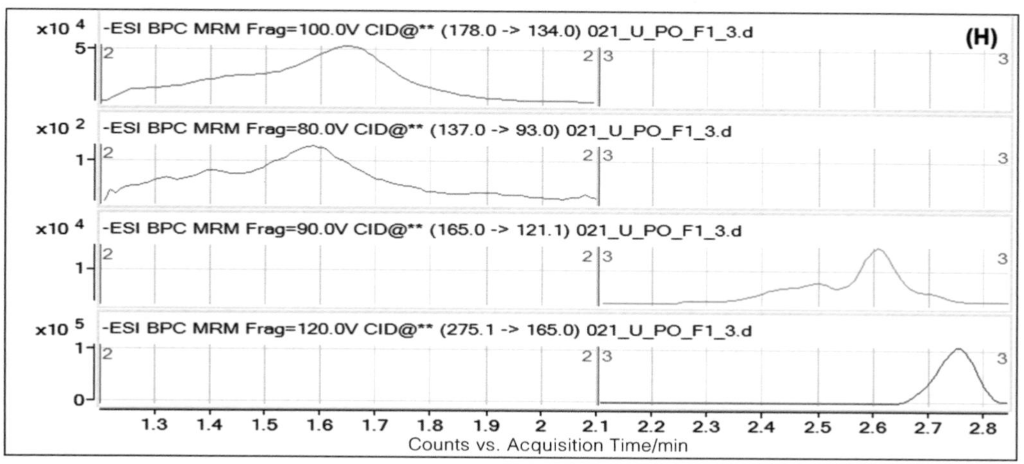

图2－14　大鼠尿液样本中 HA、4HBA、4HPPA 及 IS 的提取离子流色谱图

（A）～（F）6 个不同来源的空白基质样品；（G）定量下限样品；（H）给药后样品。

表 2－169　各样品中目标分析物和内标的响应值

样品	YPG	YPS	CPS	QCS	HA	4HBA	4HPPA	IS
空白基质－1	135	432	未检出	101	9857	788	5602	1278
空白基质－2	111	530	未检出	104	9313	761	3017	896
空白基质－3	125	298	未检出	93	7261	680	5042	1544
空白基质－4	104	459	未检出	83	10934	797	5888	983
空白基质－5	118	372	8	未检出	12754	663	5475	1575
空白基质－6	146	221	未检出	86	8887	890	2272	1214
定量下限样品	773	2753	43	528	68362	4580	31238	519266
残留	107	471	未检出	58	5347	526	5657	1647

2. 残留

结果（表 2－169）表明：注射高浓度样品后，空白样品进样中的残留低于目标分析物定量下限响应的 18.5%，并低于内标响应的 0.5%，符合生物样品定量分析方法要求。

3. 标准曲线范围与定量下限

本试验中柚皮苷、柚皮素、橙皮素、芹菜素、马尿酸、对羟基苯甲酸、对羟基苯丙酸校正标样储备液的浓度分别为 1.040 mg/mL、1.077 mg/mL、1.022 mg/mL、0.2600 mg/mL、2.230 mg/mL、2.196 mg/mL、5.100 mg/mL。

以目标分析物峰面积与内标峰面积之比为纵坐标 Y、目标成分浓度为横坐标 X 进行线性回归（权重系数为 $1/X$），得线性回归方程如下：

柚皮苷：$Y=129.5X+303.6$（$r=0.9993$）

柚皮素：$Y=115.5X-758.0$（$r=0.9989$）

橙皮素：$Y=24.7X+4.7$（$r=0.9986$）

芹菜素：$Y=39.2X+79.0$（$r=0.9995$）

马尿酸：$Y=2621.5X+54215.3$（$r=0.9966$）

对羟基苯甲酸：$Y=2368.3X+2391.1$（$r=0.9979$）

对羟基苯丙酸：$Y=911.5X+25749.8$（$r=0.9960$）

结果表明：尿液中的柚皮苷在 2.470 ～ 988.0 ng/mL、柚皮素在 26.80 ～ 10720 ng/mL、橙皮素在 2.427 ～970.9 ng/mL、芹菜素在 12.46 ～4986 ng/mL、马尿酸在 5.575 ～55.75 μg/mL、对羟基苯甲酸在 1.087 ～10.87 μg/mL、对羟基苯丙酸在 9.996 ～99.96 μg/mL 浓度范围内线性关系良好，准确度高（表 2－170 ～ 表 2－176）。

表 2－170　大鼠尿液校正标样中柚皮苷的准确度

浓度水平		1	2	3	4	5	6	7	8
浓度/	真实值	2.470	4.940	19.76	74.10	247.0	494.0	790.4	988.0
($ng \cdot mL^{-1}$)	测得值	2.725	4.719	18.12	79.14	233.6	476.1	714.3	882.4
准确度/%		110.3	95.5	91.7	106.8	94.6	96.4	90.4	89.3

表 2－171　大鼠尿液校正标样中柚皮素的准确度

浓度水平		1	2	3	4	5	6	7	8
浓度/	真实值	26.80	53.60	214.4	804.0	2680	5360	8576	10720
($ng \cdot mL^{-1}$)	测得值	29.73	49.27	191.0	768.9	2502	5300	7957	9756
准确度/%		110.9	91.9	89.1	95.6	93.4	98.9	92.8	91.0

表 2－172　大鼠尿液校正标样中橙皮素的准确度

浓度水平		1	2	3	4	5	6	7	8
浓度/	真实值	2.427	4.854	19.42	72.82	242.7	485.4	776.7	970.9
($ng \cdot mL^{-1}$)	测得值	2.068	4.278	18.96	81.19	243.8	470.9	727.9	900.1
准确度/%		85.2	88.1	97.6	111.5	100.5	97.0	93.7	92.7

表 2－173　大鼠尿液校正标样中芹菜素的准确度

浓度水平		1	2	3	4	5	6	7	8
浓度/	真实值	12.46	24.93	99.72	374.0	1246	2493	3989	4986
($ng \cdot mL^{-1}$)	测得值	14.37	23.88	100.4	386.3	1197	2574	3734	4576
准确度/%		115.3	95.8	100.7	103.3	96.0	103.2	93.6	91.8

表 2－174　大鼠尿液校正标样中马尿酸的准确度

浓度水平		1	2	3	4	5	6	7	8
浓度/	真实值	5.575	11.15	16.72	22.30	33.45	39.02	44.60	55.75
($ng \cdot mL^{-1}$)	测得值	6.392	10.37	17.76	21.52	33.40	38.84	43.73	58.13
准确度/%		114.7	93.0	106.2	96.5	99.8	99.5	98.0	104.3

表 2－175　大鼠尿液校正标样中对羟基苯甲酸的准确度

浓度水平		1	2	3	4	5	6	7	8
浓度/	真实值	1.087	2.174	3.261	4.348	6.522	7.609	8.696	10.87
($ng \cdot mL^{-1}$)	测得值	1.232	1.972	3.141	4.775	6.437	7.656	8.442	10.89
准确度/%		113.4	90.7	96.3	109.8	98.7	100.6	97.1	100.2

表 2－176 大鼠尿液校正标样中对羟基苯丙酸的准确度

浓度水平		1	2	3	4	5	6	7	8
浓度/(ng·mL⁻¹)	真实值	9.996	19.99	29.99	39.98	59.98	69.97	79.97	99.96
	测得值	9.669	20.76	29.32	38.88	58.20	71.18	74.75	93.22
准确度/%		96.7	103.9	97.8	97.2	97.0	101.7	93.5	93.3

4. 准确度和精密度

本试验中柚皮苷、柚皮素、橙皮素、芹菜素、马尿酸、对羟基苯甲酸、对羟基苯丙酸质控样品储备液的浓度分别为 1.052 mg/mL、1.068 mg/mL、1.020 mg/mL、0.250 mg/mL、2.204 mg/mL、2.172 mg/mL、5.076 mg/mL。

结果（表 2－177 ～ 表 2－183）表明：各目标化合物的批内、批间准确度和精密度均符合生物样品定量分析方法要求。

表 2－177 大鼠尿液分析方法中柚皮苷的准确度和精密度

真实值/(ng·mL⁻¹)	批次		测得值/(ng·mL⁻¹) 及准确度/% 1	2	3	4	5	6	平均值	批内精密度/%	批间准确度/%	批间精密度/%
2.470	1	测得值	2.169	2.635	2.353	2.661	2.799	2.823	2.573	10.1	101.4	11.0
		准确度	87.8	106.7	95.3	107.7	113.3	114.3	104.2			
	2	测得值	2.867	2.695	2.782	2.477	2.231	2.250	2.550	10.7		
		准确度	116.1	109.1	112.6	100.3	90.3	91.1	103.3			
	3	测得值	2.791	2.373	2.713	2.046	2.251	2.151	2.388	12.7		
		准确度	113.0	96.1	109.8	82.8	91.1	87.1	96.7			
7.496	1	测得值	7.008	7.914	8.540	7.423	7.935	7.973	7.799	6.7	97.6	10.0
		准确度	93.5	105.6	113.9	99.0	105.9	106.4	104.0			
	2	测得值	6.530	6.090	7.108	6.464	7.610	8.168	6.995	11.2		
		准确度	87.1	81.2	94.8	86.2	101.5	109.0	93.3			
	3	测得值	6.188	7.284	7.386	6.872	8.298	6.936	7.161	9.8		
		准确度	82.6	97.2	98.5	91.7	110.7	92.5	95.5			
149.9	1	测得值	138.0	136.4	131.9	134.4	131.8	139.1	135.3	2.3	94.7	7.1
		准确度	92.1	91.0	88.0	89.7	87.9	92.8	90.2			
	2	测得值	136.9	129.4	131.7	139.2	136.6	139.5	135.6	3.0		
		准确度	91.3	86.3	87.9	92.9	91.1	93.1	90.4			
	3	测得值	155.8	155.8	160.2	153.9	149.6	154.7	155.0	2.2		
		准确度	103.9	103.9	106.9	102.7	99.8	103.2	103.4			

续上表

真实值/(ng·mL⁻¹)	批次		1	2	3	4	5	6	平均值	批内精密度/%	批间准确度/%	批间精密度/%
			测得值/(ng·mL⁻¹) 及准确度/%									
749.6	1	测得值	682.5	709.2	695.8	679.9	702.9	708.3	696.4	1.8	100.3	7.3
		准确度	91.0	94.6	92.8	90.7	93.8	94.5	92.9			
	2	测得值	768.1	738.6	734.8	724.6	733.2	735.9	739.2	2.0		
		准确度	102.5	98.5	98.0	96.7	97.8	98.2	98.6			
	3	测得值	827.9	821.9	828.6	846.6	783.4	809.5	819.7	2.6		
		准确度	110.4	109.6	110.5	112.9	104.5	108.0	109.3			

表2-178　大鼠尿液分析方法中柚皮素的准确度和精密度

真实值/(ng·mL⁻¹)	批次		1	2	3	4	5	6	平均值	批内精密度/%	批间准确度/%	批间精密度/%
			测得值/(ng·mL⁻¹) 及准确度/%									
26.80	1	测得值	31.80	28.24	28.58	29.44	29.66	30.87	29.77	4.6	112.2	5.0
		准确度	118.7	105.4	106.6	109.9	110.7	115.2	111.1			
	2	测得值	32.00	30.24	30.82	29.44	29.12	32.68	30.72	4.6		
		准确度	119.4	112.8	115.0	109.9	108.7	121.9	114.6			
	3	测得值	32.39	29.03	29.73	30.64	29.38	27.04	29.70	6.0		
		准确度	120.9	108.3	110.9	114.3	109.6	100.9	110.8			
79.72	1	测得值	75.13	75.27	71.29	75.89	66.72	68.98	72.21	5.3	90.3	5.3
		准确度	94.2	94.4	89.4	95.2	83.7	86.5	90.6			
	2	测得值	70.76	74.20	75.54	69.21	70.62	66.43	71.13	4.7		
		准确度	88.8	93.1	94.8	86.8	88.6	83.3	89.2			
	3	测得值	81.37	68.22	73.38	72.17	69.14	71.97	72.71	6.4		
		准确度	102.1	85.6	92.0	90.5	86.7	90.3	91.2			
1594	1	测得值	1506	1474	1453	1415	1471	1505	1471	2.3	96.4	5.5
		准确度	94.5	92.5	91.2	88.8	92.3	94.4	92.3			
	2	测得值	1463	1473	1485	1504	1517	1508	1492	1.4		
		准确度	91.8	92.4	93.2	94.4	95.2	94.6	93.6			
	3	测得值	1663	1640	1664	1656	1636	1628	1648	0.9		
		准确度	104.3	102.9	104.4	103.9	102.6	102.1	103.4			

续上表

真实值/(ng·mL⁻¹)	批次		测得值/(ng·mL⁻¹)及准确度/%						平均值	批内精密度/%	批间准确度/%	批间精密度/%
			1	2	3	4	5	6				
7972	1	测得值	8099	8160	7634	7958	8136	8101	8015	2.5	103.7	3.6
		准确度	101.6	102.4	95.8	99.8	102.1	101.6	100.5			
	2	测得值	8277	8199	8089	8385	8224	8632	8301	2.3		
		准确度	103.8	102.8	101.5	105.2	103.2	108.3	104.1			
	3	测得值	8712	8559	8600	8801	8236	8054	8494	3.4		
		准确度	109.3	107.4	107.9	110.4	103.3	101.0	106.5			

表 2－179　大鼠尿液分析方法中橙皮素的准确度和精密度

真实值/(ng·mL⁻¹)	批次		测得值/(ng·mL⁻¹)及准确度/%						平均值	批内精密度/%	批间准确度/%	批间精密度/%
			1	2	3	4	5	6				
2.427	1	测得值	2.727	2.557	2.601	#	2.778	2.002	2.533	12.2	105.7	8.9
		准确度	112.4	105.4	107.2	#	114.5	82.5	104.4			
	2	测得值	2.827	2.421	2.302	2.729	2.421	2.844	2.591	9.1		
		准确度	116.5	99.8	94.8	112.4	99.8	117.2	106.7			
	3	测得值	2.328	2.545	2.873	2.575	2.511	2.582	2.569	6.8		
		准确度	95.9	104.9	118.4	106.1	103.5	106.4	105.9			
7.268	1	测得值	7.735	6.245	7.735	7.233	8.016	5.392	7.059	14.6	98.3	12.3
		准确度	106.4	85.9	106.4	99.5	110.3	74.2	97.1			
	2	测得值	7.856	5.925	6.808	7.588	6.054	6.378	6.768	11.9		
		准确度	108.1	81.5	93.7	104.4	83.3	87.8	93.1			
	3	测得值	6.265	7.452	7.717	8.203	8.045	7.936	7.603	9.3		
		准确度	86.2	102.5	106.2	112.9	110.7	109.2	104.6			
145.4	1	测得值	154.5	151.2	145.7	160.2	149.4	145.4	151.1	3.7	103.6	7.7
		准确度	106.3	104.0	100.2	110.2	102.8	100.0	103.9			
	2	测得值	121.1	136.4	134.4	146.1	149.1	148.9	139.3	7.8		
		准确度	83.3	93.8	92.4	100.5	102.5	102.4	95.8			
	3	测得值	159.8	162.1	161.4	154.3	165.4	165.3	161.4	2.5		
		准确度	109.9	111.5	111.0	106.1	113.8	113.7	111.0			

续上表

真实值/(ng·mL^{-1})	批次		测得值/(ng·mL^{-1})及准确度/% 1	2	3	4	5	6	平均值	批内精密度/%	批间准确度/%	批间精密度/%
726.8	1	测得值	753.1	756.7	771.3	673.3	772.5	765.6	748.8	5.0	103.4	5.9
		准确度	103.6	104.1	106.1	92.6	106.3	105.3	103.0			
	2	测得值	747.9	672.3	711.4	720.3	704.6	731.4	714.7	3.6		
		准确度	102.9	92.5	97.9	99.1	96.9	100.6	98.3			
	3	测得值	782.6	756.6	816.3	847.2	770.6	769.2	790.4	4.4		
		准确度	107.7	104.1	112.3	116.6	106.0	105.8	108.8			

注：#该样品因目标化合物色谱峰保留时间漂移而无法积分。

表2－180　大鼠尿液分析方法中芹菜素的准确度和精密度

真实值/(ng·mL^{-1})	批次		测得值/(ng·mL^{-1})及准确度/% 1	2	3	4	5	6	平均值	批内精密度/%	批间准确度/%	批间精密度/%
12.46	1	测得值	13.17	12.07	13.01	11.68	13.65	13.64	12.87	6.4	102.4	8.2
		准确度	105.7	96.9	104.4	93.7	109.6	109.5	103.3			
	2	测得值	13.04	11.71	10.37	13.04	11.34	12.83	12.06	9.1		
		准确度	104.7	94.0	83.2	104.7	91.0	103.0	96.7			
	3	测得值	13.92	12.12	14.14	14.03	12.27	13.70	13.36	6.9		
		准确度	111.7	97.3	113.5	112.6	98.5	110.0	107.2			
35.95	1	测得值	32.51	33.65	37.78	31.81	32.69	36.62	34.18	7.1	95.2	6.9
		准确度	90.4	93.6	105.1	88.5	90.9	101.9	95.1			
	2	测得值	37.23	30.73	32.17	32.83	34.55	35.30	33.80	7.0		
		准确度	103.6	85.5	89.5	91.3	96.1	98.2	94.0			
	3	测得值	38.73	36.24	35.49	31.70	32.85	33.20	34.70	7.5		
		准确度	107.7	100.8	98.7	88.2	91.4	92.4	96.5			
719.0	1	测得值	725.2	736.2	708.6	736.6	715.9	702.7	720.9	2.0	103.5	5.1
		准确度	100.9	102.4	98.6	102.4	99.6	97.7	100.3			
	2	测得值	720.1	702.7	704.4	700.7	749.6	746.8	720.7	3.1		
		准确度	100.2	97.7	98.0	97.5	104.3	103.9	100.2			
	3	测得值	802.7	776.6	800.0	787.7	777.6	803.9	791.4	1.6		
		准确度	111.6	108.0	111.3	109.6	108.2	111.8	110.1			

续上表

真实值/(ng·mL⁻¹)	批次		测得值/(ng·mL^{-1})及准确度/% 1	2	3	4	5	6	平均值	批内精密度/%	批间准确度/%	批间精密度/%
3595	1	测得值	3697	3800	3841	3785	3707	3789	3770	1. 5	105. 6	2. 3
		准确度	102. 8	105. 7	106. 8	105. 3	103. 1	105. 4	104. 9			
	2	测得值	3744	3747	3661	3746	3786	3800	3747	1. 3		
		准确度	104. 1	104. 2	101. 8	104. 2	105. 3	105. 7	104. 2			
	3	测得值	3936	3922	3798	4004	3821	3729	3868	2. 6		
		准确度	109. 5	109. 1	105. 6	111. 4	106. 3	103. 7	107. 6			

表2－181　大鼠尿液分析方法中马尿酸的准确度和精密度

真实值/(μg·mL^{-1})	批次		测得值/(μg·mL^{-1})及准确度/% 1	2	3	4	5	6	平均值	批内精密度/%	批间准确度/%	批间精密度/%
5. 575	1	测得值	5. 176	5. 415	6. 129	4. 775	5. 410	4. 611	5. 253	10. 3	100. 9	9. 7
		准确度	92. 8	97. 1	109. 9	85. 7	97. 0	82. 7	94. 2			
	2	测得值	6. 081	5. 913	5. 323	5. 758	5. 806	6. 352	5. 872	5. 9		
		准确度	109. 1	106. 1	95. 5	103. 3	104. 1	113. 9	105. 3			
	3	测得值	5. 118	5. 866	6. 421	5. 674	6. 365	5. 051	5. 749	10. 2		
		准确度	91. 8	105. 2	115. 2	101. 8	114. 2	90. 6	103. 1			
13. 78	1	测得值	12. 04	13. 58	13. 04	13. 23	12. 46	12. 73	12. 85	4. 3	96. 0	8. 0
		准确度	87. 4	98. 5	94. 6	96. 0	90. 4	92. 4	93. 2			
	2	测得值	14. 85	12. 39	16. 20	13. 92	12. 91	13. 42	13. 95	10. 0		
		准确度	107. 8	89. 9	117. 6	101. 0	93. 7	97. 4	101. 2			
	3	测得值	12. 12	12. 37	12. 40	13. 88	12. 71	13. 90	12. 90	6. 1		
		准确度	88. 0	89. 8	90. 0	100. 7	92. 2	100. 9	93. 6			
27. 55	1	测得值	29. 89	27. 63	29. 10	25. 94	29. 62	30. 00	28. 70	5. 6	105. 9	4. 9
		准确度	108. 5	100. 3	105. 6	94. 2	107. 5	108. 9	104. 2			
	2	测得值	31. 12	30. 16	32. 32	29. 68	29. 52	29. 49	30. 38	3. 7		
		准确度	113. 0	109. 5	117. 3	107. 7	107. 2	107. 0	110. 3			
	3	测得值	28. 62	27. 87	28. 56	28. 52	27. 72	29. 50	28. 47	2. 2		
		准确度	103. 9	101. 2	103. 7	103. 5	100. 6	107. 1	103. 3			

续上表

真实值/(μg·mL⁻¹)	批次		测得值/(μg·mL⁻¹)及准确度/%						平均值	批内精密度/%	批间准确度/%	批间精密度/%
			1	2	3	4	5	6				
41.32	1	测得值	44.42	44.03	38.96	41.15	43.73	42.57	42.48	4.9	105.4	6.9
		准确度	107.5	106.6	94.3	99.6	105.8	103.0	102.8			
	2	测得值	44.53	42.33	42.21	48.07	46.55	45.83	44.92	5.2		
		准确度	107.8	102.4	102.2	116.3	112.7	110.9	108.7			
	3	测得值	48.23	47.62	42.64	39.94	42.84	37.98	43.21	9.4		
		准确度	116.7	115.2	103.2	96.7	103.7	91.9	104.6			

表2-182 大鼠尿液分析方法中对羟基苯甲酸的准确度和精密度

真实值/(μg·mL⁻¹)	批次		测得值/(μg·mL⁻¹)及准确度/%						平均值	批内精密度/%	批间准确度/%	批间精密度/%
			1	2	3	4	5	6				
1.087	1	测得值	1.222	0.9608	1.005	1.067	0.9429	0.9821	1.030	10.0	98.3	8.9
		准确度	112.4	88.4	92.5	98.2	86.7	90.3	94.8			
	2	测得值	1.178	1.102	0.9503	0.9403	1.241	1.012	1.071	11.5		
		准确度	108.4	101.4	87.4	86.5	114.2	93.1	98.5			
	3	测得值	1.041	1.081	1.131	1.153	1.125	1.104	1.106	3.6		
		准确度	95.8	99.4	104.0	106.1	103.5	101.6	101.7			
2.688	1	测得值	2.499	2.453	2.426	2.341	2.374	2.517	2.435	2.8	91.3	6.1
		准确度	93.0	91.3	90.3	87.1	88.3	93.6	90.6			
	2	测得值	2.588	2.353	2.491	2.659	2.244	2.399	2.456	6.3		
		准确度	96.3	87.5	92.7	98.9	83.5	89.2	91.4			
	3	测得值	2.425	2.375	2.346	2.910	2.343	2.450	2.475	8.8		
		准确度	90.2	88.4	87.3	108.3	87.2	91.1	92.1			
5.375	1	测得值	5.389	5.800	5.412	5.512	5.515	5.455	5.514	2.7	100.7	5.5
		准确度	100.3	107.9	100.7	102.5	102.6	101.5	102.6			
	2	测得值	5.657	5.477	5.529	5.636	5.269	5.874	5.574	3.6		
		准确度	105.2	101.9	102.9	104.9	98.0	109.3	103.7			
	3	测得值	5.415	5.029	5.394	4.961	5.440	4.631	5.145	6.3		
		准确度	100.7	93.6	100.4	92.3	101.2	86.2	95.7			

续上表

真实值/(μg·mL⁻¹)	批次	测得值/(μg·mL⁻¹) 及准确度/%	1	2	3	4	5	6	平均值	批内精密度/%	批间准确度/%	批间精密度/%
8.062	1	测得值	8.223	8.432	7.893	8.435	8.227	7.929	8.190	2.9	101.6	8.4
		准确度	102.0	104.6	97.9	104.6	102.0	98.4	101.6			
	2	测得值	7.980	7.863	9.595	9.189	8.423	9.083	8.689	8.1		
		准确度	99.0	97.5	119.0	114.0	104.5	112.7	107.8			
	3	测得值	7.422	7.189	7.669	6.856	8.531	8.462	7.688	8.9		
		准确度	92.1	89.2	95.1	85.0	105.8	105.0	95.4			

表 2-183　大鼠尿液分析方法中对羟基苯丙酸的准确度和精密度

真实值/(μg·mL⁻¹)	批次	测得值/(μg·mL⁻¹) 及准确度/%	1	2	3	4	5	6	平均值	批内精密度/%	批间准确度/%	批间精密度/%
9.996	1	测得值	11.20	9.909	10.04	10.43	10.75	11.18	10.58	5.2	105.3	8.0
		准确度	112.0	99.1	100.4	104.3	107.5	111.8	105.9			
	2	测得值	11.61	11.28	11.30	9.78	9.63	9.90	10.58	8.5		
		准确度	116.1	112.8	113.0	97.8	96.3	99.0	105.9			
	3	测得值	11.38	9.67	8.70	11.79	10.66	10.31	10.42	10.9		
		准确度	113.8	96.7	87.0	117.9	106.6	103.1	104.2			
24.87	1	测得值	20.74	23.67	24.42	21.96	23.07	22.03	22.65	5.9	91.4	5.2
		准确度	83.4	95.2	98.2	88.3	92.8	88.6	91.1			
	2	测得值	20.87	22.55	23.72	22.19	22.65	23.94	22.65	4.9		
		准确度	83.9	90.7	95.4	89.2	91.1	96.3	91.1			
	3	测得值	21.48	25.02	21.50	22.70	23.15	23.36	22.87	5.8		
		准确度	86.4	100.6	86.4	91.3	93.1	93.9	92.0			
49.74	1	测得值	51.49	55.51	49.44	55.03	55.15	56.19	53.80	5.0	104.3	8.2
		准确度	103.5	111.6	99.4	110.6	110.9	113.0	108.2			
	2	测得值	57.76	46.76	53.95	48.74	47.87	46.50	50.26	9.1		
		准确度	116.1	94.0	108.5	98.0	96.2	93.5	101.1			
	3	测得值	57.50	46.18	49.89	54.38	45.36	55.72	51.51	9.9		
		准确度	115.6	92.8	100.3	109.3	91.2	112.0	103.5			

续上表

真实值/(μg·mL^{-1})	批次		测得值/(μg·mL^{-1})及准确度/%						平均值	批内精密度/%	批间准确度/%	批间精密度/%
			1	2	3	4	5	6				
74.61	1	测得值	80.87	85.31	68.73	78.31	78.52	73.95	77.62	7.4	105.5	7.3
		准确度	108.4	114.3	92.1	105.0	105.2	99.1	104.0			
	2	测得值	85.94	84.31	83.32	81.48	81.28	80.96	82.88	2.4		
		准确度	115.2	113.0	111.7	109.2	108.9	108.5	111.1			
	3	测得值	74.57	83.72	81.00	73.71	75.70	64.92	75.60	8.6		
		准确度	99.9	112.2	108.6	98.8	101.5	87.0	101.3			

5. 基质效应

各目标化合物在低、高浓度水平下的基质因子及内标归一化的基质因子见表2－184～表2－192，其 *RSD* 均小于15%，符合生物样品测定的要求。

表2－184　大鼠尿液分析方法中柚皮苷的基质因子

基质编号	浓度水平	$A_{目标分析物}$			平均值	精密度/%	基质因子/%
		1	2	3			
	回收率样品工作液						
	低	3.97×10^3	4.34×10^3	4.88×10^3	4.40×10^3	10.5	–
	高	3.61×10^5	3.72×10^5	3.53×10^5	3.62×10^5	2.7	–
	基质样品						
1	低	1.24×10^3	1.28×10^3	1.48×10^3	1.33×10^3	9.8	30.3
	高	9.86×10^4	9.09×10^4	9.80×10^4	9.58×10^4	4.5	26.5
2	低	1.69×10^3	1.39×10^3	1.49×10^3	1.52×10^3	10.0	34.6
	高	9.34×10^4	9.38×10^4	9.43×10^4	9.38×10^4	0.5	25.9
3	低	1.47×10^3	1.33×10^3	1.30×10^3	1.37×10^3	6.7	31.1
	高	8.89×10^4	9.22×10^4	9.83×10^4	9.32×10^4	5.1	25.7
4	低	1.43×10^3	1.56×10^3	1.33×10^3	1.44×10^3	8.2	32.7
	高	9.69×10^4	9.95×10^4	1.00×10^5	9.89×10^4	1.9	27.3
5	低	1.50×10^3	1.30×10^3	1.70×10^3	1.50×10^3	13.3	34.1
	高	1.01×10^5	9.85×10^4	9.79×10^4	9.92×10^4	1.8	27.4
6	低	1.60×10^3	1.40×10^3	1.53×10^3	1.51×10^3	6.9	34.4
	高	9.89×10^4	9.04×10^4	9.59×10^4	9.51×10^4	4.6	26.3

表 2－185　大鼠尿液分析方法中柚皮素的基质因子

基质编号	浓度水平	$A_{目标分析物}$			平均值	精密度/%	基质因子/%
		1	2	3			
	回收率样品工作液						
	低	4.69×10^{4}	5.28×10^{4}	5.35×10^{4}	5.11×10^{4}	7.1	–
	高	5.00×10^{6}	5.11×10^{6}	4.92×10^{6}	5.01×10^{6}	1.9	–
	基质样品						
1	低	6.34×10^{3}	5.99×10^{3}	6.98×10^{3}	6.44×10^{3}	7.8	12.6
	高	8.45×10^{5}	8.07×10^{5}	9.46×10^{5}	8.66×10^{5}	8.3	17.3
2	低	6.85×10^{3}	6.69×10^{3}	7.75×10^{3}	7.10×10^{3}	8.1	13.9
	高	8.19×10^{5}	8.48×10^{5}	9.66×10^{5}	8.78×10^{5}	8.9	17.5
3	低	7.17×10^{3}	7.02×10^{3}	7.85×10^{3}	7.34×10^{3}	6.0	14.4
	高	8.27×10^{5}	8.06×10^{5}	9.59×10^{5}	8.64×10^{5}	9.6	17.3
4	低	6.50×10^{3}	8.06×10^{3}	6.38×10^{3}	6.98×10^{3}	13.5	13.7
	高	9.03×10^{5}	8.80×10^{5}	9.67×10^{5}	9.17×10^{5}	4.9	18.3
5	低	6.82×10^{3}	6.90×10^{3}	8.11×10^{3}	7.28×10^{3}	9.9	14.3
	高	9.43×10^{5}	9.43×10^{5}	9.49×10^{5}	9.45×10^{5}	0.4	18.9
6	低	8.17×10^{3}	7.42×10^{3}	7.73×10^{3}	7.77×10^{3}	4.9	15.2
	高	8.98×10^{5}	8.61×10^{5}	9.61×10^{5}	9.07×10^{5}	5.6	18.1

表 2－186　大鼠尿液分析方法中橙皮素的基质因子

基质编号	浓度水平	$A_{目标分析物}$			平均值	精密度/%	基质因子/%
		1	2	3			
	回收率样品工作液						
	低	1.33×10^{3}	1.18×10^{3}	1.39×10^{3}	1.30×10^{3}	8.0	–
	高	1.16×10^{5}	1.18×10^{5}	1.10×10^{5}	1.15×10^{5}	3.8	–
	基质样品						
1	低	2.22×10^{2}	2.01×10^{2}	1.69×10^{2}	1.98×10^{2}	13.6	15.2
	高	1.94×10^{4}	1.87×10^{4}	2.06×10^{4}	1.96×10^{4}	4.9	17.1
2	低	2.39×10^{2}	2.17×10^{2}	2.14×10^{2}	2.23×10^{2}	6.1	17.2
	高	1.87×10^{4}	1.88×10^{4}	2.04×10^{4}	1.93×10^{4}	4.9	16.9

续上表

基质编号	浓度水平	$A_{目标分析物}$			平均值	精密度/%	基质因子/%
		1	2	3			
3	低	2.45×10^2	2.12×10^2	1.99×10^2	2.19×10^2	10.9	16.8
	高	1.82×10^4	1.82×10^4	2.21×10^4	1.95×10^4	11.4	17.0
4	低	2.06×10^2	1.86×10^2	1.58×10^2	1.83×10^2	13.0	14.1
	高	2.05×10^4	1.87×10^4	2.06×10^4	1.99×10^4	5.3	17.4
5	低	1.98×10^2	2.03×10^2	2.44×10^2	2.15×10^2	11.5	16.6
	高	1.98×10^4	1.95×10^4	2.12×10^4	2.01×10^4	4.5	17.6
6	低	2.02×10^2	1.93×10^2	1.85×10^2	1.93×10^2	4.5	14.9
	高	1.91×10^4	1.89×10^4	1.99×10^4	1.93×10^4	2.9	16.9

表2－187　大鼠尿液分析方法中芹菜素的基质因子

基质编号	浓度水平	$A_{目标分析物}$			平均值	精密度/%	基质因子/%
		1	2	3			
	回收率样品工作液						
	低	1.08×10^4	1.13×10^4	1.18×10^4	1.13×10^4	4.5	–
	高	1.08×10^6	1.12×10^6	1.09×10^6	1.10×10^6	1.7	–
	基质样品						
1	低	2.54×10^3	2.58×10^3	2.60×10^3	2.57×10^3	1.3	22.8
	高	2.66×10^5	2.59×10^5	2.99×10^5	2.75×10^5	7.8	25.1
2	低	2.67×10^3	2.79×10^3	3.02×10^3	2.83×10^3	6.3	25.0
	高	2.57×10^5	2.76×10^5	2.94×10^5	2.76×10^5	6.7	25.2
3	低	2.96×10^3	2.89×10^3	2.51×10^3	2.79×10^3	8.6	24.7
	高	2.56×10^5	2.56×10^5	3.00×10^5	2.71×10^5	9.3	24.7
4	低	2.30×10^3	2.81×10^3	2.55×10^3	2.55×10^3	9.9	22.6
	高	2.78×10^5	2.75×10^5	2.90×10^5	2.81×10^5	2.8	25.6
5	低	2.68×10^3	2.85×10^3	2.47×10^3	2.67×10^3	7.0	23.6
	高	2.91×10^5	2.87×10^5	2.93×10^5	2.90×10^5	1.1	26.5
6	低	2.90×10^3	2.36×10^3	2.41×10^3	2.56×10^3	11.8	22.6
	高	2.81×10^5	2.69×10^5	2.75×10^5	2.75×10^5	2.1	25.1

表 2－188　大鼠尿液分析方法中马尿酸的基质因子

基质编号	浓度水平	$A_{目标分析物}$ 1	$A_{目标分析物}$ 2	$A_{目标分析物}$ 3	平均值	精密度/%	基质因子/%
	回收率样品工作液						
	低	1.91×10^5	1.88×10^5	1.96×10^5	1.92×10^5	2.1	-
	高	3.43×10^5	3.62×10^5	3.55×10^5	3.53×10^5	2.7	-
	基质样品						
1	低	1.15×10^5	1.17×10^5	1.18×10^5	1.17×10^5	1.3	60.8
	高	2.34×10^5	2.29×10^5	1.85×10^5	2.16×10^5	12.5	61.1
2	低	1.18×10^5	1.18×10^5	1.25×10^5	1.20×10^5	3.4	62.8
	高	2.33×10^5	2.32×10^5	1.90×10^5	2.18×10^5	11.3	61.7
3	低	8.54×10^4	9.74×10^4	9.46×10^4	9.25×10^4	6.8	48.2
	高	2.36×10^5	2.32×10^5	2.48×10^5	2.39×10^5	3.4	67.5
4	低	1.24×10^5	1.18×10^5	1.24×10^5	1.22×10^5	2.6	63.6
	高	2.35×10^5	2.34×10^5	2.39×10^5	2.36×10^5	1.2	66.9
5	低	1.19×10^5	1.18×10^5	1.26×10^5	1.21×10^5	3.9	63.1
	高	2.37×10^5	2.49×10^5	2.40×10^5	2.42×10^5	2.5	68.5
6	低	9.02×10^4	9.96×10^4	9.52×10^4	9.50×10^4	5.0	49.6
	高	2.33×10^5	2.42×10^5	1.94×10^5	2.23×10^5	11.6	63.2

表 2－189　大鼠尿液分析方法中对羟基苯甲酸的基质因子

基质编号	浓度水平	$A_{目标分析物}$ 1	$A_{目标分析物}$ 2	$A_{目标分析物}$ 3	平均值	精密度/%	基质因子/%
	回收率样品工作液						
	低	2.36×10^4	2.37×10^4	2.45×10^4	2.40×10^4	1.9	-
	高	8.35×10^4	8.51×10^4	8.20×10^4	8.36×10^4	1.9	-
	基质样品						
1	低	9.38×10^3	7.71×10^3	7.73×10^3	8.27×10^3	11.6	34.5
	高	2.95×10^4	2.92×10^4	2.63×10^4	2.83×10^4	6.2	33.9
2	低	7.77×10^3	7.43×10^3	8.16×10^3	7.79×10^3	4.7	32.5
	高	2.42×10^4	2.44×10^4	2.72×10^4	2.53×10^4	6.6	30.3

续上表

基质编号	浓度水平	$A_{目标分析物}$			平均值	精密度/%	基质因子/%
		1	2	3			
3	低	7.58×10^3	7.51×10^3	8.16×10^3	7.75×10^3	4.6	32.4
	高	3.09×10^4	2.46×10^4	2.54×10^4	2.70×10^4	12.7	32.3
4	低	8.06×10^3	7.79×10^3	7.75×10^3	7.87×10^3	2.1	32.8
	高	2.47×10^4	3.01×10^4	2.48×10^4	2.66×10^4	11.6	31.8
5	低	7.91×10^3	8.10×10^3	8.34×10^3	8.12×10^3	2.6	33.9
	高	3.06×10^4	3.52×10^4	3.05×10^4	3.21×10^4	8.5	38.4
6	低	8.00×10^3	7.66×10^3	8.54×10^3	8.07×10^3	5.5	33.7
	高	2.97×10^4	2.55×10^4	2.74×10^4	2.75×10^4	7.7	32.9

表 2－190　大鼠尿液分析方法中对羟基苯丙酸的基质因子

基质编号	浓度水平	$A_{目标分析物}$			平均值	精密度/%	基质因子/%
		1	2	3			
	回收率样品工作液						
	低	6.58×10^4	6.45×10^4	6.39×10^4	6.48×10^4	1.5	–
	高	2.46×10^5	2.60×10^5	2.43×10^5	2.50×10^5	3.7	–
	基质样品						
1	低	2.79×10^4	2.71×10^4	2.95×10^4	2.82×10^4	4.3	43.5
	高	8.48×10^4	8.52×10^4	9.54×10^4	8.85×10^4	6.8	35.4
2	低	3.35×10^4	2.94×10^4	2.82×10^4	3.03×10^4	9.1	46.9
	高	8.05×10^4	8.41×10^4	9.65×10^4	8.70×10^4	9.7	34.8
3	低	3.11×10^4	3.20×10^4	2.79×10^4	3.03×10^4	7.2	46.8
	高	9.08×10^4	7.91×10^4	8.87×10^4	8.62×10^4	7.2	34.5
4	低	3.00×10^4	3.02×10^4	2.89×10^4	2.97×10^4	2.2	45.9
	高	8.38×10^4	9.02×10^4	8.73×10^4	8.71×10^4	3.7	34.9
5	低	2.92×10^4	3.03×10^4	2.91×10^4	2.95×10^4	2.2	45.6
	高	9.40×10^4	8.92×10^4	9.32×10^4	9.21×10^4	2.8	36.9
6	低	3.05×10^4	2.93×10^4	3.10×10^4	3.03×10^4	3.0	46.7
	高	9.35×10^4	9.22×10^4	9.73×10^4	9.44×10^4	2.8	37.8

表 2－191　大鼠尿液分析方法中内标的基质因子

基质编号	浓度水平	$A_{目标分析物}$ 1	2	3	平均值	精密度/%	基质因子/%
	回收率样品工作液						
	低	5.88×10^6	6.77×10^6	6.98×10^6	6.54×10^6	8.9	-
	高	6.77×10^6	7.08×10^6	6.95×10^6	6.93×10^6	2.2	-
	基质样品						
1	低	4.97×10^5	4.65×10^5	5.19×10^5	4.94×10^5	5.5	7.5
	高	5.76×10^5	5.24×10^5	5.59×10^5	5.53×10^5	4.8	8.0
2	低	4.89×10^5	5.14×10^5	4.98×10^5	5.00×10^5	2.5	7.6
	高	5.19×10^5	5.34×10^5	5.21×10^5	5.24×10^5	1.6	7.6
3	低	5.35×10^5	5.04×10^5	4.82×10^5	5.07×10^5	5.2	7.7
	高	5.06×10^5	4.59×10^5	5.28×10^5	4.98×10^5	7.1	7.2
4	低	4.28×10^5	5.01×10^5	4.34×10^5	4.54×10^5	8.9	6.9
	高	5.39×10^5	5.00×10^5	5.13×10^5	5.17×10^5	3.8	7.5
5	低	4.93×10^5	4.32×10^5	4.70×10^5	4.65×10^5	6.7	7.1
	高	5.43×10^5	5.13×10^5	4.96×10^5	5.17×10^5	4.5	7.5
6	低	4.62×10^5	4.46×10^5	4.52×10^5	4.53×10^5	1.9	6.9
	高	4.83×10^5	4.61×10^5	4.54×10^5	4.66×10^5	3.3	6.7

表 2－192　大鼠尿液分析方法中内标归一化的基质因子

化合物	浓度水平	基质编号 1	2	3	4	5	RSD/%
柚皮苷	低	401.8	453.1	401.6	471.7	480.0	496.2	9.0
	高	331.6	342.5	358.5	366.2	367.2	390.5	5.8
柚皮素	低	167.0	181.8	185.7	196.9	200.6	219.9	9.4
	高	216.7	231.7	240.5	245.4	253.0	269.4	7.4
橙皮素	低	201.5	224.6	217.3	203.4	233.0	214.7	5.6
	高	214.2	223.2	237.4	233.3	235.7	250.9	5.4
芹菜素	低	301.9	327.5	318.8	326.0	332.7	327.1	3.4
	高	313.9	332.4	344.2	343.2	355.0	373.1	5.8
马尿酸	低	805.8	821.8	622.6	916.2	888.7	715.8	13.8
	高	765.6	815.7	940.5	896.0	918.2	939.4	8.2

续上表

化合物	浓度水平	基质编号						RSD/%
		1	2	3	4	5		
对羟基苯甲酸	低	457.5	425.2	417.6	473.1	477.1	486.2	6.3
	高	424.7	399.8	449.7	426.2	514.7	489.9	9.7
对羟基苯丙酸	低	576.4	612.9	604.4	660.9	641.9	674.9	5.9
	高	443.6	460.5	480.7	467.4	494.2	561.8	8.6

6. 稀释可靠性

结果表明：样品稀释 10 倍后，测定结果可靠（表 2－193 ～ 表 2－199）。

表 2－193　大鼠尿液样品稀释可靠性考察（柚皮苷）

稀释倍数	稀释后浓度/($ng \cdot mL^{-1}$)	测得值/($ng \cdot mL^{-1}$)	平均值/($ng \cdot mL^{-1}$)	准确度/%	RSD/%
10 倍	749.6	743.4 758.1 786.9	762.8	101.8	2.9

表 2－194　大鼠尿液样品稀释可靠性考察（柚皮素）

稀释倍数	稀释后浓度/($ng \cdot mL^{-1}$)	测得值/($ng \cdot mL^{-1}$)	平均值/($ng \cdot mL^{-1}$)	准确度/%	RSD/%
10 倍	7972	7690 8342 7962	7998	100.3	4.1

表 2－195　大鼠尿液样品稀释可靠性考察（橙皮素）

稀释倍数	稀释后浓度/($ng \cdot mL^{-1}$)	测得值/($ng \cdot mL^{-1}$)	平均值/($ng \cdot mL^{-1}$)	准确度/%	RSD/%
10 倍	726.8	752.4 782.2 807.8	780.8	107.4	3.6

表 2－196　大鼠尿液样品稀释可靠性考察（芹菜素）

稀释倍数	稀释后浓度/($ng \cdot mL^{-1}$)	测得值/($ng \cdot mL^{-1}$)	平均值/($ng \cdot mL^{-1}$)	准确度/%	RSD/%
10 倍	3595	3409 3544 3580	3511	97.7	2.6

表 2－197　大鼠尿液样品稀释可靠性考察（马尿酸）

稀释倍数	稀释后浓度/（μg・mL⁻¹）	测得值/（μg・mL⁻¹）	平均值/（μg・mL⁻¹）	准确度/%	*RSD*/%
10 倍	41.32	40.67 41.52 36.94	39.71	96.1	6.1

表 2－198　大鼠尿液样品稀释可靠性考察（对羟基苯甲酸）

稀释倍数	稀释后浓度/（μg・mL⁻¹）	测得值/（μg・mL⁻¹）	平均值/（μg・mL⁻¹）	准确度/%	*RSD*/%
10 倍	8.062	7.976 8.571 7.959	8.169	101.3	4.3

表 2－199　大鼠尿液样品稀释可靠性考察（对羟基苯丙酸）

稀释倍数	稀释后浓度/（μg・mL⁻¹）	测得值/（μg・mL⁻¹）	平均值/（μg・mL⁻¹）	准确度/%	*RSD*/%
10 倍	74.61	62.86 72.49 71.89	69.08	92.6	7.8

7. 稳定性

（1）反复冻融稳定性。制备低、高浓度的质控样品，各平行 3 份，置 －70 ℃冰箱冻存（至少 24 h），取出后于室温解冻，即得冻融 1 次的样品。依上述操作，考察冻融 2 次、冻融 3 次的稳定性。结果表明：含目标化合物的大鼠尿液样品冻融 1 次、2 次、3 次后，稳定性良好（表 2－200 ～ 表 2－206）。

表 2－200　大鼠尿液样品反复冻融稳定性考察（柚皮苷）

冻融次数	真实值/（ng・mL⁻¹）	测得值/（ng・mL⁻¹）	平均值/（ng・mL⁻¹）	准确度/%	*RSD*/%
1 次	7.496	7.646 8.781 7.757	8.061	107.5	7.8
	749.6	685.0 707.2 658.1	683.4	91.2	3.6

续上表

冻融次数	真实值/(ng·mL^{-1})	测得值/(ng·mL^{-1})	平均值/(ng·mL^{-1})	准确度/%	*RSD*/%
2 次	7.496	7.236 6.743 8.170	7.383	98.5	9.8
	749.6	678.0 689.9 676.3	681.4	90.9	1.1
3 次	7.496	8.307 7.978 7.881	8.055	107.5	2.8
	749.6	690.4 681.1 687.0	686.2	91.5	0.7

表 2-201　大鼠尿液样品反复冻融稳定性考察（柚皮素）

冻融次数	真实值/(ng·mL^{-1})	测得值/(ng·mL^{-1})	平均值/(ng·mL^{-1})	准确度/%	*RSD*/%
1 次	79.72	73.37 70.80 78.13	74.10	93.0	5.0
	7972	7848 8148 7394	7797	97.8	4.9
2 次	79.72	69.05 81.64 71.22	73.97	92.8	9.1
	7972	8049 7819 7841	7903	99.1	1.6

续上表

冻融次数	真实值/（ng·mL^{-1}）	测得值/（ng·mL^{-1}）	平均值/（ng·mL^{-1}）	准确度/%	*RSD*/%
3 次	79.72	73.39 71.56 68.59	71.18	89.3	3.4
	7972	7317 8294 7920	7844	98.4	6.3

表 2－202　大鼠尿液样品反复冻融稳定性考察（橙皮素）

冻融次数	真实值/（ng·mL^{-1}）	测得值/（ng·mL^{-1}）	平均值/（ng·mL^{-1}）	准确度/%	*RSD*/%
1 次	7.268	8.066 7.942 6.683	7.56	104.1	10.1
	726.8	747.0 742.3 666.3	718.5	98.9	6.3
2 次	7.268	6.854 7.808 6.545	7.07	97.3	9.3
	726.8	747.0 759.5 685.8	730.8	100.5	5.4
3 次	7.268	7.735 7.794 6.414	7.31	100.6	10.7
	726.8	620.2 724.2 705.0	683.1	94.0	8.1

表 2－203　大鼠尿液样品反复冻融稳定性考察（芹菜素）

冻融次数	真实值/（ng·mL^{-1}）	测得值/（ng·mL^{-1}）	平均值/（ng·mL^{-1}）	准确度/%	RSD/%
1 次	35.95	42.25 41.35 37.87	40.49	112.6	5.7
	3595	3630 3898 3625	3718	103.4	4.2
2 次	35.95	38.26 36.32 36.71	37.10	103.2	2.8
	3595	3714 3623 3668	3668	102.0	1.2
3 次	35.95	33.41 35.89 32.78	34.03	94.6	4.8
	3595	3875 3770 3792	3812	106.0	1.5

表 2－204　大鼠尿液样品反复冻融稳定性考察（马尿酸）

冻融次数	真实值/（μg·mL^{-1}）	测得值/（μg·mL^{-1}）	平均值/（μg·mL^{-1}）	准确度/%	RSD/%
1 次	13.78	13.49 14.00 12.40	13.30	96.5	6.1
	41.32	43.78 42.94 43.78	43.50	105.3	1.1

续上表

冻融次数	真实值/（μg·mL^{-1}）	测得值/（μg·mL^{-1}）	平均值/（μg·mL^{-1}）	准确度/%	RSD/%
2 次	13.78	13.68 13.42 14.00	13.70	99.4	2.1
	41.32	39.89 41.68 44.94	42.17	102.1	6.1
3 次	13.78	12.19 13.89 12.16	12.75	92.5	7.8
	41.32	39.02 45.71 41.22	41.98	101.6	8.1

表 2-205　大鼠尿液样品反复冻融稳定性考察（对羟基苯甲酸）

冻融次数	真实值/（μg·mL^{-1}）	测得值/（μg·mL^{-1}）	平均值/（μg·mL^{-1}）	准确度/%	RSD/%
1 次	2.688	2.438 2.976 2.327	2.580	96.0	13.5
	8.062	8.210 8.450 8.874	8.511	105.6	4.0
2 次	2.688	2.457 2.860 2.581	2.633	97.9	7.8
	8.062	8.142 8.545 8.850	8.512	105.6	4.2

续上表

冻融次数	真实值/（μg·mL⁻¹）	测得值/（μg·mL⁻¹）	平均值/（μg·mL⁻¹）	准确度/%	RSD/%
3 次	2.688	2.648 2.463 2.552	2.554	95.0	3.6
	8.062	8.941 8.078 8.509	8.509	105.5	5.1

表 2-206　大鼠尿液样品反复冻融稳定性考察（对羟基苯丙酸）

冻融次数	真实值/（μg·mL⁻¹）	测得值/（μg·mL⁻¹）	平均值/（μg·mL⁻¹）	准确度/%	RSD/%
1 次	24.87	21.50 22.20 22.31	22.00	88.5	2.0
	74.61	76.93 82.97 73.39	77.76	104.2	6.2
2 次	24.87	21.32 21.43 23.22	21.99	88.4	4.9
	74.61	72.99 79.46 80.64	77.70	104.1	5.3
3 次	24.87	22.35 21.60 22.22	22.06	88.7	1.8
	74.61	73.12 88.21 67.22	76.18	102.1	14.2

（2）-70℃长期冻存稳定性。制备低、高浓度的质控样品，各平行3份，置-70 ℃冰箱冻存1个月，取出后于室温解冻，即得冻存1个月的样品，测定。依上述操作，考察冻存3个月的稳定性。结果表明：含目标化合物的大鼠尿液样品在-70 ℃冰箱冻存3个月后，稳定性良好（表2-207～表2-213）。

表2-207　大鼠尿液样品（-70 ℃）长期冻存稳定性考察（柚皮苷）

冻存时间	真实值/（$ng \cdot mL^{-1}$）	测得值/（$ng \cdot mL^{-1}$）	平均值/（$ng \cdot mL^{-1}$）	准确度/%	*RSD*/%
1个月	7.496	7.051 8.345 7.406	7.601	101.4	8.8
	749.6	684.4 688.6 682.6	685.2	91.4	0.4
3个月	7.496	8.194 7.520 8.009	7.908	105.5	4.4
	749.6	692.6 662.2 707.8	687.5	91.7	3.4

表2-208　大鼠尿液样品（-70 ℃）长期冻存稳定性考察（柚皮素）

冻存时间	真实值/（$ng \cdot mL^{-1}$）	测得值/（$ng \cdot mL^{-1}$）	平均值/（$ng \cdot mL^{-1}$）	准确度/%	*RSD*/%
1个月	79.72	76.91 72.65 69.97	73.18	91.8	4.8
	7972	8042 7982 7900	7975	100.0	0.9

续上表

冻存时间	真实值/（ng·mL^{-1}）	测得值/（ng·mL^{-1}）	平均值/（ng·mL^{-1}）	准确度/%	RSD/%
3 个月	79.72	71.39 75.81 77.98	75.06	94.2	4.5
	7972	8178 7931 8165	8091	101.5	1.7

表 2－209　大鼠尿液样品（－70 ℃）长期冻存稳定性考察（橙皮素）

冻存时间	真实值/（ng·mL^{-1}）	测得值/（ng·mL^{-1}）	平均值/（ng·mL^{-1}）	准确度/%	RSD/%
1 个月	7.268	8.168 7.710 8.328	8.07	111.0	4.0
	726.8	751.3 767.4 740.7	753.1	103.6	1.8
3 个月	7.268	6.757 5.681 8.126	6.85	94.3	17.9
	726.8	730.0 748.7 769.4	749.4	103.1	2.6

表 2－210　大鼠尿液样品（－70 ℃）长期冻存稳定性考察（芹菜素）

冻存时间	真实值/（ng·mL^{-1}）	测得值/（ng·mL^{-1}）	平均值/（ng·mL^{-1}）	准确度/%	RSD/%
1 个月	35.95	36.40 39.42 32.19	36.00	100.1	10.1
	3595	3722 3833 3686	3747	104.2	2.0

续上表

冻存时间	真实值/（ng · mL^{-1}）	测得值/（ng · mL^{-1}）	平均值/（ng · mL^{-1}）	准确度/%	*RSD*/%
3 个月	35. 95	37. 20 40. 55 32. 18	36. 64	101. 9	11. 5
	3595	3777 3752 3858	3796	105. 6	1. 5

表 2－211　大鼠尿液样品（－70 ℃）长期冻存稳定性考察（马尿酸）

冻存时间	真实值/（μg · mL^{-1}）	测得值/（μg · mL^{-1}）	平均值/（μg · mL^{-1}）	准确度/%	*RSD*/%
1 个月	13. 78	15. 34 14. 53 13. 43	14. 43	104. 7	6. 6
	41. 32	43. 36 45. 41 43. 11	43. 96	106. 4	2. 9
3 个月	13. 78	12. 07 15. 16 13. 33	13. 52	98. 1	11. 5
	41. 32	45. 83 44. 01 46. 81	45. 55	110. 2	3. 1

表 2－212　大鼠尿液样品（－70 ℃）长期冻存稳定性考察（对羟基苯甲酸）

冻存时间	真实值/（μg · mL^{-1}）	测得值/（μg · mL^{-1}）	平均值/（μg · mL^{-1}）	准确度/%	*RSD*/%
1 个月	2. 688	2. 466 2. 618 2. 453	2. 512	93. 5	3. 7
	8. 062	8. 156 8. 311 8. 506	8. 324	103. 3	2. 1

续上表

冻存时间	真实值/（μg・mL⁻¹）	测得值/（μg・mL⁻¹）	平均值/（μg・mL⁻¹）	准确度/%	RSD/%
3 个月	2.688	2.478 2.531 2.400	2.470	91.9	2.7
	8.062	8.553 8.347 8.889	8.596	106.6	3.2

表 2-213　大鼠尿液样品（-70 ℃）长期冻存稳定性考察（对羟基苯丙酸）

冻存时间	真实值/（μg・mL⁻¹）	测得值/（μg・mL⁻¹）	平均值/（μg・mL⁻¹）	准确度/%	RSD/%
1 个月	24.87	22.56 23.62 24.66	23.61	94.9	4.4
	74.61	75.11 81.84 77.11	78.02	104.6	4.4
3 个月	24.87	21.79 25.63 22.58	23.33	93.8	8.7
	74.61	78.54 84.54 77.64	80.24	107.5	4.7

（3）样品室温放置稳定性。制备低、高浓度的质控样品，各平行 3 份，室温放置 4 h，测定。依上述操作，考察室温放置 12 h 的稳定性。结果表明：含目标化合物的大鼠尿液样品室温放置 12 h 后，稳定性良好（表 2-214 ～ 表 2-220）。

表 2 -214　大鼠尿液样品室温放置稳定性考察（柚皮苷）

放置时间	真实值/（ng·mL^{-1}）	测得值/（ng·mL^{-1}）	平均值/（ng·mL^{-1}）	准确度/%	*RSD*/%
4 h	7.496	6.217 7.382 6.892	6.830	91.1	8.6
	749.6	707.6 696.9 708.2	704.2	93.9	0.9
12 h	7.496	7.905 7.451 6.766	7.374	98.4	7.8
	749.6	741.7 715.3 750.6	735.9	98.2	2.5

表 2 -215　大鼠尿液样品室温放置稳定性考察（柚皮素）

放置时间	真实值/（ng·mL^{-1}）	测得值/（ng·mL^{-1}）	平均值/（ng·mL^{-1}）	准确度/%	*RSD*/%
4 h	79.72	84.92 76.44 75.27	78.88	98.9	6.7
	7972	8277 8212 8560	8350	104.7	2.2
12 h	79.72	90.52 72.04 81.53	81.36	102.1	11.4
	7972	8370 8638 8425	8478	106.3	1.7

表 2-216　大鼠尿液样品室温放置稳定性考察（橙皮素）

放置时间	真实值/（ng·mL^{-1}）	测得值/（ng·mL^{-1}）	平均值/（ng·mL^{-1}）	准确度/%	*RSD*/%
4 h	7.268	7.740 6.880 7.103	7.24	99.6	6.2
	726.8	695.9 719.2 715.2	710.1	97.7	1.8
12 h	7.268	8.226 6.806 7.332	7.45	102.6	9.6
	726.8	780.1 741.1 734.3	751.8	103.4	3.3

表 2-217　大鼠尿液样品室温放置稳定性考察（芹菜素）

放置时间	真实值/（ng·mL^{-1}）	测得值/（ng·mL^{-1}）	平均值/（ng·mL^{-1}）	准确度/%	*RSD*/%
4 h	35.95	36.65 39.72 34.90	37.09	103.2	6.6
	3595	3691 3762 3810	3754	104.4	1.6
12 h	35.95	41.77 40.31 37.76	39.95	111.1	5.1
	3595	3842 3923 3982	3916	108.9	1.8

表2-218 大鼠尿液样品室温放置稳定性考察（马尿酸）

放置时间	真实值/（μg·mL^{-1}）	测得值/（μg·mL^{-1}）	平均值/（μg·mL^{-1}）	准确度/%	*RSD*/%
4 h	13.78	15.40	14.94	108.4	5.9
		13.93			
		15.49			
	41.32	45.99	45.08	109.1	2.1
		45.18			
		44.08			
12 h	13.78	14.56	14.05	101.9	12.2
		12.13			
		15.45			
	41.32	44.94	43.74	105.9	2.7
		42.62			
		43.67			

表2-219 大鼠尿液样品室温放置稳定性考察（对羟基苯甲酸）

放置时间	真实值/（μg·mL^{-1}）	测得值/（μg·mL^{-1}）	平均值/（μg·mL^{-1}）	准确度/%	*RSD*/%
4 h	2.688	2.412	2.501	93.0	4.3
		2.471			
		2.620			
	8.062	8.324	8.895	110.3	5.6
		9.104			
		9.256			
12 h	2.688	2.557	2.525	93.9	7.9
		2.310			
		2.707			
	8.062	8.192	8.651	107.3	5.0
		9.058			
		8.703			

表 2－220　大鼠尿液样品室温放置稳定性考察（对羟基苯丙酸）

放置时间	真实值/（μg · mL^{-1}）	测得值/（μg · mL^{-1}）	平均值/（μg · mL^{-1}）	准确度/%	*RSD*/%
4 h	24.87	21.18	21.80	87.7	3.2
		22.57			
		21.65			
	74.61	79.78	72.16	96.7	9.3
		66.99			
		69.72			
12 h	24.87	22.93	22.09	88.8	5.0
		20.85			
		22.48			
	74.61	83.07	76.62	102.7	10.1
		78.73			
		68.06			

（4）样品处理后上清液室温放置稳定性。制备低、高浓度的质控样品，各平行 3 份，处理后取上清液于室温放置 12 h，测定。结果表明：含目标化合物的大鼠尿液样品处理后，所得上清液室温放置 12 h 稳定性良好（表 2－221 ～表 2－227）。

表 2－221　大鼠尿液样品处理后上清液室温放置 12 h 稳定性考察（柚皮苷）

放置时间	真实值/（ng · mL^{-1}）	测得值/（ng · mL^{-1}）	平均值/（ng · mL^{-1}）	准确度/%	*RSD*/%
12 h	7.496	6.360	6.931	92.5	10.3
		6.700			
		7.732			
	749.6	725.3	719.1	95.9	1.3
		723.7			
		708.3			

表 2 – 222　大鼠尿液样品处理后上清液室温放置 12 h 稳定性考察（柚皮素）

放置时间	真实值/（ng · mL^{-1}）	测得值/（ng · mL^{-1}）	平均值/（ng · mL^{-1}）	准确度/%	*RSD*/%
12 h	79. 72	75. 47	76. 04	95. 4	1. 5
		77. 37			
		75. 28			
	7972	8257	8339	104. 6	0. 9
		8404			
		8356			

表 2 – 223　大鼠尿液样品处理后上清液室温放置 12 h 稳定性考察（橙皮素）

放置时间	真实值/（ng · mL^{-1}）	测得值/（ng · mL^{-1}）	平均值/（ng · mL^{-1}）	准确度/%	*RSD*/%
12 h	7. 268	7. 685	7. 03	96. 7	9. 5
		6. 350			
		7. 058			
	726. 8	793. 1	757. 6	104. 2	4. 1
		735. 4			
		744. 4			

表 2 – 224　大鼠尿液样品处理后上清液室温放置 12 h 稳定性考察（芹菜素）

放置时间	真实值/（ng · mL^{-1}）	测得值/（ng · mL^{-1}）	平均值/（ng · mL^{-1}）	准确度/%	*RSD*/%
12 h	35. 95	33. 72	35. 21	97. 9	3. 7
		35. 79			
		36. 12			
	3595	3927	3908	108. 7	0. 4
		3895			
		3903			

表 2－225　大鼠尿液样品处理后上清液室温放置 12 h 稳定性考察（马尿酸）

放置时间	真实值/（μg・mL^{-1}）	测得值/（μg・mL^{-1}）	平均值/（μg・mL^{-1}）	准确度/%	*RSD*/%
12 h	13. 78	13. 48	13. 80	100. 1	11. 4
		12. 41			
		15. 51			
	41. 32	46. 38	45. 87	111. 0	3. 5
		44. 07			
		47. 16			

表 2－226　大鼠尿液样品处理后上清液室温放置 12 h 稳定性考察（对羟基苯甲酸）

放置时间	真实值/（μg・mL^{-1}）	测得值/（μg・mL^{-1}）	平均值/（μg・mL^{-1}）	准确度/%	*RSD*/%
12 h	2. 688	2. 308	2. 569	95. 6	9. 8
		2. 591			
		2. 809			
	8. 062	7. 836	8. 377	103. 9	5. 7
		8. 551			
		8. 744			

表 2－227　大鼠尿液样品处理后上清液室温放置 12 h 稳定性考察（对羟基苯丙酸）

放置时间	真实值/（μg・mL^{-1}）	测得值/（μg・mL^{-1}）	平均值/（μg・mL^{-1}）	准确度/%	*RSD*/%
12 h	24. 87	23. 51	22. 71	91. 3	3. 4
		21. 95			
		22. 66			
	74. 61	76. 83	78. 33	105. 0	2. 5
		80. 58			
		77. 58			

第十四节　大鼠粪便中柚皮苷及其代谢物浓度定量分析方法的建立与验证

（一）实验材料

详见第一节。

（二）实验方法

1. 色谱及质谱条件

参照第十三节中所述的色谱及质谱条件。

2. 溶液的配制

参照第十三节中溶液的配制方法操作。

3. 样品的制备

（1）校正标样的制备。分别取柚皮苷、柚皮素、橙皮素、芹菜素校正标样储备液适量，按表2－228方法操作，用50%甲醇稀释成柚皮苷、柚皮素、橙皮素浓度为0.04 μg/mL、0.08 μg/mL、0.2 μg/mL、0.4 μg/mL、1 μg/mL、2 μg/mL、3.2 μg/mL、4 μg/mL，芹菜素浓度为0.02 μg/mL、0.04 μg/mL、0.1 μg/mL、0.2 μg/mL、0.5 μg/mL、1 μg/mL、1.6 μg/mL、2 μg/mL的校正标样工作液1。

另取对羟基苯甲酸、马尿酸、对羟基苯丙酸校正标样储备液适量，按表2－229方法操作，用50%甲醇稀释成马尿酸、对羟基苯甲酸浓度为5 μg/mL、10 μg/mL、16 μg/mL、20 μg/mL、30 μg/mL、35 μg/mL、40 μg/mL、50 μg/mL，对羟基苯丙酸浓度为50 μg/mL、100 μg/mL、160 μg/mL、200 μg/mL、300 μg/mL、350 μg/mL、400 μg/mL、500 μg/mL的校正标样工作液2。

取空白粪便样品提取液360 μL，然后分别加入相应浓度的校正标样工作液1、2各20 μL，涡旋5 min，制成柚皮苷、柚皮素、橙皮素浓度为2 ng/mL、4 ng/mL、10 ng/mL、20 ng/mL、50 ng/mL、100 ng/mL、160 ng/mL、200 ng/mL，芹菜素浓度为1 ng/mL、2 ng/mL、5 ng/mL、10 ng/mL、25 ng/mL、50 ng/mL、80 ng/mL、100 ng/mL，马尿酸、对羟基苯甲酸浓度为0.25 μg/mL、0.5 μg/mL、0.8 μg/mL、1 μg/mL、1.5 μg/mL、1.75 μg/mL、2 μg/mL、2.5 μg/mL，对羟基苯丙酸浓度为

2.5 μg/mL、5 μg/mL、8 μg/mL、10 μg/mL、15 μg/mL、17.5 μg/mL、20 μg/mL、25 μg/mL 的校正标样。取上述样品 100μL，平行 2 份，进行后续处理。每条标准曲线应随行制备空白样品（不含分析物和内标的处理过的基质样品）和零浓度样品（含内标的处理过的基质）。

表 2-228　校正标样工作液 1 的制备

原溶液				添加溶剂	校正标样工作液	
原溶液编号	化合物	浓度/（$\mu g \cdot mL^{-1}$）	计划获取体积/μL	体积/μL	浓度/（$\mu g \cdot mL^{-1}$）	校正标样工作液编号
贮备液	YPG	1000	40	803	40	WS1_HB1
贮备液	CPS	1000	40		40	
贮备液	QCS	260	77		20	
贮备液	YPS	1000	40		40	
WS1_HB	YPG	40	100	900	4	WS1_Line_8
	CPS	40			4	
	QCS	20			2	
	YPS	40			4	
WS1_HB	YPG	40	80	920	3.2	WS1_Line_7
	CPS	40			3.2	
	QCS	20			1.6	
	YPS	40			3.2	
WS1_HB	YPG	40	50	950	2	WS1_Line_6
	CPS	40			2	
	QCS	20			1	
	YPS	40			2	
WS1_HB	YPG	40	25	975	1	WS1_Line_5
	CPS	40			1	
	QCS	20			0.5	
	YPS	40			1	
WS1_Line_5	YPG	1	100	150	0.4	WS1_Line_4
	CPS	1			0.4	
	QCS	0.5			0.2	
	YPS	1			0.4	
WS1_Line_5	YPG	1	100	400	0.2	WS1_Line_3
	CPS	1			0.2	
	QCS	0.5			0.1	
	YPS	1			0.2	

续上表

原溶液				添加溶剂	校正标样工作液	
原溶液编号	化合物	浓度/(μg·mL^{-1})	计划获取体积/μL	体积/μL	浓度/(μg·mL^{-1})	校正标样工作液编号
WS1_Line_5	YPG	1	80	920	0.08	WS1_Line_2
	CPS	1			0.08	
	QCS	0.5			0.04	
	YPS	1			0.08	
WS1_Line_5	YPG	1	40	960	0.04	WS1_Line_1
	CPS	1			0.04	
	QCS	0.5			0.02	
	YPS	1			0.04	

表 2-229　校正标样工作液 2 的制备

原溶液				添加溶剂	校正标样工作液	
原溶液编号	化合物	浓度/(μg·mL^{-1})	计划获取体积/μL	体积/μL	浓度/(μg·mL^{-1})	校正标样工作液编号
贮备液	4HBA	2000	25	850	50	WS2_Line_8
贮备液	HA	2000	25		50	
贮备液	4HPPA	5000	100		500	
WS2_Line_8	4HBA	50	200	50	40	WS2_Line_7
	HA	50			40	
	4HPPA	500			400	
WS2_Line_8	4HBA	50	175	75	35	WS2_Line_6
	HA	50			35	
	4HPPA	500			350	
WS2_Line_8	4HBA	50	150	100	30	WS2_Line_5
	HA	50			30	
	4HPPA	500			300	
WS2_Line_8	4HBA	50	200	300	20	WS2_Line_4
	HA	50			20	
	4HPPA	500			200	
WS2_Line_4	4HBA	20	200	50	16	WS2_Line_3
	HA	20			16	
	4HPPA	200			160	

续上表

原溶液				添加溶剂体积/μL	校正标样工作液	
原溶液编号	化合物	浓度/（μg · mL⁻¹）	计划获取体积/μL		浓度/（μg · mL⁻¹）	校正标样工作液编号
WS2_Line_4	4HBA	20	100	100	10	WS2_Line_2
	HA	20			10	
	4HPPA	200			100	
WS2_Line_4	4HBA	20	50	150	5	WS2_Line_1
	HA	20			5	
	4HPPA	200			50	

（2）质控样品的制备。分别取柚皮苷、柚皮素、橙皮素、芹菜素质控样品储备液适量，按表 2 – 230 方法操作，用 50% 甲醇（*V/V*）稀释成柚皮苷、柚皮素、橙皮素浓度为 0. 12 μg/mL、0. 6 μg/mL、3 μg/mL，芹菜素浓度为 0. 06 μg/mL、0. 3 μg/mL、1. 5 μg/mL 的质控样品工作液 1。

另取对羟基苯甲酸、马尿酸、对羟基苯丙酸质控样品储备液适量，按表 2 – 231 方法操作，用 50% 甲醇稀释成马尿酸、对羟基苯甲酸浓度为 15 μg/mL、25 μg/mL、37. 5 μg/mL，对羟基苯丙酸浓度为 150 μg/mL、250 μg/mL、375 μg/mL 的质控样品工作液 2。

取空白粪便样品提取液 720 μL，然后分别加入相应浓度的质控样品工作液 1、2 各 40 μL，涡旋 5 min，制成柚皮苷、柚皮素、橙皮素浓度为 6 ng/mL、30 ng/mL、150 ng/mL，芹菜素浓度为 3 ng/mL、15 ng/mL、75 ng/mL，马尿酸、对羟基苯甲酸浓度为 0. 75 μg/mL、1. 25 μg/mL、1. 875 μg/mL，对羟基苯丙酸浓度为7. 5 μg/mL、12. 5 μg/mL、18. 75 μg/mL 的质控样品。取上述样品 100 μL，平行 6 份，进行后续处理。

表 2 – 230 质控样品工作液 1 的制备

原溶液				添加溶剂体积/μL	校正标样工作液	
原溶液编号	化合物	浓度/（μg · mL⁻¹）	计划获取体积/μL		浓度/（μg · mL⁻¹）	校正标样工作液编号
贮备液	YPG	1000	40	803	40	WS1_HB2
贮备液	CPS	1000	40		40	
贮备液	QCS	260	77		20	
贮备液	YPS	1000	40		40	

续上表

原溶液				添加溶剂体积/μL	校正标样工作液	
原溶液编号	化合物	浓度/（μg·mL^{-1}）	计划获取体积/μL		浓度/（μg·mL^{-1}）	校正标样工作液编号
WS1_HB	YPG	40	75	925	3	WS1_QC_H
	CPS	40			3	
	QCS	20			1. 5	
	YPS	40			3	
WS1_QC_H	YPG	3	200	800	0. 6	WS1_QC_M
	CPS	3			0. 6	
	QCS	1. 5			0. 3	
	YPS	3			0. 6	
WS1_QC_M	YPG	0. 6	20	800	0. 12	WS1_QC_L
	CPS	0. 6			0. 12	
	QCS	0. 3			0. 06	
	YPS	0. 6			0. 12	

表 2－231　质控样品工作液 2 的制备

原溶液				添加溶剂体积/μL	校正标样工作液	
原溶液编号	化合物	浓度/（μg·mL^{-1}）	计划获取体积/μL		浓度/（μg·mL^{-1}）	校正标样工作液编号
贮备液	4HBA	2000	25	850	50	WS2_HB
贮备液	HA	2000	25		50	
贮备液	4HPPA	5000	100		500	
WS2_HB	4HBA	50	150	50	37. 5	WS2_QC_H
	HA	50			37. 5	
	4HPPA	500			375	
WS2_QC_H	4HBA	37. 5	100	50	25	WS2_QC_M
	HA	37. 5			25	
	4HPPA	375			250	
WS2_QC_M	4HBA	25	75	50	15	WS2_QC_L
	HA	25			15	
	4HPPA	250			150	

（3）回收率样品工作液的制备。取 50% 甲醇 360 μL，然后分别加入相应浓度的质控样品工作液 1、2 各 20 μL，涡旋混匀，制成相应浓度的回收率样品工作液。

4. 样品的处理

参照第十三节中样品的处理方法操作。

（三）实验结果

1. 选择性

空白基质样品、定量下限样品、给药后样品色谱图详见图 2－15、图 2－16，各样品中目标分析物和内标的响应值详见表 2－232。结果表明：6 个不同来源的空白基质中，干扰组分的响应低于目标分析物定量下限响应的 20.0%，并低于内标响应的 0.1%，符合生物样品定量分析方法要求，说明本试验采用的分析方法能够区分目标分析物和内标与基质的内源性组分或样品中的其他组分。

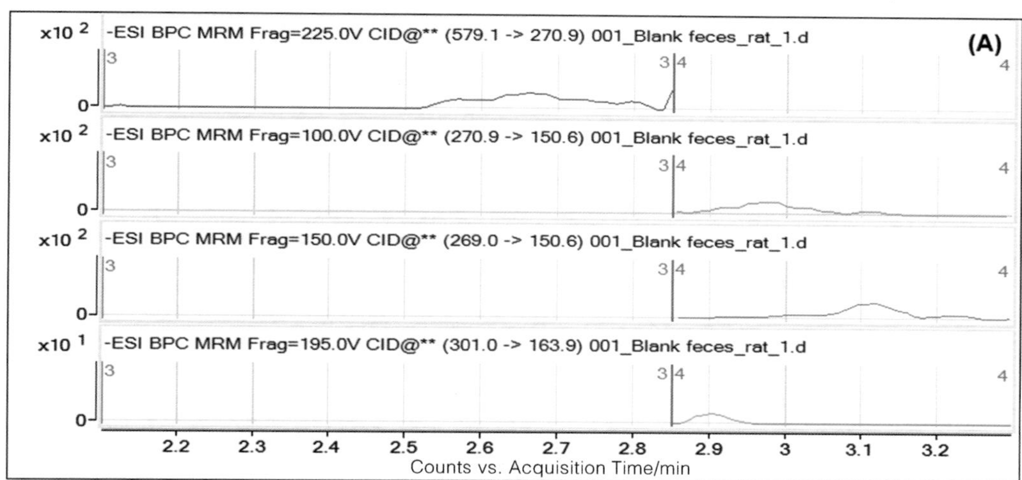

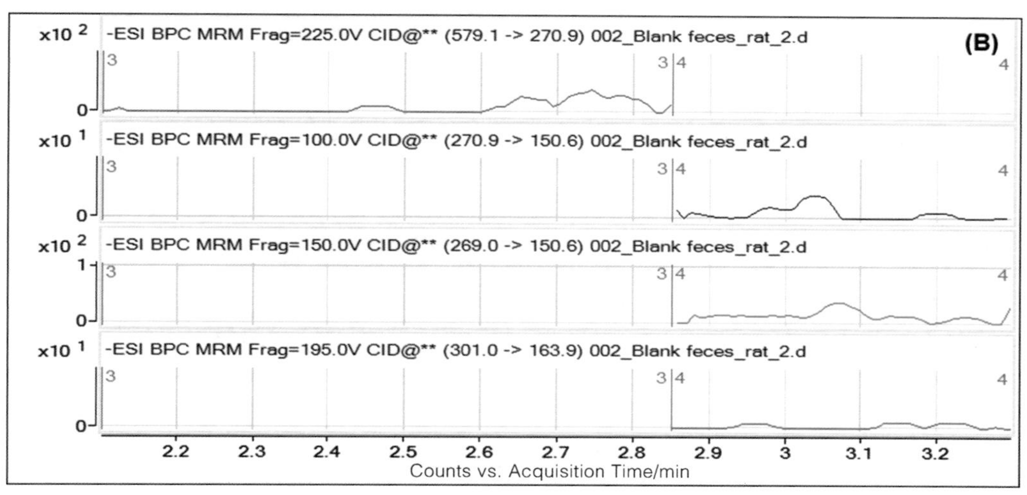

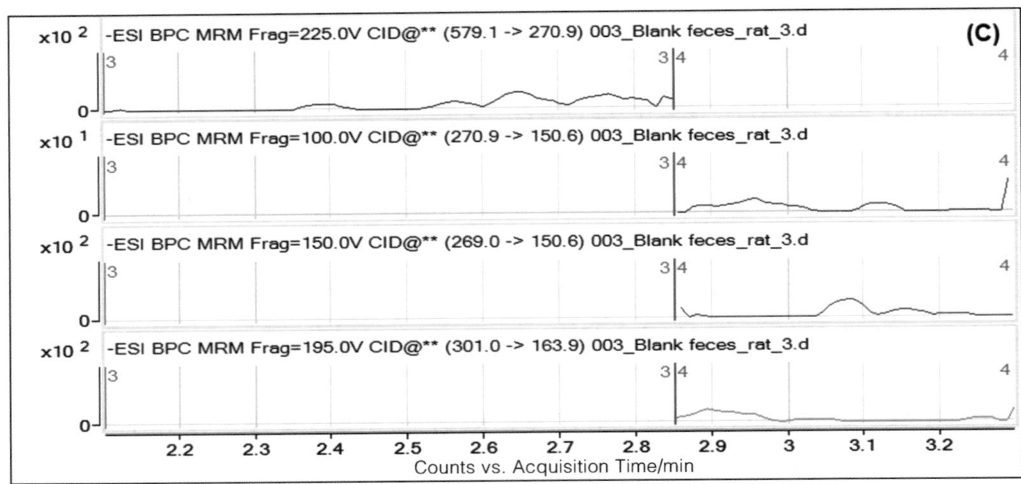
(C)
x10 2 -ESI BPC MRM Frag=225.0V CID@** (579.1 -> 270.9) 003_Blank feces_rat_3.d
x10 1 -ESI BPC MRM Frag=100.0V CID@** (270.9 -> 150.6) 003_Blank feces_rat_3.d
x10 2 -ESI BPC MRM Frag=150.0V CID@** (269.0 -> 150.6) 003_Blank feces_rat_3.d
x10 2 -ESI BPC MRM Frag=195.0V CID@** (301.0 -> 163.9) 003_Blank feces_rat_3.d
2.2 2.3 2.4 2.5 2.6 2.7 2.8 2.9 3 3.1 3.2
Counts vs. Acquisition Time/min

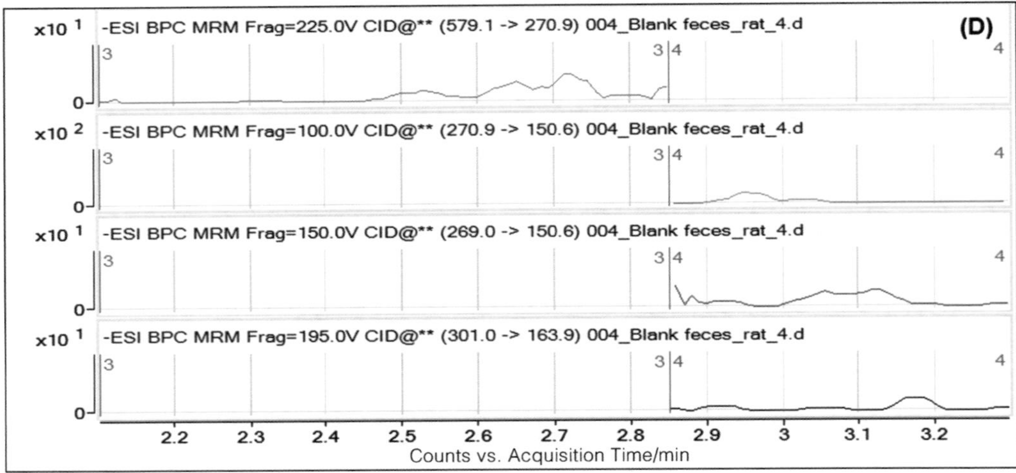
(D)
x10 1 -ESI BPC MRM Frag=225.0V CID@** (579.1 -> 270.9) 004_Blank feces_rat_4.d
x10 2 -ESI BPC MRM Frag=100.0V CID@** (270.9 -> 150.6) 004_Blank feces_rat_4.d
x10 1 -ESI BPC MRM Frag=150.0V CID@** (269.0 -> 150.6) 004_Blank feces_rat_4.d
x10 1 -ESI BPC MRM Frag=195.0V CID@** (301.0 -> 163.9) 004_Blank feces_rat_4.d
2.2 2.3 2.4 2.5 2.6 2.7 2.8 2.9 3 3.1 3.2
Counts vs. Acquisition Time/min

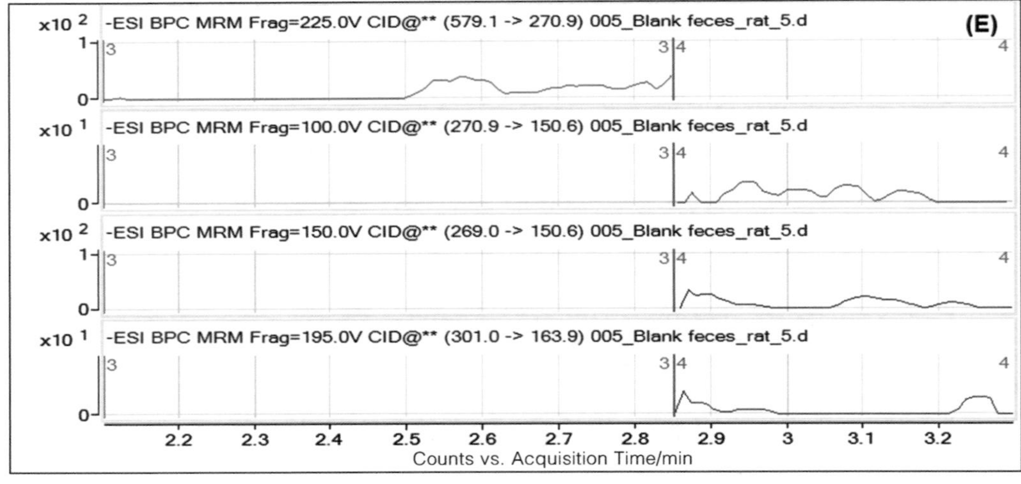
(E)
x10 2 -ESI BPC MRM Frag=225.0V CID@** (579.1 -> 270.9) 005_Blank feces_rat_5.d
x10 1 -ESI BPC MRM Frag=100.0V CID@** (270.9 -> 150.6) 005_Blank feces_rat_5.d
x10 2 -ESI BPC MRM Frag=150.0V CID@** (269.0 -> 150.6) 005_Blank feces_rat_5.d
x10 1 -ESI BPC MRM Frag=195.0V CID@** (301.0 -> 163.9) 005_Blank feces_rat_5.d
2.2 2.3 2.4 2.5 2.6 2.7 2.8 2.9 3 3.1 3.2
Counts vs. Acquisition Time/min

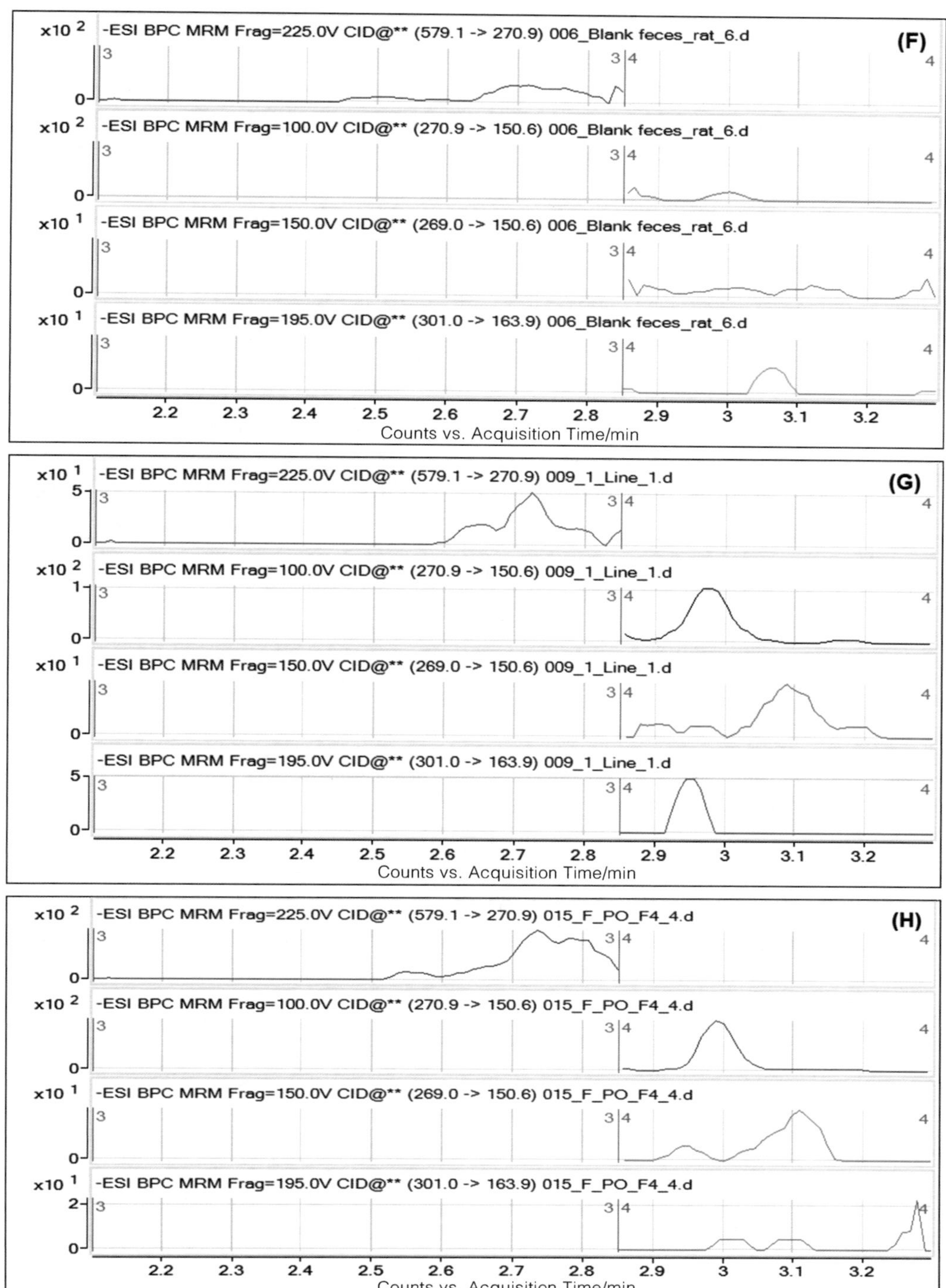

图 2－15　大鼠粪便提取液中 YPG、YPS、QCS 及 CPS 的提取离子流色谱图

（A）～（F）6 个不同来源的空白基质样品；（G）定量下限样品；（H）给药后样品。

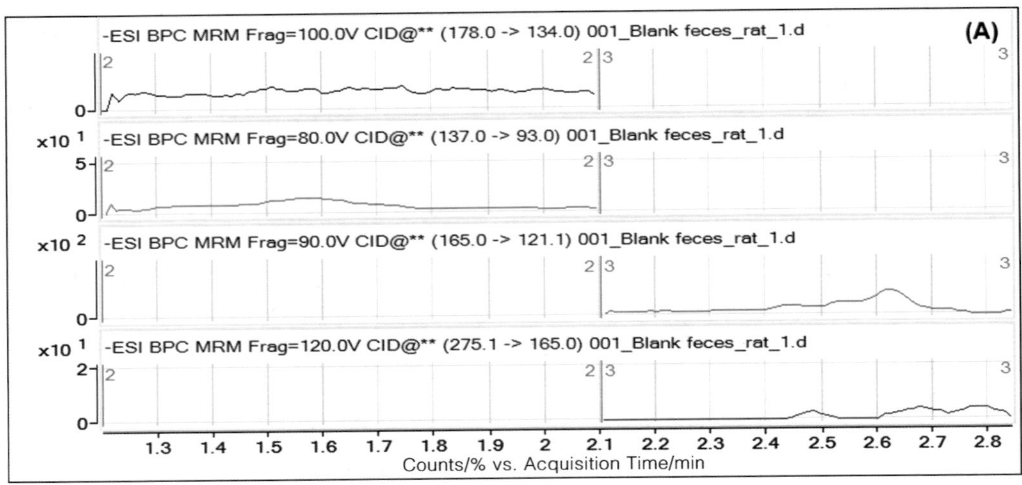

(A)
-ESI BPC MRM Frag=100.0V CID@** (178.0 -> 134.0) 001_Blank feces_rat_1.d
x10 1 -ESI BPC MRM Frag=80.0V CID@** (137.0 -> 93.0) 001_Blank feces_rat_1.d
x10 2 -ESI BPC MRM Frag=90.0V CID@** (165.0 -> 121.1) 001_Blank feces_rat_1.d
x10 1 -ESI BPC MRM Frag=120.0V CID@** (275.1 -> 165.0) 001_Blank feces_rat_1.d
Counts/% vs. Acquisition Time/min

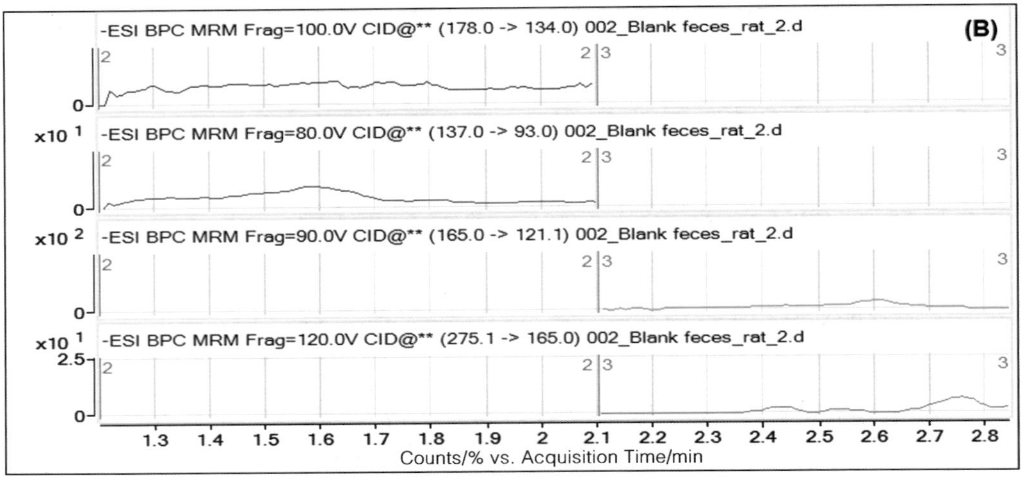

(B)
-ESI BPC MRM Frag=100.0V CID@** (178.0 -> 134.0) 002_Blank feces_rat_2.d
x10 1 -ESI BPC MRM Frag=80.0V CID@** (137.0 -> 93.0) 002_Blank feces_rat_2.d
x10 2 -ESI BPC MRM Frag=90.0V CID@** (165.0 -> 121.1) 002_Blank feces_rat_2.d
x10 1 -ESI BPC MRM Frag=120.0V CID@** (275.1 -> 165.0) 002_Blank feces_rat_2.d
Counts/% vs. Acquisition Time/min

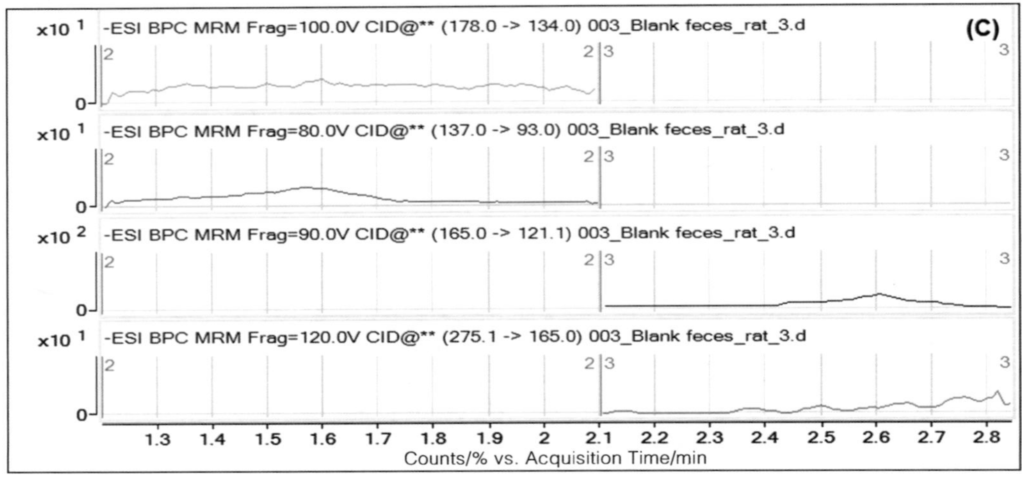

(C)
x10 1 -ESI BPC MRM Frag=100.0V CID@** (178.0 -> 134.0) 003_Blank feces_rat_3.d
x10 1 -ESI BPC MRM Frag=80.0V CID@** (137.0 -> 93.0) 003_Blank feces_rat_3.d
x10 2 -ESI BPC MRM Frag=90.0V CID@** (165.0 -> 121.1) 003_Blank feces_rat_3.d
x10 1 -ESI BPC MRM Frag=120.0V CID@** (275.1 -> 165.0) 003_Blank feces_rat_3.d
Counts/% vs. Acquisition Time/min

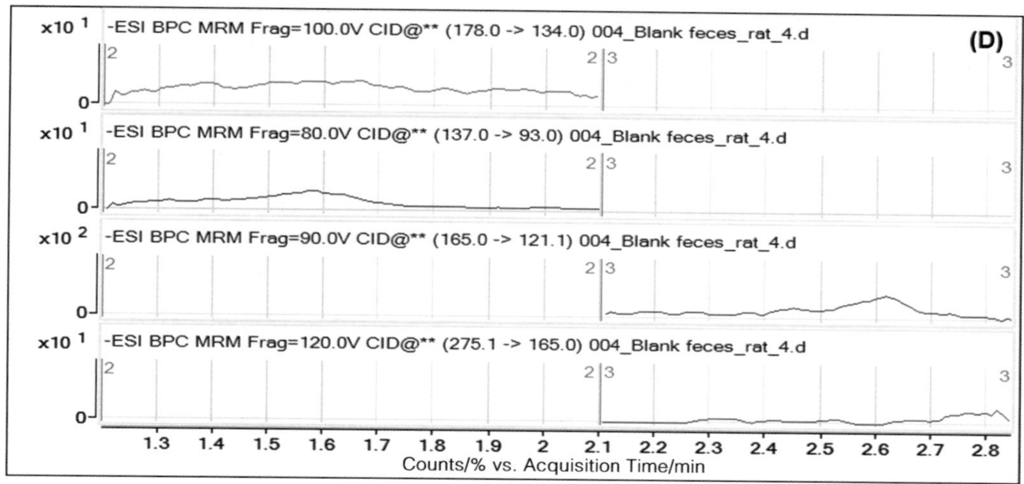
(D)
-ESI BPC MRM Frag=100.0V CID@** (178.0 -> 134.0) 004_Blank feces_rat_4.d
-ESI BPC MRM Frag=80.0V CID@** (137.0 -> 93.0) 004_Blank feces_rat_4.d
-ESI BPC MRM Frag=90.0V CID@** (165.0 -> 121.1) 004_Blank feces_rat_4.d
-ESI BPC MRM Frag=120.0V CID@** (275.1 -> 165.0) 004_Blank feces_rat_4.d
Counts/% vs. Acquisition Time/min

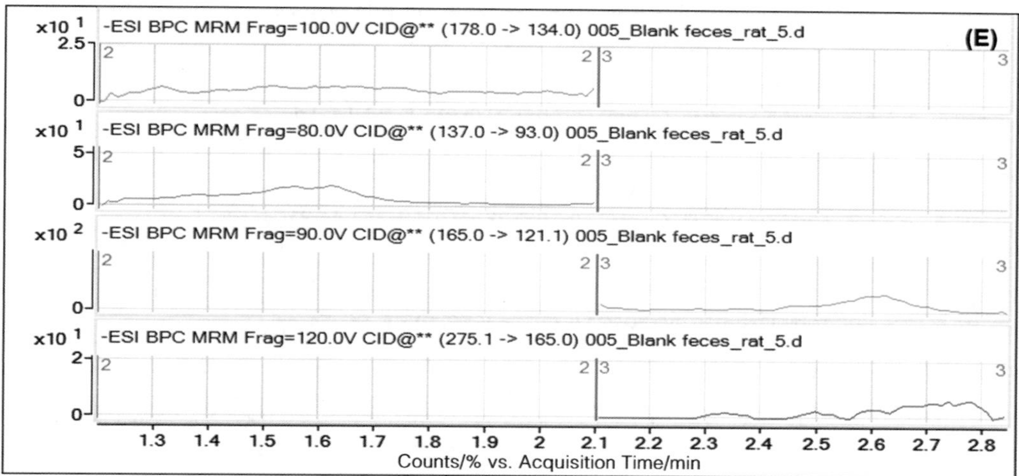
(E)
-ESI BPC MRM Frag=100.0V CID@** (178.0 -> 134.0) 005_Blank feces_rat_5.d
-ESI BPC MRM Frag=80.0V CID@** (137.0 -> 93.0) 005_Blank feces_rat_5.d
-ESI BPC MRM Frag=90.0V CID@** (165.0 -> 121.1) 005_Blank feces_rat_5.d
-ESI BPC MRM Frag=120.0V CID@** (275.1 -> 165.0) 005_Blank feces_rat_5.d
Counts/% vs. Acquisition Time/min

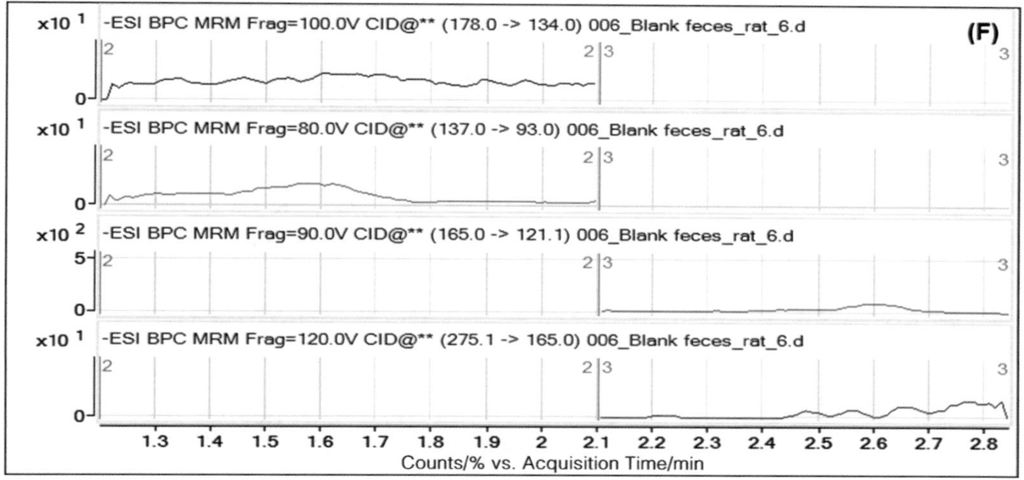
(F)
-ESI BPC MRM Frag=100.0V CID@** (178.0 -> 134.0) 006_Blank feces_rat_6.d
-ESI BPC MRM Frag=80.0V CID@** (137.0 -> 93.0) 006_Blank feces_rat_6.d
-ESI BPC MRM Frag=90.0V CID@** (165.0 -> 121.1) 006_Blank feces_rat_6.d
-ESI BPC MRM Frag=120.0V CID@** (275.1 -> 165.0) 006_Blank feces_rat_6.d
Counts/% vs. Acquisition Time/min

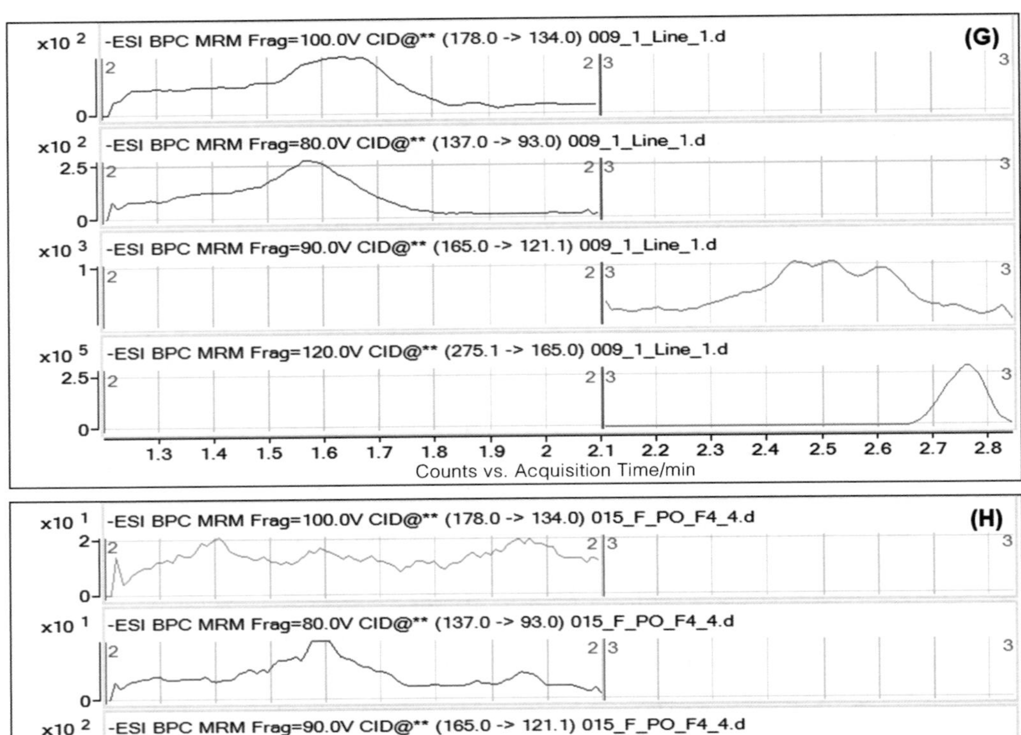

图2－16 大鼠粪便提取液中HA、4HBA、4HPPA及IS的提取离子流色谱图

（A）～（F）6个不同来源的空白基质样品；（G）定量下限样品；（H）给药后样品。

表2－232 各样品中目标分析物和内标的响应值

样品	YPG	YPS	CPS	QCS	HA	4HBA	4HPPA	IS
空白基质－1	11	24	未检出	16	96	484	1585	334
空白基质－2	16	30	未检出	7	336	205	1603	342
空白基质－3	未检出	未检出	未检出	未检出	未检出	未检出	未检出	未检出
空白基质－4	19	41	未检出	0	未检出	323	1207	364
空白基质－5	8	50	未检出	7	316	378	1700	378
空白基质－6	31	29	未检出	12	196	357	1928	296
定量下限样品	184	291	30	91	3703	2788	11750	1498720
残留	37	53	未检出	13	277	344	1319	581

2. 残留

结果（表2－232）表明：注射高浓度样品后，空白样品进样中的残留低于目标分析物定量下限响应的20.0%，并低于内标响应的0.1%，符合生物样品定量分析方法要求。

3. 标准曲线范围与定量下限

本试验中柚皮苷、柚皮素、橙皮素、芹菜素、马尿酸、对羟基苯甲酸、对羟基苯丙酸校正标样储备液的浓度分别为1.040 mg/mL、1.077 mg/mL、1.022 mg/mL、0.2600 mg/mL、2.230 mg/mL、2.196 mg/mL、5.100 mg/mL。

所得线性回归方程如下：

柚皮苷：$Y=9.732\times10^{-6}X+1.031\times10^{-4}$（$r=0.9989$）

柚皮素：$Y=1.406\times10^{-4}X-9.754\times10^{-5}$（$r=0.9960$）

橙皮素：$Y=1.441\times10^{-5}X-9.553\times10^{-6}$（$r=0.9989$）

芹菜素：$Y=4.950\times10^{-5}X+1.520\times10^{-5}$（$r=0.9980$）

马尿酸：$Y=0.0085X+3.044\times10^{-4}$（$r=0.9985$）

对羟基苯甲酸：$Y=0.0075X+2.078\times10^{-4}$（$r=0.9954$）

对羟基苯丙酸：$Y=0.0032X+0.0167$（$r=0.9932$）

结果表明：粪便提取液中的柚皮苷在1.976～197.6 ng/mL、柚皮素在2.144～214.4 ng/mL、橙皮素在1.942～194.2 ng/mL、芹菜素在0.9972～99.72 ng/mL、马尿酸在0.2788～2.788 μg/mL、对羟基苯甲酸在0.2718～2.718 μg/mL、对羟基苯丙酸在2.499～24.99 μg/mL浓度范围内线性关系良好，准确度高（表2－233～表2－239）。

表2－233　大鼠粪便校正标样中柚皮苷的准确度

浓度水平		1	2	3	4	5	6	7	8
浓度/($ng\cdot mL^{-1}$)	真实值	1.976	3.952	9.880	19.76	49.40	98.80	158.1	197.6
	测得值	2.010	3.484	8.703	21.94	49.08	83.30	166.2	194.7
准确度/%		101.7	88.2	88.1	111.1	99.3	84.3	105.2	98.5

表2－234　大鼠粪便校正标样中柚皮素的准确度

浓度水平		1	2	3	4	5	6	7	8
浓度/($ng\cdot mL^{-1}$)	真实值	2.144	4.288	10.72	21.44	53.60	107.2	171.5	214.4
	测得值	2.227	4.734	10.55	18.42	49.91	108.0	167.2	227.4
准确度/%		103.9	110.4	98.4	85.9	93.1	100.8	97.5	106.0

表 2 -235　大鼠粪便校正标样中橙皮素的准确度

浓度水平		1	2	3	4	5	6	7	8
浓度/	真实值	1. 942	3. 884	9. 709	19. 42	48. 54	97. 09	155. 3	194. 2
(ng·mL^{-1})	测得值	1. 734	3. 777	9. 163	18. 12	46. 69	89. 76	154. 5	198. 5
准确度/%		89. 3	97. 3	94. 4	93. 3	96. 2	92. 4	99. 4	102. 2

表 2 -236　大鼠粪便校正标样中芹菜素的准确度

浓度水平		1	2	3	4	5	6	7	8
浓度/	真实值	0. 9972	1. 994	4. 986	9. 972	24. 93	49. 86	79. 78	99. 72
(ng·mL^{-1})	测得值	0. 9869	1. 894	4. 587	10. 95	26. 32	54. 57	80. 16	96. 74
准确度/%		99. 0	95. 0	92. 0	109. 8	105. 6	109. 4	100. 5	97. 0

表 2 -237　大鼠粪便校正标样中马尿酸的准确度

浓度水平		1	2	3	4	5	6	7	8
浓度/	真实值	0. 2788	0. 5575	0. 8920	1. 115	1. 672	1. 951	2. 230	2. 788
(ng·mL^{-1})	测得值	0. 2851	0. 5324	0. 8751	1. 195	1. 690	1. 938	2. 166	2. 877
准确度/%		102. 3	95. 5	98. 1	107. 2	101. 0	99. 3	97. 1	103. 2

表 2 -238　大鼠粪便校正标样中对羟基苯甲酸的准确度

浓度水平		1	2	3	4	5	6	7	8
浓度/	真实值	0. 2718	0. 5435	0. 8696	1. 087	1. 630	1. 902	2. 174	2. 718
(ng·mL^{-1})	测得值	0. 2397	0. 5641	0. 9024	1. 186	1. 703	1. 752	2. 083	2. 957
准确度/%		88. 2	103. 8	103. 8	109. 1	104. 4	92. 1	95. 8	108. 8

表 2 -239　大鼠粪便校正标样中对羟基苯丙酸的准确度

浓度水平		1	2	3	4	5	6	7	8
浓度/	真实值	2. 499	4. 998	7. 997	9. 996	14. 99	17. 49	19. 99	24. 99
(ng·mL^{-1})	测得值	2. 370	4. 761	8. 184	10. 11	14. 15	15. 08	19. 86	26. 99
准确度/%		94. 8	95. 3	102. 3	101. 2	94. 4	86. 2	99. 3	108. 0

4. 准确度和精密度

本试验中柚皮苷、柚皮素、橙皮素、芹菜素、马尿酸、对羟基苯甲酸、对羟基苯丙酸质控样品储备液的浓度分别为 1.052 mg/mL、1.068 mg/mL、1.020 mg/mL、0.2500 mg/mL、2.204 mg/mL、2.172 mg/mL、5.076 mg/mL。

结果（表 2－240～表 2－246）表明：各目标化合物的批内、批间准确度和精密度均符合生物样品定量分析方法要求。

表 2－240　大鼠粪便分析方法中柚皮苷的准确度和精密度

真实值/(ng·mL^{-1})	批次	测得值/(ng·mL^{-1}) 及准确度/%							平均值	批内精密度/%	批间准确度/%	批间精密度/%
			1	2	3	4	5	6				
1.976	1	测得值	2.243	1.953	2.227	1.913	1.869	2.168	2.062	8.2	101.7	11.4
		准确度	113.5	98.8	112.7	96.8	94.6	109.7	104.4			
	2	测得值	1.918	2.049	1.972	1.972	2.465	2.342	2.120	10.7		
		准确度	97.1	103.7	99.8	99.8	124.7	118.5	107.3			
	3	测得值	1.725	2.243	1.740	1.612	1.933	1.843	1.849	12.0		
		准确度	87.3	113.5	88.1	81.6	97.8	93.3	93.6			
5.996	1	测得值	6.206	6.979	6.280	6.458	5.977	5.752	6.275	6.7	100.3	8.0
		准确度	103.5	116.4	104.7	107.7	99.7	95.9	104.7			
	2	测得值	5.375	5.469	5.291	6.643	6.725	5.778	5.880	11.0		
		准确度	89.6	91.2	88.2	110.8	112.2	96.4	98.1			
	3	测得值	5.830	6.111	6.131	5.395	6.029	5.845	5.890	4.7		
		准确度	97.2	101.9	102.3	90.0	100.6	97.5	98.2			
29.98	1	测得值	31.83	24.41	31.73	29.34	31.93	32.39	30.3	10.1	103.2	8.1
		准确度	106.2	81.4	105.8	97.9	106.5	108.0	101.0			
	2	测得值	33.37	30.01	32.69	33.30	34.79	31.47	32.6	5.1		
		准确度	111.3	100.1	109.0	111.1	116.0	105.0	108.8			
	3	测得值	27.79	31.54	#	29.51	28.18	31.61	29.7	6.1		
		准确度	92.7	105.2	#	98.4	94.0	105.4	99.2			
149.9	1	测得值	153.3	143.7	142.2	134.6	122.8	130.8	137.9	7.8	93.3	8.3
		准确度	102.3	95.9	94.9	89.8	81.9	87.3	92.0			
	2	测得值	132.9	137.8	133.4	124.7	134.1	155.0	136.3	7.4		
		准确度	88.7	91.9	89.0	83.2	89.5	103.4	90.9			
	3	测得值	128.5	165.1	140.2	134.0	153.1	150.4	145.2	9.3		
		准确度	85.7	110.1	93.5	89.4	102.1	100.3	96.9			

注：#该样品因目标化合物色谱峰保留时间漂移而无法积分。

表2－241　大鼠粪便分析方法中柚皮素的准确度和精密度

真实值/(ng·mL^{-1})	批次		测得值/(ng·mL^{-1})及准确度/%						平均值	批内精密度/%	批间准确度/%	批间精密度/%
			1	2	3	4	5	6				
2.144	1	测得值	2.436	2.373	2.447	2.103	2.436	2.309	2.351	5.6	108.1	9.0
		准确度	113.6	110.7	114.1	98.1	113.6	107.7	109.6			
	2	测得值	1.835	2.454	2.660	1.929	2.110	2.304	2.215	14.3		
		准确度	85.6	114.5	124.1	90.0	98.4	107.5	103.3			
	3	测得值	2.388	2.525	2.258	2.294	2.424	2.430	2.387	4.1		
		准确度	111.4	117.8	105.3	107.0	113.1	113.3	111.3			
6.378	1	测得值	7.552	7.045	6.997	6.457	7.303	7.257	7.102	5.3	106.4	8.4
		准确度	118.4	110.5	109.7	101.2	114.5	113.8	111.3			
	2	测得值	6.138	5.435	6.789	6.298	7.079	6.833	6.429	9.3		
		准确度	96.2	85.2	106.4	98.7	111.0	107.1	100.8			
	3	测得值	7.342	6.538	7.434	7.159	6.639	5.908	6.837	8.5		
		准确度	115.1	102.5	116.6	112.2	104.1	92.6	107.2			
31.89	1	测得值	33.61	34.42	30.23	29.95	31.41	31.38	31.83	5.7	97.6	5.4
		准确度	105.4	107.9	94.8	93.9	98.5	98.4	99.8			
	2	测得值	31.46	31.65	28.59	31.27	31.78	31.81	31.09	4.0		
		准确度	98.7	99.2	89.7	98.1	99.7	99.7	97.5			
	3	测得值	31.72	28.56	27.78	32.59	30.37	31.90	30.49	6.4		
		准确度	99.5	89.6	87.1	102.2	95.2	100.0	95.6			
159.4	1	测得值	170.7	171.2	168.2	169.5	176.7	171.8	171.4	1.7	106.6	3.2
		准确度	107.1	107.4	105.5	106.3	110.9	107.8	107.5			
	2	测得值	163.9	174.0	180.4	175.1	163.2	170.9	171.3	3.9		
		准确度	102.8	109.2	113.2	109.8	102.4	107.2	107.4			
	3	测得值	173.9	160.7	162.6	165.2	174.9	167.0	167.4	3.5		
		准确度	109.1	100.8	102.0	103.6	109.7	104.8	105.0			

表 2-242　大鼠粪便分析方法中橙皮素的准确度和精密度

真实值/(ng·mL⁻¹)	批次	测得值/(ng·mL⁻¹)及准确度/%							平均值	批内精密度/%	批间准确度/%	批间精密度/%
			1	2	3	4	5	6				
1.942	1	测得值	1.805	2.210	1.776	1.782	2.045	1.886	1.917	9.1	101.9	9.6
		准确度	92.9	113.8	91.5	91.8	105.3	97.1	98.7			
	2	测得值	1.782	2.131	1.701	2.159	1.847	1.994	1.936	9.7		
		准确度	91.8	109.7	87.6	111.2	95.1	102.7	99.7			
	3	测得值	2.260	1.868	2.183	1.914	2.303	1.978	2.084	9.0		
		准确度	116.4	96.2	112.4	98.6	118.6	101.9	107.3			
5.814	1	测得值	5.103	5.235	5.987	6.634	5.406	6.111	5.746	10.4	99.1	10.0
		准确度	87.8	90.0	103.0	114.1	93.0	105.1	98.8			
	2	测得值	5.685	4.981	6.557	5.744	6.181	5.013	5.694	11.0		
		准确度	97.8	85.7	112.8	98.8	106.3	86.2	97.9			
	3	测得值	5.299	4.926	6.391	6.073	5.962	6.389	5.840	10.3		
		准确度	91.1	84.7	109.9	104.5	102.5	109.9	100.4			
29.07	1	测得值	27.56	29.13	27.50	30.44	28.12	31.28	29.01	5.4	101.3	7.7
		准确度	94.8	100.2	94.6	104.7	96.7	107.6	99.8			
	2	测得值	31.02	29.69	29.77	26.27	27.99	29.80	29.09	5.8		
		准确度	106.7	102.1	102.4	90.4	96.3	102.5	100.1			
	3	测得值	33.74	30.43	26.44	34.69	28.30	27.86	30.24	11.1		
		准确度	116.1	104.7	91.0	119.3	97.4	95.8	104.0			
145.4	1	测得值	150.5	154.8	151.5	147.6	158.2	155.2	153.0	2.5	108.2	3.9
		准确度	103.5	106.5	104.2	101.5	108.8	106.7	105.2			
	2	测得值	169.2	165.5	155.5	159.7	149.5	163.2	160.4	4.4		
		准确度	116.4	113.8	106.9	109.8	102.8	112.2	110.3			
	3	测得值	163.9	153.9	157.9	150.9	159.3	164.4	158.4	3.4		
		准确度	112.7	105.8	108.6	103.8	109.6	113.1	108.9			

表 2－243　大鼠粪便分析方法中芹菜素的准确度和精密度

真实值/(ng·mL^{-1})	批次		测得值/(ng·mL^{-1}) 及准确度/%						平均值	批内精密度/%	批间准确度/%	批间精密度/%
			1	2	3	4	5	6				
0.9972	1	测得值	1.157	0.945	1.111	0.931	1.020	1.164	1.055	9.9	100.8	10.2
		准确度	116.0	94.8	111.4	93.4	102.3	116.7	105.8			
	2	测得值	1.054	1.126	0.855	1.008	1.034	1.041	1.020	8.8		
		准确度	105.7	112.9	85.7	101.1	103.7	104.4	102.3			
	3	测得值	0.917	1.054	0.878	1.027	0.804	0.959	0.9398	10.0		
		准确度	92.0	105.7	88.0	103.0	80.6	96.2	94.2			
2.876	1	测得值	3.334	2.717	2.911	2.756	3.067	2.635	2.903	9.0	101.8	9.3
		准确度	115.9	94.5	101.2	95.8	106.6	91.6	101.0			
	2	测得值	3.105	2.757	2.771	3.200	3.489	2.633	2.993	10.9		
		准确度	108.0	95.9	96.3	111.3	121.3	91.6	104.1			
	3	测得值	3.065	3.005	2.914	3.155	2.437	2.763	2.890	9.0		
		准确度	106.6	104.5	101.3	109.7	84.7	96.1	100.5			
14.38	1	测得值	15.61	13.88	14.59	15.99	15.44	15.43	15.16	5.1	102.1	9.2
		准确度	108.6	96.5	101.5	111.2	107.4	107.3	105.4			
	2	测得值	12.94	12.28	13.46	13.08	13.46	15.25	13.41	7.5		
		准确度	90.0	85.4	93.6	91.0	93.6	106.1	93.3			
	3	测得值	14.53	15.31	15.12	16.63	13.91	17.32	15.47	8.3		
		准确度	101.0	106.5	105.1	115.6	96.7	120.4	107.6			
71.90	1	测得值	75.46	76.68	73.36	79.22	76.75	76.66	76.36	2.5	106.0	5.4
		准确度	105.0	106.6	102.0	110.2	106.7	106.6	106.2			
	2	测得值	77.96	84.21	83.57	70.03	76.72	73.40	77.65	7.2		
		准确度	108.4	117.1	116.2	97.4	106.7	102.1	108.0			
	3	测得值	75.42	66.87	75.30	76.41	79.41	75.01	74.74	5.6		
		准确度	104.9	93.0	104.7	106.3	110.4	104.3	103.9			

表2-244　大鼠粪便分析方法中马尿酸的准确度和精密度

真实值/(μg·mL^{-1})	批次		测得值/(μg·mL^{-1})及准确度/%						平均值	批内精密度/%	批间准确度/%	批间精密度/%
			1	2	3	4	5	6				
0.2788	1	测得值	0.2921	0.3052	0.3038	0.3347	0.2852	0.2886	0.3016	6.0	105.9	7.0
		准确度	104.8	109.5	109.0	120.1	102.3	103.5	108.2			
	2	测得值	0.2934	0.2848	0.2969	0.2912	0.2723	0.3094	0.2913	4.3		
		准确度	105.2	102.2	106.5	104.4	97.7	111.0	104.5			
	3	测得值	0.3296	0.3123	0.2686	0.3126	0.2538	0.2778	0.2925	10.2		
		准确度	118.2	112.0	96.3	112.1	91.0	99.6	104.9			
0.8265	1	测得值	0.8918	0.8485	0.9001	0.9073	0.7992	0.8822	0.8715	4.7	102.5	7.9
		准确度	107.9	102.7	108.9	109.8	96.7	106.7	105.4			
	2	测得值	0.9883	0.8568	0.7527	0.8775	0.8837	0.8580	0.8695	8.7		
		准确度	119.6	103.7	91.1	106.2	106.9	103.8	105.2			
	3	测得值	0.7380	0.9083	0.8052	0.7458	0.7761	0.8236	0.7995	7.8		
		准确度	89.3	109.9	97.4	90.2	93.9	99.6	96.7			
1.378	1	测得值	1.410	1.322	1.373	1.263	1.506	1.413	1.381	6.1	101.1	5.7
		准确度	102.3	95.9	99.6	91.7	109.3	102.5	100.2			
	2	测得值	1.388	1.200	1.432	1.401	1.476	1.320	1.370	7.1		
		准确度	100.7	87.1	103.9	101.7	107.1	95.8	99.4			
	3	测得值	1.358	1.474	1.430	1.496	1.438	1.386	1.430	3.6		
		准确度	98.5	107.0	103.8	108.6	104.4	100.6	103.8			
2.066	1	测得值	2.194	2.112	2.105	2.110	2.116	2.163	2.133	1.7	103.4	6.8
		准确度	106.2	102.2	101.9	102.1	102.4	104.7	103.3			
	2	测得值	2.143	2.194	2.306	2.160	2.124	2.380	2.218	4.6		
		准确度	103.7	106.2	111.6	104.5	102.8	115.2	107.3			
	3	测得值	1.792	2.259	2.329	2.039	1.854	2.080	2.059	10.4		
		准确度	86.7	109.3	112.7	98.7	89.7	100.7	99.7			

表 2-245　大鼠粪便分析方法中对羟基苯甲酸的准确度和精密度

真实值/(μg·mL⁻¹)	批次		测得值/(μg·mL⁻¹) 及准确度/%						平均值	批内精密度/%	批间准确度/%	批间精密度/%
			1	2	3	4	5	6				
0.2718	1	测得值	0.2284	0.2445	0.2835	0.2879	0.2871	0.2943	0.2710	10.1	104.1	8.6
		准确度	84.0	90.0	104.3	105.9	105.6	108.3	99.7			
	2	测得值	0.2930	0.2713	0.3069	0.3043	0.3059	0.3085	0.2983	4.8		
		准确度	107.8	99.8	112.9	112.0	112.5	113.5	109.8			
	3	测得值	0.3143	0.2751	0.2517	0.2646	0.3031	0.2701	0.2798	8.6		
		准确度	115.6	101.2	92.6	97.4	111.5	99.4	102.9			
0.8062	1	测得值	0.9059	0.8152	0.9333	0.9236	0.8022	0.9006	0.8801	6.4	106.1	8.4
		准确度	112.4	101.1	115.8	114.6	99.5	111.7	109.2			
	2	测得值	0.9228	0.9617	0.8108	0.7752	0.8771	0.8363	0.8640	8.1		
		准确度	114.5	119.3	100.6	96.2	108.8	103.7	107.2			
	3	测得值	0.6921	0.8358	0.8962	0.8942	0.7472	0.8616	0.8212	10.2		
		准确度	85.8	103.7	111.2	110.9	92.7	106.9	101.9			
1.344	1	测得值	1.450	1.244	1.385	1.325	1.495	1.376	1.379	6.5	100.7	6.1
		准确度	107.9	92.6	103.1	98.6	111.2	102.4	102.6			
	2	测得值	1.367	1.281	1.425	1.390	1.447	1.362	1.379	4.2		
		准确度	101.7	95.3	106.0	103.4	107.7	101.3	102.6			
	3	测得值	1.199	1.437	1.236	1.262	1.343	1.343	1.303	6.7		
		准确度	89.2	106.9	92.0	93.9	99.9	99.9	97.0			
2.016	1	测得值	2.225	2.083	2.026	2.029	2.090	2.042	2.083	3.6	105.0	5.6
		准确度	110.4	103.3	100.5	100.6	103.7	101.3	103.3			
	2	测得值	2.133	2.310	2.281	2.154	2.093	2.279	2.208	4.2		
		准确度	105.8	114.6	113.1	106.8	103.8	113.0	109.5			
	3	测得值	2.155	1.992	2.188	1.826	2.170	2.041	2.062	6.8		
		准确度	106.9	98.8	108.5	90.6	107.6	101.2	102.3			

表 2－246　大鼠粪便分析方法中对羟基苯丙酸的准确度和精密度

真实值/(μg·mL^{-1})	批次		测得值/(μg·mL^{-1}) 及准确度/%						平均值	批内精密度/%	批间准确度/%	批间精密度/%
			1	2	3	4	5	6				
2.499	1	测得值	2.376	2.408	2.802	2.561	2.572	3.081	2.633	10.1	101.1	9.9
		准确度	95.1	96.4	112.1	102.5	102.9	123.3	105.4			
	2	测得值	2.206	2.695	2.541	2.413	2.523	2.120	2.416	9.0		
		准确度	88.3	107.8	101.7	96.6	101.0	84.8	96.7			
	3	测得值	2.662	2.686	2.812	2.122	2.555	2.323	2.527	10.2		
		准确度	106.5	107.5	112.5	84.9	102.2	93.0	101.1			
7.461	1	测得值	7.673	7.802	7.984	8.119	7.526	6.920	7.671	5.5	100.4	6.6
		准确度	102.8	104.6	107.0	108.8	100.9	92.7	102.8			
	2	测得值	7.514	7.745	7.214	7.000	7.996	7.817	7.548	5.0		
		准确度	100.7	103.8	96.7	93.8	107.2	104.8	101.2			
	3	测得值	7.036	8.225	7.769	6.563	6.770	7.175	7.256	8.7		
		准确度	94.3	110.2	104.1	88.0	90.7	96.2	97.3			
12.44	1	测得值	14.16	11.92	13.30	11.87	12.84	11.73	12.64	7.7	97.0	8.2
		准确度	113.8	95.8	106.9	95.4	103.2	94.3	101.6			
	2	测得值	11.92	11.35	12.91	13.33	13.22	11.33	12.34	7.5		
		准确度	95.8	91.2	103.8	107.2	106.3	91.1	99.2			
	3	测得值	11.37	11.42	10.49	11.52	11.11	11.35	11.21	3.4		
		准确度	91.4	91.8	84.3	92.6	89.3	91.2	90.1			
18.65	1	测得值	17.00	20.70	20.62	18.85	18.73	18.72	19.10	7.3	103.3	7.4
		准确度	91.2	111.0	110.6	101.1	100.4	100.4	102.4			
	2	测得值	19.60	21.35	20.53	20.45	19.53	21.21	20.45	3.8		
		准确度	105.1	114.5	110.1	109.7	104.7	113.7	109.6			
	3	测得值	18.08	20.37	17.72	17.55	18.59	17.07	18.23	6.4		
		准确度	96.9	109.2	95.0	94.1	99.7	91.5	97.7			

5. 基质效应

各目标化合物在低、高浓度水平下的基质因子及内标归一化的基质因子见表 2－247～表 2－255，其 *RSD* 均小于 15%，符合生物样品测定的要求。

表 2－247　大鼠粪便分析方法中柚皮苷的基质因子

基质编号	浓度水平	$A_{目标分析物}$ 1	$A_{目标分析物}$ 2	$A_{目标分析物}$ 3	平均值	精密度/%	基质因子/%
	回收率样品工作液						
	低	3.01×10^{3}	2.96×10^{3}	2.88×10^{3}	2.95×10^{3}	2.1	－
	高	5.03×10^{4}	4.39×10^{4}	4.92×10^{4}	4.78×10^{4}	7.1	－
	基质样品						
1	低	3.24×10^{2}	3.09×10^{2}	2.88×10^{2}	3.07×10^{2}	5.9	10.4
	高	1.07×10^{3}	9.49×10^{2}	1.02×10^{3}	1.01×10^{3}	6.1	2.1
2	低	3.32×10^{2}	3.27×10^{2}	3.08×10^{2}	3.22×10^{2}	3.9	10.9
	高	1.07×10^{3}	9.65×10^{2}	8.25×10^{2}	9.53×10^{2}	12.9	2.0
3	低	2.51×10^{2}	3.14×10^{2}	2.93×10^{2}	2.86×10^{2}	11.3	9.7
	高	1.14×10^{3}	1.06×10^{3}	1.05×10^{3}	1.08×10^{3}	4.6	2.3
4	低	2.83×10^{2}	3.02×10^{2}	3.08×10^{2}	2.98×10^{2}	4.3	10.1
	高	1.00×10^{3}	9.44×10^{2}	9.39×10^{2}	9.61×10^{2}	3.6	2.0
5	低	2.65×10^{2}	2.61×10^{2}	2.51×10^{2}	2.59×10^{2}	2.8	8.8
	高	1.10×10^{3}	1.03×10^{3}	1.08×10^{3}	1.07×10^{3}	3.5	2.2
6	低	3.49×10^{2}	2.92×10^{2}	3.57×10^{2}	3.33×10^{2}	10.6	11.3
	高	9.64×10^{2}	1.08×10^{3}	1.14×10^{3}	1.06×10^{3}	8.5	2.2

表 2－248　大鼠粪便分析方法中柚皮素的基质因子

基质编号	浓度水平	$A_{目标分析物}$ 1	$A_{目标分析物}$ 2	$A_{目标分析物}$ 3	平均值	精密度/%	基质因子/%
	回收率样品工作液						
	低	3.51×10^{3}	3.47×10^{3}	3.69×10^{3}	3.55×10^{3}	3.3	－
	高	1.54×10^{5}	1.57×10^{5}	1.57×10^{5}	1.56×10^{5}	1.1	－
	基质样品						
1	低	1.87×10^{3}	1.70×10^{3}	1.57×10^{3}	1.71×10^{3}	8.8	48.1
	高	4.26×10^{4}	4.60×10^{4}	4.24×10^{4}	4.37×10^{4}	4.6	28.0
2	低	1.75×10^{3}	1.44×10^{3}	1.50×10^{3}	1.56×10^{3}	10.6	43.9
	高	4.13×10^{4}	4.20×10^{4}	4.27×10^{4}	4.20×10^{4}	1.7	27.0
3	低	1.63×10^{3}	1.74×10^{3}	1.51×10^{3}	1.63×10^{3}	7.0	45.8
	高	4.13×10^{4}	4.27×10^{4}	4.06×10^{4}	4.15×10^{4}	2.7	26.7

续上表

基质编号	浓度水平	$A_{目标分析物}$			平均值	精密度/%	基质因子/%
		1	2	3			
4	低	1.61×10^3	1.61×10^3	1.57×10^3	1.60×10^3	1.4	44.9
	高	4.03×10^4	4.05×10^4	4.42×10^4	4.16×10^4	5.3	26.7
5	低	1.52×10^3	1.58×10^3	1.81×10^3	1.64×10^3	9.2	46.1
	高	4.35×10^4	3.92×10^4	4.40×10^4	4.22×10^4	6.2	27.1
6	低	1.55×10^3	1.54×10^3	1.45×10^3	1.51×10^3	3.7	42.6
	高	4.32×10^4	4.26×10^4	4.13×10^4	4.24×10^4	2.3	27.2

表 2-249　大鼠粪便分析方法中橙皮素的基质因子

基质编号	浓度水平	$A_{目标分析物}$			平均值	精密度/%	基质因子/%
		1	2	3			
	回收率样品工作液						
	低	5.00×10^2	4.99×10^2	5.77×10^2	5.25×10^2	8.6	–
	高	2.26×10^4	2.20×10^4	2.31×10^4	2.26×10^4	2.5	–
	基质样品						
1	低	2.58×10^2	3.00×10^2	2.82×10^2	2.80×10^2	7.7	53.3
	高	4.62×10^3	4.19×10^3	4.40×10^3	4.40×10^3	4.9	19.5
2	低	2.84×10^2	2.27×10^2	2.31×10^2	2.47×10^2	12.9	47.0
	高	4.04×10^3	4.57×10^3	3.90×10^3	4.17×10^3	8.4	18.5
3	低	2.57×10^2	2.02×10^2	2.11×10^2	2.24×10^2	13.2	42.6
	高	4.11×10^3	4.61×10^3	3.75×10^3	4.16×10^3	10.4	18.4
4	低	1.88×10^2	2.40×10^2	2.06×10^2	2.11×10^2	12.7	40.3
	高	4.01×10^3	4.51×10^3	4.30×10^3	4.28×10^3	5.9	18.9
5	低	1.93×10^2	2.06×10^2	2.05×10^2	2.01×10^2	3.6	38.3
	高	4.55×10^3	4.04×10^3	4.25×10^3	4.28×10^3	5.9	19.0
6	低	2.03×10^2	2.11×10^2	2.32×10^2	2.15×10^2	7.1	41.0
	高	4.06×10^3	4.07×10^3	4.09×10^3	4.07×10^3	0.3	18.1

表 2－250　大鼠粪便分析方法中芹菜素的基质因子

基质编号	浓度水平	$A_{目标分析物}$			平均值	精密度/%	基质因子/%
		1	2	3			
	回收率样品工作液						
	低	8.73×10^{2}	9.51×10^{2}	9.73×10^{2}	9.33×10^{2}	5.6	–
	高	2.91×10^{4}	2.82×10^{4}	2.80×10^{4}	2.84×10^{4}	2.1	–
	基质样品						
1	低	4.57×10^{2}	3.63×10^{2}	4.03×10^{2}	4.08×10^{2}	11.7	43.7
	高	7.30×10^{3}	7.61×10^{3}	7.32×10^{3}	7.41×10^{3}	2.3	26.1
2	低	3.62×10^{2}	3.12×10^{2}	3.56×10^{2}	3.44×10^{2}	8.0	36.8
	高	7.00×10^{3}	7.20×10^{3}	6.84×10^{3}	7.01×10^{3}	2.5	24.7
3	低	3.58×10^{2}	3.25×10^{2}	3.30×10^{2}	3.38×10^{2}	5.2	36.2
	高	6.54×10^{3}	7.82×10^{3}	7.32×10^{3}	7.23×10^{3}	8.9	25.4
4	低	3.91×10^{2}	3.93×10^{2}	3.30×10^{2}	3.72×10^{2}	9.7	39.8
	高	6.95×10^{3}	7.33×10^{3}	7.54×10^{3}	7.27×10^{3}	4.1	25.6
5	低	3.76×10^{2}	3.40×10^{2}	3.27×10^{2}	3.48×10^{2}	7.4	37.3
	高	6.92×10^{3}	6.56×10^{3}	7.58×10^{3}	7.02×10^{3}	7.3	24.7
6	低	3.47×10^{2}	3.19×10^{2}	3.37×10^{2}	3.34×10^{2}	4.2	35.8
	高	7.02×10^{3}	6.66×10^{3}	7.57×10^{3}	7.08×10^{3}	6.5	24.9

表 2－251　大鼠粪便分析方法中马尿酸的基质因子

基质编号	浓度水平	$A_{目标分析物}$			平均值	精密度/%	基质因子/%
		1	2	3			
	回收率样品工作液						
	低	1.17×10^{4}	1.10×10^{4}	1.03×10^{4}	1.10×10^{4}	6.5	–
	高	2.46×10^{4}	2.52×10^{4}	2.65×10^{4}	2.54×10^{4}	3.7	–
	基质样品						
1	低	8.16×10^{3}	8.32×10^{3}	8.60×10^{3}	8.36×10^{3}	2.7	76.2
	高	1.99×10^{4}	2.10×10^{4}	1.92×10^{4}	2.00×10^{4}	4.5	78.8
2	低	8.41×10^{3}	8.55×10^{3}	8.25×10^{3}	8.41×10^{3}	1.8	76.6
	高	2.03×10^{4}	2.17×10^{4}	2.04×10^{4}	2.08×10^{4}	3.7	81.7
3	低	8.04×10^{3}	8.39×10^{3}	8.55×10^{3}	8.33×10^{3}	3.1	75.9
	高	2.04×10^{4}	2.03×10^{4}	1.97×10^{4}	2.01×10^{4}	1.8	79.2

续上表

基质编号	浓度水平	$A_{目标分析物}$			平均值	精密度/%	基质因子/%
		1	2	3			
4	低	8.14×10^3	8.23×10^3	8.23×10^3	8.20×10^3	0.6	74.8
	高	1.96×10^4	2.01×10^4	2.06×10^4	2.01×10^4	2.4	79.1
5	低	8.50×10^3	8.14×10^3	8.45×10^3	8.36×10^3	2.3	76.2
	高	1.95×10^4	2.06×10^4	1.98×10^4	1.99×10^4	2.9	78.4
6	低	8.80×10^3	8.40×10^3	8.48×10^3	8.56×10^3	2.5	78.1
	高	2.06×10^4	1.94×10^4	2.06×10^4	2.02×10^4	3.4	79.5

表 2－252　大鼠粪便分析方法中对羟基苯甲酸的基质因子

基质编号	浓度水平	$A_{目标分析物}$			平均值	精密度/%	基质因子/%
		1	2	3			
	回收率样品工作液						
	低	9.61×10^3	1.07×10^4	1.06×10^4	1.03×10^4	5.7	–
	高	2.56×10^4	2.39×10^4	2.59×10^4	2.51×10^4	4.2	–
	基质样品						
1	低	8.45×10^3	8.31×10^3	7.95×10^3	8.23×10^3	3.1	80.0
	高	2.12×10^4	2.14×10^4	2.21×10^4	2.16×10^4	2.2	85.8
2	低	7.97×10^3	8.28×10^3	8.13×10^3	8.13×10^3	1.9	79.0
	高	2.20×10^4	2.19×10^4	2.17×10^4	2.19×10^4	0.6	87.1
3	低	9.15×10^3	9.84×10^3	9.28×10^3	9.42×10^3	3.9	91.6
	高	2.13×10^4	2.18×10^4	2.11×10^4	2.14×10^4	1.8	85.3
4	低	9.20×10^3	9.21×10^3	9.07×10^3	9.16×10^3	0.9	89.1
	高	2.04×10^4	2.07×10^4	2.04×10^4	2.05×10^4	0.7	81.6
5	低	8.32×10^3	9.13×10^3	8.57×10^3	8.67×10^3	4.8	84.3
	高	2.11×10^4	2.13×10^4	2.12×10^4	2.12×10^4	0.6	84.4
6	低	8.51×10^3	9.34×10^3	8.80×10^3	8.88×10^3	4.8	86.3
	高	1.95×10^4	2.11×10^4	2.23×10^4	2.10×10^4	6.7	83.5

表 2-253　大鼠粪便分析方法中对羟基苯丙酸的基质因子

基质编号	浓度水平	$A_{目标分析物}$			平均值	精密度/%	基质因子/%
		1	2	3			
	回收率样品工作液						
	低	3.50×10^4	3.84×10^4	3.83×10^4	3.73×10^4	5.2	-
	高	8.31×10^4	7.76×10^4	7.70×10^4	7.93×10^4	4.2	-
	基质样品						
1	低	2.88×10^4	2.85×10^4	2.90×10^4	2.88×10^4	1.0	77.2
	高	5.04×10^4	5.59×10^4	4.92×10^4	5.18×10^4	7.0	65.4
2	低	2.92×10^4	2.92×10^4	2.94×10^4	2.93×10^4	0.4	78.5
	高	5.23×10^4	5.03×10^4	4.77×10^4	5.01×10^4	4.6	63.2
3	低	3.07×10^4	3.19×10^4	2.84×10^4	3.03×10^4	5.9	81.4
	高	5.14×10^4	5.33×10^4	5.49×10^4	5.32×10^4	3.4	67.1
4	低	2.87×10^4	3.09×10^4	3.01×10^4	2.99×10^4	3.8	80.2
	高	4.71×10^4	5.00×10^4	4.84×10^4	4.85×10^4	3.1	61.2
5	低	2.61×10^4	2.84×10^4	2.94×10^4	2.80×10^4	6.1	75.0
	高	4.80×10^4	4.96×10^4	4.90×10^4	4.89×10^4	1.7	61.7
6	低	2.87×10^4	2.80×10^4	3.20×10^4	2.96×10^4	7.2	79.4
	高	4.73×10^4	4.65×10^4	4.89×10^4	4.75×10^4	2.6	60.0

表 2-254　大鼠粪便分析方法中内标的基质因子

基质编号	浓度水平	$A_{目标分析物}$			平均值	精密度/%	基质因子/%
		1	2	3			
	回收率样品工作液						
	低	3.52×10^6	3.81×10^6	3.55×10^6	3.63×10^6	4.5	-
	高	3.80×10^6	3.77×10^6	3.83×10^6	3.80×10^6	0.8	-
	基质样品						
1	低	6.62×10^5	6.36×10^5	6.40×10^5	6.46×10^5	2.2	17.8
	高	6.41×10^5	6.26×10^5	6.31×10^5	6.33×10^5	1.2	16.6
2	低	6.38×10^5	6.50×10^5	6.39×10^5	6.42×10^5	1.0	17.7
	高	6.34×10^5	6.31×10^5	6.46×10^5	6.37×10^5	1.2	16.8
3	低	6.47×10^5	6.61×10^5	6.49×10^5	6.53×10^5	1.2	18.0
	高	6.33×10^5	6.57×10^5	6.44×10^5	6.45×10^5	1.9	17.0

续上表

基质编号	浓度水平	$A_{目标分析物}$			平均值	精密度/%	基质因子/%
		1	2	3			
4	低	6.46×10^5	6.58×10^5	6.52×10^5	6.52×10^5	0.9	18.0
	高	6.74×10^5	6.44×10^5	6.56×10^5	6.58×10^5	2.3	17.3
5	低	6.52×10^5	6.50×10^5	6.56×10^5	6.53×10^5	0.4	18.0
	高	6.46×10^5	6.41×10^5	6.45×10^5	6.44×10^5	0.4	16.9
6	低	6.62×10^5	6.57×10^5	6.55×10^5	6.58×10^5	0.5	18.1
	高	6.51×10^5	6.43×10^5	6.36×10^5	6.43×10^5	1.2	16.9

表 2-255　大鼠粪便分析方法中内标归一化的基质因子

化合物	浓度水平	基质编号						RSD/%
		1	2	3	4	5		
柚皮苷	低	58.4	61.8	53.9	56.2	48.8	62.3	8.9
	高	12.7	11.9	13.4	11.6	13.2	13.1	5.8
柚皮素	低	270.2	248.2	254.7	250.0	255.9	235.0	4.6
	高	168.5	161.0	157.1	154.4	160.0	160.8	3.0
橙皮素	低	299.4	265.8	236.6	224.0	212.7	226.1	13.3
	高	117.2	110.3	108.6	109.4	111.9	106.7	3.3
芹菜素	低	245.3	208.1	201.3	221.7	207.1	197.6	8.3
	高	156.6	147.3	149.9	147.8	145.8	147.3	2.6
马尿酸	低	428.0	433.0	422.0	416.1	423.6	430.5	1.5
	高	473.0	487.5	466.8	456.6	462.8	469.8	2.2
对羟基苯甲酸	低	449.3	446.5	509.1	495.6	468.5	476.1	5.3
	高	515.7	519.6	502.7	471.3	497.8	493.2	3.5
对羟基苯丙酸	低	433.3	443.6	452.6	446.4	416.7	437.7	2.9
	高	392.8	377.2	395.5	353.4	363.9	354.5	5.0

6. 稀释可靠性

结果表明：样品稀释 10 倍后，测定结果可靠（表 2-256～表 2-262）。

表 2-256 大鼠粪便样品提取液稀释可靠性考察（柚皮苷）

稀释倍数	稀释后浓度/（ng·mL^{-1}）	测得值/（ng·mL^{-1}）	平均值/（ng·mL^{-1}）	准确度/%	*RSD*/%
10 倍	149.9	138.3 140.7 135.1	138.0	92.1	2.0

表 2-257 大鼠粪便样品提取液稀释可靠性考察（柚皮素）

稀释倍数	稀释后浓度/（ng·mL^{-1}）	测得值/（ng·mL^{-1}）	平均值/（ng·mL^{-1}）	准确度/%	*RSD*/%
10 倍	159.4	167.3 157.4 149.7	158.1	99.2	5.6

表 2-258 大鼠粪便样品提取液稀释可靠性考察（橙皮素）

稀释倍数	稀释后浓度/（ng·mL^{-1}）	测得值/（ng·mL^{-1}）	平均值/（ng·mL^{-1}）	准确度/%	*RSD*/%
10 倍	145.4	143.8 160.8 148.2	150.9	103.8	5.8

表 2-259 大鼠粪便样品提取液稀释可靠性考察（芹菜素）

稀释倍数	稀释后浓度/（ng·mL^{-1}）	测得值/（ng·mL^{-1}）	平均值/（ng·mL^{-1}）	准确度/%	*RSD*/%
10 倍	71.90	68.80 74.94 70.82	71.52	99.5	4.4

表 2-260 大鼠粪便样品提取液稀释可靠性考察（马尿酸）

稀释倍数	稀释后浓度/（μg·mL^{-1}）	测得值/（μg·mL^{-1}）	平均值/（μg·mL^{-1}）	准确度/%	*RSD*/%
10 倍	2.066	1.826 1.805 2.180	1.937	93.8	10.9

表 2－261　大鼠粪便样品提取液稀释可靠性考察（对羟基苯甲酸）

稀释倍数	稀释后浓度/（μg·mL^{-1}）	测得值/（μg·mL^{-1}）	平均值/（μg·mL^{-1}）	准确度/%	*RSD*/%
10 倍	2.016	2.218 2.058 1.799	2.025	100.4	10.4

表 2－262　大鼠粪便样品提取液稀释可靠性考察（对羟基苯丙酸）

稀释倍数	稀释后浓度/（μg·mL^{-1}）	测得值/（μg·mL^{-1}）	平均值/（μg·mL^{-1}）	准确度/%	*RSD*/%
10 倍	18.65	17.77 18.55 19.53	18.62	99.8	4.7

7. 稳定性

（1）反复冻融稳定性。结果表明：含目标化合物的大鼠粪便提取液冻融 1 次、2 次、3 次后，稳定性良好（表 2－263 ～ 表 2－269）。

表 2－263　大鼠粪便样品提取液反复冻融稳定性考察（柚皮苷）

冻融次数	真实值/（ng·mL^{-1}）	测得值/（ng·mL^{-1}）	平均值/（ng·mL^{-1}）	准确度/%	*RSD*/%
1 次	5.996	5.836 6.122 5.525	5.828	97.2	5.1
	149.9	132.2 142.3 121.3	131.9	88.0	8.0
2 次	5.996	6.072 5.920 6.939	6.310	105.2	8.7
	149.9	129.5 138.8 168.9	145.7	97.2	14.1

续上表

冻融次数	真实值/(ng·mL^{-1})	测得值/(ng·mL^{-1})	平均值/(ng·mL^{-1})	准确度/%	RSD/%
3 次	5.996	6.618 6.026 5.961	6.202	103.4	5.8
	149.9	130.4 148.9 130.8	136.7	91.2	7.7

表 2-264 大鼠粪便样品提取液反复冻融稳定性考察（柚皮素）

冻融次数	真实值/(ng·mL^{-1})	测得值/(ng·mL^{-1})	平均值/(ng·mL^{-1})	准确度/%	RSD/%
1 次	6.378	7.262 6.575 7.159	6.999	109.7	5.3
	159.4	172.6 175.2 165.9	171.2	107.4	2.8
2 次	6.378	7.046 7.464 7.160	7.223	113.3	3.0
	159.4	166.3 161.6 172.6	166.8	104.7	3.3
3 次	6.378	7.188 7.032 6.401	6.874	107.8	6.1
	159.4	166.8 173.5 177.1	172.5	108.2	3.0

表 2-265　大鼠粪便样品提取液反复冻融稳定性考察（橙皮素）

冻融次数	真实值/（ng · mL^{-1}）	测得值/（ng · mL^{-1}）	平均值/（ng · mL^{-1}）	准确度/%	*RSD*/%
1 次	5.814	5.843 5.905 6.004	5.917	101.8	1.4
	145.4	170.4 154.9 148.9	158.1	108.7	7.0
2 次	5.814	5.899 5.839 4.860	5.533	95.2	10.5
	145.4	162.6 145.5 160.7	156.3	107.5	6.0
冻融 3 次	5.814	6.536 5.809 6.336	6.227	107.1	6.0
	145.4	146.7 153.9 158.1	152.9	105.2	3.8

表 2-266　大鼠粪便样品提取液反复冻融稳定性考察（芹菜素）

冻融次数	真实值/（ng · mL^{-1}）	测得值/（ng · mL^{-1}）	平均值/（ng · mL^{-1}）	准确度/%	*RSD*/%
1 次	2.876	2.954 3.497 3.014	3.155	109.7	9.4
	71.90	78.63 79.33 72.75	76.90	107.0	4.7

续上表

冻融次数	真实值/（ng · mL^{-1}）	测得值/（ng · mL^{-1}）	平均值/（ng · mL^{-1}）	准确度/%	*RSD*/%
2 次	2. 876	3. 294 3. 235 3. 283	3. 271	113. 7	1. 0
	71. 90	83. 50 78. 10 75. 45	79. 02	109. 9	5. 2
3 次	2. 876	3. 094 2. 895 3. 328	3. 106	108. 0	7. 0
	71. 90	77. 19 82. 87 76. 71	78. 92	109. 8	4. 3

表 2 -267　大鼠粪便样品提取液反复冻融稳定性考察（马尿酸）

冻融次数	真实值/（μg · mL^{-1}）	测得值/（μg · mL^{-1}）	平均值/（μg · mL^{-1}）	准确度/%	*RSD*/%
1 次	0. 8265	0. 9196 0. 9197 0. 8810	0. 9068	109. 7	2. 5
	2. 066	2. 309 2. 290 2. 137	2. 245	108. 7	4. 2
2 次	0. 8265	0. 9486 0. 8883 0. 9561	0. 9310	112. 6	4. 0
	2. 066	2. 266 2. 165 2. 379	2. 270	109. 9	4. 7

续上表

冻融次数	真实值/（μg·mL^{-1}）	测得值/（μg·mL^{-1}）	平均值/（μg·mL^{-1}）	准确度/%	RSD/%
3 次	0.8265	0.9148	0.9007	109.0	5.9
		0.9452			
		0.8421			
	2.066	2.135	2.226	107.7	3.6
		2.291			
		2.251			

表 2-268　大鼠粪便样品提取液反复冻融稳定性考察（对羟基苯甲酸）

冻融次数	真实值/（μg·mL^{-1}）	测得值/（μg·mL^{-1}）	平均值/（μg·mL^{-1}）	准确度/%	RSD/%
1 次	0.8062	0.7798	0.7923	98.3	4.8
		0.7621			
		0.8351			
	2.016	2.234	2.161	107.2	5.2
		2.217			
		2.033			
2 次	0.8062	0.7557	0.8481	105.2	9.5
		0.8888			
		0.8999			
	2.016	2.125	2.170	107.6	1.8
		2.190			
		2.195			
3 次	0.8062	0.8983	0.8861	109.9	5.0
		0.9233			
		0.8366			
	2.016	1.987	2.189	108.6	8.5
		2.351			
		2.228			

表 2-269　大鼠粪便样品提取液反复冻融稳定性考察（对羟基苯丙酸）

冻融次数	真实值/（μg·mL^{-1}）	测得值/（μg·mL^{-1}）	平均值/（μg·mL^{-1}）	准确度/%	*RSD*/%
1 次	7.461	6.876 7.733 8.329	7.646	102.5	9.6
	18.65	20.33 17.84 21.62	19.93	106.9	9.6
冻融 2 次	7.461	8.487 7.661 8.056	8.068	108.1	5.1
	18.65	20.05 21.44 19.68	20.39	109.3	4.6
3 次	7.461	7.462 7.588 7.961	7.670	102.8	3.4
	18.65	20.00 20.33 19.88	20.07	107.6	1.2

（2）-70 ℃长期冻存稳定性。结果表明：含目标化合物的大鼠粪便提取液在 -70 ℃冰箱冻存 3 个月后，稳定性良好（表 2-270 ~ 表 2-276）。

表 2-270　大鼠粪便样品提取液（-70 ℃）长期冻存稳定性考察（柚皮苷）

冻存时间	真实值/（ng·mL^{-1}）	测得值/（ng·mL^{-1}）	平均值/（ng·mL^{-1}）	准确度/%	*RSD*/%
1 个月	5.996	6.470 5.720 6.836	6.342	105.8	9.0
	149.9	136.0 124.6 127.4	129.3	86.3	4.6

续上表

冻存时间	真实值/(ng · mL^{-1})	测得值/(ng · mL^{-1})	平均值/(ng · mL^{-1})	准确度/%	*RSD*/%
3 个月	5. 996	6. 078 6. 622 5. 995	6. 232	103. 9	5. 5
	149. 9	143. 1 132. 5 155. 8	143. 8	95. 9	8. 1

表 2 −271　大鼠粪便样品提取液（−70 ℃）长期冻存稳定性考察（柚皮素）

冻存时间	真实值/(ng · mL^{-1})	测得值/(ng · mL^{-1})	平均值/(ng · mL^{-1})	准确度/%	*RSD*/%
1 个月	6. 378	7. 053 7. 023 6. 296	6. 791	106. 5	6. 3
	159. 4	169. 4 153. 5 172. 8	165. 2	103. 7	6. 2
3 个月	6. 378	7. 284 6. 958 6. 663	6. 968	109. 3	4. 5
	159. 4	164. 0 166. 0 162. 4	164. 1	103. 0	1. 1

表 2 −272　大鼠粪便样品提取液（−70 ℃）长期冻存稳定性考察（橙皮素）

冻存时间	真实值/(ng · mL^{-1})	测得值/(ng · mL^{-1})	平均值/(ng · mL^{-1})	准确度/%	*RSD*/%
1 个月	5. 814	6. 067 6. 309 5. 158	5. 845	100. 5	10. 4
	145. 4	166. 1 157. 3 157. 6	160. 3	110. 3	3. 1

续上表

冻存时间	真实值/（ng · mL^{-1}）	测得值/（ng · mL^{-1}）	平均值/（ng · mL^{-1}）	准确度/%	*RSD*/%
3 个月		4. 877			
	5. 814	5. 566	5. 438	93. 5	9. 4
		5. 872			
		153. 5			
	145. 4	138. 7	151. 4	104. 1	7. 8
		162. 0			

表 2－273　大鼠粪便样品提取液（－70 ℃）长期冻存稳定性考察（芹菜素）

冻存时间	真实值/（ng · mL^{-1}）	测得值/（ng · mL^{-1}）	平均值/（ng · mL^{-1}）	准确度/%	*RSD*/%
1 个月		3. 136			
	2. 876	3. 344	3. 240	112. 7	3. 2
		3. 240			
		74. 80			
	71. 90	69. 54	73. 68	102. 5	5. 0
		76. 71			
3 个月		2. 927			
	2. 876	3. 303	3. 071	106. 8	6. 6
		2. 983			
		74. 23			
	71. 90	69. 88	73. 95	102. 9	5. 3
		77. 74			

表 2－274　大鼠粪便样品提取液（－70 ℃）长期冻存稳定性考察（马尿酸）

冻存时间	真实值/（μg · mL^{-1}）	测得值/（μg · mL^{-1}）	平均值/（μg · mL^{-1}）	准确度/%	*RSD*/%
1 个月		0. 9195			
	0. 8265	0. 9137	0. 9113	110. 3	1. 1
		0. 9007			
		2. 302			
	2. 066	2. 212	2. 269	109. 8	2. 2
		2. 292			

续上表

冻存时间	真实值/（μg·mL^{-1}）	测得值/（μg·mL^{-1}）	平均值/（μg·mL^{-1}）	准确度/%	RSD/%
3 个月	0.8265	0.9241 0.9475 0.9013	0.9243	111.8	2.5
	2.066	2.245 2.271 2.262	2.259	109.4	0.6

表 2－275　大鼠粪便样品提取液（－70 ℃）长期冻存稳定性考察（对羟基苯甲酸）

冻存时间	真实值/（μg·mL^{-1}）	测得值/（μg·mL^{-1}）	平均值/（μg·mL^{-1}）	准确度/%	RSD/%
1 个月	0.8062	0.9106 0.9197 0.9040	0.9114	113.1	0.9
	2.016	2.093 1.943 2.187	2.074	102.9	5.9
3 个月	0.8062	0.9249 0.9085 0.8451	0.8928	110.7	4.7
	2.016	2.205 2.162 2.154	2.174	107.8	1.3

表 2－276　大鼠粪便样品提取液（－70 ℃）长期冻存稳定性考察（对羟基苯丙酸）

冻存时间	真实值/（μg·mL^{-1}）	测得值/（μg·mL^{-1}）	平均值/（μg·mL^{-1}）	准确度/%	RSD/%
1 个月	7.461	8.764 7.866 8.019	8.216	110.1	5.8
	18.65	21.16 18.71 19.71	19.86	106.5	6.2

续上表

冻存时间	真实值/（μg·mL^{-1}）	测得值/（μg·mL^{-1}）	平均值/（μg·mL^{-1}）	准确度/%	RSD/%
3 个月	7.461	7.877	8.197	109.9	3.4
		8.377			
		8.337			
	18.65	18.02	19.73	105.8	10.8
		22.12			
		19.04			

（3）样品室温放置稳定性。结果表明：含目标化合物的大鼠粪便提取液室温放置 12 h 后，稳定性良好（表 2－277 ～ 表 2－283）。

表 2－277　大鼠粪便样品提取液室温放置稳定性考察（柚皮苷）

放置时间	真实值/（ng·mL^{-1}）	测得值/（ng·mL^{-1}）	平均值/（ng·mL^{-1}）	准确度/%	RSD/%
4 h	5.996	6.278	6.180	103.1	5.8
		6.478			
		5.783			
	149.9	132.3	135.2	90.2	2.0
		137.6			
		135.6			
12 h	5.996	6.345	5.996	100.0	9.9
		6.335			
		5.308			
	149.9	145.1	138.4	92.4	8.0
		144.5			
		125.7			

表 2-278　大鼠粪便样品提取液室温放置稳定性考察（柚皮素）

放置时间	真实值/(ng·mL^{-1})	测得值/(ng·mL^{-1})	平均值/(ng·mL^{-1})	准确度/%	*RSD*/%
4 h	6.378	7.157 6.171 7.222	6.850	107.4	8.6
	159.4	163.0 166.9 167.6	165.8	104.0	1.5
12 h	6.378	7.227 7.395 6.561	7.061	110.7	6.2
	159.4	167.4 166.9 169.8	168.0	105.4	0.9

表 2-279　大鼠粪便样品提取液室温放置稳定性考察（橙皮素）

放置时间	真实值/(ng·mL^{-1})	测得值/(ng·mL^{-1})	平均值/(ng·mL^{-1})	准确度/%	*RSD*/%
4 h	5.814	5.312 6.323 6.548	6.061	104.2	10.9
	145.4	156.4 155.9 142.5	151.6	104.3	5.2
12 h	5.814	4.851 6.432 6.110	5.798	99.7	14.4
	145.4	139.7 140.8 168.0	149.5	102.8	10.7

表 2－280　大鼠粪便样品提取液室温放置稳定性考察（芹菜素）

放置时间	真实值/（ng·mL^{-1}）	测得值/（ng·mL^{-1}）	平均值/（ng·mL^{-1}）	准确度/%	*RSD*/%
4 h	2.876	2.659 2.695 2.623	2.659	92.5	1.4
	71.90	76.59 83.01 71.91	77.17	107.3	7.2
12 h	2.876	2.987 3.436 2.622	3.015	104.8	13.5
	71.90	76.17 76.84 73.51	75.51	105.0	2.3

表 2－281　大鼠粪便样品提取液室温放置稳定性考察（马尿酸）

放置时间	真实值/（μg·mL^{-1}）	测得值/（μg·mL^{-1}）	平均值/（μg·mL^{-1}）	准确度/%	*RSD*/%
4 h	0.8265	0.9189 0.8108 0.9554	0.8950	108.3	8.4
	2.066	2.226 2.131 2.118	2.158	104.5	2.7
12 h	0.8265	0.8786 0.9603 0.9150	0.9180	111.1	4.5
	2.066	2.144 2.405 2.001	2.183	105.7	9.4

表 2－282　大鼠粪便样品提取液室温放置稳定性考察（对羟基苯甲酸）

放置时间	真实值/（μg · mL^{-1}）	测得值/（μg · mL^{-1}）	平均值/（μg · mL^{-1}）	准确度/%	RSD/%
4 h	0. 8062	0. 8466	0. 8619	106. 9	1. 9
		0. 8595			
		0. 8797			
	2. 016	2. 202	2. 103	104. 3	4. 2
		2. 078			
		2. 030			
12 h	0. 8062	0. 8686	0. 9102	112. 9	5. 1
		0. 9597			
		0. 9023			
	2. 016	2. 098	2. 225	110. 4	7. 7
		2. 419			
		2. 158			

表 2－283　大鼠粪便样品提取液室温放置稳定性考察（对羟基苯丙酸）

放置时间	真实值/（μg · mL^{-1}）	测得值/（μg · mL^{-1}）	平均值/（μg · mL^{-1}）	准确度/%	RSD/%
4 h	7. 461	8. 303	7. 633	102. 3	9. 6
		6. 855			
		7. 741			
	18. 65	20. 32	19. 55	104. 8	6. 0
		20. 13			
		18. 21			
12 h	7. 461	8. 067	7. 640	102. 4	12. 2
		8. 280			
		6. 572			
	18. 65	17. 57	19. 03	102. 0	7. 3
		20. 33			
		19. 19			

（4）样品处理后上清液室温放置稳定性。结果表明：含目标化合物的大鼠粪便提取液处理后，所得上清液室温放置 12 h 稳定性良好（表 2－284 ～ 表 2－290）。

表 2－284　大鼠粪便样品处理后上清液室温放置 12 h 稳定性考察（柚皮苷）

放置时间	真实值/（ng·mL^{-1}）	测得值/（ng·mL^{-1}）	平均值/（ng·mL^{-1}）	准确度/%	*RSD*/%
12 h	5.996	5.843	6.368	106.2	9.8
		6.207			
		7.055			
	149.9	136.0	133.3	88.9	2.2
		130.2			
		133.8			

表 2－285　大鼠粪便样品处理后上清液室温放置 12 h 稳定性考察（柚皮素）

放置时间	真实值/（ng·mL^{-1}）	测得值/（ng·mL^{-1}）	平均值/（ng·mL^{-1}）	准确度/%	*RSD*/%
12 h	6.378	5.782	5.909	92.7	8.4
		5.491			
		6.455			
	159.4	169.2	169.3	106.2	0.9
		170.9			
		167.8			

表 2－286　大鼠粪便样品处理后上清液室温放置 12 h 稳定性考察（橙皮素）

放置时间	真实值/（ng·mL^{-1}）	测得值/（ng·mL^{-1}）	平均值/（ng·mL^{-1}）	准确度/%	*RSD*/%
12 h	5.814	6.817	6.263	107.7	12.0
		6.560			
		5.411			
	145.4	153.0	145.9	100.3	5.0
		146.4			
		138.3			

表 2-287　大鼠粪便样品处理后上清液室温放置 12 h 稳定性考察（芹菜素）

放置时间	真实值/（$ng \cdot mL^{-1}$）	测得值/（$ng \cdot mL^{-1}$）	平均值/（$ng \cdot mL^{-1}$）	准确度/%	RSD/%
12 h	2. 876	3. 188	3. 090	107. 4	6. 4
		2. 862			
		3. 220			
	71. 90	71. 52	72. 24	100. 5	7. 2
		67. 45			
		77. 75			

表 2-288　大鼠粪便样品处理后上清液室温放置 12 h 稳定性考察（马尿酸）

放置时间	真实值/（$\mu g \cdot mL^{-1}$）	测得值/（$\mu g \cdot mL^{-1}$）	平均值/（$\mu g \cdot mL^{-1}$）	准确度/%	RSD/%
12 h	0. 8265	0. 6993	0. 7651	92. 6	7. 7
		0. 7845			
		0. 8116			
	2. 066	2. 211	2. 300	111. 3	3. 8
		2. 388			
		2. 301			

表 2-289　大鼠粪便样品处理后上清液室温放置 12 h 稳定性考察（对羟基苯甲酸）

放置时间	真实值/（$\mu g \cdot mL^{-1}$）	测得值/（$\mu g \cdot mL^{-1}$）	平均值/（$\mu g \cdot mL^{-1}$）	准确度/%	RSD/%
12 h	0. 8062	0. 7712	0. 8349	103. 6	7. 1
		0. 8458			
		0. 8876			
	2. 016	2. 276	2. 295	113. 9	2. 7
		2. 364			
		2. 246			

表 2 －290　大鼠粪便样品处理后上清液室温放置 12 h 稳定性考察（对羟基苯丙酸）

放置时间	真实值/（μg · mL^{-1}）	测得值/（μg · mL^{-1}）	平均值/（μg · mL^{-1}）	准确度/%	*RSD*/%
12 h	7. 461	8. 241	7. 705	103. 3	9. 3
		6. 895			
		7. 980			
	18. 65	17. 71	18. 82	100. 9	9. 0
		20. 76			
		17. 99			

第十五节　大鼠尿液中 D_4 －柚皮苷及其代谢物浓度定量分析方法的建立与验证

（一）实验材料

详见第一节。

（二）实验方法

1. 色谱及质谱条件

除离子对参数调整为表 2 －291 外，其余参照第十三节中色谱及质谱条件。

表 2 －291　离子对参数

化合物	离子对/（*m/z*）	Fragmentor/V	Collision Energy/eV	备注
0 ～ 1. 0 min，To waste				
1. 0 ～ 2. 1 min，To MS，ESI$^-$，MRM 模式				
D_4 － HA	182. 0→138. 1	100	7	定量分析
HA	178. 0→134. 0	100	7	定量分析
D_4 －4HPEA	167. 0→123. 1	145	12	定量分析
4HPEA	163. 0→119. 1	145	12	定量分析
D_4 －4HBA	141. 0→97. 0	80	12	定量分析
4HBA	137. 0→93. 0	80	12	定量分析

续上表

化合物	离子对/(m/z)	Fragmentor/V	Collision Energy/eV	备注
2. 1～3. 3 min，To MS，ESI⁻，MRM 模式				
D_4 - YPG	583. 2→275. 0	225	35	定量分析
D_4 - YPS	275. 0→151. 0	130	12	定量分析
D_4 - 4HPPA	169. 0→125. 0	90	6	定量分析
4HPPA	165. 0→121. 1	90	7	定量分析
IS	275. 1→165. 0	120	13	定量分析
3. 3～5. 0 min，To waste				

2. 溶液的配制

分别精密称取干燥至恒重的目标化合物 D_4 - YPG、D_4 - YPS 对照品适量，置于 10 mL 量瓶中，用甲醇溶解，50% 甲醇（V/V）定容，分别制成浓度为 1 mg/mL 的校正标样储备液。分别精密称取干燥至恒重的目标化合物 D_4 - 4HPPA、4HPPA、HA 对照品适量，置于 2 mL 量瓶中，用甲醇溶解，50% 甲醇（V/V）定容，分别制成浓度为 5 mg/mL 的校正标样储备液。另平行一份制成质控样品储备液。4 ℃保存备用。

其余按第十三节中溶液的配制方法操作。

3. 样品的制备

（1）校正标样的制备。分别取 D_4 - YPG、D_4 - YPS 校正标样储备液适量，按表 2 - 292 方法操作，用 50% 甲醇稀释成 D_4 - YPG 浓度为 0. 05 μg/mL、0. 1 μg/mL、0. 4 μg/mL、1. 5 μg/mL、5 μg/mL、10 μg/mL、16 μg/mL、20 μg/mL，D_4 - YPS 浓度为 0. 5 μg/mL、1 μg/mL、4 μg/mL、15 μg/mL、50 μg/mL、100 μg/mL、160 μg/mL、200 μg/mL 的校正标样工作液 1。

另取对 D_4 - 4HPPA、4HPPA、HA 校正标样储备液适量，按表 2 - 293 方法操作，用 50% 甲醇稀释成 HA 浓度为 100 μg/mL、200 μg/mL、300 μg/mL、400 μg/mL、600 μg/mL、700 μg/mL、800 μg/mL、1000 μg/mL，D_4 - 4HPPA、4HPPA 浓度为 200 μg/mL、400 μg/mL、600 μg/mL、800 μg/mL、1200 μg/mL、1400 μg/mL、1600 μg/mL、2000 μg/mL 的校正标样工作液 2。

取空白尿液基质 360 μL，然后分别加入相应浓度的校正标样工作液 1、2 各 20 μL，涡旋 5 min，制成 D_4 - YPG 浓度为 2. 5 ng/mL、5 ng/mL、20 ng/mL、75 ng/mL、250 ng/mL、500 ng/mL、800 ng/mL、1000 ng/mL，D_4 - YPS 浓度为 25 ng/mL、50 ng/mL、200 ng/mL、750 ng/mL、2500 ng/mL、5000 ng/mL、8000 ng/mL、10000 ng/mL，HA 浓度为 5 μg/mL、10 μg/mL、15 μg/mL、20 μg/mL、30 μg/mL、35 μg/mL、40 μg/mL、50 μg/mL，D_4 - 4HPPA、4HPPA 浓度为 10 μg/mL、20 μg/mL、30 μg/mL、40 μg/mL、60 μg/mL、70 μg/mL、80 μg/mL、100 μg/mL 的校正标样。取

上述样品 100 μL，平行 2 份，进行后续处理。每条标准曲线应随行制备空白样品（不含分析物和内标的处理过的基质样品）和零浓度样品（含内标的处理过的基质）。

表 2－292　校正标样工作液 1 的制备

原溶液				添加溶剂体积/μL	校正标样工作液	
原溶液编号	化合物	浓度/(μg·mL⁻¹)	计划获取体积/μL		浓度/(μg·mL⁻¹)	校正标样工作液编号
贮备液	D_4－YPG	1000	20	780	20	WS1_Line_8
贮备液	D_4－YPS	1000	200		200	
WS1_Line_8	D_4－YPG	20	400	100	16	WS1_Line_7
	D_4－YPS	200			160	
WS1_Line_8	D_4－YPG	20	100	100	10	WS1_Line_6
	D_4－YPS	200			100	
WS1_Line_8	D_4－YPG	20	200	600	5	WS1_Line_5
	D_4－YPS	200			50	
WS1_Line_5	D_4－YPG	5	300	700	1. 5	WS1_Line_4
	D_4－YPS	50			15	
WS1_Line_5	D_4－YPG	5	100	900	0. 5	WS1_HB
	D_4－YPS	50			5	
WS1_HB	D_4－YPG	0. 5	400	100	0. 4	WS1_Line_3
	D_4－YPS	5			4	
WS1_HB	D_4－YPG	0. 5	100	400	0. 1	WS1_Line_2
	D_4－YPS	5			1	
WS1_HB	D_4－YPG	0. 5	100	900	0. 05	WS1_Line_1
	D_4－YPS	5			0. 5	

表 2－293　校正标样工作液 2 的制备

原溶液				添加溶剂体积/μL	校正标样工作液	
原溶液编号	化合物	浓度/(μg·mL⁻¹)	计划获取体积/μL		浓度/(μg·mL⁻¹)	校正标样工作液编号
贮备液	HA	5000	100	0	1000	WS2_Line_8
贮备液	4HPPA	5000	200		2000	
贮备液	D_4－4HPPA	5000	200		2000	

续上表

原溶液				添加溶剂体积/μL	校正标样工作液	
原溶液编号	化合物	浓度/（μg · mL⁻¹）	计划获取体积/μL		浓度/（μg · mL⁻¹）	校正标样工作液编号
WS2_Line_8	HA	1000	80	20	800	WS2_Line_7
	4HPPA	2000			1600	
	D_4 –4HPPA	2000			1600	
WS2_Line_8	HA	1000	70	30	700	WS2_Line_6
	4HPPA	2000			1400	
	D_4 –4HPPA	2000			1400	
WS2_Line_8	HA	1000	60	40	600	WS2_Line_5
	4HPPA	2000			1200	
	D_4 –4HPPA	2000			1200	
WS2_Line_8	HA	1000	80	120	400	WS2_Line_4
	4HPPA	2000			800	
	D_4 –4HPPA	2000			800	
WS2_Line_4	HA	400	60	20	300	WS2_Line_3
	4HPPA	800			600	
	D_4 –4HPPA	800			600	
WS2_Line_4	HA	400	50	50	200	WS2_Line_2
	4HPPA	800			400	
	D_4 –4HPPA	800			400	
WS2_Line_4	HA	400	20	60	100	WS2_Line_1
	4HPPA	800			200	
	D_4 –4HPPA	800			200	

（2）质控样品的制备。分别取 D_4 – YPG、D_4– YPS 质控样品储备液适量，按表 2 – 294 方法操作，用 50% 甲醇（V/V）稀释成 D_4 – YPG 浓度为 0. 15 μg/mL、3 μg/mL、15 μg/mL，D_4– YPS 浓度为 1. 5 μg/mL、30 μg/mL、150 μg/mL 的质控样品工作液 1。

另取 HA、D_4 – 4HPPA、4HPPA 质控样品储备液适量，按表 2 – 295 方法操作，用 50% 甲醇稀释成 HA 浓度为 250 μg/mL、500 μg/mL、750 μg/mL，D_4 – 4HPPA、4HPPA 浓度为 500 μg/mL、1000 μg/mL、1500 μg/mL 的质控样品工作液 2。

取空白组织匀浆基质 720 μL，然后分别加入相应浓度的质控样品工作液 1、2

各 40 μL，涡旋 5 min，制成 D_4 – YPG 浓度为 7.5 ng/mL、150 ng/mL、750 ng/mL，D_4– YPS 浓度为 75 ng/mL、1500 ng/mL、7500 ng/mL，HA 浓度为 12.5 μg/mL、25 μg/mL、37.5 μg/mL，D_4 – 4HPPA、4HPPA 浓度为 25 μg/mL、50 μg/mL、75 μg/mL的质控样品。取上述样品 100 μL，平行 6 份，进行后续处理。

表 2 –294　质控样品工作液 1 的制备

原溶液				添加溶剂体积/μL	校正标样工作液	
原溶液编号	化合物	浓度/（μg · mL^{-1}）	计划获取体积/μL		浓度/（μg · mL^{-1}）	校正标样工作液编号
贮备液	D_4 – YPG	1000	15	835	15	WS1_QC_H
贮备液	D_4– YPS	1000	150		150	
WS1_QC_H	D_4 – YPG	15	200	800	3	WS1_QC_M
	D_4– YPS	150			30	
WS1_QC_M	D_4 – YPG	3	50	950	0.15	WS1_QC_L
	D_4– YPS	30			1.5	

表 2 –295　质控样品工作液 2 的制备

原溶液				添加溶剂体积/μL	校正标样工作液	
原溶液编号	化合物	浓度/（μg · mL^{-1}）	计划获取体积/μL		浓度/（μg · mL^{-1}）	校正标样工作液编号
贮备液	HA	5000	75	125	750	WS2_QC_H
贮备液	4HPPA	5000	150		1500	
贮备液	D_4 –4HPPA	5000	150		1500	
WS2_QC_H	HA	750	100	50	500	WS2_QC_M
	4HPPA	1500			1000	
	D_4 –4HPPA	1500			1000	
WS2_QC_M	HA	500	100	100	250	WS2_QC_L
	4HPPA	1000			500	
	D_4 –4HPPA	1000			500	

4. 样品的处理

参照第十三节样品的处理方法操作。

（三）实验结果

1. 标准曲线范围与定量下限

本试验中 D_4－YPG、D_4－YPS、HA、D_4－4HPPA、4HPPA 校正标样储备液的浓度分别为 1.024 mg/mL、1.042 mg/mL、5.050 mg/mL、5.320 mg/mL、5.195 mg/mL。

所得线性回归方程如下：

D_4-YPG：$Y=1.536E-4X-1.568E-4$ （$r=0.9982$）

D_4-YPS：$Y=1.097E-4X+0.0012$ （$r=0.9995$）

HA：$Y=0.0552X+0.3024$ （$r=0.9959$）

$D_4-4HPPA$：$Y=0.0023X+0.0206$ （$r=0.9965$）

$4HPPA$：$Y=0.0021X+0.1704$ （$r=0.9947$）

结果表明：D_4－YPG 在 2.534 ～ 1014 ng/mL、D_4－YPS 在 24.09 ～ 9636 ng/mL、HA 在 5.050 ～ 50.50 μg/mL、D_4－4HPPA 在 10.53 ～ 105.3 μg/mL、4HPPA 在 10.18 ～101.8 μg/mL 浓度范围内线性关系良好，准确度高（表 2－296 ～表 2－300）。

表 2－296　大鼠尿液校正标样中 D_4－YPG 的准确度

浓度水平		1	2	3	4	5	6	7	8
浓度/	真实值	2.534	5.069	20.28	76.03	253.4	506.9	811.0	1014
$(ng\cdot mL^{-1})$	测得值	2.526	4.642	20.78	70.53	262.2	511.3	758.2	997.9
准确度/%		99.7	91.6	102.5	92.8	103.5	100.9	93.5	98.4

表 2－297　大鼠尿液校正标样中 D_4－YPS 的准确度

浓度水平		1	2	3	4	5	6	7	8
浓度/	真实值	24.09	48.18	192.7	722.7	2409	4818	7709	9636
$(ng\cdot mL^{-1})$	测得值	24.79	54.07	183.8	705.8	2433	4859	8015	10180
准确度/%		102.9	112.2	95.4	97.7	101.0	100.9	104.0	105.6

表 2－298　大鼠尿液校正标样中 HA 的准确度

浓度水平		1	2	3	4	5	6	7	8
浓度/	真实值	5.050	10.10	15.15	20.20	30.30	35.35	40.40	50.50
$(ng\cdot mL^{-1})$	测得值	5.535	10.99	14.29	19.98	30.31	36.83	41.38	45.60
准确度/%		109.6	108.8	94.3	98.9	100.0	104.2	102.4	90.3

表 2-299 大鼠尿液校正标样中 D_4-4HPPA 的准确度

浓度水平		1	2	3	4	5	6	7	8
浓度/($ng \cdot mL^{-1}$)	真实值	10.53	21.07	31.60	42.13	63.20	73.74	84.27	105.3
	测得值	10.63	23.15	32.15	40.06	71.96	67.40	85.84	107.2
准确度/%		100.9	109.9	101.7	95.1	113.9	91.4	101.9	101.8

表 2-300 大鼠尿液校正标样中 4HPPA 的准确度

浓度水平		1	2	3	4	5	6	7	8
浓度/($ng \cdot mL^{-1}$)	真实值	10.18	20.36	30.55	40.73	61.09	71.28	81.46	101.8
	测得值	10.66	22.12	33.04	42.31	67.16	75.85	80.13	111.4
准确度/%		104.7	108.6	108.2	103.9	109.9	106.4	98.4	109.4

2. 准确度和精密度

本试验中 D_4-YPG、D_4-YPS、HA、D_4-4HPPA、4HPPA 质控样品储备液的浓度分别为 1.018 mg/mL、1.040 mg/mL、5.080 mg/mL、5.280 mg/mL、5.150 mg/mL。

结果（表 2-301 ～ 表 2-305）表明：各目标化合物的批内、批间准确度和精密度均符合生物样品定量分析方法要求。

表 2-301 大鼠尿液分析方法中 D_4-YPG 的准确度和精密度

真实值/($ng \cdot mL^{-1}$)	批次		测得值/($ng \cdot mL^{-1}$) 及准确度/%						平均值	批内精密度/%	批间准确度/%	批间精密度/%
			1	2	3	4	5	6				
2.512	1	测得值	2.905	2.396	2.886	2.485	2.666	2.798	2.689	7.9	100.5	9.9
		准确度	115.6	95.4	114.9	98.9	106.1	111.4	107.1			
	2	测得值	2.223	2.088	2.548	2.661	2.295	#	2.363	10.0		
		准确度	88.5	83.1	101.4	105.9	91.4	#	94.1			
	3	测得值	2.409	2.639	2.194	2.858	2.395	2.470	2.494	9.2		
		准确度	95.9	105.1	87.3	113.8	95.3	98.3	99.3			
7.559	1	测得值	7.186	7.036	7.355	7.001	7.601	6.568	7.125	4.9	95.4	9.1
		准确度	95.1	93.1	97.3	92.6	100.6	86.9	94.3			
	2	测得值	6.629	6.709	7.217	8.081	6.987	6.458	7.014	8.4		
		准确度	87.7	88.8	95.5	106.9	92.4	85.4	92.8			
	3	测得值	7.451	8.784	6.744	6.597	6.977	8.450	7.501	12.2		
		准确度	98.6	116.2	89.2	87.3	92.3	111.8	99.2			

续上表

真实值/(ng·mL^{-1})	批次		测得值/(ng·mL^{-1})及准确度/%						平均值	批内精密度/%	批间准确度/%	批间精密度/%
			1	2	3	4	5	6				
151.2	1	测得值	168.4	157.1	150.4	144.2	151.0	164.1	155.9	5.9	102.4	4.3
		准确度	111.4	103.9	99.5	95.4	99.9	108.5	103.1			
	2	测得值	153.9	153.8	155.7	158.6	165.2	146.0	155.5	4.1		
		准确度	101.8	101.7	103.0	104.9	109.3	96.6	102.9			
	3	测得值	161.2	149.2	151.1	152.8	148.3	154.6	152.9	3.1		
		准确度	106.6	98.7	99.9	101.1	98.1	102.2	101.1			
755.9	1	测得值	786.7	729.8	794.9	778.8	715.4	745.1	758.5	4.3	100.1	5.2
		准确度	104.1	96.5	105.2	103.0	94.6	98.6	100.3			
	2	测得值	799.2	779.7	799.9	797.6	805.8	701.6	780.6	5.1		
		准确度	105.7	103.1	105.8	105.5	106.6	92.8	103.3			
	3	测得值	695.9	750.0	743.8	681.3	765.6	753.7	731.7	4.7		
		准确度	92.1	99.2	98.4	90.1	101.3	99.7	96.8			

表 2-302　大鼠尿液分析方法中 D_4-YPS 的准确度和精密度

真实值/(ng·mL^{-1})	批次		测得值/(ng·mL^{-1})及准确度/%						平均值	批内精密度/%	批间准确度/%	批间精密度/%
			1	2	3	4	5	6				
24.04	1	测得值	23.99	24.67	28.44	27.78	24.83	27.44	26.19	7.3	106.1	7.4
		准确度	99.8	102.6	118.3	115.6	103.3	114.1	109.0			
	2	测得值	26.08	27.35	26.74	23.55	22.76	26.01	25.42	7.2		
		准确度	108.5	113.8	111.2	98.0	94.7	108.2	105.7			
	3	测得值	27.35	22.21	23.52	25.14	26.92	24.12	24.88	8.0		
		准确度	113.8	92.4	97.8	104.6	112.0	100.3	103.5			
72.13	1	测得值	83.93	70.43	76.82	63.85	77.70	65.22	72.99	10.7	98.7	9.1
		准确度	116.4	97.6	106.5	88.5	107.7	90.4	101.2			
	2	测得值	68.88	72.45	75.67	64.79	75.80	83.35	73.49	8.7		
		准确度	95.5	100.4	104.9	89.8	105.1	115.6	101.9			
	3	测得值	68.20	63.20	68.66	64.94	65.24	72.09	67.06	4.8		
		准确度	94.6	87.6	95.2	90.0	90.4	99.9	93.0			

续上表

真实值/(ng·mL^{-1})	批次		测得值/(ng·mL^{-1}) 及准确度/%						平均值	批内精密度/%	批间准确度/%	批间精密度/%
			1	2	3	4	5	6				
1443	1	测得值	1331	1284	1292	1306	1342	1329	1314	1.8	90.4	2.6
		准确度	92.2	89.0	89.5	90.5	93.0	92.1	91.1			
	2	测得值	1286	1360	1345	1319	1352	1317	1330	2.1		
		准确度	89.1	94.2	93.2	91.4	93.7	91.3	92.2			
	3	测得值	1267	1288	1270	1250	1275	1269	1270	1.0		
		准确度	87.8	89.3	88.0	86.6	88.4	87.9	88.0			
7213	1	测得值	6840	6733	7068	6855	6829	7098	6904	2.1	94.4	2.4
		准确度	94.8	93.3	98.0	95.0	94.7	98.4	95.7			
	2	测得值	6906	6674	6813	6595	6667	7091	6791	2.7		
		准确度	95.7	92.5	94.5	91.4	92.4	98.3	94.1			
	3	测得值	6785	6554	6674	6708	6738	6894	6726	1.7		
		准确度	94.1	90.9	92.5	93.0	93.4	95.6	93.2			

表 2-303 大鼠尿液分析方法中 HA 的准确度和精密度

真实值/(μg·mL^{-1})	批次		测得值/(μg·mL^{-1}) 及准确度/%						平均值	批内精密度/%	批间准确度/%	批间精密度/%
			1	2	3	4	5	6				
5.080	1	测得值	5.028	5.616	4.445	4.499	5.715	5.617	5.153	11.3	97.4	9.3
		准确度	99.0	110.6	87.5	88.6	112.5	110.6	101.4			
	2	测得值	5.329	4.576	5.071	4.599	4.798	5.516	4.982	7.8		
		准确度	104.9	90.1	99.8	90.5	94.4	108.6	98.1			
	3	测得值	4.422	4.401	4.521	5.308	4.841	4.779	4.712	7.3		
		准确度	87.0	86.6	89.0	104.5	95.3	94.1	92.8			
12.70	1	测得值	12.21	14.02	13.40	11.64	11.56	11.81	12.44	8.3	99.2	7.3
		准确度	96.1	110.4	105.5	91.7	91.0	93.0	98.0			
	2	测得值	12.05	14.32	13.08	12.03	12.27	13.63	12.90	7.3		
		准确度	94.9	112.8	103.0	94.7	96.6	107.3	101.5			
	3	测得值	13.29	11.04	12.63	13.10	11.83	12.76	12.44	6.8		
		准确度	104.6	86.9	99.4	103.1	93.1	100.5	98.0			

续上表

真实值/(μg·mL⁻¹)	批次		测得值/(μg·mL⁻¹) 及准确度/%						平均值	批内精密度/%	批间准确度/%	批间精密度/%
			1	2	3	4	5	6				
25.40	1	测得值	25.11	24.78	23.11	22.03	26.36	25.85	24.54	6.8	95.7	5.8
		准确度	98.9	97.6	91.0	86.7	103.8	101.8	96.6			
	2	测得值	24.98	22.77	23.28	26.01	26.35	24.95	24.72	5.8		
		准确度	98.3	89.6	91.7	102.4	103.7	98.2	97.3			
	3	测得值	24.69	24.36	21.70	23.74	23.45	24.02	23.66	4.5		
		准确度	97.2	95.9	85.4	93.5	92.3	94.6	93.1			
38.10	1	测得值	39.63	37.39	40.90	35.74	35.64	42.25	38.59	7.2	100.6	6.3
		准确度	104.0	98.1	107.3	93.8	93.5	110.9	101.3			
	2	测得值	35.96	40.54	35.81	38.99	38.60	42.38	38.71	6.6		
		准确度	94.4	106.4	94.0	102.3	101.3	111.2	101.6			
	3	测得值	37.31	39.13	37.67	39.69	38.31	33.67	37.63	5.7		
		准确度	97.9	102.7	98.9	104.2	100.6	88.4	98.8			

表 2-304 大鼠尿液分析方法中 D_4-4HPPA 的准确度和精密度

真实值/(μg·mL⁻¹)	批次		测得值/(μg·mL⁻¹) 及准确度/%						平均值	批内精密度/%	批间准确度/%	批间精密度/%
			1	2	3	4	5	6				
10.45	1	测得值	9.772	10.90	9.704	10.63	10.14	9.242	10.06	6.1	98.7	7.6
		准确度	93.5	104.3	92.9	101.7	97.0	88.4	96.3			
	2	测得值	9.540	10.67	11.44	10.13	9.378	10.64	10.30	7.5		
		准确度	91.3	102.1	109.5	96.9	89.7	101.8	98.6			
	3	测得值	10.39	9.760	9.604	12.07	10.26	11.47	10.59	9.2		
		准确度	99.4	93.4	91.9	115.5	98.2	109.8	101.4			
26.14	1	测得值	27.05	25.47	25.10	23.11	26.42	27.64	25.80	6.3	100.0	6.1
		准确度	103.5	97.4	96.0	88.4	101.1	105.7	98.7			
	2	测得值	27.31	27.83	24.33	26.74	24.63	24.83	25.95	5.9		
		准确度	104.5	106.5	93.1	102.3	94.2	95.0	99.3			
	3	测得值	23.79	27.68	28.26	25.70	25.95	28.48	26.64	6.8		
		准确度	91.0	105.9	108.1	98.3	99.3	109.0	101.9			

续上表

真实值/(μg·mL^{-1})	批次		测得值/(μg·mL^{-1})及准确度/%						平均值	批内精密度/%	批间准确度/%	批间精密度/%
			1	2	3	4	5	6				
52.27	1	测得值	48.05	49.61	49.34	55.02	51.00	47.88	50.15	5.3	94.3	4.4
		准确度	91.9	94.9	94.4	105.3	97.6	91.6	95.9			
	2	测得值	52.05	52.43	46.85	47.65	49.34	49.54	49.64	4.5		
		准确度	99.6	100.3	89.6	91.2	94.4	94.8	95.0			
	3	测得值	48.21	47.85	46.79	47.33	47.89	49.99	48.01	2.3		
		准确度	92.2	91.5	89.5	90.5	91.6	95.6	91.9			
78.41	1	测得值	79.00	83.73	68.59	79.98	81.68	65.24	76.37	9.9	100.8	7.8
		准确度	100.8	106.8	87.5	102.0	104.2	83.2	97.4			
	2	测得值	81.05	79.90	86.63	79.65	81.38	89.72	83.06	5.0		
		准确度	103.4	101.9	110.5	101.6	103.8	114.4	105.9			
	3	测得值	79.51	74.16	76.21	71.95	85.71	79.24	77.80	6.2		
		准确度	101.4	94.6	97.2	91.8	109.3	101.1	99.2			

表 2－305　大鼠尿液分析方法中 4HPPA 的准确度和精密度

真实值/(μg·mL^{-1})	批次		测得值/(μg·mL^{-1})及准确度/%						平均值	批内精密度/%	批间准确度/%	批间精密度/%
			1	2	3	4	5	6				
10.09	1	测得值	9.353	10.06	10.46	11.51	9.867	9.940	10.20	7.2	100.2	8.5
		准确度	92.7	99.7	103.7	114.1	97.8	98.5	101.1			
	2	测得值	9.087	11.75	10.51	10.34	9.503	10.93	10.35	9.3		
		准确度	90.1	116.5	104.2	102.5	94.2	108.3	102.6			
	3	测得值	11.16	9.370	9.436	8.842	10.59	9.251	9.77	9.2		
		准确度	110.6	92.9	93.5	87.6	105.0	91.7	96.9			
25.24	1	测得值	26.30	26.17	24.69	29.12	24.27	26.51	26.18	6.5	101.5	6.1
		准确度	104.2	103.7	97.8	115.4	96.2	105.0	103.7			
	2	测得值	25.00	27.10	23.87	26.14	26.89	24.57	25.60	5.1		
		准确度	99.0	107.4	94.6	103.6	106.5	97.3	101.4			
	3	测得值	24.33	24.76	24.22	26.56	22.96	27.58	25.07	6.8		
		准确度	96.4	98.1	96.0	105.2	91.0	109.3	99.3			

续上表

真实值/(μg·mL⁻¹)	批次		测得值/(μg·mL⁻¹)及准确度/%						平均值	批内精密度/%	批间准确度/%	批间精密度/%
			1	2	3	4	5	6				
50.47	1	测得值	51.57	50.73	55.89	46.75	48.09	55.17	51.37	7.1	98.0	8.1
		准确度	102.2	100.5	110.7	92.6	95.3	109.3	101.8			
	2	测得值	44.13	47.38	49.30	53.99	57.35	49.51	50.28	9.4		
		准确度	87.4	93.9	97.7	107.0	113.6	98.1	99.6			
	3	测得值	46.20	49.60	46.19	43.85	48.68	45.48	46.67	4.5		
		准确度	91.5	98.3	91.5	86.9	96.5	90.1	92.5			
75.70	1	测得值	69.49	73.07	75.23	78.10	84.38	85.72	77.67	8.2	99.4	8.5
		准确度	91.8	96.5	99.4	103.2	111.5	113.2	102.6			
	2	测得值	84.82	69.93	88.29	71.39	76.29	75.12	77.64	9.5		
		准确度	112.0	92.4	116.6	94.3	100.8	99.2	102.6			
	3	测得值	72.11	71.07	73.01	67.68	69.16	69.88	70.49	2.8		
		准确度	95.3	93.9	96.4	89.4	91.4	92.3	93.1			

第十六节　大鼠粪便中 D_4-柚皮苷及其代谢物浓度定量分析方法的建立与验证

（一）实验材料

详见第一节。

（二）实验方法

1. 色谱及质谱条件

参照第十五节中所述的色谱及质谱条件。

2. 溶液的配制

参照第十五节中溶液的配制方法操作。

3. 样品的制备

（1）校正标样的制备。分别取 D_4 - YPG、D_4 - YPS 校正标样储备液适量，按表 2 - 306 方法操作，用 50% 甲醇稀释成 D_4 - YPG、D_4 - YPS 浓度为 0.04 μg/mL、0.08 μg/mL、0.2 μg/mL、0.4 μg/mL、1 μg/mL、2 μg/mL、3.2 μg/mL、4 μg/mL 的校正标样工作液 1。

另取对 D_4 - 4HPPA、4HPPA、HA 校正标样储备液适量，按表 2 - 307 方法操作，用 50% 甲醇稀释成 HA 浓度为 5 μg/mL、10 μg/mL、16 μg/mL、20 μg/mL、30 μg/mL、35 μg/mL、40 μg/mL、50 μg/mL，D_4 - 4HPPA、4HPPA 浓度为 50 μg/mL、100 μg/mL、160 μg/mL、200 μg/mL、300 μg/mL、350 μg/mL、400 μg/mL、500 μg/mL 的校正标样工作液 2。

取空白粪便样品提取液 360 μL，然后分别加入相应浓度的校正标样工作液 1、2 各 20 μL，涡旋 5 min，制成 D_4 - YPG、D_4 - YPS 浓度为 4 ng/mL、10 ng/mL、20 ng/mL、50 ng/mL、100 ng/mL、160 ng/mL、200 ng/mL，HA 浓度为 0.25 μg/mL、0.5 μg/mL、0.8 μg/mL、1 μg/mL、1.5 μg/mL、1.75 μg/mL、2 μg/mL、2.5 μg/mL、D_4 - 4HPPA、4HPPA 浓度为 2.5 μg/mL、5 μg/mL、8 μg/mL、10 μg/mL、15 μg/mL、17.5 μg/mL、20 μg/mL、25 μg/mL 的校正标样。取上述样品 100 μL，平行 2 份，进行后续处理。每条标准曲线应随行制备空白样品（不含分析物和内标的处理过的基质样品）和零浓度样品（含内标的处理过的基质）。

表 2 - 306　校正标样工作液 1 的制备

原溶液				添加溶剂体积/μL	校正标样工作液	
原溶液编号	化合物	浓度/（$\mu g \cdot mL^{-1}$）	计划获取体积/μL		浓度/（$\mu g \cdot mL^{-1}$）	校正标样工作液编号
贮备液	D_4 - YPG	1000	40	920	40	WS1_HB1
贮备液	D_4 - YPS	1000	40		40	
WS1_HB1	D_4 - YPG	40	100	900	4	WS1_Line_8
	D_4 - YPS	40			4	
WS1_HB1	D_4 - YPG	40	80	920	3.2	WS1_Line_7
	D_4 - YPS	40			3.2	
WS1_HB1	D_4 - YPG	40	50	950	2	WS1_Line_6
	D_4 - YPS	40			2	
WS1_HB1	D_4 - YPG	40	25	975	1	WS1_Line_5
	D_4 - YPS	40			1	
WS1_Line_5	D_4 - YPG	1	100	150	0.4	WS1_Line_4
	D_4 - YPS	1			0.4	

续上表

原溶液				添加溶剂体积/μL	校正标样工作液	
原溶液编号	化合物	浓度/（μg·mL^{-1}）	计划获取体积/μL		浓度/（μg·mL^{-1}）	校正标样工作液编号
WS1_Line_5	D_4 – YPG	1	100	400	0.2	WS1_Line_3
	D_4 – YPS	1			0.2	
WS1_Line_5	D_4 – YPG	1	80	920	0.08	WS1_Line_2
	D_4 – YPS	1			0.08	
WS1_Line_5	D_4 – YPG	1	40	960	0.04	WS1_Line_1
	D_4 – YPS	1			0.04	

表 2－307　校正标样工作液 2 的制备

原溶液				添加溶剂体积/μL	校正标样工作液	
原溶液编号	化合物	浓度/（μg·mL^{-1}）	计划获取体积/μL		浓度/（μg·mL^{-1}）	校正标样工作液编号
贮备液	HA	5000	10		50	
贮备液	4HPPA	5000	100	790	500	WS2_Line_8
贮备液	D_4 –4HPPA	5000	100		500	
	HA	50			40	
WS2_Line_8	4HPPA	500	200	50	400	WS2_Line_7
	D_4 –4HPPA	500			400	
	HA	50			35	
WS2_Line_8	4HPPA	500	175	75	350	WS2_Line_6
	D_4 –4HPPA	500			350	
	HA	50			30	
WS2_Line_8	4HPPA	500	150	100	300	WS2_Line_5
	D_4 –4HPPA	500			300	
	HA	50			20	
WS2_Line_8	4HPPA	500	200	300	200	WS2_Line_4
	D_4 –4HPPA	500			200	
	HA	20			16	
WS2_Line_4	4HPPA	200	200	50	160	WS2_Line_3
	D_4 –4HPPA	200			160	

续上表

原溶液				添加溶剂体积/μL	校正标样工作液	
原溶液编号	化合物	浓度/(μg · mL^{-1})	计划获取体积/μL		浓度/(μg · mL^{-1})	校正标样工作液编号
WS2_Line_4	HA	20	100	100	10	WS2_Line_2
	4HPPA	200			100	
	D_4 -4HPPA	200			100	
WS2_Line_4	HA	20	50	150	5	WS2_Line_1
	4HPPA	200			50	
	D_4 -4HPPA	200			50	

（2）质控样品的制备。分别取 D_4 - YPG、D_4- YPS 质控样品储备液适量，按表 2 -308 方法操作，用 50% 甲醇（V/V）稀释成 D_4 - YPG 浓度为 0. 15 μg/mL、3 μg/mL、15 μg/mL，D_4- YPS 浓度为 1. 5 μg/mL、30 μg/mL、150 μg/mL 的质控样品工作液 1。

另取 HA、D_4 -4HPPA、4HPPA 质控样品储备液适量，按表 2 -309 方法操作，用 50% 甲醇稀释成 HA 浓度为 250 μg/mL、500 μg/mL、750 μg/mL，D_4 -4HPPA、4HPPA 浓度为 500 μg/mL、1000 μg/mL、1500 μg/mL 的质控样品工作液 2。

取空白组织匀浆基质 720 μL，然后分别加入相应浓度的质控样品工作液 1、2 各 40 μL，涡旋 5 min，制成 D_4 - YPG 浓度为 7. 5 ng/mL、150 ng/mL、750 ng/mL，D_4- YPS 浓度为 75 ng/mL、1500 ng/mL、7500 ng/mL，HA 浓度为 12. 5 μg/mL、25 μg/mL、37. 5 μg/mL，D_4 - 4HPPA、4HPPA 浓度为 25 μg/mL、50 μg/mL、75 μg/mL的质控样品。取上述样品 100 μL，平行 6 份，进行后续处理。

表 2 -308　质控样品工作液 1 的制备

原溶液				添加溶剂体积/μL	校正标样工作液	
原溶液编号	化合物	浓度/(μg · mL^{-1})	计划获取体积/μL		浓度/(μg · mL^{-1})	校正标样工作液编号
贮备液	D_4 - YPG	1000	40	920	40	WS1_HB2
贮备液	D_4- YPS	1000	40		40	
WS1_HB2	D_4 - YPG	40	75	925	3	WS1_QC_H
	D_4- YPS	40			3	
WS1_QC_H	D_4 - YPG	3	200	800	0. 6	WS1_QC_M
	D_4- YPS	3			0. 6	

续上表

原溶液				添加溶剂	校正标样工作液	
原溶液编号	化合物	浓度/（μg·mL^{-1}）	计划获取体积/μL	体积/μL	浓度/（μg·mL^{-1}）	校正标样工作液编号
WS1_QC_M	D_4 – YPG	0.6	20	800	0.12	WS1_QC_L
	D_4 – YPS	0.6			0.12	

表 2 – 309　质控样品工作液 2 的制备

原溶液				添加溶剂	校正标样工作液	
原溶液编号	化合物	浓度/（μg·mL^{-1}）	计划获取体积/μL	体积/μL	浓度/（μg·mL^{-1}）	校正标样工作液编号
贮备液	HA	5000	10	790	50	WS2_HB
贮备液	4HPPA	5000	100		500	
贮备液	D_4 – 4HPPA	5000	100		500	
WS2_HB	HA	50	150	50	37.5	WS2_QC_H
	4HPPA	500			375	
	D_4 – 4HPPA	500			375	
WS2_QC_H	HA	37.5	100	50	25	WS2_QC_M
	4HPPA	375			250	
	D_4 – 4HPPA	375			250	
WS2_QC_M	HA	25	75	50	15	WS2_QC_L
	4HPPA	250			150	
	D_4 – 4HPPA	250			150	

4. 样品的处理

参照第十三节样品的处理方法操作。

（三）实验结果

1. 标准曲线范围与定量下限

本试验中 D_4 – YPG、D_4 – YPS、HA、D_4 – 4HPPA、4HPPA 校正标样储备液的浓度分别为 1.024 mg/mL、1.042 mg/mL、5.050 mg/mL、5.320 mg/mL、5.195 mg/mL。

所得线性回归方程如下：

D_4 – YPG：$Y = 5.200E - 5X + 1.822E - 4$（$r = 0.9922$）

D_4 - YPS：$Y = 4.981E - 4X + 2.366E - 4$（$r = 0.9992$）

HA：$Y = 0.1561X - 0.0092$（$r = 0.9943$）

D_4 -4HPPA：$Y = 0.0051X + 0.0011$（$r = 0.9930$）

4HPPA：$Y = 0.0049X + 0.0876$（$r = 0.9906$）

结果表明：D_4 - YPG 在 2.028 ～ 202.8 ng/mL、D_4 - YPS 在 1.927 ～ 192.7 ng/mL、HA 在 0.2525 ～ 2.525 μg/mL、D_4 -4HPPA 在 2.633 ～ 26.33 μg/mL、4HPPA 在 2.546 ～ 25.46 μg/mL 浓度范围内线性关系良好，准确度高（表 2 -310 ～ 表 2 -314）。

表 2 -310　大鼠粪便校正标样中 D_4 - YPG 的准确度

浓度水平		1	2	3	4	5	6	7	8
浓度/ (ng·mL^{-1})	真实值	2.028	4.055	10.138	20.28	50.69	101.38	162.2	202.8
	测得值	1.897	4.659	9.274	17.69	53.26	82.72	154.0	178.4
准确度/%		93.5	114.9	91.5	87.2	105.1	81.6	94.9	88.0

表 2 -311　大鼠粪便校正标样中 D_4 - YPS 的准确度

浓度水平		1	2	3	4	5	6	7	8
浓度/ (ng·mL^{-1})	真实值	1.927	3.855	9.636	19.27	48.18	96.36	154.2	192.7
	测得值	1.990	4.095	8.660	18.03	46.98	93.52	156.4	200.3
准确度/%		103.2	106.2	89.9	93.6	97.5	97.1	101.4	103.9

表 2 -312　大鼠粪便校正标样中 HA 的准确度

浓度水平		1	2	3	4	5	6	7	8
浓度/ (ng·mL^{-1})	真实值	0.2525	0.5050	0.8080	1.010	1.515	1.768	2.020	2.525
	测得值	0.2411	0.5640	0.8263	1.098	1.584	1.848	2.105	2.564
准确度/%		95.5	111.7	102.3	108.7	104.6	104.5	104.2	101.5

表 2 -313　大鼠粪便校正标样中 D_4 -4HPPA 的准确度

浓度水平		1	2	3	4	5	6	7	8
浓度/ (ng·mL^{-1})	真实值	2.633	5.267	8.427	10.53	15.80	18.43	21.07	26.33
	测得值	2.542	5.056	8.990	11.30	15.85	19.73	20.35	24.64
准确度/%		96.5	96.0	106.7	107.3	100.3	107.1	96.6	93.6

表 2－314　大鼠粪便校正标样中 4HPPA 的准确度

浓度水平		1	2	3	4	5	6	7	8
浓度/($ng \cdot mL^{-1}$)	真实值	2.546	5.091	8.146	10.18	15.27	17.82	20.36	25.46
	测得值	2.207	5.076	8.549	10.33	16.27	18.52	20.44	25.77
准确度/%		86.7	99.7	104.9	101.5	106.5	103.9	100.4	101.2

2. 准确度和精密度

本试验中 D_4－YPG、D_4－YPS、HA、D_4－4HPPA、4HPPA 质控样品储备液的浓度分别为 1.018 mg/mL、1.040 mg/mL、5.080 mg/mL、5.280 mg/mL、5.150 mg/mL。

结果（表 2－315～表 2－319）表明：各目标化合物的批内、批间准确度和精密度均符合生物样品定量分析方法要求。

表 2－315　大鼠粪便分析方法中 D_4－YPG 的准确度和精密度

真实值/($ng \cdot mL^{-1}$)	批次		测得值/($ng \cdot mL^{-1}$) 及准确度/%						平均值	批内精密度/%	批间准确度/%	批间精密度/%
			1	2	3	4	5	6				
2.016	1	测得值	2.216	2.169	1.838	1.887	1.925	2.255	2.048	9.0	103.0	7.2
		准确度	109.9	107.6	91.2	93.6	95.5	111.9	101.6			
	2	测得值	2.201	1.900	2.103	2.158	2.037	2.130	2.088	5.1		
		准确度	109.2	94.2	104.3	107.0	101.0	105.7	103.6			
	3	测得值	1.995	1.983	2.322	1.867	2.209	2.184	2.093	8.2		
		准确度	99.0	98.4	115.2	92.6	109.6	108.3	103.8			
6.047	1	测得值	5.559	5.899	6.761	5.369	6.193	6.651	6.072	9.4	98.8	9.3
		准确度	91.9	97.6	111.8	88.8	102.4	110.0	100.4			
	2	测得值	5.652	6.494	5.592	5.578	6.269	5.568	5.859	7.0		
		准确度	93.5	107.4	92.5	92.2	103.7	92.1	96.9			
	3	测得值	6.722	5.800	5.251	6.950	5.225	6.052	6.000	12.1		
		准确度	111.2	95.9	86.8	114.9	86.4	100.1	99.2			
30.23	1	测得值	28.14	32.14	30.62	26.89	32.78	27.21	29.63	8.6	98.4	9.4
		准确度	93.1	106.3	101.3	89.0	108.4	90.0	98.0			
	2	测得值	32.70	27.21	29.90	25.65	31.56	33.71	30.12	10.5		
		准确度	108.2	90.0	98.9	84.8	104.4	111.5	99.6			
	3	测得值	34.86	26.94	28.59	29.32	31.21	26.21	29.52	10.7		
		准确度	115.3	89.1	94.6	97.0	103.2	86.7	97.7			

续上表

真实值/(ng·mL^{-1})	批次		测得值/(ng·mL^{-1}) 及准确度/%						平均值	批内精密度/%	批间准确度/%	批间精密度/%
			1	2	3	4	5	6				
151.2	1	测得值	152.6	124.2	142.4	162.4	148.1	134.9	144.1	9.3	99.6	9.6
		准确度	100.9	82.1	94.2	107.4	97.9	89.2	95.3			
	2	测得值	153.7	166.7	133.9	155.5	129.2	155.8	149.1	9.7		
		准确度	101.7	110.3	88.6	102.8	85.4	103.0	98.6			
	3	测得值	170.5	174.2	148.3	163.2	158.0	138.2	158.7	8.6		
		准确度	112.8	115.2	98.1	107.9	104.5	91.4	105.0			

表 2-316 大鼠粪便分析方法中 D_4-YPS 的准确度和精密度

真实值/(ng·mL^{-1})	批次		测得值/(ng·mL^{-1}) 及准确度/%						平均值	批内精密度/%	批间准确度/%	批间精密度/%
			1	2	3	4	5	6				
1.924	1	测得值	1.593	2.124	1.638	2.193	2.153	1.807	1.918	14.2	101.6	10.5
		准确度	82.8	110.4	85.1	114.0	111.9	93.9	99.7			
	2	测得值	1.942	1.902	2.141	2.005	1.958	2.162	2.018	5.4		
		准确度	100.9	98.9	111.3	104.2	101.8	112.4	104.9			
	3	测得值	1.766	1.928	1.976	1.594	2.166	2.155	1.931	11.5		
		准确度	91.8	100.2	102.7	82.8	112.6	112.0	100.4			
5.771	1	测得值	5.397	6.504	5.928	4.983	5.850	6.424	5.848	10.0	103.8	8.8
		准确度	93.5	112.7	102.7	86.3	101.4	111.3	101.3			
	2	测得值	6.308	5.445	6.570	5.040	6.616	6.128	6.018	10.6		
		准确度	109.3	94.4	113.8	87.3	114.6	106.2	104.3			
	3	测得值	5.977	5.672	6.491	6.221	6.562	5.676	6.100	6.4		
		准确度	103.6	98.3	112.5	107.8	113.7	98.4	105.7			
28.85	1	测得值	30.42	30.14	27.22	28.47	28.53	28.78	28.93	4.1	101.9	4.1
		准确度	105.4	104.5	94.4	98.7	98.9	99.8	100.3			
	2	测得值	31.18	28.16	30.66	30.65	30.02	28.00	29.78	4.6		
		准确度	108.1	97.6	106.3	106.2	104.1	97.1	103.2			
	3	测得值	30.58	28.21	29.12	30.91	28.38	29.89	29.52	3.8		
		准确度	106.0	97.8	100.9	107.1	98.4	103.6	102.3			

续上表

真实值/(ng·mL^{-1})	批次		测得值/(ng·mL^{-1})及准确度/%						平均值	批内精密度/%	批间准确度/%	批间精密度/%
			1	2	3	4	5	6				
144.3	1	测得值	149.9	149.1	148.6	153.5	148.5	149.9	149.9	1.2	103.7	2.0
		准确度	103.9	103.3	103.0	106.4	102.9	103.9	103.9			
	2	测得值	148.2	153.9	151.3	154.2	146.3	148.2	150.4	2.2		
		准确度	102.7	106.7	104.9	106.9	101.4	102.7	104.2			
	3	测得值	147.9	154.6	148.2	148.5	142.8	149.0	148.5	2.5		
		准确度	102.5	107.1	102.7	102.9	99.0	103.3	102.9			

表 2-317　大鼠粪便分析方法中 HA 的准确度和精密度

真实值/(μg·mL^{-1})	批次		测得值/(μg·mL^{-1})及准确度/%						平均值	批内精密度/%	批间准确度/%	批间精密度/%
			1	2	3	4	5	6				
0.2540	1	测得值	0.2673	0.2776	0.2221	0.2554	0.2815	0.2410	0.2575	8.9	102.5	7.3
		准确度	105.2	109.3	87.4	100.6	110.8	94.9	101.4			
	2	测得值	0.2702	0.2630	0.2652	0.2720	0.2948	0.2637	0.2715	4.4		
		准确度	106.4	103.5	104.4	107.1	116.1	103.8	106.9			
	3	测得值	0.2465	0.2350	0.2683	0.2788	0.2510	0.2330	0.2521	7.2		
		准确度	97.0	92.5	105.6	109.8	98.8	91.7	99.3			
0.7620	1	测得值	0.7648	0.6677	0.7518	0.8173	0.8007	0.7285	0.7551	7.1	97.9	10.0
		准确度	100.4	87.6	98.7	107.3	105.1	95.6	99.1			
	2	测得值	0.6525	0.8404	0.6450	0.7699	0.6695	0.7037	0.7135	10.8		
		准确度	85.6	110.3	84.6	101.0	87.9	92.3	93.6			
	3	测得值	0.7736	0.8207	0.8418	0.7158	0.6160	0.8498	0.7696	11.7		
		准确度	101.5	107.7	110.5	93.9	80.8	111.5	101.0			
1.270	1	测得值	1.380	1.293	1.256	1.191	1.196	1.217	1.256	5.8	98.5	7.7
		准确度	108.7	101.8	98.9	93.8	94.2	95.8	98.9			
	2	测得值	1.190	1.353	1.361	1.265	1.405	1.309	1.314	5.9		
		准确度	93.7	106.5	107.2	99.6	110.6	103.1	103.5			
	3	测得值	1.123	1.099	1.171	1.326	1.291	1.098	1.185	8.5		
		准确度	88.4	86.5	92.2	104.4	101.7	86.5	93.3			

续上表

真实值/(μg·mL⁻¹)	批次		测得值/(μg·mL⁻¹)及准确度/%						平均值	批内精密度/%	批间准确度/%	批间精密度/%
			1	2	3	4	5	6				
1.905	1	测得值	1.819	1.754	1.751	1.646	1.902	1.833	1.784	4.9	99.6	6.4
		准确度	95.5	92.1	91.9	86.4	99.8	96.2	93.7			
	2	测得值	2.011	1.986	1.855	2.124	1.983	1.933	1.982	4.5		
		准确度	105.6	104.3	97.4	111.5	104.1	101.5	104.0			
	3	测得值	1.953	1.991	1.761	1.980	2.011	1.845	1.924	5.1		
		准确度	102.5	104.5	92.4	103.9	105.6	96.9	101.0			

表2-318 大鼠粪便分析方法中 D_4-4HPPA 的准确度和精密度

真实值/(ng·mL⁻¹)	批次		测得值/(ng·mL⁻¹)及准确度/%						平均值	批内精密度/%	批间准确度/%	批间精密度/%
			1	2	3	4	5	6				
2.614	1	测得值	2.337	2.971	2.704	2.489	2.516	2.752	2.628	8.6	94.9	8.7
		准确度	89.4	113.7	103.4	95.2	96.3	105.3	100.5			
	2	测得值	2.806	2.350	2.295	2.202	2.425	2.295	2.396	8.9		
		准确度	107.3	89.9	87.8	84.2	92.8	87.8	91.6			
	3	测得值	2.269	2.589	2.357	2.331	2.346	2.624	2.419	6.1		
		准确度	86.8	99.0	90.2	89.2	89.7	100.4	92.6			
7.841	1	测得值	7.680	8.644	7.223	7.066	7.300	8.746	7.777	9.5	99.8	8.6
		准确度	97.9	110.2	92.1	90.1	93.1	111.5	99.2			
	2	测得值	8.463	7.583	7.543	6.933	7.457	8.804	7.797	8.9		
		准确度	107.9	96.7	96.2	88.4	95.1	112.3	99.4			
	3	测得值	9.024	7.867	8.315	7.078	7.916	7.230	7.905	9.1		
		准确度	115.1	100.3	106.0	90.3	101.0	92.2	100.8			
13.07	1	测得值	13.93	14.63	11.79	14.19	12.93	13.39	13.48	7.6	99.2	9.0
		准确度	106.6	111.9	90.2	108.6	98.9	102.4	103.1			
	2	测得值	14.76	12.02	12.20	12.89	12.27	12.52	12.78	8.0		
		准确度	112.9	92.0	93.3	98.6	93.9	95.8	97.8			
	3	测得值	15.02	11.24	12.35	11.46	12.21	13.56	12.64	11.3		
		准确度	114.9	86.0	94.5	87.7	93.4	103.7	96.7			

续上表

真实值/(ng·mL⁻¹)	批次		测得值/(ng·mL⁻¹)及准确度/%						平均值	批内精密度/%	批间准确度/%	批间精密度/%
			1	2	3	4	5	6				
19.60	1	测得值	20.95	17.19	18.84	18.68	19.58	21.18	19.40	7.8	96.4	6.0
		准确度	106.9	87.7	96.1	95.3	99.9	108.1	99.0			
	2	测得值	17.88	19.11	19.30	20.24	17.98	18.26	18.80	4.9		
		准确度	91.2	97.5	98.5	103.3	91.7	93.2	95.9			
	3	测得值	19.70	19.19	17.81	18.76	17.86	17.50	18.47	4.8		
		准确度	100.5	97.9	90.9	95.7	91.1	89.3	94.2			

表2-319 大鼠粪便分析方法中4HPPA的准确度和精密度

真实值/(ng·mL⁻¹)	批次		测得值/(ng·mL⁻¹)及准确度/%						平均值	批内精密度/%	批间准确度/%	批间精密度/%
			1	2	3	4	5	6				
2.524	1	测得值	2.505	2.899	2.724	2.468	2.700	2.851	2.691	6.5	102.6	9.4
		准确度	99.2	114.9	107.9	97.8	107.0	113.0	106.6			
	2	测得值	2.615	2.813	2.737	2.303	2.540	2.951	2.660	8.5		
		准确度	103.6	111.5	108.4	91.2	100.6	116.9	105.4			
	3	测得值	2.218	2.344	2.290	2.414	2.302	2.921	2.415	10.6		
		准确度	87.9	92.9	90.7	95.6	91.2	115.7	95.7			
7.570	1	测得值	7.748	7.545	7.809	7.424	7.664	8.414	7.767	4.5	100.6	6.4
		准确度	102.4	99.7	103.2	98.1	101.2	111.1	102.6			
	2	测得值	6.736	7.705	7.988	6.926	8.206	7.504	7.511	7.7		
		准确度	89.0	101.8	105.5	91.5	108.4	99.1	99.2			
	3	测得值	8.320	7.946	7.800	7.393	7.081	6.829	7.562	7.4		
		准确度	109.9	105.0	103.0	97.7	93.5	90.2	99.9			
12.62	1	测得值	12.97	14.27	13.64	12.68	12.96	13.54	13.34	4.4	101.1	6.9
		准确度	102.8	113.1	108.1	100.5	102.7	107.3	105.7			
	2	测得值	13.48	13.22	11.40	12.29	12.85	11.57	12.47	6.9		
		准确度	106.8	104.8	90.3	97.4	101.8	91.7	98.8			
	3	测得值	13.02	11.25	11.35	13.68	12.74	12.66	12.45	7.7		
		准确度	103.2	89.1	89.9	108.4	101.0	100.3	98.7			

续上表

真实值/(ng·mL^{-1})	批次		测得值/(ng·mL^{-1})及准确度/%						平均值	批内精密度/%	批间准确度/%	批间精密度/%
			1	2	3	4	5	6				
18.93	1	测得值	20.17	18.30	17.10	17.08	18.93	18.36	18.32	6.4	99.0	7.1
		准确度	106.6	96.7	90.3	90.2	100.0	97.0	96.8			
	2	测得值	18.47	18.29	19.95	21.17	20.72	20.05	19.78	5.9		
		准确度	97.6	96.6	105.4	111.8	109.5	105.9	104.5			
	3	测得值	18.47	17.29	16.44	19.40	19.39	17.72	18.12	6.6		
		准确度	97.6	91.3	86.8	102.5	102.4	93.6	95.7			

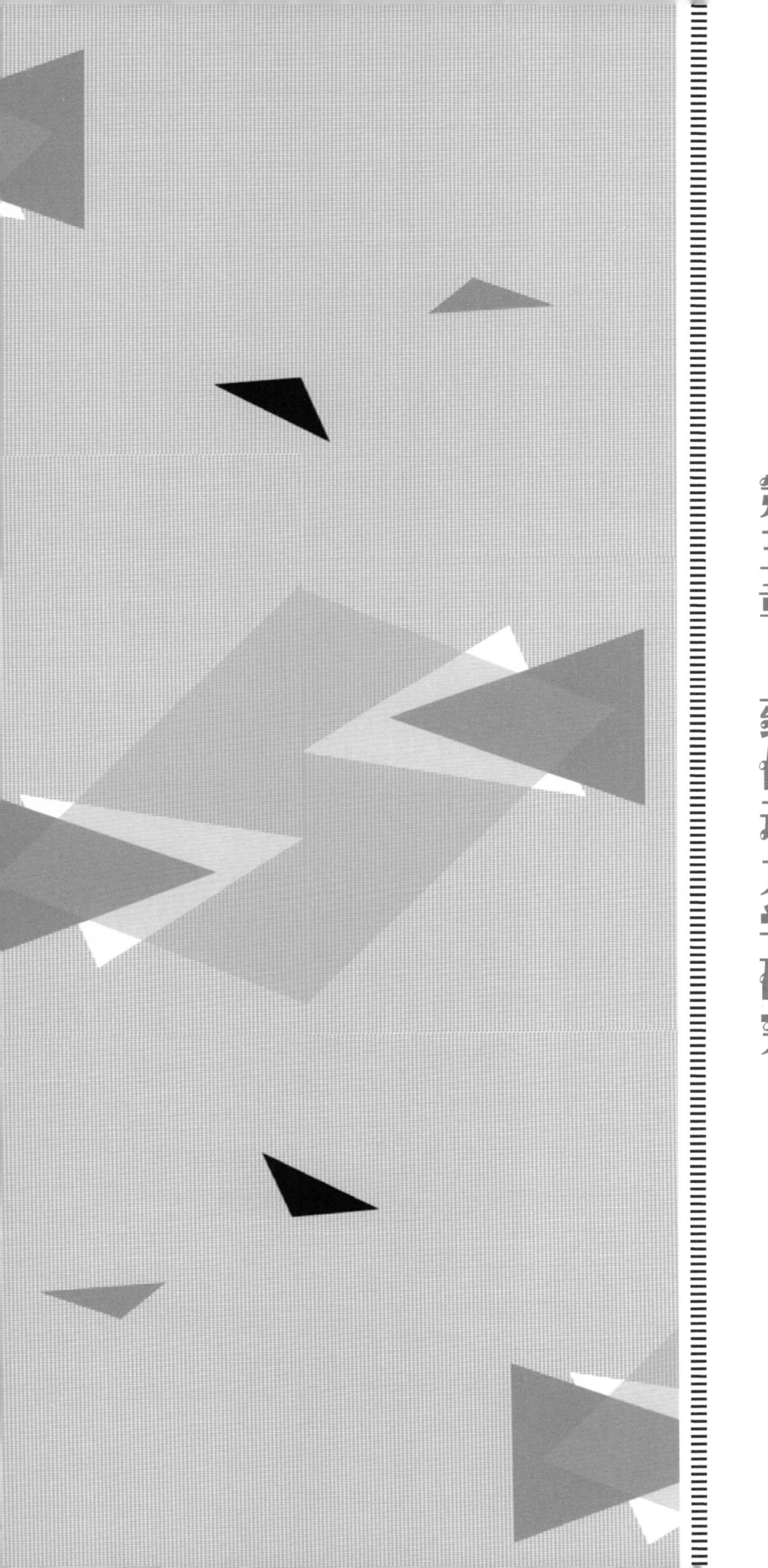

第三章　药代动力学研究

药代动力学研究旨在揭示药物在体内的动态变化过程和特征，获得药物的基本药代动力学参数，为药效学、毒理学、制剂学和临床试验提供参考和依据，在新药研发过程中起着重要作用。

柚皮苷是本团队从岭南道地药材化橘红中分离得到的有效单体，具有良好的止咳、化痰及抗炎作用，其作用机制明确，安全性好，在治疗各种原因引起的有痰或无痰咳嗽中有良好的应用前景。目前，柚皮苷在成年个体中的临床前研究已相对完善，但其在幼年及老年个体中的药代动力学研究尚属空白。基于此，本章针对柚皮苷在幼年及老年个体中的药代动力学过程开展系统研究，为柚皮苷的临床合理用药提供了科学依据，也为其他新药在幼年及老年大鼠体内的药代动力学研究提供了示范。

第一节　柚皮苷在幼年大鼠体内的药代动力学研究

（一）实验材料

1. 仪器

1200SL RRLC – 6410QQQ 液相 – 质谱联用仪（美国 Agilent 公司）；Centrifuge 5415R 台式高速冷冻离心机（德国 Eppendorf 公司）；Vortex – Genie2 涡旋振荡器（美国 Scientific Industries 公司）；BP211D 电子分析天平（德国 Sartorius 公司）；系列精密移液器（法国 Gilson 公司、德国 Eppendorf 公司）；电热恒温水浴锅（HWS24 型，上海一恒科技有限公司）；数控型超声波清洗机（KQ – 250DE，昆山市超声仪器有限公司）。

2. 试剂

柚皮苷对照品（批号：110722 – 200309、110722 – 200610，购于中国药品生物制品检定所，供含量测定用）；柚皮素对照品（货号：N5893 – 1G，购于 Sigma 公司，含量≥95%，批号：035K1316）；异槲皮苷对照品［货号：17793 – 50 mg，购于 Sigma 公司，≥90%（HPLC），批号：1316197］。

甲醇（色谱纯，B&J 公司）；乙酸乙酯（色谱纯，B&J 公司）；Millipore 超纯水；甲酸（Sigma 公司，货号：09676 – 100 mL）；β – 葡萄糖苷酸酶（Type H – 1，Sigma 公司，货号：G0751）；生理盐水（广东科伦，批号：20130113）。

3. 供试品

柚皮苷，由中山大学广州现代中药质量研究开发中心研制（批号：20080203），淡黄色粉末，纯度为98.8%。

4. 动物

SPF 级 3 周龄幼年 *SD* 大鼠 180 只，雌雄各半，50 ± 10 g；SPF 级成年 *SD* 大鼠 24 只，雌雄各半，200 ± 20 g，购自广东省医学实验动物中心，饲养于中山大学时珍堂 SPF 级动物房。

（二）实验方法

1. 给药途径及依据

本品临床拟用给药途径为口服，因此本试验给药途径与临床给药途径保持一致，定为灌胃给药。

2. 分组与剂量设计

幼年 *SD* 大鼠 180 只，随机分为 5 组，每组 36 只，雌雄各半，分别为静脉注射组，口服原料药高、中、低组，以及口服液体制剂组。因幼年大鼠血量少，故每个给药剂量组再随机分为 3 个卫星组间隔取血时间，每个卫星组 12 只，雌雄各半。同时设置成年 *SD* 大鼠与幼年 *SD* 大鼠比较药代动力学参数差异。成年 *SD* 大鼠 24 只，随机分为 2 组，每组 12 只，雌雄各半，分别为静脉注射组、灌胃给药组。2 组成年鼠的剂量均为幼鼠口服中剂量的等体表面积换算剂量。

为了在幼鼠和成年鼠之间作药代动力学参数比较，本研究选择体表面积给药法，以体表面积给药消除幼鼠和成年鼠因身体发育阶段不同造成的体表面积/体重比的差异。剂量设计方法具体如下：

根据幼年豚鼠药效学起效剂量（7.2 mg/kg）为低剂量，等比选择中、高剂量分别为 28.6 mg/kg 和 114.4 mg/kg，按体表面积法换算即 34.3 mg/m^2、136.3 mg/m^2、544.8 mg/m^2 为本实验考察的口服低、中、高剂量。标准体重为 50 g 的 3 周龄幼年 *SD* 大鼠按体表面积给药剂量为 8.2 mg/kg、32.8 mg/kg、131.2 mg/kg。选择量效实验的中剂量 136.3 mg/m^2（幼年 *SD* 大鼠 32.8 mg/kg）作为口服生物利用度考察剂量，设置相同剂量静脉注射组；同时设置成年 *SD* 大鼠组与幼年 *SD* 大鼠比较，选取 136.3 mg/m^2 为成年鼠实验剂量，即平均体重 200 g 的成年大鼠给药剂量为 21.2 mg/kg，与幼鼠体表面积口服中剂量相同，具体给药剂量和给药途径见表 3－1。

表 3-1 给药剂量

动物	分组	给药途径	给药剂量/[(mg·(m²)⁻¹)]	给药剂量/(mg·kg⁻¹)	给药浓度/(mg·mL⁻¹)	给药体积/(mL·kg⁻¹)	数量	卫星组数
幼年 *SD* 大鼠	低剂量	灌胃	34.3	8.2	0.82	10	36	3
	中剂量	灌胃	136.3	32.8	3.28	10	36	3
	高剂量	灌胃	546.3	131.2	13.12	10	36	3
	静脉注射	尾静脉注射	136.3	32.8	6.56	5	36	3
成年 *SD* 大鼠	中剂量	灌胃	136.3	21.2	2.12	10	12	—
	静脉注射	尾静脉注射	136.3	21.2	4.24	5	12	—

口服给药组用药在实验前按表 3-1 拟定配药浓度精密称定柚皮苷适量于量瓶中，蒸馏水定容，超声 15 min 使药粉充分混悬，室温保存，用前振摇至均匀。

静脉注射用药在实验前按表 3-1 拟定配药浓度精密称定柚皮苷适量于量瓶中，加入 PEG400：生理盐水（30：70，*V/V*）溶解，配制成所需浓度，室温保存。

3. 动物实验

各组动物给药前禁食 12 h，自由饮水。实验按照拟定剂量和给药途径给药，静脉注射组于预定时间点 0.03 h、0.08 h、0.25 h、0.5 h、1 h、2 h、4 h、6 h、8 h、12 h、24 h、36 h 眼眶静脉取全血约 0.5 mL；灌胃给药组于预定时间点 0.25 h、0.5 h、1 h、1.5 h、2 h、3 h、4 h、5 h、6 h、8 h、10 h、12 h、14 h、24 h、36 h 眼眶静脉取全血约 0.5 mL。全血置于经过肝素处理的离心管中，3000 r/min 离心 10 min，分离血浆，置 -70 ℃保存。

4. 大鼠血浆样品测定

按第二章第一节中实验方法操作。

5. 数据处理

血浆样品测定柚皮苷及活性代谢产物 YPS。柚皮苷、YPS 的浓度测定数据由 Agilent Mass Hunter Quantitative Analysis 计算；将 YPS 等摩尔折算成柚皮苷后获得总柚皮苷的浓度，通过药代动力学软件 DAS 2.0，采用统计矩统计法统计获得药代动力学参数。

受试动物给药后的 AUC_{0-t}、C_{max} 和 T_{max} 采用均数 ± 标准差进行描述。C_{max} 和 T_{max} 的值从数据中直接读出；其余药代动力学参数来自 DAS 2.0 软件统计结果。绝对生物利用度按下列公式计算：

$$F = \frac{AUC_{0-t(\text{灌胃})}}{AUC_{0-t(\text{静脉注射})}} \times 100\%$$

幼鼠口服液体制剂相对生物利用度按下列公式计算：

$$F = \frac{AUC_{0-t(\text{口服液体制剂})}}{AUC_{0-t(\text{口服原料药})}} \times 100\%$$

（三）实验结果与讨论

1. 血药浓度测定结果

（1）幼鼠静脉注射 32.8 mg/kg 剂量组血药浓度与药动参数。幼年 *SD* 大鼠静脉注射后，血药浓度—时间曲线见图 3－1。试验结果表明柚皮苷静脉注射后，总柚皮苷在第一个时间点即 0.03 h 浓度最高，其后逐渐降低。其主要药代动力学参数（统计矩）为 AUC_{0-t}（33579.364 ±4954.164）μg/（L · h），$t_{1/2}$（4.722 ±2.936）h，T_{max} 0.03 ±0 h，C_{max}（123613.031 ±12571.493）ng/mL，详见表 3－2。

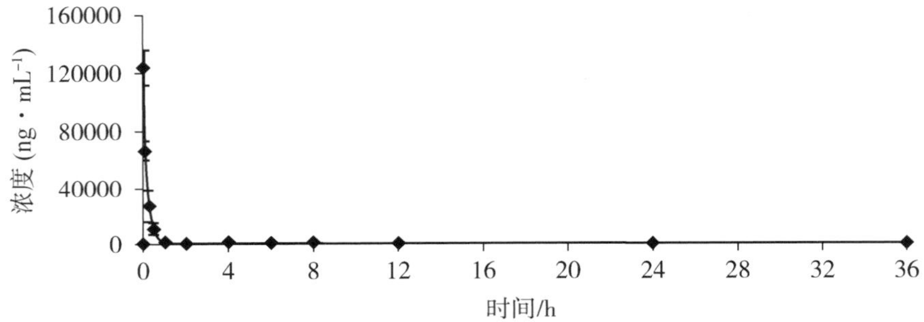

图 3－1　幼鼠静脉注射 32.8 mg/kg 剂量组血药浓度—时间曲线（*n*＝12）

表 3－2　幼鼠静脉注射 32.8 mg/kg 剂量组血药浓度与药动参数（统计矩）（*n*＝12）

参数	$AUC_{(0-t)}$/ [μg · (L · h)$^{-1}$]	$AUC_{(0-\infty)}$/ [μg · (L · h)$^{-1}$]	$t_{1/2}$h/ h	T_{max}/ h	C_{max}/ (μg · L^{-1})
Mean	33579.36	34209.08	4.722	0.03	123613.031
SD	4954.164	5628.193	2.936	0	12571.493
RSD/%	14.75	16.45	62.18	0.00	10.17

（2）幼鼠灌胃 8.2 mg/kg 剂量组血药浓度与药动参数。幼年 *SD* 大鼠灌胃给药 8.2 mg/kg 后，血药浓度—时间曲线见图 3－2。结果表明：按总柚皮苷计，其主要药代动力学参数（统计矩）为 AUC_{0-t}（1695.706 ± 655.659）μg/（L · h），$t_{1/2}$（7.038 ±6.881）h，T_{max}（4.417 ± 1.311）h，C_{max}（633.367 ± 343.438）ng/mL，详见表 3－3。

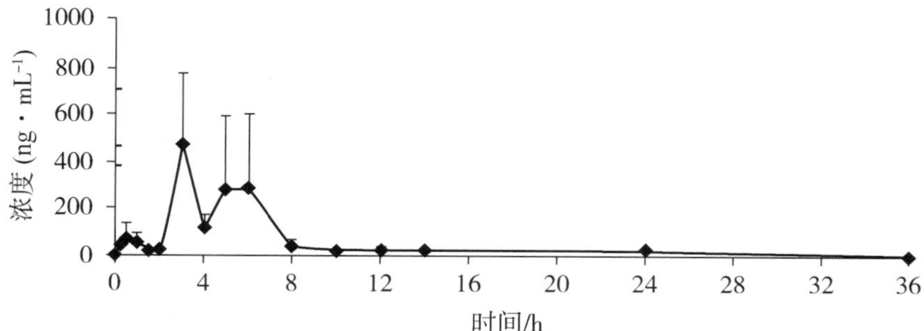

图 3-2　幼鼠灌胃 8.2 mg/kg 剂量组血药浓度—时间曲线（n=12）

表 3-3　幼鼠灌胃 8.2 mg/kg 剂量组血药浓度与药动参数（统计矩）（n=12）

参数	$AUC_{(0-t)}$/[μg·(L·h)$^{-1}$]	$AUC_{(0-\infty)}$/[μg·(L·h)$^{-1}$]	$t_{1/2}$h/h	T_{max}/h	C_{max}/(μg·L^{-1})
Mean	1695.706	1989.672	7.038	4.417	633.367
SD	655.659	617.601	6.881	1.311	343.438
RSD/%	38.666	31.04	97.769	29.681	54.224

（3）幼鼠灌胃 32.8 mg/kg 剂量组血药浓度与药动参数。幼年 *SD* 大鼠灌胃给药 32.8 mg/kg 后，血药浓度—时间曲线见图 3-3。结果表明：按总柚皮苷计，其主要药代动力学参数（统计矩）为 AUC_{0-t}（9862.781 ± 1970.105）μg/（L·h），$t_{1/2}$（6.182 ± 1.836）h，T_{max}（6.5 ± 1.168）h，C_{max}（1198.892 ± 338.455）ng/mL，详见表 3-4。

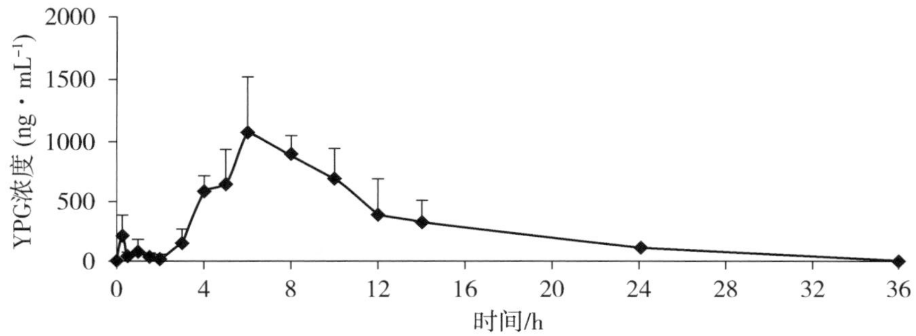

图 3-3　幼鼠灌胃 32.8 mg/kg 剂量组血药浓度—时间曲线（n=12）

表3-4　幼鼠灌胃32.8 mg/kg剂量组血药浓度与药动参数（统计矩）（n=12）

参数	$AUC_{(0-t)}$ [μg·(L·h)$^{-1}$]	$AUC_{(0-\infty)}$ [μg·(L·h)$^{-1}$]	$t_{1/2}$h h	T_{max} h	C_{max} (μg·L^{-1})
Mean	17525.02	46447.29	5.582	5	4641.517
SD	2207.402	55984.61	5.192	1.706	2479.19
RSD/%	12.596	120.534	93.013	34.12	53.413

（4）幼鼠灌胃131.2 mg/kg剂量组血药浓度与药动参数。幼年*SD*大鼠灌胃给药131.2 mg/kg后，血药浓度—时间曲线见图3-4。结果表明：按总柚皮苷计，主要药代动力学参数（统计矩）为AUC_{0-t}（45728.949±19487.701）μg/（L·h），$t_{1/2}$（10.841±15）h，T_{max}（5.5±0.522）h，C_{max}（9833.011±4025.782）ng/mL，详见表3-5。

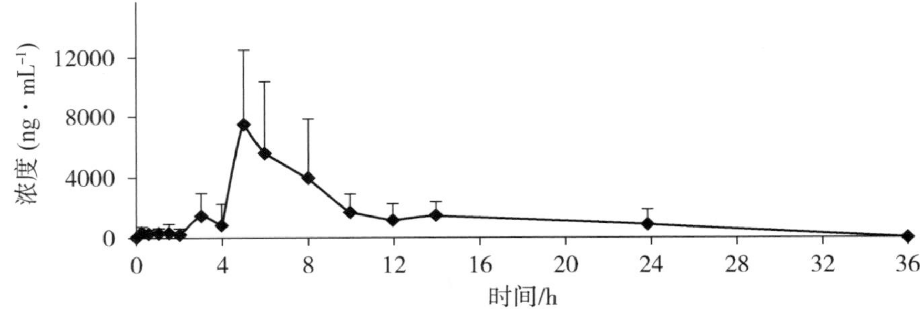

图3-4　幼鼠灌胃131.2 mg/kg剂量组血药浓度—时间曲线（n=12）

表3-5　幼鼠灌胃131.2 mg/kg剂量组血药浓度与药动参数（统计矩）（n=12）

参数	$AUC_{(0-t)}$/ [μg·(L·h)$^{-1}$]	$AUC_{(0-\infty)}$/ [μg·(L·h)$^{-1}$]	$t_{1/2}$h/ h	T_{max}/ h	C_{max}/ (μg·L^{-1})
Mean	45728.95	93597.48	10.841	5.5	9833.011
SD	19487.7	91397.77	15	0.522	4025.782
RSD/%	42.616	97.65	138.364	9.491	40.941

（5）成年鼠静脉注射中剂量21.2 mg/kg剂量组血药浓度与药动参数。成年*SD*大鼠静脉注射后，血药浓度—时间曲线见图3-5。结果表明柚皮苷经静脉注射后，总柚皮苷在第一个时间点即0.03 h浓度最高，其后逐渐降低。其主要药代动力学参数（统计矩）为AUC_{0-t}（17109.192±5163.053）μg/（L·h），$t_{1/2}$（3.694±

2.845）h，T_{max}（0.03 ±0）h，C_{max}（124126.48 ± 57841.628）ng/mL，详见表3－6。

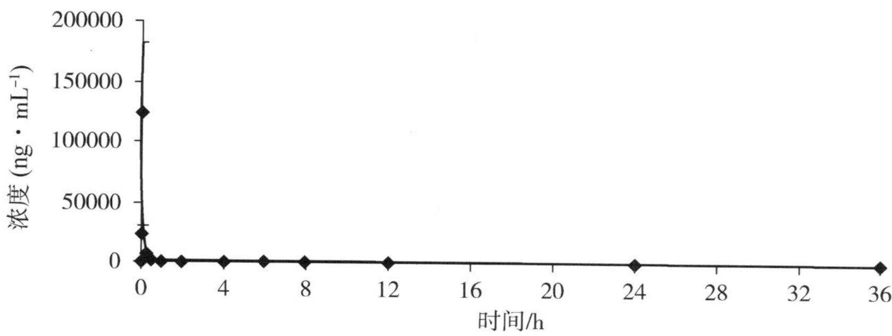

图3－5　成年鼠静脉注射21.2 mg/kg剂量组血药浓度—时间曲线（n=12）

表3－6　成年鼠静脉注射21.2 mg/kg剂量血药浓度与药动参数（统计矩）（n=12）

参数	$AUC_{(0-t)}$/[μg·(L·h)$^{-1}$]	$AUC_{(0-\infty)}$/[μg·(L·h)$^{-1}$]	$t_{1/2}$h/h	T_{max}/h	C_{max}/(μg·L^{-1})
Mean	17109.19	161923.9	3.694	0.033	124126.476
SD	5163.053	342029.1	2.845	0	57841.628
RSD/%	30.177	211.228	77.017	0	46.599

（6）成年鼠灌胃中剂量21.2 mg/kg剂量组血药浓度与药动参数。成年*SD*大鼠灌胃给药21.2 mg/kg后，血药浓度—时间曲线见图3－6。结果表明：按总柚皮苷计，其主要药代动力学参数（统计矩）为AUC_{0-t}（6104.513 ±2773.761）μg/（L·h），$t_{1/2}$（4.571 ± 4.274）h，T_{max}（8.167 ± 2.48）h，C_{max}（1424.454 ± 635.606）ng/mL，详见表3－7。

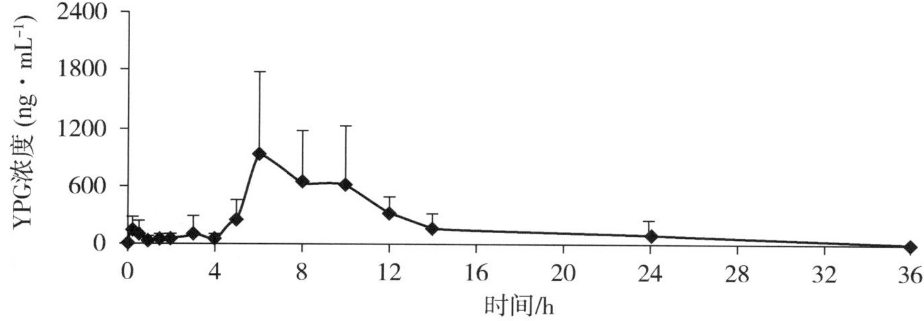

图3－6　成年鼠灌胃21.2 mg/kg剂量组血药浓度—时间曲线（n=12）

表 3 -7　成年鼠灌胃 21.2 mg/kg 剂量组血药浓度与药动参数（统计矩）（$n=12$）

参数	$AUC_{(0-t)}$/ [μg·(L·h)$^{-1}$]	$AUC_{(0-\infty)}$/ [μg·(L·h)$^{-1}$]	$t_{1/2}$h/ h	T_{max}/ h	C_{max}/ (μg·L^{-1})
Mean	6104.513	7089.912	4.571	8.167	1424.454
SD	2773.761	4622.123	4.274	2.48	635.606
RSD/%	45.438	65.193	93.503	30.366	44.621

2. 柚皮苷在幼年、成年 *SD* 大鼠体内生物利用度

本研究分别通过幼鼠、成年鼠静脉注射和灌胃两种不同的给药途径，根据绝对生物利用度公式：绝对生物利用度 $= AUC_{(0-t)\text{灌胃}} \div AUC_{(0-t)\text{静脉注射}} \times 100\%$，在 136.3 mg/m^{2}给药剂量下，柚皮苷在幼年 *SD* 大鼠体内的绝对生物利用度 F（%）$= 9862.781 \div 33579.364 \times 100\% = 29.37\%$；在成年 *SD* 大鼠体内的绝对生物利用度 F（%）$= 6104.513 \div 17109.190 \times 100\% = 35.68\%$。

3. 柚皮苷在幼年 *SD* 大鼠体内不同给药剂量线性研究

动物体内药代动力学研究设置不同的剂量组，考察在所试剂量的范围内，药物的体内动力学过程是否属于线性关系，以利于解释药效学和毒理学研究中的发现，并为新药的进一步开发和研究提供信息。

本研究设计 3 个灌胃给药剂量组（8.2 mg/kg、32.8 mg/kg 和 131.2 mg/kg），药动学参数与剂量的线性方程分别为 $AUC_{0-t} = 359.85 \times \text{Dose} - 1559.6$（$r = 0.9999$），$C_{max} = 78.494 \times \text{Dose} - 617.14$（$r = 0.9909$）（图 3 -7）。在口服剂量 8.2～131.2 mg/kg 范围内，柚皮苷在幼年 *SD* 大鼠体内药代动力学参数 AUC_{0-t}、C_{max}与剂量线性关系良好，$t_{1/2}$组间无显著差异，动力学过程属于线性药物动力学。详见表 3 -8。

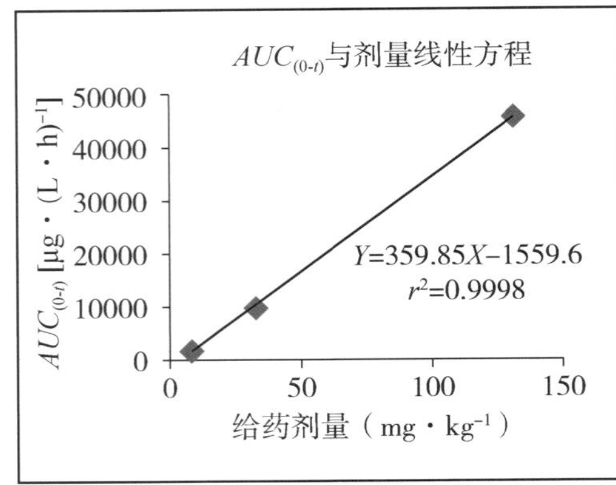

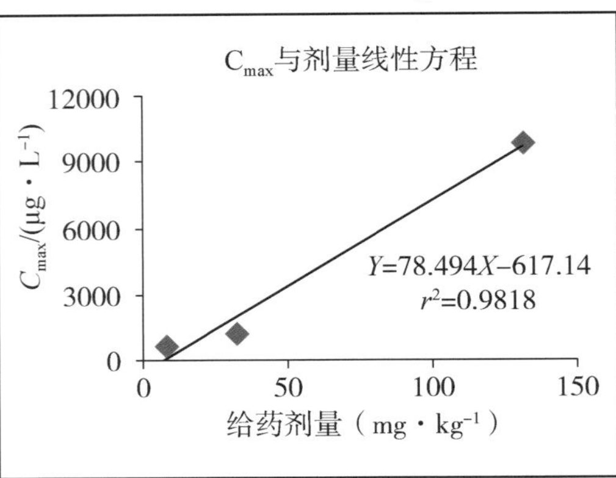

图 3 -7　幼年 *SD* 大鼠灌胃给药药代动力学参数与剂量线性方程

表 3－8　幼鼠静脉注射和灌胃给药 3 个剂量组的主要药动学参数（$n=12$）

剂量（mg·kg^{-1}）	给药方式	AUC_{0-t}/［μg·（L·h）$^{-1}$］	$AUC_{0-\infty}$/［μg·（L·h）$^{-1}$］	$t_{1/2}$h/h	T_{max}/h	C_{max}/（μg·L^{-1}）
8.2	灌胃	1695.706 ± 655.659	1989.672 ± 617.601	7.038 ± 6.881	4.417 ± 1.311	633.367 ± 343.438
32.8	灌胃	9862.781 ± 1970.105	10874.594 ± 1801.936	6.182 ± 1.836	6.5 ± 1.168	1198.892 ± 338.455
131.2	灌胃	45728.949 ± 19487.701	93597.484 ± 91397.772	10.841 ± 15	5.5 ± 0.522	9833.011 ± 4025.782
32.8	静注	33579.364 ± 4954.164	34209.076 ± 5628.193	4.722 ± 2.936	0.030 ± 0	123613.031 ± 12571.493

4. 口服柚皮苷在幼年、成年 *SD* 大鼠体内药代动力学比较

比较幼鼠与成年鼠间在相同的体表面积给药剂量下（136.3 mg/m^2），药代动力学参数有否存在差异，结果见表 3－9。幼年鼠与成年鼠灌胃给予柚皮苷中剂量（136.7 mg/m^2），口服生物利用度 F（%）、$t_{1/2}$、C_{max}均无显著性差异，幼鼠 T_{max}较成年鼠略有提前。T_{max}是反映药物吸收速率较直观的参数，幼鼠 T_{max}较成年鼠略有提前，可能与幼年胃排空比成年快有关，但 T_{max}提前比例小，影响不大。因此，在相同体表面积给药剂量下，幼年 *SD* 大鼠与成年 *SD* 大鼠口服给予柚皮苷体内药代动力学过程无明显差异。

表 3－9　幼鼠与成年鼠口服柚皮苷中剂量/136.3［mg·（m^2）$^{-1}$］主要药代动力学参数（$n=12$）

参数	单位	成年鼠	幼鼠
F	%	35.68 ± 16.21	29.37 ± 5.87
$t_{1/2}$	h	4.57 ± 4.27	6.18 ± 1.84
T_{max}	h	8.17 ± 2.48	6.50 ± 1.17*
C_{max}	μg·L^{-1}	1424.45 ± 635.61	1198.89 ± 338.46

注：与成年鼠比较 $*p<0.05$。

因幼年群体特殊的生理特点，一些药物在幼年群体中药代动力学与成人比较发生明显的变化，是引起药物失效或不良反应的重要原因之一，本研究通过在相同体表面积给药剂量下，幼年 *SD* 大鼠与成年 *SD* 大鼠口服给予柚皮苷体内药代动力学过程无明显差异。此研究结果为临床用药的有效性和安全性提供依据，为后续的临床研究提供参考。

第二节　柚皮苷在老年大鼠体内的药代动力学研究

（一）实验材料

1. 仪器及试剂

参照第二章第一节中仪器、试剂。

2. 供试品

柚皮苷，由中山大学广州现代中药质量研究开发中心研制，淡黄色粉末，纯度为98.8%。

3. 实验动物

SPF级20月龄*SD*大鼠132只，雌雄各半，雌鼠体重623±73 g，雄鼠体重812±69 g，购自成都达硕实验动物有限公司［生产许可证号：SCXK（川）2015－030］，饲养于中山大学（生命科学大学院中药与海洋药物实验室）SPF级动物房［使用许可证号：SYXK（粤）2014－0020］。

（二）实验方法

1. 给药途径与剂量选择

本研究旨在比较柚皮苷在老年大鼠体内的药代动力学行为与成年大鼠的差异，故采用与成年大鼠药代动力学研究相同的给药途径（灌胃）和剂量（42 mg/kg）。取柚皮苷原料适量，称定，加入PEG400：水（50：50，*V/V*）溶解，配制成浓度为14 mg/mL的给药溶液。

2. 样品采集

（1）吸收实验。取20月龄*SD*大鼠24只，随机分为两组，每组12只，雌雄各半。各组动物给药前禁食24 h，自由饮水。

单次灌胃给药组以42 mg/kg的剂量灌胃给药，于给药后0.25 h、0.5 h、1 h、2 h、3 h、4 h、6 h、8 h、10 h、12 h、24 h、36 h从眼眶静脉取全血约0.3 mL。多次灌胃给药组以42 mg/kg的剂量每隔8 h给药一次，连续给药8天，并于每天早上给药前和第8天给药后0.25 h、0.5 h、1 h、2 h、3 h、4 h、6 h、8 h、10 h、12 h、24 h、36 h 从眼眶静脉取全血约 0.3 mL。全血置于经肝素处理过的离心管中，5000 r/min离心 10 min，分离血浆，置 -70 ℃冰箱保存。

（2）组织分布实验。取 20 月龄 *SD* 大鼠 96 只，随机分为 8 组（对应于 0.25 h、1 h、3 h、6 h、8 h、10 h、15 h、24 h 8 个时间点），每组 12 只，雌雄各半。各组动物给药前禁食 12 h，自由饮水。

各组动物以 42 mg/kg 的剂量灌胃给药，按预定时间点从眼眶静脉取全血约 1 mL。全血置于经肝素处理过的离心管中，5000 r/min 离心 10 min，分离血浆。采血后，用颈椎脱臼法处死大鼠，迅速解剖，取胃、肠（从食管末端到直肠末端整体取出，直接冻存）、肝、肾、心、肺、脾、脑、气管、肌肉（腿部）、脂肪（腹部）等组织，用生理盐水清洗干净并用滤纸吸干，称重。将取出的胃肠组织分为胃、十二指肠、空肠、回肠、盲肠、结肠等；其中，十二指肠段为自幽门 1 cm 处开始往下 10 cm 处；其后为空肠段，空肠以十二指肠悬肌作为起点标志；回肠段为盲肠上行 20 cm 处往下；结肠段为盲肠后端开始往下 10 cm 处；用镊子清除附着的结缔组织。胃剪开后，用水冲洗以去除内容物；十二指肠、空肠、回肠等先清理其中的内容物，而后用注射器往肠腔内注入适量生理盐水，再次清理；结肠剪开后用水冲洗；上述组织清理完毕后，用滤纸吸干，称重。

各组织剪碎后，按 1∶5（*m*∶*v*，g∶mL）比例（气管组织按 1∶20 比例）加入生理盐水进行匀浆，制成组织匀浆样品。所得样品置 -70 ℃冰箱保存，待测。

（3）代谢与排泄实验。取 20 月龄 *SD* 大鼠 12 只，雌雄各半。实验动物给药前禁食 24 h，自由饮水，单独置于代谢笼中。

给药前收集空白尿液、粪便样品，按 42 mg/kg 的剂量灌胃给药，分别于 0～4 h、4～8 h、8～12 h、12～24 h、24～36 h、36～48 h 共 6 个时间段收集尿液、粪便样品，记录尿液样品总体积。收集全部粪便样品，冷冻干燥，称重后研磨成粉，称取适量粪便粉末，按照 1∶20（*m*∶*v*，mg∶μL）比例加入生理盐水，涡旋混匀，超声 15 min，5000 r/min 离心 1 min，取上清即得粪便样品提取液，冻存。

D_4-柚皮苷给药实验：取 20 月龄 *SD* 大鼠 6 只，雌雄各半，除供试品改为 D_4-柚皮苷外，其余操作同上。

3. 样品中柚皮苷、柚皮素浓度的测定

参照第二章建立的检测方法操作。

4. 样品中柚皮苷代谢产物的鉴定

1）色谱及质谱条件。色谱条件：采用 Welch Analytical Guard Cartridges Ultimate XB-C_{18}(4.6 mm×10 mm，5 μm）为预柱、Phenomenex Kinetex C_{18}（3.0 mm×150 mm，2.6 μm）为色谱柱，以0.1%甲酸－水（*V/V*）（A）、0.1%甲酸－甲醇（*V/V*）（B）为流动相进行梯度洗脱（洗脱梯度见表3－10），流速0.3 mL/min，柱温40 ℃。

表3－10　梯度洗脱条件

t/min	B/%
0	5
10	65
20	82.5
20.1	100
24.1	100
25	5
30	Stop

质谱条件：采用电喷雾负离子（ESI^-）、信息依赖采集（information dependent acquisition，IDA）模式进行数据采集，即在每个扫描循环中选择8个响应最强的离子进行子离子扫描（TOF MS－IDA－8 MS/MS），同时开启动态背景扣除（DBS）。TOF MS扫描质量范围为 *m/z* 100～1500，TOF MS/MS扫描质量范围为 *m/z* 50～1500。离子源参数为GS1 55 psi，GS2 55 psi，CUR 35 psi，TEM 550 ℃，ISVF －4500 V；化合物相关参数为DP 80 V，CE －35 eV，CES 15eV。以氮气为喷雾气和辅助气。

2）溶液的配制。

（1）对照品储备液的配制。分别精密称取干燥至恒重的柚皮苷、柚皮素、橙皮素、芹菜素、圣草酚、柚皮素－4′－*O*－葡萄糖醛酸苷、柚皮素－7－*O*－葡萄糖醛酸苷、橙皮素－7－*O*－葡萄糖醛酸苷、橙皮素－7－*O*－硫酸酯、马尿酸、对羟基苯甲酸、对羟基苯丙酸对照品适量，置于量瓶中，用甲醇溶解，50%甲醇（*V/V*）定容，分别制成目标化合物浓度为1 mg/mL的对照品储备液，4 ℃保存备用。

（2）内标工作液的配制。精密称取干燥至恒重的［2′,3′,5′,6′－D_4］－4,6,4′－三羟基二氢橙酮对照品适量，置10 mL棕色量瓶中，用甲醇溶解，50%甲醇（*V/V*）定容，制成［2′,3′,5′,6′－D_4］－4,6,4′－三羟基二氢橙酮浓度为1 mg/mL的内标储备液，4 ℃保存备用。样品处理前，用乙腈将储备液稀释至15 μg/mL，作为内标工作液。

3）样品的处理。取血浆/组织匀浆/尿液/粪便提取液样品100 μL至聚丙烯小管中，加入内标工作液200 μL，涡旋3 min，13000 r/min离心30 min（25 ℃），取上清液10 μL进样。

5. 数据处理

柚皮苷、柚皮素的浓度测定数据由Agilent Mass Hunter Quantitative Analysis软件进行计算。前期研究发现，*SD*大鼠给药柚皮苷后，血液中仅存在少量的柚皮苷，主要以柚皮素结合产物的形式存在。因大鼠血液中柚皮苷含量低，仅少数时间点的浓度高于定量下限，无法绘制完整的药时曲线和进行药代动力学参数统计，故本试验将大鼠血浆中的柚皮素等摩尔折算成柚皮苷后获得总柚皮苷的浓度，绘制了总柚皮苷的血药浓度—时间曲线，并采用药代动力学软件 DAS 3.0 以非房室模型计算了统计矩参数；雌雄差异比较采用 SPSS 22.0 软件独立样本 t - test 进行统计；一般数据整理采用 Excel（2016 版）。受试动物给药后的 AUC、C_{max}和 T_{max}采用均数 ± 标准误（Mean ± SE）进行描述；C_{max}和 T_{max}的值从测定数据中直接读出；药代动力学参数来自 DAS 3.0 软件统计结果。

Q - TOF 质谱数据的采集和分析分别由 Analyst（版本 1.6，Sciex）和 PeakView（版本 1.2，Sciex）软件进行。利用 MultiQuant 软件（版本 2.1，Sciex）获得代谢物和内标色谱峰的峰面积，以计算峰面积之比，进而通过峰面积—时间曲线获得相应的 AUC 值，以反映各代谢物的相对暴露量。用 GraphPad Prism 软件（版本 7.0，GraphPad Software Inc.）进行作图。

（三）实验结果与讨论

1. 柚皮苷在老年大鼠体内的吸收

1）单次给药。按 42 mg/kg 剂量对老年大鼠单次灌胃给药后，各时间点血药浓度见表 3 - 11 ～表 3 - 13。平均血药浓度—时间曲线见图 3 - 8。结果表明：按总柚皮苷计，其主要药代动力学参数（统计矩）为 AUC_{0-t}（71480.5 ± 10128.5）μg/(L · h)，$t_{1/2}$（3.26 ± 0.42）h，T_{max}（8.83 ± 0.52）h，C_{max}（7545.6 ± 911.6）ng/mL（详见表 3 - 14）。

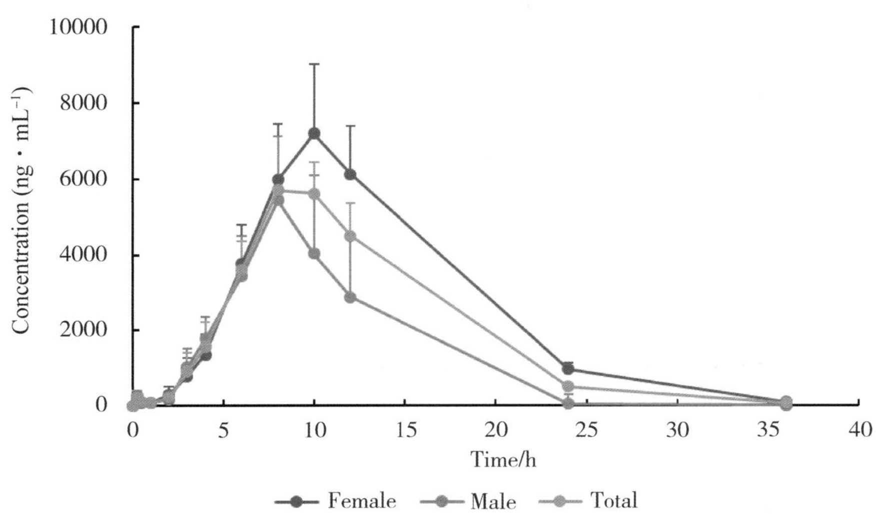

图 3 - 8　老年大鼠单次给药后总柚皮苷的平均血药浓度—时间曲线

2）多次给药。按 42 mg/kg 剂量对老年大鼠多次灌胃给药后，各时间点血药浓度见表 3－15～表 3－17。平均血药浓度—时间曲线见图 3－9、图 3－10。以 42 mg/kg 的剂量对老年大鼠每隔 8 h 灌胃给药一次，连续给药 8 天，结果表明：老年大鼠在给药第 4 天后血药浓度达到稳态；末次给药后血浆中总柚皮苷的主要药代动力学参数（统计矩）为 AUC_{0-t}（105162.9 ± 39348.3）μg/(L · h)，$t_{1/2}$（4.75 ± 0.91）h，T_{max}（3.44 ± 0.61）h，C_{max}（9481.0 ± 2138.0）ng/mL（详见表 3－18）。

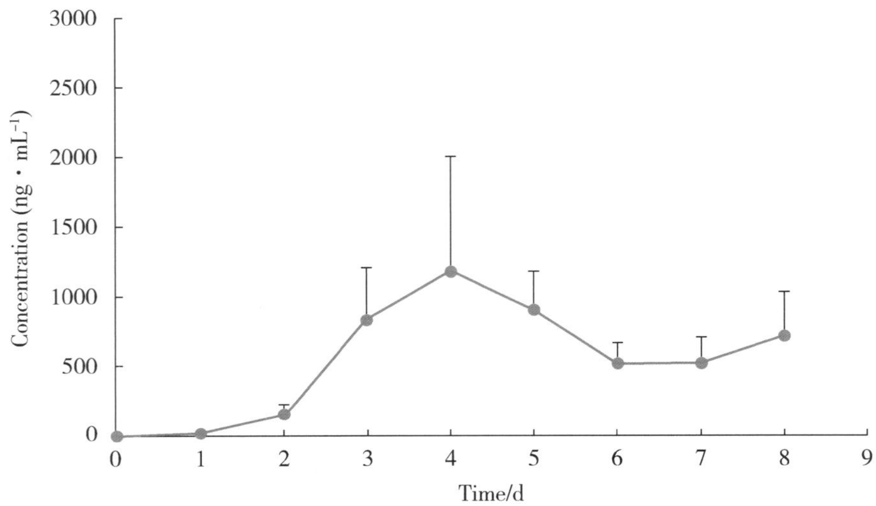

图 3－9　多次给药后总柚皮苷的平均血药浓度—时间曲线图（第 1～8 天）

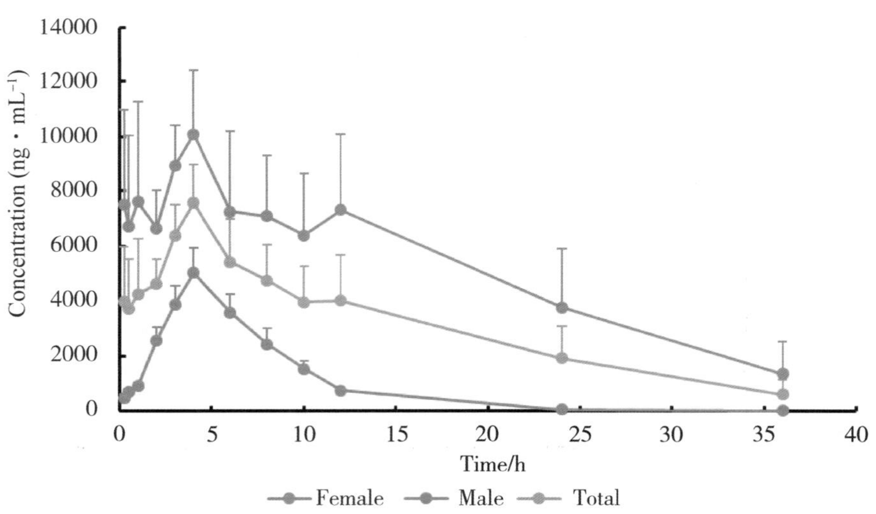

图 3－10　老年大鼠多次给药试验中末次给药后总柚皮苷的平均血药浓度—时间曲线

表 3－11　老年大鼠单次给药组柚皮苷血药浓度/（ng · mL^{-1}）—时间/h 数据

时间/h	F1[a]	F2	F3	F4	F5	F6	M1	M2	M3	M4	M5	M6	*Mean*	*SE*
0. 25	59. 64	184. 7	51. 49	241. 3	107. 7	10. 53	5. 446	26. 26	5. 743	813. 3	285. 5	76. 60	155. 7	65. 65
0. 5	95. 49	118. 8	51. 66	51. 78	31. 03	16. 91	24. 89	<LLOQ	3. 475	256. 2	30. 33	35. 04	65. 06	21. 68
1	19. 35	115. 1	11. 96	20. 96	16. 23	84. 53	9. 254	41. 77	33. 69	165. 3	12. 31	58. 08	49. 04	14. 19
2	<LLOQ[b]	6. 388	<LLOQ	13. 75	5. 064	<LLOQ	<LLOQ	10. 74	11. 62	37. 30	22. 19	7. 563	14. 33	3. 791
3	28. 46	<LLOQ	<LLOQ	8. 195	<LLOQ	<LLOQ	<LLOQ	<LLOQ	<LLOQ	30. 20	24. 12	46. 07	27. 41	6. 071
4	18. 18	<LLOQ	<LLOQ	8. 875	17. 81	<LLOQ	5. 282	<LLOQ	9. 118	<LLOQ	15. 67	36. 04	15. 85	3. 850
6	<LLOQ	20. 27	6. 260	27. 15	<LLOQ	92. 47	18. 59	<LLOQ	<LLOQ	<LLOQ	391. 2	9. 546	80. 78	52. 90
8	<LLOQ	40. 32	<LLOQ	5. 487	5. 883	11. 33	<LLOQ	<LLOQ	<LLOQ	<LLOQ	114. 2	10. 35	31. 26	17. 42
10	<LLOQ	39. 43	<LLOQ	<LLOQ	<LLOQ	<LLOQ	<LLOQ	<LLOQ	<LLOQ	<LLOQ	6. 402	19. 80	21. 88	9. 591
12	<LLOQ	<LLOQ	20. 71	<LLOQ	<LLOQ	<LLOQ	11. 10	<LLOQ	<LLOQ	<LLOQ	<LLOQ	<LLOQ	15. 91	4. 805
24	<LLOQ	9. 980	<LLOQ	<LLOQ	<LLOQ	21. 47	5. 383	<LLOQ	<LLOQ	12. 36	6. 676	<LLOQ	11. 17	2. 851
36	<LLOQ	<LLOQ	<LLOQ	7. 425	<LLOQ	<LLOQ	<LLOQ	11. 65	<LLOQ	<LLOQ	<LLOQ	<LLOQ	9. 538	2. 113

注：a－F1 指 1 号雌鼠，M1 指 1 号雄鼠，以此类推；b－<LLOQ 指该样品浓度低于定量下限。

表 3－12　老年大鼠单次给药组柚皮素血药浓度/（ng · mL^{-1}）—时间/h 数据

时间/h	F1	F2	F3	F4	F5	F6	M1	M2	M3	M4	M5	M6	*Mean*	*SE*
0. 25	34. 63	12. 51	60. 05	28. 92	33. 63	21. 19	31. 89	19. 66	20. 20	59. 15	39. 03	37. 86	33. 23	4. 261
0. 5	25. 69	7. 448	15. 21	11. 29	10. 02	9. 205	15. 83	9. 348	12. 02	26. 72	25. 47	24. 97	16. 10	2. 162
1	11. 93	9. 107	7. 743	10. 39	15. 04	9. 313	13. 32	10. 31	6. 432	17. 90	13. 53	12. 70	11. 48	0. 9354
2	24. 40	40. 06	30. 18	100. 6	19. 16	635. 4	29. 96	10. 41	6. 723	89. 47	43. 45	254. 9	107. 1	51. 91
3	28. 47	144. 5	112. 6	481. 1	22. 04	1423	95. 84	34. 37	204. 2	371. 8	796. 6	1343	421. 5	145. 3
4	186. 1	539. 4	417. 0	826. 5	52. 36	1780	569. 2	246. 1	682. 3	552. 9	870. 1	2045	730. 6	175. 0
6	384. 0	829. 1	1855	2736	1384	3389	2282	591. 5	1695	1520	2445	984. 1	1675	264. 0
8	930. 0	3028	496. 2	4193	4094	4081	5185	1670	2018	2007	2023	2376	2675	416. 6
10	1537	4485	1323	2034	6650	4236	1979	3006	999. 2	1049	1884	2414	2633	490. 6
12	3753	2019	1171	1924	5099	3297	2281	2676	463. 7	459. 6	1006	1215	2114	406. 1
24	654. 0	392. 0	339. 3	151. 5	616. 5	567. 7	33. 36	30. 57	21. 66	<LLOQ	38. 31	5. 838	259. 2	79. 03
36	57. 87	9. 625	91. 16	32. 69	36. 67	29. 05	<LLOQ	<LLOQ	<LLOQ	<LLOQ	5. 733	<LLOQ	37. 54	11. 10

表 3－13　老年大鼠单次给药组总柚皮苷血药浓度/（ng·mL^{-1}）—时间/h 数据

时间/h	F1	F2	F3	F4	F5	F6	M1	M2	M3	M4	M5	M6	*Mean*	*SE*
0.25	133.5	211.4	179.5	303.0	179.4	55.71	73.45	68.18	48.82	939.4	368.7	157.3	226.5	70.80
0.5	150.3	134.7	84.09	75.85	52.40	36.54	58.64	19.93	29.11	313.2	84.64	88.28	93.97	22.93
1	44.79	134.5	28.47	43.11	48.30	104.4	37.66	63.75	47.4	203.5	41.16	85.16	73.52	14.88
2	52.03	91.81	64.35	228.3	45.92	1355	63.88	32.94	25.96	228.1	114.8	551.1	237.8	110.1
3	89.17	308.1	240.1	1034	47.00	3034	204.4	73.29	435.4	823.0	1723	2910	910.1	312.0
4	415.0	1150	889.2	1771	129.5	3795	1219	524.8	1464	1179	1871	4397	1567	374.4
6	818.8	1788	3962	5861	2951	7319	4884	1261	3614	3241	5605	2108	3618	577.4
8	1983	6497	1058	8946	8736	8713	11056	3561	4303	4280	4428	5077	5720	887.9
10	3277	9603	2821	4337	14180	9032	4220	6410	2131	2237	4024	5167	5620	1047
12	8003	4305	2518	4103	10873	7030	4875	5706	988.7	980.0	2145	2591	4510	865.6
24	1395	845.8	723.5	323.0	1315	1232	76.52	65.18	46.19	12.36	88.36	12.45	511.3	160.9
36	123.4	20.52	194.4	77.13	78.19	61.94	<LLOQ	11.65	<LLOQ	<LLOQ	12.22	<LLOQ	72.43	22.22

表 3－14　老年大鼠单次给药组总柚皮苷的药代动力学参数（统计矩）

参数	单位	F1	F2	F3	F4	F5	F6	M1	M2	M3	M4	M5	M6	*Mean*	*SE*
$AUC_{(0-t)}$	μg·(L·h)$^{-1}$	86546.0	78512.9	44892.4	75403.1	144482.0	124681.1	77069.5	64223.8	30010.1	29774.7	49061.7	53108.6	71480.5	10128.5
$AUC_{(0-\infty)}$	μg·(L·h)$^{-1}$	87340.8	78600.6	46734.5	75892.0	144870.6	126225.9	77317.0	64271.3	30043.0	29808.5	49074.4	53137.6	71943.0	10185.0
$R\_AUC_{(t/\infty)}$	%	99.1	99.9	96.1	99.4	99.7	98.8	99.7	99.9	99.9	99.9	100.0	99.9	99.4	0.3
$AUMC_{(0-t)}$	h·h·μg·L^{-1}	1210691.7	935258.0	588994.9	768794.2	1768796.1	1401261.7	748521.7	704390.6	254724.3	246481.1	443549.6	465609.3	794756.1	134462.6
$AUMC_{(0-\infty)}$	h·h·μg·L^{-1}	1243877.0	938796.9	672569.1	789460.6	1784702.8	1467658.1	755282.0	706290.2	255605.5	247384.3	444052.4	466371.4	814337.5	137513.6
$MRT_{(0-t)}$	h	13.99	11.91	13.12	10.20	12.24	11.24	9.71	10.97	8.49	8.28	9.04	8.77	10.66	0.55
$MRT_{(0-\infty)}$	h	14.24	11.94	14.39	10.40	12.32	11.63	9.77	10.99	8.51	8.30	9.05	8.78	10.86	0.61
$VRT_{(0-t)}$	h^2	31.33	26.95	51.94	21.44	21.97	31.34	7.15	6.37	9.02	8.58	14.15	10.20	20.04	3.95
$VRT_{(0-\infty)}$	h^2	38.30	27.84	92.73	28.15	24.17	43.73	8.15	7.00	9.38	8.97	14.39	10.37	26.10	7.05
λz	1/h	0.174	0.231	0.107	0.159	0.202	0.143	0.302	0.249	0.368	0.365	0.27	0.436	0.251	0.03
λz 回归尾点		123	134	123	134	134	234	134	134	234	124	234	123	－－	－－
C_last	μg·L^{-1}	138.2	20.2	196.6	77.9	78.6	221.4	74.7	11.8	12.1	12.3	3.4	12.6	71.7	22.0
$t_{1/2}z$	h	3.99	3.00	6.49	4.35	3.42	4.84	2.30	2.78	1.89	1.90	2.56	1.59	3.26	0.42
T_{max}	h	12	10	6	8	10	10	8	10	8	8	6	10	8.83	0.52
Vz/F	L·kg^{-1}	2.77	2.32	8.42	3.47	1.43	2.32	1.80	2.62	3.80	3.86	3.17	1.82	3.15	0.53
CLz/F	L·h^{-1}·kg^{-1}	0.48	0.53	0.90	0.55	0.29	0.33	0.54	0.65	1.40	1.41	0.86	0.79	0.73	0.11
C_{max}	μg·L^{-1}	8003	9603	3962	8946	14180	9032	11056	6410	4303	4280	5605	5167	7545.6	911.6

表 3 - 15　老年大鼠多次给药组柚皮苷血药浓度/（ng · mL $^{-1}$）—时间/h 数据

时间/h	F1	F2	F3	F4	F5	F6	M1	M2	M3	M4	M5	M6	*Mean*	*SE*
-168	52.74	19.62	6.694	< LLOQ	< LLOQ	23.55	125.2	39.68	< LLOQ	13.87	5.128	13.69	33.35	12.59
-144	8.244	< LLOQ	5.212	< LLOQ	< LLOQ	8.092	< LLOQ	7.437	< LLOQ	< LLOQ	< LLOQ	< LLOQ	7.246	0.7003
-120	13.02	< LLOQ	8.002	7.441	6.195	< LLOQ	31.41	< LLOQ	7.815	30.02	< LLOQ	< LLOQ	14.84	4.180
-96	312.6	5.10	5.650	11.14	< LLOQ	< LLOQ	26.81	< LLOQ	< LLOQ	< LLOQ	< LLOQ	< LLOQ	72.26	60.21
-72	11.48	987.9	54.44	52.49	13.73	14.09	53.03	15.17	30.32	15.60	72.11	9.600	110.8	79.98
-48	< LLOQ	34.77	< LLOQ	< LLOQ	33.92	36.23	< LLOQ	35.11	94.47	7.931	21.00	7.454	33.86	9.652
-24	34.48	19.21	85.51	< LLOQ	13.82	8.143	42.16	101.6	< LLOQ	6.542	325.1	< LLOQ	70.73	33.73
0	< LLOQ	< LLOQ	26.33	9.291	10.92	15.48	26.95	< LLOQ	< LLOQ	< LLOQ	6.824	< LLOQ	15.97	3.568
0.25	16441	641.0	204.2	134.9	150.0	19.91	33.95	207.2	66.47	119.8	67.28	14.55	1508	1358
0.5	10208	372.8	2794	89.18	44.02	54.03	396.7	172.4	63.80	169.4	129.0	23.90	1210	847.6
1	10452	474.0	1318	68.96	16.32	58.94	26.09	80.13	48.36	74.60	202.9	118.5	1078	858.7
2	2900	708.6	87.01	55.91	16.88	11.65	6.631	15.98	33.24	50.58	51.85	487.0	368.8	238.9
3	761.5	32.07	40.54	74.89	62.45	12.78	< LLOQ	28.59	31.66	6.749	9.404	9.132	97.25	66.76
4	317.6	17.74	118.3	26.48	207.3	50.70	22.02	< LLOQ	83.97	< LLOQ	19.99	221.4	108.6	33.42
6	78.17	178.8	8.731	6.473	6.721	< LLOQ	31.96	69.41	34.14	12.85	36.87	52.21	46.94	15.15
8	38.36	85.55	17.48	77.16	16.12	65.36	66.83	63.58	< LLOQ	< LLOQ	< LLOQ	221.9	72.48	20.43
10	36.07	8.489	19.78	8.048	57.19	7.360	6.894	< LLOQ	< LLOQ	< LLOQ	40.26	122.0	34.01	12.53
12	38.02	38.54	175.9	45.19	33.15	8.462	43.54	5.553	< LLOQ	5.236	< LLOQ	10.42	40.40	15.92
24	20.84	10.88	< LLOQ	15.05	10.20	< LLOQ	12.10	42.50	21.82	5.589	7.801	< LLOQ	16.31	3.746
36	< LLOQ	9.972	9.201	< LLOQ	48.13	8.326	< LLOQ	< LLOQ	8.883	< LLOQ	< LLOQ	10.69	15.87	6.462

表 3-16 老年大鼠多次给药组柚皮素血药浓度/（$ng \cdot mL^{-1}$）—时间/h 数据

时间/h	F1	F2	F3	F4	F5	F6	M1	M2	M3	M4	M5	M6	*Mean*	*SE*
-168	< LLOQ	< LLOQ	< LLOQ	< LLOQ	< LLOQ	< LLOQ	< LLOQ	< LLOQ	< LLOQ	< LLOQ	< LLOQ	< LLOQ	-	-
-144	369.0	22.15	200.9	84.54	54.60	39.99	18.40	10.14	10.34	17.93	64.36	< LLOQ	81.12	33.22
-120	966.8	96.69	2039	287.0	529.9	189.9	30.67	31.21	195.4	< LLOQ	347.2	19.52	430.3	181.5
-96	826.3	109.8	4618	94.55	323.1	60.35	73.07	15.43	36.79	14.91	375.8	10.10	546.5	376.4
-72	677.9	256.7	1594	307.5	341.7	209.5	199.3	45.57	299.1	43.84	481.2	59.85	376.3	122.8
-48	410.5	101.4	766.7	175.0	485.6	201.7	8.704	70.58	94.70	23.83	485.6	25.47	237.5	70.07
-24	370.5	158.6	959.9	89.58	91.95	280.3	169.7	21.66	81.94	14.98	432.3	23.91	224.6	77.71
0	404.3	591.8	1794	93.40	503.7	176.7	123.5	112.7	51.96	15.17	165.7	15.13	337.3	143.5
0.25	1453	792.5	7897	181.7	2128	389.0	80.44	290.1	74.42	418.2	159.4	109.3	1164	638.7
0.5	1347	710.0	8285	738.1	1021	435.5	211.2	185.3	218.4	387.9	169.6	385.5	1175	655.0
1	1591	1193	10244	1491	673.4	394.3	242.5	264.6	466.4	451.0	393.1	523.1	1494	806.8
2	1525	3155	6031	2343	2129	1783	1418	499.9	1071	959.1	1131	1895	1995	420.1
3	4675	3592	5967	4995	4357	1039	2612	2135	1781	468.4	1662	2252	2961	498.1
4	4299	3342	7668	3211	8043	1508	3386	2473	2593	489.1	2022	3042	3506	651.8
6	1063	2318	9575	1564	5039	728.4	2046	1788	1950	221.8	1606	2367	2522	726.3
8	977.2	2122	6760	1754	6318	1861	883.5	1203	1509	205.5	796.7	2071	2205	607.6
10	2308	2172	3921	977.8	7684	879.3	392.9	1151	697.9	274.8	823.5	904.1	1849	607.5
12	1769	1598	8456	1463	6225	917.7	298.5	426.5	281.7	183.0	351.2	513.9	1874	766.6
24	4853	156.0	4949	41.87	542.6	65.03	19.23	24.03	56.99	10.07	20.98	12.01	895.9	541.8
36	< LLOQ	46.44	2294	< LLOQ	168.3	9.953	5.579	7.199	14.46	< LLOQ	8.101	21.79	286.2	251.6

表 3 - 17　老年大鼠多次给药组总柚皮苷血药浓度/（ng · mL^{-1}）—时间/h 数据

时间/h	F1	F2	F3	F4	F5	F6	M1	M2	M3	M4	M5	M6	*Mean*	*SE*
-168	52.74	19.62	6.694	<LLOQ	<LLOQ	23.55	125.2	39.68	<LLOQ	13.87	5.128	13.69	33.35	12.59
-144	795.1	47.23	433.6	180.3	116.4	93.36	39.23	29.06	22.05	38.23	137.2	<LLOQ	175.6	71.42
-120	2075	206.2	4356	619.4	1136	404.9	96.81	66.55	424.5	30.02	740.3	41.62	849.8	361.4
-96	2075	239.2	9853	212.7	688.9	128.7	182.6	32.90	78.45	31.79	801.3	21.54	1196	804.9
-72	1457	1535	3453	708.2	742.3	460.8	478.0	112.3	668.1	109.1	1098	137.2	913.3	269.4
-48	875.3	251	1635	373.2	1069	466.3	18.56	185.6	296.4	58.74	1056	61.76	528.9	148.0
-24	824.5	357.4	2132	191.0	209.9	605.8	404.0	147.8	174.7	38.48	1247	50.98	532.0	177.9
0	862.1	1262	3852	208.4	1085	392.3	290.3	240.3	110.8	32.35	360.1	32.26	727.3	307.6
0.25	19539	2331	17043	522.3	4688	849.4	205.5	825.8	225.2	1012	407.2	247.6	3991	1968
0.5	13080	1887	20460	1663	2221	982.6	847.0	567.5	529.5	996.5	490.6	845.9	3714	1825
1	13844	3018	23161	3248	1452	899.7	543.2	644.3	1043	1036	1041	1234	4264	2019
2	6152	7436	12947	5052	4557	3814	3030	1082	2317	2096	2463	4528	4623	920.5
3	10730	7691	12764	10726	9353	2228	5570	4581	3829	1006	3553	4811	6404	1087
4	9484	7144	16469	6873	17357	3266	7242	5273	5613	1043	4332	6708	7567	1406
6	2345	5121	20426	3341	10751	1553	4395	3882	4192	485.8	3461	5099	5421	1546
8	2122	4610	14432	3817	13488	4034	1951	2629	3218	438.2	1699	4638	4756	1294
10	4957	4640	8381	2093	16442	1882	844.7	2454	1488	586.0	1796	2050	3968	1298
12	3810	3446	18207	3165	13307	1965	680.0	915.0	600.7	395.4	748.9	1106	4029	1646
24	10369	343.5	10553	104.3	1167	138.7	53.10	93.74	143.3	27.06	52.54	25.61	1923	1155
36	<LLOQ	109.0	4901	<LLOQ	407.0	29.55	11.90	15.35	39.72	<LLOQ	17.27	57.15	620.9	536.6

表 3－18　老年大鼠多次给药组总柚皮苷的药代动力学参数（统计矩）

参数	单位	F1	F2	F3	F4	F5	F6	M1	M2	M3	M4	M5	M6	*Mean*	*SE*
AUC_{ss}	$\mu g \cdot (L \cdot h)^{-1}$	159120. 5	84479. 6	357445. 0	70586. 6	224688. 0	41770. 8	39735. 7	39402. 5	38477. 2	12024. 4	33095. 1	52179. 3	96083. 7	32068. 4
$AUC_{(0-t)}$	$\mu g \cdot (L \cdot h)^{-1}$	159120. 5	87194. 6	450169. 0	70586. 6	234132. 0	42780. 3	40125. 7	40057. 0	39575. 3	12024. 4	33513. 9	52675. 9	105162. 9	39348. 3
$AUC_{(0-\infty)}$	$\mu g \cdot (L \cdot h)^{-1}$	159120. 5	87950. 7	543168. 1	71053. 5	236976. 0	42960. 9	40197. 8	40140. 4	39917. 6	12147. 3	33525. 6	52677. 8	113319. 7	46894. 2
$R\_AUC_{(t/\infty)}$	%	100	99. 1	82. 9	99. 3	98. 8	99. 6	99. 8	99. 8	99. 1	99	100	100	98. 12	1. 51
$AUMC_{(0-t)}$	$h \cdot h \cdot \mu g \cdot L^{-1}$	2089862. 7	723520. 0	6456184. 2	510203. 7	2358569. 4	367028. 5	242634. 3	293087. 0	282555. 3	76166. 1	228880. 6	353856. 7	1165212. 4	571508. 5
$AUMC_{(0-\infty)}$	$h \cdot h \cdot \mu g \cdot L^{-1}$	2089862. 7	755983. 8	11504880. 1	523522. 2	2480768. 8	374616. 1	245663. 1	296576. 7	297902. 0	79672. 0	229347. 8	353931. 3	1602727. 2	1007991. 4
$MRT_{(0-t)}$	h	13. 13	8. 30	14. 34	7. 23	10. 07	8. 58	6. 05	7. 32	7. 14	6. 33	6. 83	6. 72	8. 50	0. 83
$MRT_{(0-\infty)}$	h	13. 13	8. 60	21. 18	7. 37	10. 47	8. 72	6. 11	7. 39	7. 46	6. 56	6. 84	6. 72	9. 21	1. 32
$VRT_{(0-t)}$	h^2	88. 11	32. 70	94. 16	18. 35	30. 73	26. 63	16. 19	20. 59	27. 24	21. 73	19. 74	18. 10	34. 52	8. 37
$VRT_{(0-\infty)}$	h^2	88. 11	43. 06	361. 73	21. 32	43. 77	31. 35	18. 54	23. 09	39. 76	26. 65	20. 13	18. 14	61. 30	30. 24
λz	1/h	0	0. 144	0. 055	0. 221	0. 144	0. 166	0. 166	0. 17	0. 113	0. 221	0. 242	0. 313	0. 163	0. 022
λz 回归尾点			134	123	134	134	134	134	123	123	123	234	234	－－	－
C_last	$\mu g \cdot L^{-1}$	1	108. 96	5085. 373	103. 202	408. 231	29. 997	11. 955	14. 196	38. 739	27. 161	2. 811	0. 597	486. 0	457
$t_{1/2}z$	h		4. 81	12. 67	3. 14	4. 83	4. 17	4. 18	4. 07	6. 12	3. 14	2. 87	2. 21	4. 75	0. 91
T_{max}	h	0. 25	3	1	3	4	8	4	4	4	2	4	4	3. 44	0. 61
Vz/F	$L \cdot kg^{-1}$		3. 314	1. 414	2. 674	1. 235	5. 885	6. 299	6. 143	9. 297	15. 645	5. 187	2. 545	5. 422	1. 357
Vss/F	$L \cdot kg^{-1}$	3. 467	4. 105	1. 638	4. 355	1. 855	8. 525	6. 385	7. 731	7. 852	22. 678	8. 57	5. 357	6. 877	1. 746
CLz/F	$L \cdot h^{-1} \cdot kg^{-1}$	0. 264	0. 478	0. 077	0. 591	0. 177	0. 978	1. 045	1. 046	1. 052	3. 458	1. 253	0. 797	0. 935	0. 279
C_{max}	$\mu g \cdot L^{-1}$	19539	7691	23161	10726	17357	4034	7242	5273	5613	2096	4332	6708	9481	2138
Ctrough	$\mu g \cdot L^{-1}$	862. 1	1262	3852	208. 4	1085	392. 3	290. 3	240. 3	110. 8	32. 35	360. 1	32. 26	727. 3	329. 7
Cav	$\mu g \cdot L^{-1}$	6630. 0	3520. 0	14893. 5	2941. 1	9362. 0	1740. 5	1655. 7	1641. 8	1603. 2	501. 0	1379. 0	2174. 1	4003. 5	1336. 2
DF		2. 817	1. 826	1. 296	3. 576	1. 738	2. 092	4. 199	3. 065	3. 432	4. 119	2. 880	3. 071	2. 843	0. 296

3）讨论：

（1）单次、多次给药结果的雌雄差异。性别差异是影响药代动力学行为的重要因素[86-87]。雌、雄老年大鼠单次给药（42 mg/kg）后，血浆中总柚皮苷的主要药代动力学参数分组统计结果详见表3-19，结果表明：老年大鼠单次给药后，雌鼠 AUC 显著高于雄鼠（$P<0.05$），其 $t_{1/2}$ 极显著地大于雄鼠（$P<0.01$），而其清除率（CL）显著低于雄鼠（$P<0.05$），T_{max}、C_{max} 则未表现出明显的性别差异。该结果提示：柚皮苷在老年雌鼠体内的消除速率低于雄鼠，导致柚皮苷的暴露量相对较高。

多次给药时主要药代动力学参数分组统计结果详见表3-20，结果显示：老年大鼠多次给药后，雌鼠 AUC、C_{max} 显著高于雄鼠（$P<0.05$），而其清除率（CL）显著低于雄鼠（$P<0.05$），$t_{1/2}$、T_{max} 无显著差异。这些结果表明，柚皮苷在老年雌鼠体内的暴露量显著高于雄鼠。多次给药时总柚皮苷的药代动力学参数与单次给药有所区别，这可能与多积累给药时体内总药量的累积相关。

表3-19　老年大鼠单次给药后总柚皮苷的主要药代动力学参数

统计矩参数	雌+雄	雌	雄
$AUC_{(0-t)}$ [μg·(L·h)$^{-1}$]	71480.5±10128.5	92419.6±14750.8	50541.4±7643.1*
$AUC_{(0-\infty)}$ [μg·(L·h)$^{-1}$]	71943.0±10185.0	93277.4±14681.7	50608.6±7668.9*
$t_{1/2}$/h	3.26±0.42	4.35±0.50	2.17±0.19**
T_{max}/h	8.83±0.52	9.33±0.84	8.33±0.61
C_{max}（μg·L^{-1}）	7545.6±911.6	8954.3±1336.2	6136.8±1037.7
CL（L·h^{-1}·kg^{-1}）	0.73±0.11	0.51±0.09	0.94±0.15*

注：*表示雄鼠与雌鼠相比有显著差异（$P<0.05$）；**表示雄鼠与雌鼠相比有极显著差异（$P<0.01$）。

表3-20　老年大鼠多次给药后总柚皮苷的主要药代动力学参数

统计矩参数	雌+雄	雌	雄
$AUC_{(0-t)}$ [μg·(L·h)$^{-1}$]	105162.9±36235.5	173997.2±62063.1	36328.7±5491.5*
$AUC_{(0-\infty)}$ [μg·(L·h)$^{-1}$]	113319.7±43161.9	190205.0±76173.2	36434.4±5483.9*
$t_{1/2}$/h	4.75±0.86	5.92±1.72	3.76±0.56
T_{max}/h	3.44±0.56	3.21±1.12	3.67±0.33
C_{max}（μg·L^{-1}）	9481.0±1967.9	13751.3±3029.6	5210.7±752.9*
CL（L·h^{-1}·kg^{-1}）	0.94±0.28	0.43±0.13	1.44±0.41*

注：*表示雄鼠与雌鼠相比有显著差异（$P<0.05$）。

体内药物的消除主要包括代谢清除和肾脏排泄两种途径。CYP450 酶是介导药物代谢消除的主要酶系，研究表明，CYP450 的种类、含量及活性均存在一定的性别差异[88-89]，这在药代动力学的性别差异中有重要影响[90]。肾脏排泄可分为过滤、分泌和再吸收 3 个过程，其中，肾小球滤过率与体重成正相关。雌、雄个体的肾脏排泄功能也存在一定的性别差异[91-92]。有研究发现，以体表面积校正后，雄性的肾小球滤过率比雌性约高 10%[93]。上述性别差异可能是导致本试验中观察到的柚皮苷在老年雌、雄大鼠体内的消除速率差异的原因，但具体机制有待进一步研究。

（2）老年大鼠药代动力学参数与成年大鼠的比较。伴随老年个体年龄的增长，各器官机能均有不同程度的改变，药物在其体内的药代动力学行为也因之而改变。将本研究获得的柚皮苷在老年大鼠体内的主要药代动力学参数，与相同剂量和给药方式下成年大鼠的结果[61]相比较（详见表 3-21），表明：单次、多次灌胃给药后，老年大鼠体内的总柚皮苷 AUC、C_{max} 均显著高于成年大鼠，而 $t_{1/2}$ 无显著差异；单次给药时，老年大鼠体内的总柚皮苷 T_{max} 显著大于成年大鼠，而多次给药时则无明显区别。

表 3-21　老年大鼠、成年大鼠给予柚皮苷后总柚皮苷的主要药代动力学参数的比较

统计矩参数	单次给药（42 mg·kg⁻¹）		多次给药（42 mg·kg⁻¹）	
	成年	老年	成年	老年
$AUC_{(0-t)}$ [μg·(L·h)$^{-1}$]	9802.4 ± 2536.3	71480.5 ± 10128.5**	13357.6 ± 4779.7	105162.9 ± 36235.5*
$AUC_{(0-\infty)}$ [μg·(L·h)$^{-1}$]	9919.0 ± 2553.8	71943.0 ± 10185.0**	14998.9 ± 5221.7	113319.7 ± 43161.9*
$t_{1/2}$/h	3.87 ± 0.48	3.26 ± 0.42	5.59 ± 1.04	4.75 ± 0.86
T_{max}/h	3.30 ± 0.42	8.83 ± 0.52**	3.80 ± 0.74	3.44 ± 0.56
C_{max}（μg·L^{-1}）	2392.8 ± 561.6	7545.6 ± 911.6**	2437.1 ± 978.7	9481.0 ± 1967.9**

注：* 表示老年大鼠与成年大鼠相比有显著差异（$P<0.05$）；** 表示老年大鼠与成年大鼠相比有极显著差异（$P<0.01$）。

与成年大鼠相比，老年大鼠的胃肠排空速度减慢，肠道血流量减少[16,94]，延缓了药物的肠吸收过程，故单次给药时老年大鼠血浆中总柚皮苷的达峰时间（T_{max}）明显晚于成年大鼠。胃肠蠕动减慢使药物在肠道内运转时间延长，倾向于更完全的吸收；此外，肠道代谢酶活性的降低[95]，减弱了药物的肠首过效应，这些因素的综合作用使老年大鼠体内的总柚皮苷 AUC、C_{max} 显著地高于成年大鼠。多次给药时，老年大鼠血浆中总柚皮苷的 T_{max} 明显早于单次给药，但与成年大鼠相比无显著差异，这可能与多次给药时体内总药量的累积有关。末次给药时，新吸收的药物与体内前一次剂量的残余相叠加，造成了 T_{max} 的改变。

与成年大鼠相比，老年大鼠的总柚皮苷 $t_{1/2}$ 无明显变化，提示成年、老年大鼠体内柚皮苷的消除速率无明显差异。虽然老年大鼠体内药物代谢酶的活性有所下降，即柚皮苷的代谢消除比例可能降低，但血浆中总柚皮苷浓度的增大使肾脏排泄的比例随之增大，故老年大鼠的总柚皮苷 $t_{1/2}$ 未出现明显改变。

这些结果表明，柚皮苷在老年个体中的药代动力学行为与成年个体存在一定差异，提示柚皮苷在治疗老年人咳嗽时应做一定的剂量调整。

2. 柚皮苷在老年大鼠体内的组织分布

1）各组织称重结果。见表3-22，雄鼠体重以及胃、肝、肾、气管、肺、心、脾、脑等的平均重量均显著高于雌鼠。

表3-22　雌雄老年大鼠各组织重量的比较

项目	平均重量/g		t 检验
	雌鼠（$n=49$）	雄鼠（$n=45$）	
体重	608 ±25	787 ±23	$P<0.01$
胃	1.83 ±0.03	2.31 ±0.04	$P<0.01$
肝	11.14 ±0.31	16.12 ±0.36	$P<0.01$
肾	2.06 ±0.04	3.77 ±0.08	$P<0.01$
气管	0.10 ±0.00	0.16 ±0.01	$P<0.01$
肺	1.48 ±0.03	1.94 ±0.03	$P<0.01$
心	1.11 ±0.02	1.57 ±0.02	$P<0.01$
脾	0.74 ±0.03	1.09 ±0.04	$P<0.01$
脑	1.23 ±0.02	1.32 ±0.03	$P<0.01$

2）各组织中柚皮苷、柚皮素的浓度。血浆及胃、十二指肠、空肠、回肠、结肠、肝、肾、气管、肺、心、脾、脑、肌肉、脂肪等14个组织的测定结果见表3-23～表3-67。

表 3－23　老年大鼠组织中柚皮苷的浓度/（ng · mL^{-1}）（血浆）

时间/h	F1[a]	F2	F3	F4	F5	F6	F7	M1	M2	M3	M4	M5	M6	*Mean*	*SE*
0.25	190.6	910.1	59.41	62.96	26.07	1095.5	49.75	14.11	28.47	82.20	11.62	173.4	–	225.3	106.7
1	42.04	53.63	33.57	47.40	58.87	20.19	–[b]	6.286	128.9	744.8	48.92	2317	–	318.3	209.8
3	12.18	16.18	14.81	12.68	76.69	16.69	25.76	564.9	26.56	8.427	23.57	14.87	–	67.78	45.49
6	5.424	14.04	10.68	7.666	5.677	–	–	20.70	15.70	13.81	13.54	165.1	< LLOQ	27.23	15.39
8	< LLOQ[c]	9.867	< LLOQ	< LLOQ	22.50	10.07	–	152.8	23.91	68.03	91.50	70.93	238.6	76.47	25.54
10	17.75	< LLOQ	6.209	13.57	14.87	19.98	–	8.144	11.78	< LLOQ	59.99	5.186	< LLOQ	17.50	5.569
15	7.006	< LLOQ	< LLOQ	< LLOQ	12.34	7.918	–	< LLOQ	< LLOQ	7.578	< LLOQ	< LLOQ	< LLOQ	8.711	1.224
24	< LLOQ	< LLOQ	< LLOQ	5.833	6.379	< LLOQ	–	5.299	15.33	6.183	8.506	7.631	5.542	7.588	1.171

注：a－F1 指 1 号雌鼠，M1 指 1 号雄鼠，以此类推；b－无此样品；c－< LLOQ 指该样品浓度低于定量下限。

表 3－24　老年大鼠组织中柚皮素的浓度/（ng · mL^{-1}）（血浆）

时间/h	F1	F2	F3	F4	F5	F6	F7	M1	M2	M3	M4	M5	M6	*Mean*	*SE*
0.25	21.32	18.92	8.685	13.95	26.52	34.72	22.46	15.69	13.64	17.81	13.91	9.798	–	18.12	2.124
1	23.45	14.31	32.20	9.185	38.88	17.29	–	< LLOQ	9.725	54.11	30.90	53.40	–	28.35	5.250
3	201.5	575.4	124.8	1091	866.5	306.6	677.5	406.4	249.5	413.8	806.9	562.0	–	523.5	85.21
6	594.8	1425	1278	149.0	1232	–	–	2061	1280	2298	1951	1436	1977	1426	194.1
8	1320	1065	555.9	1363	1335	1213	–	840.6	403.5	1369.9	440.4	1325	138.0	947.4	130.3
10	211.5	214.4	992.7	1448	622.7	319.7	–	21.33	36.56	168.4	168.0	70.74	101.9	364.7	127.4
15	658.7	210.3	326.9	208.6	587.0	137.2	–	27.43	5.846	10.62	237.0	6.890	1294	309.2	109.3
24	84.29	9.062	6.448	77.79	20.63	< LLOQ	–	< LLOQ	< LLOQ	< LLOQ	< LLOQ	< LLOQ	< LLOQ	39.64	17.10

表 3－25 老年大鼠组织中总柚皮苷的浓度/（$ng \cdot mL^{-1}$）（血浆）

时间/h	F1	F2	F3	F4	F5	F6	F7	M1	M2	M3	M4	M5	M6	*Mean*	*SE*
0. 25	236. 1	950. 4	77. 93	92. 71	82. 62	1170	97. 64	47. 57	57. 55	120. 2	41. 28	194. 3	–	264. 0	109. 4
1	92. 04	84. 14	102. 2	66. 99	141. 8	57. 06	–	6. 286	149. 6	860. 2	114. 8	2431	–	373. 3	217. 5
3	441. 8	1243	280. 9	2339	1924	670. 5	1470	1431	558. 6	890. 8	1744	1213	–	1184	183. 6
6	1274	3053	2736	325. 4	2633	–	–	4415	2745	4914	4174	3227	4216	3065	414. 9
8	2815	2281	1185	2906	2869	2597	–	1945	884. 3	2989	1031	2896	532. 9	2078	266. 7
10	468. 7	457. 2	2123	3101	1343	701. 7	–	53. 63	89. 74	359. 1	418. 2	156. 0	217. 3	790. 7	271. 5
15	1412	448. 4	697. 0	444. 8	1264	300. 5	–	58. 49	12. 47	30. 22	505. 4	14. 69	2759	662. 2	233. 2
24	179. 7	19. 32	13. 75	171. 7	50. 37	< LLOQ	–	5. 299	15. 33	6. 183	8. 506	7. 631	5. 542	43. 94	20. 02

表 3－26 老年大鼠组织中柚皮苷的浓度/（$ng \cdot mL^{-1}$）（胃）

时间/h	F1	F2	F3	F4	F5	F6	F7	M1	M2	M3	M4	M5	M6	*Mean*	*SE*
0. 25	201011	223390	193298	79307	91467	82176	117683	125561	135068	64537	171676	155781	–	136746	15188
1	81536	94241	79379	4810	7089	52860	–	7110	3775	20842	42956	9095	–	36699	10579
3	2191	4169	804. 7	10424	1574	2943	1778	529. 7	1065	2364	735. 2	2192	–	2564	774. 8
6	36. 95	97. 82	1250	141. 8	33. 32	–	–	28. 25	1080	174. 2	152. 9	25. 66	26. 77	277. 1	133. 9
8	42. 83	20. 78	27. 18	28. 50	27. 34	639. 3	–	156. 3	16. 49	1579	22. 20	212. 9	14. 33	232. 3	132. 9
10	88. 95	106. 0	97. 04	14. 90	13. 48	12. 02	–	13. 89	< LLOQ	12. 91	24. 25	23. 03	< LLOQ	40. 65	12. 50
15	< LLOQ	33. 82	11. 30	18. 86	< LLOQ	44. 89	–	< LLOQ	< LLOQ	< LLOQ	13. 45	< LLOQ	12. 30	22. 44	5. 639
24	14. 47	< LLOQ	< LLOQ	46. 69	< LLOQ	< LLOQ	–	< LLOQ	< LLOQ	< LLOQ	< LLOQ	< LLOQ	< LLOQ	30. 58	16. 11

表 3－27　老年大鼠组织中柚皮素的浓度/（ng·mL^{-1}）（胃）

时间/h	F1	F2	F3	F4	F5	F6	F7	M1	M2	M3	M4	M5	M6	*Mean*	*SE*
0. 25	8040	8532	7427	5492	5697	5277	6269	5145	6407	4452	7319	6805	–	6405	361. 7
1	5801	6420	5917	1052	1283	4435	–	1354	963. 1	2071	4365	1465	–	3193	663. 2
3	738. 6	1097	345. 6	1791	751. 0	814. 6	732. 6	343. 9	634. 8	802. 7	510. 0	926. 7	–	790. 7	110. 9
6	13826	416. 1	764. 7	134. 8	147. 2	–	–	9552	759. 8	578. 6	561. 2	237. 7	498. 4	2498	1402
8	552. 7	955. 4	220. 3	448. 6	369. 4	861. 9	–	1507	270. 7	1550. 3	150. 2	2029	296. 3	767. 7	179. 5
10	226. 1	174. 6	256. 9	875. 6	580. 8	331. 4	–	63. 90	67. 30	1090	49. 12	42. 58	62. 54	318. 4	101. 1
15	111. 4	99. 26	333. 4	116. 2	76. 66	125. 6	–	19. 26	9. 031	15. 06	418. 8	12. 27	104. 6	120. 1	37. 19
24	41. 59	16. 04	5. 908	64. 06	10. 24	8. 816	–	<LLOQ	<LLOQ	<LLOQ	12. 48	<LLOQ	<LLOQ	22. 73	8. 232

表 3－28　老年大鼠组织中总柚皮苷的浓度/（ng·mL^{-1}）（胃）

时间/h	F1	F2	F3	F4	F5	F6	F7	M1	M2	M3	M4	M5	M6	*Mean*	*SE*
0. 25	218155	241583	209135	91018	103615	93428	131050	136532	148730	74030	187282	170291	–	150404	15924
1	93905	107930	91996	7053	9825	62317	–	9997	5829	25258	52263	12219	–	43508	11981
3	3766	6508	1542	14243	3175	4680	3340	1263	2419	4076	1823	4168	–	4250	1003
6	29518	985. 1	2881	429. 2	347. 2	–	–	20396	2700	1408	1350	532. 5	1090	5603	2960
8	1221	2058	496. 9	985. 0	815. 0	2477	–	3370	593. 7	4885	342. 5	4539	646. 1	1869	464. 9
10	571. 1	478. 3	644. 8	1882	1252	718. 7	–	150. 1	143. 5	2337	129. 0	113. 8	133. 4	712. 8	214. 1
15	237. 5	245. 5	722. 2	266. 6	163. 5	312. 7	–	41. 07	19. 26	32. 11	906. 5	26. 16	235. 3	267. 4	80. 57
24	103. 2	34. 20	12. 60	183. 29	21. 83	18. 80	–	<LLOQ	<LLOQ	<LLOQ	26. 61	<LLOQ	<LLOQ	57. 21	24. 00

表 3－29　老年大鼠组织中柚皮苷的浓度/（ng · mL^{-1}）（十二指肠）

时间/h	F1	F2	F3	F4	F5	F6	F7	M1	M2	M3	M4	M5	M6	*Mean*	*SE*
0.25	243986	452815	182722	142725	48634	222795	95568	97301	294445	151012	280007	252386	–	205366	31913
1	239845	25252	39877	3391	3487	66178	–	11124	4688	14039	29094	8769	–	40522	20750
3	3032	3787	1222	3965	2988	1219	675.3	494.9	1527	2376	674.1	1992	–	1996	353.1
6	74.43	90.57	638.3	340.8	76.21	–	–	42.52	891.5	668.9	40.62	28.93	24.25	265.2	96.14
8	62.93	27.41	180.3	32.80	11.55	3818	–	130.2	49.87	1988	33.35	158.4	15.93	542.4	338.0
10	75.65	135.8	331.0	137.6	12.85	11.34	–	17.75	13.15	<LLOQ	<LLOQ	<LLOQ	31.55	85.19	35.18
15	10.79	13.06	11.05	<LLOQ	10.65	98.12	–	15.00	<LLOQ	<LLOQ	<LLOQ	<LLOQ	27.06	26.53	12.13
24	<LLOQ	<LLOQ	<LLOQ	22.92	<LLOQ	<LLOQ	–	<LLOQ	<LLOQ	11.02	<LLOQ	<LLOQ	11.20	15.05	3.937

表 3－30　老年大鼠组织中柚皮素的浓度/（ng · mL^{-1}）（十二指肠）

时间/h	F1	F2	F3	F4	F5	F6	F7	M1	M2	M3	M4	M5	M6	*Mean*	*SE*
0.25	4617	7511	6304	1806	3714	8165	5410	5246	8016	1668	8037	8253	–	5729	695.7
1	9276	1104	3894	662.9	744.5	5488	–	1337	809.3	1569	1843	1275	–	2546	810.0
3	1274	906.5	414.0	8399	1428	746.1	2063	853.6	827.0	3883	588.6	1633	–	1918	647.7
6	24803	12492	4452	731.8	5881	–	–	9225	4615	19523	22494	7356	18476	11823	2482
8	4886	9316	10368	5929	12160	16319	–	5096	990.4	13981	1580	22886	536.3	8671	1974
10	258.8	477.5	9884	26027	5522	4482	–	64.91	370.9	1857	268.8	154.1	697.1	4172	2169
15	779.0	212.9	1268	786.9	625.4	849.9	–	40.93	15.76	28.23	5293.1	82.39	1368	945.9	418.8
24	135.0	25.59	7.097	438.1	47.14	11.01	–	13.98	6.703	10.61	16.42	7.568	12.25	60.96	35.83

表 3-31　老年大鼠组织中总柚皮苷的浓度/（ng·mL^{-1}）（十二指肠）

时间/h	F1	F2	F3	F4	F5	F6	F7	M1	M2	M3	M4	M5	M6	*Mean*	*SE*
0. 25	253831	468831	196164	146576	56553	240205	107104	108487	311538	154569	297144	269984	–	217582	32841
1	259624	27606	48180	4805	5074	77880	–	13975	6414	17385	33024	11488	–	45950	22389
3	5749	5720	2105	21874	6033	2810	5074	2315	3290	10656	1929	5474	–	6086	1599
6	52962	26727	10131	1901	12616	–	–	19713	10732	42298	48005	15714	39421	25475	5261
8	10481	19892	22288	12675	25940	38615	–	10996	2162	31800	3402	48958	1159	19031	4376
10	627. 5	1154	21407	55635	11787	9568	–	156. 2	804. 0	3960	573. 2	328. 6	1518	8960	4640
15	1672	467. 0	2715	1678	1344	1910	–	102. 3	33. 61	60. 19	11286	175. 7	2944	2032	892. 7
24	287. 9	54. 57	15. 13	957. 1	100. 5	23. 48	–	29. 81	14. 29	33. 64	35. 01	16. 14	37. 32	133. 7	78. 01

表 3-32　老年大鼠组织中柚皮苷的浓度/（ng·mL^{-1}）（空肠）

时间/h	F1	F2	F3	F4	F5	F6	F7	M1	M2	M3	M4	M5	M6	*Mean*	*SE*
0. 25	94079	108458	96048	199909	209690	186151	248839	204582	177645	207910	122998	71905	–	160685	16843
1	380832	224867	202164	182516	116223	149977	–	152916	98771	112841	143279	177932	–	176574	23525
3	18656	29147	16804	87468	42368	44672	7689	16298	55836	37552	14929	64708	–	36344	6927
6	536. 0	1104	4858	477. 6	183. 8	–	–	69. 97	3932	7231	76. 23	70. 04	119. 5	1696	747. 7
8	287. 0	70. 92	71. 60	102. 5	14. 11	847. 4	–	2774	76. 24	1377	46. 32	2290	42. 17	666. 6	279. 8
10	373. 1	966. 0	119. 0	52. 98	19. 21	74. 69	–	94. 09	30. 92	35. 46	< LLOQ	47. 16	< LLOQ	181. 3	93. 10
15	< LLOQ	< LLOQ	< LLOQ	34. 90	11. 58	250. 3	–	13. 07	< LLOQ	< LLOQ	11. 04	< LLOQ	< LLOQ	64. 18	46. 74
24	< LLOQ	< LLOQ	< LLOQ	28. 51	16. 37	< LLOQ	–	34. 69	< LLOQ	< LLOQ	32. 09	< LLOQ	< LLOQ	27. 92	4. 051

表 3－33　老年大鼠组织中柚皮素的浓度/（$ng \cdot mL^{-1}$）（空肠）

时间/h	F1	F2	F3	F4	F5	F6	F7	M1	M2	M3	M4	M5	M6	*Mean*	*SE*
0. 25	2966	3642	4535	7305	6783	6568	8624	6770	6603	7075	2069	2065	–	5417	647. 9
1	7825	8070	8466	7515	7106	6421	–	8104	6357	6743	6982	7737	–	7393	215. 9
3	2155	1901	6087	22822	2152	6340	1798	1118	6428	6873	1788	1811	–	5106	1736
6	96202	20844	13414	537. 7	11178	–	–	31895	13767	33330	29289	29561	54316	30394	7881
8	19907	39057	28706	23540	27031	24326	–	47136	10576	29760	17387	60180	1774	27448	4546
10	786. 0	8696	31488	33620	9163	1879	–	208. 5	746. 6	17405	485. 0	149. 5	759. 3	8782	3551
15	5866	1442	9527	10724	1630	696. 6	–	148. 6	86. 27	67. 88	3970	58. 47	2153	3031	1086
24	858. 5	105. 7	19. 81	857. 1	122. 1	12. 02	–	7. 780	< LLOQ	7. 520	27. 09	8. 959	23. 97	186. 4	100. 8

表 3－34　老年大鼠组织中总柚皮苷的浓度/（$ng \cdot mL^{-1}$）（空肠）

时间/h	F1	F2	F3	F4	F5	F6	F7	M1	M2	M3	M4	M5	M6	*Mean*	*SE*
0. 25	100403	116224	105718	215485	224153	200156	267228	219018	191725	222996	127410	76308	–	172235	18142
1	397517	242075	220216	198540	131375	163668	–	170196	112326	127219	158167	194430	–	192339	23785
3	23251	33201	29783	136131	46957	58191	11523	18682	69542	52207	18742	68570	–	47232	9916
6	205668	45550	33461	1624	24019	–	–	68080	33287	78301	62529	63103	115938	66505	16686
8	42735	83352	61281	50297	57652	52718	–	103282	22627	64834	37121	130612	3825	59195	9904
10	2049	19508	67261	71741	19557	4081	–	538. 7	1623	37148	1034	365. 9	1619	18877	7570
15	12508	3075	20314	22902	3487	1736	–	329. 9	183. 95	144. 74	8476	124. 7	4591	6489	2313
24	1831	225. 4	42. 24	1856	276. 7	25. 63	–	51. 28	< LLOQ	16. 03	89. 85	19. 10	51. 11	407. 6	215. 6

表 3 -35　老年大鼠组织中柚皮苷的浓度/（$ng \cdot mL^{-1}$）（回肠）

时间/h	F1	F2	F3	F4	F5	F6	F7	M1	M2	M3	M4	M5	M6	*Mean*	*SE*
0. 25	11566	58192	39421	39877	48352	17449	29261	69740	71163	36950	22149	38413	–	40211	5518
1	261188	181946	211188	7992	271431	171295	–	145192	151254	115307	128710	194818	–	167302	21928
3	61275	227943	251995	157338	31498	155243	75383	86671	285611	185594	58724	13895	–	132598	26246
6	3835	20061	15212	3198	3475	–	–	297. 4	13366	103571	1533	194. 9	1722	15133	9077
8	23054	1479	3399	186. 5	54. 79	3374	–	25793	420. 9	2829	92. 82	5277	345. 0	5525	2599
10	66. 04	592. 1	219. 8	34. 83	38. 37	819. 2	–	179. 4	763. 0	41. 56	39. 19	448. 7	53. 10	274. 6	86. 77
15	48. 89	16. 12	32. 95	103. 3	77. 15	24. 68	–	23. 47	19. 72	29. 15	17. 33	15. 24	13. 11	35. 09	8. 111
24	16. 04	18. 39	24. 99	66. 40	14. 57	34. 35	–	29. 30	57. 71	22. 83	45. 63	41. 12	20. 68	32. 67	4. 866

表 3 -36　老年大鼠组织中柚皮素的浓度/（$ng \cdot mL^{-1}$）（回肠）

时间/h	F1	F2	F3	F4	F5	F6	F7	M1	M2	M3	M4	M5	M6	*Mean*	*SE*
0. 25	1127	2080	2415	4025	4358	1637	3319	1875	1627	1618	1184	1618	–	2240	312. 5
1	9744	8728	9057	836. 3	10406	8561	–	8403	9301	7198	7854	9438	–	8139	777. 4
3	6179	12605	11060	11766	10144	13474	8980	7002	12453	9910	6887	5836	–	9691	776. 8
6	42987	10894	16180	1389	14989	–	–	27927	21146	47652	32556	13510	44774	24909	4646
8	12549	8992	2035	1971	807. 6	5069	–	44007	36443	28128	15581	48112	6629	17527	4957
10	602. 7	1020	25722	31042	1941	9479	–	793. 9	20748	31604	1008	2033	18614	12051	3651
15	2003	207. 5	40049	18797	18459	222. 0	–	378. 7	23. 66	579. 8	30143	203. 9	11510	10215	3981
24	927. 6	274. 1	78. 48	1109	37. 53	294. 9	–	13. 67	6. 929	23. 54	89. 79	5. 857	61. 04	243. 5	108. 7

表 3-37 老年大鼠组织中总柚皮苷的浓度/（ng·mL^{-1}）（回肠）

时间/h	F1	F2	F3	F4	F5	F6	F7	M1	M2	M3	M4	M5	M6	*Mean*	*SE*
0. 25	13969	62627	44571	48460	57645	20940	36338	73738	74632	40400	24674	41863	–	44988	5673
1	281965	200557	230500	9775	293620	189550	–	163110	171087	130655	145457	214943	–	184656	23418
3	74450	254821	275578	182427	53128	183974	94531	101601	312165	206725	73409	26339	–	153262	27527
6	95496	43290	49713	6160	35436	–	–	59846	58456	205179	70952	29002	97194	68248	15938
8	49812	20653	7738	4389	1777	14183	–	119629	78128	62806	33316	107866	14480	42898	11814
10	1351	2767	55067	66226	4177	21031	–	1872	45004	67431	2189	4784	39744	25970	7774
15	4320	458. 6	85429	40184	39437	498. 1	–	831. 0	70. 17	1265	64291	450. 0	24556	21816	8490
24	1994	602. 9	192. 3	2431	94. 60	663. 2	–	58. 45	72. 48	73. 02	237. 1	53. 61	150. 8	552. 0	233. 1

表 3-38 老年大鼠组织中柚皮苷的浓度/（ng·mL^{-1}）（结肠）

时间/h	F1	F2	F3	F4	F5	F6	F7	M1	M2	M3	M4	M5	M6	*Mean*	*SE*
0. 25	9527	31640	9074	11281	14985	14160	19433	22810	23950	11846	6156	39992	–	17905	2924
1	22634	7547	1768	9580	4420	25197	–	1964	3625	3666	2966	832. 0	–	7654	2548
3	3205	97802	100233	4062	29253	1063	60328	23919	41645	15704	9919	42546	–	35807	10004
6	135. 8	2688	14822	28131	3638	–	–	100. 8	92387	512. 5	120. 2	95. 01	70. 83	12973	8375
8	13161	6486	262. 3	36. 72	27. 33	35607	–	280. 0	53. 44	1146	52. 81	38. 58	24. 42	4765	3030
10	20. 93	19. 54	474. 7	37. 24	33. 66	13. 07	–	14. 09	17. 47	12. 52	11. 06	20. 66	13. 59	57. 38	38. 01
15	<LLOQ	<LLOQ	<LLOQ	48. 08	12. 09	14. 14	–	<LLOQ	<LLOQ	<LLOQ	<LLOQ	<LLOQ	<LLOQ	24. 77	11. 67
24	26. 75	17. 89	77. 46	39. 64	51. 80	16. 53	–	33. 75	33. 70	15. 49	18. 40	14. 09	26. 78	31. 02	5. 353

表 3-39 老年大鼠组织中柚皮素的浓度/（ng · mL^{-1}）（结肠）

时间/h	F1	F2	F3	F4	F5	F6	F7	M1	M2	M3	M4	M5	M6	*Mean*	*SE*
0. 25	2259	3233	2047	2132	3831	2837	5222	4550	10631	6666	1578	7297	–	4357	780. 4
1	5631	1916	866. 3	4101	1707	5699	–	896. 4	1352	1296	1074	630. 8	–	2288	576. 9
3	4257	15942	13134	5076	7587	747. 3	16826	9255	9930	8837	7496	12976	–	9339	1382
6	10193	9301	11614	7699	8817	–	–	2043	16599	6663	4931	1872	14947	8607	1423
8	16420	9145	1032	374. 2	1723	22536	–	4915	342. 0	9470	576. 3	849. 8	154. 2	5628	2132
10	70. 29	62. 01	1351. 1	1039. 9	173. 1	102. 2	–	31. 84	74. 93	293. 0	30. 34	40. 88	98. 02	280. 6	126. 6
15	173. 8	47. 83	240. 1	294. 0	491. 7	77. 36	–	11. 05	15. 13	7. 287	9254	46. 24	600. 1	938. 2	758. 1
24	62. 23	13. 60	6. 016	29. 00	14. 40	< LLOQ	–	< LLOQ	< LLOQ	< LLOQ	6. 981	< LLOQ	< LLOQ	22. 04	8. 712

表 3-40 老年大鼠组织中总柚皮苷的浓度/（ng · mL^{-1}）（结肠）

时间/h	F1	F2	F3	F4	F5	F6	F7	M1	M2	M3	M4	M5	M6	*Mean*	*SE*
0. 25	14344	38534	13439	15827	23154	20209	30568	32512	46618	26060	9521	55551	–	27195	4094
1	34641	11632	3615	18325	8060	37349	–	3875	6508	6429	5256	2177	–	12533	3750
3	12282	131795	128239	14886	45431	2656	96206	43653	62819	34547	25903	70215	–	55719	12585
6	21870	22521	39587	44548	22438	–	–	4457	127781	14720	10635	4087	31942	31326	10428
8	48173	25986	2463	834. 6	3701	83661	–	10760	782. 7	21339	1282	1851	353. 2	16765	7395
10	170. 8	151. 8	3356	2255	402. 8	231. 0	–	81. 98	177. 2	637. 3	75. 75	107. 8	222. 6	655. 8	301. 0
15	370. 6	102. 0	512. 0	675. 0	1061	179. 1	–	23. 56	32. 26	15. 54	19732	98. 60	1280	2007	1616
24	159. 4	46. 89	90. 29	101. 5	82. 51	16. 53	–	33. 75	33. 70	15. 49	33. 29	14. 09	26. 78	54. 52	12. 92

表 3-41　老年大鼠组织中柚皮苷的浓度/（ng·mL^{-1}）（肝）

时间/h	F1	F2	F3	F4	F5	F6	F7	M1	M2	M3	M4	M5	M6	*Mean*	*SE*
0.25	180.6	340.2	654.6	193.1	5982	3276	557.6	287.2	718.1	572.9	338.6	1073.3	–	1181	499.2
1	60.41	173.5	137.6	49.24	51.81	275.0	–	40.00	68.80	361.7	144.0	74.62	–	130.6	31.51
3	12.89	54.54	32.94	67.49	54.26	48.68	43.79	126.7	53.36	50.68	61.18	109.0	–	59.63	8.894
6	<LLOQ	10.68	26.30	10.62	6.345	–	–	7.507	22.01	18.10	<LLOQ	7.046	5.180	12.64	2.541
8	10.18	<LLOQ	<LLOQ	<LLOQ	<LLOQ	9.532	–	6.269	<LLOQ	26.93	<LLOQ	5.570	<LLOQ	11.70	3.912
10	<LLOQ	<LLOQ	7.875	<LLOQ	<LLOQ	<LLOQ	–	<LLOQ	17.15	<LLOQ	<LLOQ	<LLOQ	<LLOQ	12.51	4.638
15	<LLOQ	<LLOQ	<LLOQ	<LLOQ	<LLOQ	<LLOQ	–	<LLOQ	<LLOQ	<LLOQ	<LLOQ	<LLOQ	<LLOQ	–	–
24	<LLOQ	<LLOQ	7.579	<LLOQ	<LLOQ	<LLOQ	–	<LLOQ	<LLOQ	<LLOQ	<LLOQ	<LLOQ	<LLOQ	–	–

表 3-42　老年大鼠组织中柚皮素的浓度/（ng·mL^{-1}）（肝）

时间/h	F1	F2	F3	F4	F5	F6	F7	M1	M2	M3	M4	M5	M6	*Mean*	*SE*
0.25	44.38	74.43	123.0	64.48	688.9	520.2	121.8	80.49	129.4	127.9	81.78	221.7	–	189.9	58.36
1	33.97	52.86	56.72	15.69	56.10	76.11	–	17.38	24.02	119.8	42.17	44.92	–	49.07	8.992
3	270.9	535.5	137.5	1437	560.2	433.0	592.9	530.3	431.2	579.9	812.0	528.6	–	570.8	92.52
6	2345	2591	2044	145.2	2122	–	–	6831	1777	6604	5311	2548	6958	3571	721.2
8	2013	3032	1810	2204	2492	2067	–	2937	998.2	4479	2086	3574	407.8	2342	314.3
10	237.5	520.5	2177	2884	933.1	700.4	–	60.45	221.4	725.5	182.1	168.1	573.8	782.0	251.9
15	496.5	329.4	357.5	394.6	342.1	108.7	–	23.64	16.87	28.07	952.8	18.59	694.1	313.6	86.12
24	131.6	16.06	<LLOQ	98.83	28.34	<LLOQ	–	<LLOQ	<LLOQ	<LLOQ	10.13	<LLOQ	7.761	48.79	21.62

表 3-43　老年大鼠组织中总柚皮苷的浓度/（ng·mL^{-1}）（肝）

时间/h	F1	F2	F3	F4	F5	F6	F7	M1	M2	M3	M4	M5	M6	*Mean*	*SE*
0.25	275.2	498.9	916.9	330.6	7451	4385	817.3	458.8	994.0	845.6	513.0	1546	–	1586	622.0
1	132.8	286.2	258.5	82.70	171.4	437.3	–	77.06	120.0	617.1	233.9	170.4	–	235.2	49.56
3	590.5	1196	326.1	3132	1249	972.0	1308	1257	972.8	1287	1793	1236	–	1277	199.9
6	5000	5535	4385	320.2	4531	–	–	14573	3811	14100	11325	5440	14842	7624	1537
8	4302	6465	3859	4700	5314	4417	–	6269	2128	9578	4448	7626	869.6	4998	671.6
10	506.4	1110	4650	6150	1990	1493	–	128.9	489.2	1547	388.3	358.4	1224	1670	537.2
15	1059	702.4	762.3	841.4	729.5	231.8	–	50.41	35.97	59.85	2032	39.64	1480	668.6	183.6
24	280.6	34.24	7.579	210.7	60.43	<LLOQ	–	<LLOQ	<LLOQ	<LLOQ	21.60	<LLOQ	16.55	90.25	41.33

表 3-44　老年大鼠组织中柚皮苷的浓度/（ng·mL^{-1}）（肾）

时间/h	F1	F2	F3	F4	F5	F6	F7	M1	M2	M3	M4	M5	M6	*Mean*	*SE*
0.25	11.25	28.14	8.621	<LLOQ	2875	5783	2401	64.90	59.82	71.25	28.86	2768	–	1282	580.6
1	19.27	48.50	78.67	6.597	5.711	151.0	–	19.67	8.061	103.7	16.20	27.54	–	44.08	14.35
3	<LLOQ	<LLOQ	<LLOQ	3.655	<LLOQ	3.727	3.399	13.06	6.068	<LLOQ	<LLOQ	390.5	–	70.07	64.10
6	<LLOQ	<LLOQ	<LLOQ	<LLOQ	<LLOQ	–	–	<LLOQ	<LLOQ	<LLOQ	<LLOQ	<LLOQ	3.205	–	–
8	<LLOQ	<LLOQ	<LLOQ	<LLOQ	6.622	7.729	–	<LLOQ	<LLOQ	31.39	<LLOQ	3.913	<LLOQ	12.41	6.376
10	<LLOQ	<LLOQ	<LLOQ	<LLOQ	<LLOQ	<LLOQ	–	<LLOQ	<LLOQ	<LLOQ	<LLOQ	<LLOQ	<LLOQ	–	–
15	<LLOQ	<LLOQ	<LLOQ	9.008	<LLOQ	<LLOQ	–	<LLOQ	3.049	<LLOQ	<LLOQ	<LLOQ	<LLOQ	6.029	2.980
24	<LLOQ	<LLOQ	<LLOQ	<LLOQ	<LLOQ	<LLOQ	–	<LLOQ	<LLOQ	<LLOQ	<LLOQ	11.67	<LLOQ	–	–

表 3-45　老年大鼠组织中柚皮素的浓度/（$ng \cdot mL^{-1}$）（肾）

时间/h	F1	F2	F3	F4	F5	F6	F7	M1	M2	M3	M4	M5	M6	*Mean*	*SE*
0.25	11.31	20.33	14.29	20.47	741.4	1076	488.7	43.58	40.94	49.66	37.61	676.7	–	268.4	108.3
1	23.71	35.31	49.30	10.91	26.96	62.30	–	20.09	17.18	87.33	27.64	42.12	–	36.62	6.793
3	200.3	428.1	67.4	602.1	434.7	244.8	315.7	326.0	318.2	294.8	559.9	797.5	–	382.5	56.92
6	504.2	915.0	750.9	156.4	1219	–	–	4525	937.5	4328	3628	2014	4317	2118	520.3
8	1006	707.5	481.8	928.2	764.0	761.9	–	1838	679.2	2915	851.8	2333	331.7	1133	229.9
10	101.4	245.3	683.2	961.3	368.5	241.9	–	42.18	76.34	290.8	83.60	130.8	163.3	282.4	79.85
15	296.4	98.14	175.4	152.6	185.9	72.00	–	34.27	35.11	30.36	330.4	13.28	656.0	173.3	53.21
24	53.94	8.096	12.28	51.99	13.54	<LLOQ	–	<LLOQ	<LLOQ	<LLOQ	6.278	<LLOQ	15.02	23.02	7.819

表 3-46　老年大鼠组织中总柚皮苷的浓度/（$ng \cdot mL^{-1}$）（肾）

时间/h	F1	F2	F3	F4	F5	F6	F7	M1	M2	M3	M4	M5	M6	*Mean*	*SE*
0.25	35.37	71.49	39.09	43.65	4456	8077	3443	157.8	147.1	177.1	109.1	4211	–	1747	769.4
1	69.83	123.8	183.8	29.86	63.20	283.8	–	62.51	44.69	289.9	75.14	117.4	–	122.2	27.73
3	427.1	912.8	143.7	1288	926.9	525.7	676.6	708.2	684.6	628.6	1194	2091	–	850.5	144.8
6	1075	1951	1601	333.5	2599	–	–	9649	1999	9229	7736	4294	9208	4516	1109
8	2145	1509	1027	1979	1636	1632	–	3919	1448	6247	1816	4979	707.3	2420	492.0
10	216.2	523.1	1457	2050	785.8	515.8	–	89.94	162.8	620.1	178.3	278.9	348.2	602.1	170.3
15	632.0	209.3	374.0	334.4	396.4	153.5	–	73.07	77.91	64.74	704.5	28.32	1399	370.6	113.4
24	115.0	17.26	26.18	110.9	28.87	<LLOQ	–	<LLOQ	<LLOQ	<LLOQ	13.39	11.67	32.03	44.41	15.18

表 3-47　老年大鼠组织中柚皮苷的浓度/（ng·mL^{-1}）（气管）

时间/h	F1	F2	F3	F4	F5	F6	F7	M1	M2	M3	M4	M5	M6	*Mean*	*SE*
0.25	226.1	919.2	59.23	83.14	650.1	970.1	41.97	22.92	81.65	21.00	8.551	138.3	–	268.5	104.2
1	83.48	20.63	22.90	8.556	7.079	27357	–	82.05	32.44	61.70	15.71	5.211	–	2518	2484
3	5.812	6.036	<LLOQ	11.68	<LLOQ	<LLOQ	20.46	35.85	<LLOQ	<LLOQ	<LLOQ	<LLOQ	–	15.97	5.638
6	6.560	<LLOQ	7.029	<LLOQ	<LLOQ	–	–	<LLOQ	32.49	<LLOQ	<LLOQ	<LLOQ	<LLOQ	15.36	8.566
8	20.39	<LLOQ	<LLOQ	8.410	<LLOQ	<LLOQ	–	<LLOQ	<LLOQ	<LLOQ	<LLOQ	<LLOQ	<LLOQ	14.40	5.990
10	<LLOQ	<LLOQ	<LLOQ	<LLOQ	<LLOQ	<LLOQ	–	<LLOQ	<LLOQ	<LLOQ	<LLOQ	<LLOQ	<LLOQ	–	–
15	32.65	<LLOQ	<LLOQ	<LLOQ	<LLOQ	<LLOQ	–	<LLOQ	<LLOQ	<LLOQ	<LLOQ	<LLOQ	<LLOQ	–	–
24	<LLOQ	<LLOQ	<LLOQ	<LLOQ	<LLOQ	<LLOQ	–	<LLOQ	<LLOQ	<LLOQ	<LLOQ	<LLOQ	<LLOQ	–	–

表 3-48　老年大鼠组织中柚皮素的浓度/（ng·mL^{-1}）（气管）

时间/h	F1	F2	F3	F4	F5	F6	F7	M1	M2	M3	M4	M5	M6	*Mean*	*SE*
0.25	55.26	212.5	12.93	7.525	190.1	257.9	15.15	3.997	12.46	7.03	<LLOQ	30.87	–	73.25	29.15
1	16.46	6.803	5.376	<LLOQ	3.288	1648	–	19.83	6.148	11.37	4.769	3.090	–	172.5	164.0
3	35.93	18.06	7.816	39.68	32.87	15.48	32.14	15.97	6.153	13.58	9.788	10.50	–	19.83	3.449
6	30.06	77.06	69.17	9.104	25.50	–	–	79.28	17.72	51.31	43.37	14.29	28.58	40.49	7.661
8	42.51	35.89	30.49	52.86	58.76	60.59	–	18.48	11.88	30.37	13.05	19.18	4.693	31.56	5.473
10	<LLOQ	6.264	52.89	69.57	23.03	18.60	–	<LLOQ	3.745	8.621	<LLOQ	<LLOQ	3.703	23.30	8.774
15	23.72	8.294	12.43	15.03	11.54	5.210	–	<LLOQ	<LLOQ	<LLOQ	3.443	<LLOQ	10.13	11.22	2.231
24	4.110	4.809	<LLOQ	5.449	3.088	<LLOQ	–	<LLOQ	<LLOQ	<LLOQ	<LLOQ	<LLOQ	<LLOQ	4.364	0.5056

表 3－49　老年大鼠组织中总柚皮苷的浓度/（$ng \cdot mL^{-1}$）（气管）

时间/h	F1	F2	F3	F4	F5	F6	F7	M1	M2	M3	M4	M5	M6	*Mean*	*SE*
0.25	343.9	1372	86.80	99.19	1055	1520	74.27	31.44	108.2	35.99	8.551	204.1	–	411.7	162.2
1	118.6	35.14	34.36	8.556	14.09	30871	–	124.3	45.55	85.94	25.88	11.80	–	2852	2802
3	82.43	44.55	16.67	96.29	70.09	33.01	88.99	69.90	13.12	28.96	20.87	22.39	–	48.94	8.852
6	70.66	164.3	154.5	19.41	54.37	–	–	169.0	70.27	109.4	92.48	30.47	60.94	90.54	15.87
8	111.0	76.53	65.01	121.1	125.3	129.2	–	39.40	25.33	64.76	27.83	40.90	10.01	69.70	12.34
10	<LLOQ	13.36	112.8	148.3	49.11	39.66	–	<LLOQ	7.985	18.38	<LLOQ	<LLOQ	7.896	49.69	18.71
15	83.23	17.69	26.50	32.05	24.61	11.11	–	<LLOQ	<LLOQ	<LLOQ	7.342	<LLOQ	21.60	28.02	8.388
24	8.764	10.25	<LLOQ	11.62	6.585	<LLOQ	–	<LLOQ	<LLOQ	<LLOQ	<LLOQ	<LLOQ	<LLOQ	9.305	1.078

表 3－50　老年大鼠组织中柚皮苷的浓度/（$ng \cdot mL^{-1}$）（肺）

时间/h	F1	F2	F3	F4	F5	F6	F7	M1	M2	M3	M4	M5	M6	*Mean*	*SE*
0.25	95.91	3537	317.6	64.48	2108	3224	63.86	71.66	424.1	241.0	77.21	1336	–	963.4	373.0
1	88.63	375.7	107.9	48.72	497.7	197105	–	335.1	99.35	743.9	142.5	152.0	–	18154	17895
3	11.89	42.56	22.67	75.76	16.58	22.50	607.9	5658	30.72	25.56	8.349	8.473	–	544.2	467.4
6	<LLOQ	2.853	10.01	3.115	14.17	–	–	19.26	11.47	7.098	<LLOQ	5.595	6.442	8.890	1.800
8	<LLOQ	<LLOQ	<LLOQ	<LLOQ	<LLOQ	3.264	–	<LLOQ	<LLOQ	57.57	<LLOQ	<LLOQ	<LLOQ	30.42	27.15
10	10.49	<LLOQ	<LLOQ	<LLOQ	<LLOQ	<LLOQ	–	<LLOQ	63.16	<LLOQ	2.545	<LLOQ	<LLOQ	25.40	19.02
15	<LLOQ	<LLOQ	<LLOQ	5.485	<LLOQ	6.482	–	<LLOQ	2.683	11.83	<LLOQ	<LLOQ	<LLOQ	6.620	1.914
24	4.411	29.12	<LLOQ	10.81	<LLOQ	<LLOQ	–	<LLOQ	<LLOQ	<LLOQ	<LLOQ	<LLOQ	<LLOQ	14.78	7.404

表 3 –51　老年大鼠组织中柚皮素的浓度/（ng · mL⁻¹）（肺）

时间/h	F1	F2	F3	F4	F5	F6	F7	M1	M2	M3	M4	M5	M6	*Mean*	*SE*
0. 25	22. 67	244. 9	83. 43	19. 94	275. 8	384. 9	17. 51	18. 29	100. 6	60. 28	17. 59	248. 2	–	124. 5	37. 17
1	24. 91	104. 0	105. 6	16. 54	111. 7	3921	–	71. 23	27. 42	185. 2	42. 90	43. 22	–	423. 1	350. 1
3	59. 55	236. 9	44. 24	181. 0	158. 8	70. 70	202. 7	882. 1	89. 85	80. 42	165. 4	86. 10	–	188. 1	65. 62
6	160. 2	267. 7	245. 7	36. 01	201. 8	–	–	354. 2	196. 1	621. 9	471. 7	209. 2	340. 1	282. 2	48. 25
8	294. 5	135. 1	100. 7	235. 7	163. 1	194. 8	–	152. 7	50. 64	196. 0	97. 12	180. 7	27. 59	152. 4	21. 97
10	48. 07	62. 21	211. 6	319. 2	93. 11	71. 96	–	6. 837	23. 13	38. 70	17. 07	12. 47	32. 25	78. 05	27. 13
15	93. 91	36. 80	52. 18	43. 96	77. 61	16. 02	–	7. 736	4. 588	2. 827	24. 88	3. 709	133. 4	41. 47	11. 99
24	14. 55	4. 595	4. 674	18. 96	5. 413	< LLOQ	–	< LLOQ	< LLOQ	< LLOQ	< LLOQ	< LLOQ	< LLOQ	9. 638	2. 991

表 3 –52　老年大鼠组织中总柚皮苷的浓度/（ng · mL⁻¹）（肺）

时间/h	F1	F2	F3	F4	F5	F6	F7	M1	M2	M3	M4	M5	M6	*Mean*	*SE*
0. 25	144. 2	4059	495. 5	107. 0	2696	4045	101. 2	110. 7	638. 6	369. 5	114. 7	1865	–	1229	446. 5
1	141. 7	597. 5	333. 1	83. 99	735. 9	205466	–	487. 0	157. 8	1139	234. 0	244. 2	–	19056	18641
3	138. 9	547. 7	117. 0	461. 7	355. 2	173. 3	1040	7539	222. 3	197. 0	361. 0	192. 1	–	945. 4	604. 0
6	341. 6	573. 7	533. 9	79. 90	444. 5	–	–	774. 5	429. 6	1333	1006	451. 7	731. 6	609. 1	103. 0
8	628. 0	288. 1	214. 7	502. 6	347. 8	418. 6	–	325. 6	108. 0	475. 5	207. 1	385. 3	58. 83	330. 0	47. 99
10	113. 0	132. 7	451. 2	680. 6	198. 5	153. 4	–	14. 58	112. 5	82. 52	38. 94	26. 59	68. 77	172. 8	56. 98
15	200. 2	78. 47	111. 3	99. 22	165. 5	40. 64	–	16. 50	12. 47	17. 86	53. 05	7. 909	284. 4	90. 63	25. 15
24	35. 44	38. 92	9. 966	51. 24	11. 54	< LLOQ	–	< LLOQ	< LLOQ	< LLOQ	< LLOQ	< LLOQ	< LLOQ	29. 42	8. 064

表 3-53 老年大鼠组织中柚皮苷的浓度/（ng·mL^{-1}）（心）

时间/h	F1	F2	F3	F4	F5	F6	F7	M1	M2	M3	M4	M5	M6	*Mean*	*SE*
0.25	<LLOQ	13.96	31.93	<LLOQ	16.36	30.29	16.55	24.50	181.9	21.56	5.430	10.67	–	35.32	16.50
1	<LLOQ	<LLOQ	3.023	<LLOQ	<LLOQ	7.197	–	12.58	9.368	10.58	3.334	17.41	–	9.070	1.935
3	<LLOQ	<LLOQ	8.568	<LLOQ	<LLOQ	<LLOQ		17.68	<LLOQ	<LLOQ	<LLOQ	5.346	–	10.53	3.693
6	<LLOQ	<LLOQ	12.67	<LLOQ	<LLOQ	–	–	<LLOQ	16.50	<LLOQ	<LLOQ	5.675	<LLOQ	11.62	3.169
8	<LLOQ	<LLOQ	<LLOQ	<LLOQ	7.042	<LLOQ	–	<LLOQ	<LLOQ	<LLOQ	<LLOQ	<LLOQ	<LLOQ	–	–
10	<LLOQ	<LLOQ	<LLOQ	<LLOQ	<LLOQ	<LLOQ	–	<LLOQ	<LLOQ	<LLOQ	<LLOQ	<LLOQ	5.177	–	–
15	<LLOQ	<LLOQ	<LLOQ	<LLOQ	<LLOQ	<LLOQ	–	4.883	2.765	<LLOQ	<LLOQ	<LLOQ	<LLOQ	3.824	1.059
24	<LLOQ	<LLOQ	<LLOQ	<LLOQ	<LLOQ	<LLOQ	–	<LLOQ	<LLOQ	<LLOQ	<LLOQ	<LLOQ	8.503	–	–

表 3-54 老年大鼠组织中柚皮素的浓度/（ng·mL^{-1}）（心）

时间/h	F1	F2	F3	F4	F5	F6	F7	M1	M2	M3	M4	M5	M6	*Mean*	*SE*
0.25	2.873	5.817	2.941	4.720	10.55	13.95	7.884	3.322	6.485	15.36	6.102	5.860	–	7.155	1.191
1	3.437	4.632	7.189	3.417	10.11	8.794	–	7.260	9.021	21.33	8.836	16.59	–	9.147	1.646
3	74.88	141.8	50.25	183.2	211.2	68.21	138.8	93.12	84.26	95.05	183.5	117.1	–	120.1	14.92
6	132.6	202.0	235.8	30.7	200.2	–	–	436.7	219.4	784.5	598.5	211.8	385.0	312.5	66.51
8	401.4	203.6	112.9	264.5	224.3	249.8	–	224.9	91.75	389.8	154.7	318.7	47.65	223.7	32.14
10	34.95	63.55	138.8	457.4	117.1	71.24	–	9.742	12.74	60.82	19.08	14.90	45.30	87.14	35.68
15	105.4	47.31	68.39	49.38	110.8	15.09	–	8.091	3.980	3.042	40.45	3.398	168.8	52.01	15.26
24	16.74	3.325	<LLOQ	12.34	4.714	<LLOQ	–	<LLOQ	<LLOQ	<LLOQ	<LLOQ	<LLOQ	<LLOQ	9.280	3.180

表 3 – 55　老年大鼠组织中总柚皮苷的浓度/（ng · mL^{-1}）（心）

时间/h	F1	F2	F3	F4	F5	F6	F7	M1	M2	M3	M4	M5	M6	*Mean*	*SE*
0.25	6.126	26.36	38.20	10.06	38.86	60.04	33.36	31.58	195.7	54.31	18.44	23.17	–	44.69	14.48
1	7.329	9.88	18.35	7.286	21.56	25.95	–	28.06	28.60	56.06	22.18	52.78	–	25.28	4.934
3	159.7	302.4	115.7	390.6	450.3	145.4	296.0	216.2	179.7	202.7	391.3	255.0	–	258.8	31.30
6	282.7	430.7	515.5	65.46	426.9	–	–	931.2	484.3	1673	1276	457.3	820.9	669.5	141.4
8	855.9	434.1	240.7	564.0	485.3	532.6	–	479.6	195.6	831.2	329.9	679.6	101.6	477.5	68.54
10	74.52	135.5	296.0	975.3	249.7	151.9	–	20.77	27.17	129.7	40.68	31.77	101.8	186.2	76.03
15	224.7	100.9	145.8	105.3	236.3	32.18	–	22.14	11.25	6.486	86.25	7.246	359.9	111.5	32.37
24	35.69	7.090	< LLOQ	26.31	10.05	< LLOQ	–	< LLOQ	< LLOQ	< LLOQ	< LLOQ	< LLOQ	8.503	17.53	5.716

表 3 – 56　老年大鼠组织中柚皮苷的浓度/（ng · mL^{-1}）（脾）

时间/h	F1	F2	F3	F4	F5	F6	F7	M1	M2	M3	M4	M5	M6	*Mean*	*SE*
0.25	< LLOQ	3.994	7.658	5.616	< LLOQ	100.5	77.88	< LLOQ	12.03	3.545	< LLOQ	< LLOQ	–	30.17	15.47
1	2.731	< LLOQ	< LLOQ	2.911	4.191	< LLOQ	–	92.67	< LLOQ	25.81	2.636	< LLOQ	–	21.82	14.65
3	< LLOQ	< LLOQ	< LLOQ	< LLOQ	< LLOQ	< LLOQ	< LLOQ	< LLOQ	< LLOQ	< LLOQ	< LLOQ	< LLOQ	–	–	–
6	< LLOQ	< LLOQ	< LLOQ	< LLOQ	< LLOQ	–	–	< LLOQ	< LLOQ	< LLOQ	< LLOQ	< LLOQ	< LLOQ	–	–
8	< LLOQ	< LLOQ	< LLOQ	< LLOQ	< LLOQ	< LLOQ	–	< LLOQ	< LLOQ	< LLOQ	< LLOQ	< LLOQ	< LLOQ	–	–
10	< LLOQ	< LLOQ	< LLOQ	< LLOQ	< LLOQ	< LLOQ	–	< LLOQ	< LLOQ	< LLOQ	< LLOQ	< LLOQ	< LLOQ	–	–
15	< LLOQ	< LLOQ	< LLOQ	< LLOQ	< LLOQ	< LLOQ	–	< LLOQ	< LLOQ	< LLOQ	< LLOQ	2.830	< LLOQ	–	–
24	< LLOQ	< LLOQ	< LLOQ	< LLOQ	< LLOQ	< LLOQ	–	< LLOQ	< LLOQ	< LLOQ	< LLOQ	< LLOQ	< LLOQ	–	–

表 3－57　老年大鼠组织中柚皮素的浓度/（$ng \cdot mL^{-1}$）（脾）

时间/h	F1	F2	F3	F4	F5	F6	F7	M1	M2	M3	M4	M5	M6	*Mean*	*SE*
0.25	<LLOQ	2.859	<LLOQ	<LLOQ	<LLOQ	18.55	17.33	<LLOQ	<LLOQ	<LLOQ	<LLOQ	<LLOQ	–	12.91	5.039
1	<LLOQ	<LLOQ	<LLOQ	<LLOQ	<LLOQ	<LLOQ	–	<LLOQ	<LLOQ	8.406	<LLOQ	<LLOQ	–	–	–
3	12.14	22.40	6.629	33.18	27.25	12.74	23.47	24.73	25.99	27.25	28.51	15.48	–	21.65	2.317
6	27.61	62.19	61.13	7.936	46.23	–	–	112.1	49.25	237.1	109.2	65.95	100.8	79.95	18.56
8	58.81	48.19	27.44	49.79	45.43	53.95	–	34.65	20.73	40.64	30.01	81.82	10.36	41.82	5.496
10	10.63	12.04	31.74	73.07	21.75	14.96	–	<LLOQ	4.018	13.00	5.158	<LLOQ	8.265	19.46	6.492
15	20.23	6.512	13.19	10.59	17.12	3.413	–	<LLOQ	<LLOQ	2.732	9.789	<LLOQ	33.34	12.99	3.203
24	3.365	<LLOQ	<LLOQ	2.879	<LLOQ	<LLOQ	–	<LLOQ	<LLOQ	<LLOQ	<LLOQ	<LLOQ	<LLOQ	3.122	0.2430

表 3－58　老年大鼠组织中总柚皮苷的浓度/（$ng \cdot mL^{-1}$）（脾）

时间/h	F1	F2	F3	F4	F5	F6	F7	M1	M2	M3	M4	M5	M6	*Mean*	*SE*
0.25	<LLOQ	10.09	7.658	5.616	<LLOQ	140.1	114.8	<LLOQ	12.03	3.545	<LLOQ	<LLOQ	–	41.98	22.26
1	2.731	<LLOQ	<LLOQ	2.911	4.191	<LLOQ	–	92.67	<LLOQ	43.73	2.636	<LLOQ	–	24.81	15.11
3	25.89	47.76	14.14	70.75	58.11	27.17	50.05	52.73	55.42	58.11	60.79	33.01	–	46.16	4.940
6	58.87	132.6	130.3	16.92	98.58	–	–	239.0	105.0	505.6	232.8	140.6	214.9	170.5	39.57
8	125.4	102.8	58.51	106.2	96.87	115.0	–	73.88	44.20	86.66	63.99	174.5	22.09	89.17	11.72
10	22.67	25.67	67.68	155.8	46.38	31.90	–	<LLOQ	8.568	27.72	11.00	<LLOQ	17.62	41.50	13.84
15	43.14	13.89	28.13	22.58	36.50	7.278	–	<LLOQ	<LLOQ	5.825	20.87	2.830	71.09	25.21	6.595
24	7.175	<LLOQ	<LLOQ	6.139	<LLOQ	<LLOQ	–	<LLOQ	<LLOQ	<LLOQ	<LLOQ	<LLOQ	<LLOQ	6.657	0.5181

表 3-59　老年大鼠组织中柚皮苷的浓度/（$ng \cdot mL^{-1}$）（脑）

时间/h	F1	F2	F3	F4	F5	F6	F7	M1	M2	M3	M4	M5	M6	*Mean*	*SE*
0.25	<LLOQ	6.039	<LLOQ	3.527	<LLOQ	<LLOQ	<LLOQ	<LLOQ	<LLOQ	11.62	3.628	<LLOQ	–	6.204	1.897
1	<LLOQ	3.411	<LLOQ	<LLOQ	<LLOQ	<LLOQ	–	3.814	<LLOQ	<LLOQ	<LLOQ	<LLOQ	–	3.613	0.2015
3	3.092	<LLOQ	<LLOQ	<LLOQ	<LLOQ	<LLOQ	<LLOQ	<LLOQ	<LLOQ	<LLOQ	<LLOQ	<LLOQ	–	–	–
6	<LLOQ	<LLOQ	<LLOQ	<LLOQ	<LLOQ	–	–	<LLOQ	<LLOQ	<LLOQ	<LLOQ	<LLOQ	<LLOQ	–	–
8	<LLOQ	<LLOQ	<LLOQ	<LLOQ	<LLOQ	<LLOQ	–	6.382	2.995	<LLOQ	<LLOQ	<LLOQ	<LLOQ	4.689	1.694
10	<LLOQ	<LLOQ	<LLOQ	<LLOQ	<LLOQ	<LLOQ	–	9.519	<LLOQ	97.45	<LLOQ	30.48	11.12	37.14	20.66
15	3.529	<LLOQ	<LLOQ	<LLOQ	<LLOQ	<LLOQ	–	<LLOQ	<LLOQ	<LLOQ	<LLOQ	<LLOQ	<LLOQ	–	–
24	<LLOQ	<LLOQ	<LLOQ	<LLOQ	<LLOQ	<LLOQ	–	<LLOQ	<LLOQ	<LLOQ	<LLOQ	<LLOQ	<LLOQ	–	–

表 3-60　老年大鼠组织中柚皮素的浓度/（$ng \cdot mL^{-1}$）（脑）

时间/h	F1	F2	F3	F4	F5	F6	F7	M1	M2	M3	M4	M5	M6	*Mean*	*SE*
0.25	<LLOQ	<LLOQ	<LLOQ	<LLOQ	<LLOQ	<LLOQ	<LLOQ	<LLOQ	<LLOQ	3.563	<LLOQ	<LLOQ	–	–	–
1	<LLOQ	<LLOQ	<LLOQ	<LLOQ	<LLOQ	<LLOQ	–	<LLOQ	<LLOQ	<LLOQ	<LLOQ	<LLOQ	–	–	–
3	3.198	3.870	<LLOQ	5.228	5.462	<LLOQ	4.573	3.632	2.995	3.285	5.567	2.976	–	4.079	0.3289
6	5.967	9.765	8.556	3.343	7.535	–	–	18.48	10.53	27.57	22.22	11.16	14.03	12.65	2.214
8	11.22	9.188	5.293	11.00	9.596	9.498	–	14.53	10.75	14.18	8.396	13.37	4.394	10.12	0.9106
10	4.382	4.249	10.72	17.41	7.274	4.792	–	<LLOQ	<LLOQ	4.453	<LLOQ	<LLOQ	3.219	7.062	1.703
15	5.144	2.870	4.091	3.853	6.080	<LLOQ	–	<LLOQ	<LLOQ	<LLOQ	4.114	<LLOQ	8.956	5.015	0.7606
24	<LLOQ	5.301	<LLOQ	<LLOQ	<LLOQ	<LLOQ	–	<LLOQ	<LLOQ	<LLOQ	<LLOQ	<LLOQ	<LLOQ	–	–

表 3 - 61　老年大鼠组织中总柚皮苷的浓度/（ng · mL^{-1}）（脑）

时间/h	F1	F2	F3	F4	F5	F6	F7	M1	M2	M3	M4	M5	M6	*Mean*	*SE*
0. 25	< LLOQ	6. 039	< LLOQ	3. 527	< LLOQ	< LLOQ	< LLOQ	< LLOQ	< LLOQ	19. 22	3. 628	< LLOQ	–	8. 103	3. 750
1	< LLOQ	3. 411	< LLOQ	< LLOQ	< LLOQ	< LLOQ	–	3. 814	< LLOQ	< LLOQ	< LLOQ	< LLOQ	–	3. 613	0. 2015
3	9. 911	8. 252	< LLOQ	11. 15	11. 65	< LLOQ	9. 751	7. 745	6. 386	7. 005	11. 87	6. 346	–	9. 006	0. 6770
6	12. 72	20. 82	18. 24	7. 128	16. 07	–	–	39. 40	22. 45	58. 79	47. 38	23. 80	29. 92	26. 97	4. 721
8	23. 92	19. 59	11. 29	23. 46	20. 46	20. 25	–	37. 36	25. 92	30. 24	17. 90	28. 51	9. 369	22. 36	2. 250
10	9. 344	9. 060	22. 86	37. 12	15. 51	10. 22	–	9. 519	< LLOQ	106. 9	< LLOQ	30. 48	17. 98	26. 90	9. 403
15	14. 50	6. 120	8. 723	8. 216	12. 96	< LLOQ	–	< LLOQ	< LLOQ	< LLOQ	8. 772	< LLOQ	19. 10	11. 20	1. 712
24	< LLOQ	11. 30	< LLOQ	< LLOQ	< LLOQ	< LLOQ	–	< LLOQ	< LLOQ	< LLOQ	< LLOQ	< LLOQ	< LLOQ	–	–

表 3 - 62　老年大鼠组织中柚皮苷的浓度/（ng · mL^{-1}）（肌肉）

时间/h	F1	F2	F3	F4	F5	F6	F7	M1	M2	M3	M4	M5	M6	*Mean*	*SE*
0. 25	17. 46	211. 2	16. 29	174. 7	34. 69	112. 6	28. 08	20. 67	33. 16	40. 50	16. 96	11. 43	–	59. 81	19. 66
1	43. 86	40. 44	28. 89	40. 79	9. 422	84. 48	–	48. 39	30. 00	47. 54	30. 55	20. 58	–	38. 63	5. 820
3	12. 21	< LLOQ	< LLOQ	4. 544	7. 386	9. 584	61. 38	9. 856	3. 478	8. 935	11. 60	14. 61	–	14. 36	5. 332
6	18. 24	24. 17	28. 93	42. 78	12. 98	–	–	15. 78	141. 0	65. 56	35. 11	22. 53	4. 944	37. 46	11. 49
8	3. 814	< LLOQ	4. 874	4. 392	5. 253	40. 97	–	< LLOQ	5. 402	2. 771	25. 27	25. 79	12. 02	13. 06	4. 142
10	3. 377	< LLOQ	< LLOQ	25. 15	< LLOQ	< LLOQ	–	< LLOQ	3. 236	< LLOQ	2. 898	4. 272	< LLOQ	7. 787	4. 347
15	< LLOQ	< LLOQ	< LLOQ	< LLOQ	< LLOQ	< LLOQ	–	< LLOQ	3. 882	< LLOQ	< LLOQ	< LLOQ	< LLOQ	–	–
24	< LLOQ	< LLOQ	< LLOQ	< LLOQ	< LLOQ	< LLOQ	–	< LLOQ	< LLOQ	3. 160	< LLOQ	< LLOQ	< LLOQ	–	–

表 3-63　老年大鼠组织中柚皮素的浓度/（$ng \cdot mL^{-1}$）（肌肉）

时间/h	F1	F2	F3	F4	F5	F6	F7	M1	M2	M3	M4	M5	M6	*Mean*	*SE*
0.25	<LLOQ	26.77	<LLOQ	21.03	3.872	12.58	4.407	3.733	4.966	6.455	<LLOQ	<LLOQ	–	10.48	3.145
1	4.135	4.625	5.223	6.340	3.118	8.945	–	8.102	5.255	7.005	4.443	3.433	–	5.511	0.5676
3	11.05	12.75	5.034	26.31	19.64	11.14	18.04	7.490	6.768	12.12	15.79	11.33	–	13.12	1.736
6	19.12	47.51	35.39	16.13	30.69	–	–	79.34	51.89	97.93	59.98	45.44	50.64	48.55	7.356
8	48.96	25.33	22.26	35.08	30.42	41.05	–	35.72	48.16	<LLOQ	34.80	68.78	15.77	36.94	4.423
10	8.177	11.19	24.19	49.75	16.53	10.54	–	10.03	5.447	9.669	5.604	7.997	9.166	14.02	3.567
15	18.84	8.068	12.28	11.06	19.67	5.097	–	3.252	3.262	<LLOQ	9.954	<LLOQ	22.00	11.35	2.167
24	3.050	<LLOQ	<LLOQ	4.156	<LLOQ	<LLOQ	–	<LLOQ	<LLOQ	<LLOQ	<LLOQ	<LLOQ	<LLOQ	3.603	0.5530

表 3-64　老年大鼠组织中总柚皮苷的浓度/（$ng \cdot mL^{-1}$）（肌肉）

时间/h	F1	F2	F3	F4	F5	F6	F7	M1	M2	M3	M4	M5	M6	*Mean*	*SE*
0.25	17.46	268.3	16.29	219.5	42.95	139.4	37.48	28.63	43.75	54.26	16.96	11.43	–	74.70	25.01
1	52.68	50.30	40.03	54.31	16.07	103.6	–	65.67	41.21	62.48	40.02	27.90	–	50.38	6.882
3	35.77	27.19	10.73	60.64	49.26	33.34	99.85	25.83	17.91	34.78	45.27	38.77	–	39.94	6.698
6	59.01	125.5	104.4	77.17	78.42	–	–	185.0	251.6	274.4	163.0	119.4	112.9	141.0	21.32
8	108.2	54.01	52.34	79.19	70.12	128.5	–	76.17	108.1	2.771	99.47	172.4	45.65	83.08	12.75
10	20.81	23.86	51.58	131.2	35.25	22.47	–	21.39	14.85	20.62	14.85	21.32	19.54	33.15	9.377
15	40.17	17.20	26.18	23.58	41.94	10.87	–	6.934	10.84	<LLOQ	21.22	<LLOQ	46.91	24.59	4.473
24	6.504	<LLOQ	<LLOQ	8.862	<LLOQ	<LLOQ	–	<LLOQ	<LLOQ	3.160	<LLOQ	<LLOQ	<LLOQ	6.175	1.654

表 3－65　老年大鼠组织中柚皮苷的浓度/（$ng \cdot mL^{-1}$）（脂肪）

时间/h	F1	F2	F3	F4	F5	F6	F7	M1	M2	M3	M4	M5	M6	*Mean*	*SE*
0. 25	<LLOQ	<LLOQ	5. 095	<LLOQ	<LLOQ	2116[d]	1952[d]	18. 91	3. 207	20. 41	13. 75	<LLOQ	–	12. 27	3. 508
1	3. 967	<LLOQ	3. 057	<LLOQ	<LLOQ	3. 095	–	51. 17	3. 967	7. 335	3. 549	<LLOQ	–	10. 88	6. 738
3	<LLOQ	<LLOQ	13. 61	<LLOQ	32. 88	<LLOQ	4. 086	<LLOQ	<LLOQ	<LLOQ	6. 633	<LLOQ	–	14. 30	6. 512
6	<LLOQ	4. 736	4. 154	<LLOQ	<LLOQ	–	–	<LLOQ	3. 175	<LLOQ	<LLOQ	<LLOQ	<LLOQ	4. 022	0. 4555
8	<LLOQ	<LLOQ	<LLOQ	<LLOQ	<LLOQ	<LLOQ	–	<LLOQ	<LLOQ	<LLOQ	<LLOQ	<LLOQ	<LLOQ	–	–
10	<LLOQ	46. 92	<LLOQ	<LLOQ	6. 373	<LLOQ	–	<LLOQ	<LLOQ	<LLOQ	<LLOQ	<LLOQ	<LLOQ	26. 65	20. 27
15	<LLOQ	<LLOQ	12. 35	<LLOQ	<LLOQ	<LLOQ	–	<LLOQ	<LLOQ	<LLOQ	2. 628	<LLOQ	<LLOQ	7. 489	4. 861
24	5. 149	<LLOQ	<LLOQ	<LLOQ	<LLOQ	<LLOQ	–	<LLOQ	<LLOQ	<LLOQ	<LLOQ	<LLOQ	<LLOQ	–	–

注：d－该样品被污染，所得浓度不纳入后续计算。

表 3－66　老年大鼠组织中柚皮素的浓度/（$ng \cdot mL^{-1}$）（脂肪）

时间/h	F1	F2	F3	F4	F5	F6	F7	M1	M2	M3	M4	M5	M6	*Mean*	*SE*
0. 25	<LLOQ	4. 288	4. 926	4. 127	<LLOQ	2484[d]	2117[d]	23. 08	6. 717	20. 61	16. 14	5. 461	–	10. 67	2. 810
1	8. 628	3. 057	8. 509	5. 105	4. 576	3. 348	–	63. 77	6. 601	12. 48	11. 14	4. 377	–	11. 96	5. 265
3	22. 32	21. 15	63. 34	59. 67	35. 57	23. 00	31. 19	22. 98	14. 24	15. 30	37. 30	18. 91	–	30. 41	4. 686
6	19. 91	72. 47	65. 15	14. 23	72. 10	–	–	99. 80	65. 04	175. 4	144. 7	80. 51	89. 65	81. 72	14. 22
8	143. 3	53. 54	42. 41	73. 64	63. 53	57. 12	–	79. 50	55. 78	83. 17	38. 72	100. 3	12. 93	67. 00	9. 589
10	6. 766	20. 62	47. 44	107. 2	36. 33	34. 31	–	7. 399	11. 37	30. 66	9. 650	7. 819	13. 32	27. 74	8. 226
15	38. 56	19. 31	25. 75	10. 03	32. 56	6. 941	–	<LLOQ	2. 760	<LLOQ	22. 21	<LLOQ	51. 20	23. 26	5. 252
24	7. 404	3. 424	<LLOQ	7. 009	5. 407	<LLOQ	–	<LLOQ	<LLOQ	2. 712	<LLOQ	<LLOQ	<LLOQ	5. 191	0. 9359

注：d－该样品被污染，所得浓度不纳入后续计算。

表 3-67　老年大鼠组织中总柚皮苷的浓度/（ng · mL^{-1}）（脂肪）

时间/h	F1	F2	F3	F4	F5	F6	F7	M1	M2	M3	M4	M5	M6	*Mean*	*SE*
0. 25	<LLOQ	9. 143	15. 60	8. 800	<LLOQ	7413[d]	6466[d]	68. 12	17. 53	64. 36	48. 17	11. 64	–	30. 42	9. 011
1	22. 36	6. 518	21. 20	10. 89	9. 757	10. 23	–	187. 1	18. 04	33. 95	27. 30	9. 333	–	32. 43	15. 69
3	47. 59	45. 10	148. 7	127. 2	108. 7	49. 04	70. 59	49. 00	30. 36	32. 62	86. 17	40. 32	–	69. 62	11. 37
6	42. 45	159. 3	143. 1	30. 34	153. 7	–	–	212. 8	141. 9	374. 0	308. 5	171. 7	191. 2	175. 4	30. 22
8	305. 6	114. 2	90. 43	157. 0	135. 5	121. 8	–	169. 5	118. 9	177. 3	82. 56	213. 9	27. 57	142. 9	20. 45
10	14. 43	90. 89	101. 16	228. 6	83. 84	73. 16	–	15. 78	24. 24	65. 38	20. 58	16. 67	28. 40	63. 59	17. 72
15	82. 22	41. 17	67. 26	21. 39	69. 43	14. 80	–	<LLOQ	5. 885	<LLOQ	49. 99	<LLOQ	109. 2	51. 26	11. 35
24	20. 94	7. 301	<LLOQ	14. 95	11. 53	<LLOQ	–	<LLOQ	<LLOQ	5. 783	<LLOQ	<LLOQ	<LLOQ	12. 10	2. 734

注：d－该样品被污染，所得浓度不纳入后续计算。

3）组织样品中柚皮苷代谢产物的鉴定。见表3－68，基于高分辨的UFLC－Q－TOF－MS/MS系统，本研究从血浆及胃、十二指肠、空肠、回肠、结肠、肝、肾、气管、肺、心、脾、脑、肌肉、脂肪14个组织鉴定出23个黄酮类代谢物、15个酚酸类代谢物。

胃肠道是黄酮类发生首过代谢的主要场所[96]。结果表明，柚皮苷灌胃给药后，老年大鼠胃肠道中的代谢物主要为柚皮素、柚皮素－7－O－硫酸酯及柚皮素－O－葡萄糖醛酸苷－O－硫酸酯。这些代谢产物随后经由门静脉进入肝脏，被进一步转化。肝脏中的主要代谢物为柚皮素和柚皮素－7－O－硫酸酯，其次是柚皮苷、柚皮素－4′－O－葡萄糖醛酸苷和apiferol。肺、气管中的主要存在形式为柚皮苷和柚皮素；而在其他组织中，游离的柚皮素和柚皮素－7－O－硫酸酯是代谢物的主要形式。

表 3-68　老年大鼠组织样品中柚皮苷代谢产物的鉴定

序号	化合物	分子式	保留时间/min	$[M-H]^-$/(Error, 10^{-6})	负模式碎片离子[a]	来源
原型	柚皮苷[b]	$C_{27}H_{32}O_{14}$	11.4	579.1717 (-0.4)	459.1175 $[M-H-C_8H_8O]^-$, 339.0710, 313.0725 $[M-H-C_8H_8O-Rha]^-$, 271.0626 $[M-H-Rha-Glc]^-$, 151.0044 $[M-H-Rha-Glc-C_8H_8O]^-$, 119.0492 $[M-H-Rha-Glc-C_7H_4O_4]^-$	血浆、胃、十二指肠、空肠、回肠、结肠、肝、肾、肺、气管、心、脾、脑、肌肉、脂肪
	黄酮类代谢物					
M1	柚皮苷-*O*-葡萄糖醛酸苷	$C_{33}H_{40}O_{20}$	9.7	755.2064 (3.2)	579.1693 $[M-H-GlcUA]^-$, 429.0959, 271.0612 $[M-H-GlcUA-Rha-Glc]^-$, 175.0269 $[M-H-NG]^-$	空肠、回肠、结肠
M2	柚皮苷-*O*-硫酸酯	$C_{27}H_{32}O_{17}S$	10.2	659.1272 (-2.4)	579.1711 $[M-H-SO_3]^-$, 527.2455, 459.1262 $[M-H-SO_3-C_8H_8O]^-$, 351.0248 $[M-H-Rha-Glc]^-$, 313.0700 $[M-H-SO_3-C_8H_8O-Rha]^-$, 271.0612 $[M-H-SO_3-Rha-Glc]^-$	结肠、肝
M3	柚皮素[b]	$C_{15}H_{12}O_5$	13.7	271.0618 (2.2)	225.0697, 177.0166 $[M-H-C_6H_6O]^-$, 151.0029 $[M-H-C_8H_8O]^-$, 119.0501 $[M-H-C_7H_4O_4]^-$, 107.0152 $[M-H-C_8H_8O-CO_2]^-$, 93.0364 $[M-H-C_9H_6O_4]^-$	血浆、胃、十二指肠、空肠、回肠、结肠、肝、肾、肺、气管、心、脾、肌肉、脂肪
M4	柚皮素-5-*O*-葡萄糖醛酸苷	$C_{21}H_{20}O_{11}$	10.7	447.0924 (-2.1)	271.0613 $[M-H-GlcUA]^-$, 175.0206 $[M-H-NE]^-$, 151.0031 $[M-H-GlcUA-C_8H_8O]^-$, 119.0493 $[M-H-GlcUA-C_7H_4O_4]^-$, 113.0199 $[M-H-NE-CO_2-H_2O]^-$	血浆、空肠、肾
M5	柚皮素-7-*O*-葡萄糖醛酸苷[b]	$C_{21}H_{20}O_{11}$	11.5	447.0929 (-1.0)	271.0616 $[M-H-GlcUA]^-$, 227.0702, 175.0244 $[M-H-NE]^-$, 151.0040 $[M-H-GlcUA-C_8H_8O]^-$, 119.0507 $[M-H-GlcUA-C_7H_4O_4]^-$, 113.0251 $[M-H-NE-CO_2-H_2O]^-$	血浆、胃、十二指肠、空肠、回肠、肝、肾、肺、心、肌肉、脂肪

续上表

序号	化合物	分子式	保留时间/min	$[M-H]^-$/(Error, 10^{-6})	负模式碎片离子[a]	来源
M6	柚皮素 -4′-*O*-葡萄糖醛酸苷[b]	$C_{21}H_{20}O_{11}$	11.7	447.0934 (0.1)	313.0730 $[M-H-C_4H_6O_5]^-$, 271.0618 $[M-H-GlcUA]^-$, 227.0730, 177.0205 $[M-H-GlcUA-C_6H_6O]^-$, 175.0252 $[M-H-NE]^-$, 151.0038 $[M-H-GlcUA-C_8H_8O]^-$, 119.0501 $[M-H-GlcUA-C_7H_4O_4]^-$, 113.0256 $[M-H-NE-CO_2-H_2O]^-$	血浆、胃、十二指肠、空肠、回肠、肝、肾、肺、气管、心、肌肉、脂肪
M7	柚皮素 -4′,7-*O*-di-葡萄糖醛酸苷	$C_{27}H_{28}O_{17}$	8.7	623.1270 (2.6)	447.0939 $[M-H-GlcUA]^-$, 271.0626 $[M-H-2GlcUA]^-$, 175.0242 $[M-H-NE-GlcUA]^-$	血浆、胃、空肠、回肠、肝、肾
M8	柚皮素 -5,7-*O*-di-葡萄糖醛酸苷	$C_{27}H_{28}O_{17}$	9.4	623.1257 (0.6)	447.0962 $[M-H-GlcUA]^-$, 271.0632 $[M-H-2GlcUA]^-$, 175.0238 $[M-H-NE-GlcUA]^-$, 113.0232 $[M-H-NE-GlcUA-CO_2-H_2O]^-$	血浆、肾
M9	柚皮素 -4′-*O*-硫酸酯	$C_{15}H_{12}O_8S$	10.0	351.0178 (−0.5)	271.0612 $[M-H-SO_3]^-$, 151.0027 $[M-H-SO_3-C_8H_8O]^-$, 119.0492 $[M-H-SO_3-C_7H_4O_4]^-$, 107.0146 $[M-H-SO_3-C_8H_8O-CO_2]^-$, 93.0389 $[M-H-SO_3-C_9H_6O_4]^-$	血浆、胃、空肠、回肠、肝、肾、肺
M10	柚皮素 -7-*O*-硫酸酯	$C_{15}H_{12}O_8S$	12.1	351.0178 (−0.5)	271.0609 $[M-H-SO_3]^-$, 177.0188 $[M-H-SO_3-C_6H_6O]^-$, 151.0033 $[M-H-SO_3-C_8H_8O]^-$, 119.0514 $[M-H-SO_3-C_7H_4O_4]^-$, 107.0169 $[M-H-SO_3-C_8H_8O-CO_2]^-$, 93.0362 $[M-H-SO_3-C_9H_6O_4]^-$	血浆、胃、十二指肠、空肠、回肠、结肠、肝、肾、肺、气管、心、脾、肌肉、脂肪
M11	柚皮素 -*O*-葡萄糖醛酸苷-*O*-硫酸酯	$C_{21}H_{20}O_{14}S$	10.1	527.0496 (−0.9)	447.0953 $[M-H-SO_3]^-$, 351.0203 $[M-H-GlcUA]^-$, 271.0624 $[M-H-SO_3-GlcUA]^-$, 254.9827, 175.0251 $[M-H-SO_3-NE]^-$, 151.0028 $[M-H-SO_3-GlcUA-C_8H_8O]^-$, 113.0253 $[M-H-SO_3-NE-CO_2-H_2O]^-$	血浆、胃、十二指肠、空肠、回肠、肝、肾、肺、气管、心、脂肪

续上表

序号	化合物	分子式	保留时间/min	$[M-H]^-$/(Error, 10^{-6})	负模式碎片离子[a]	来源
M12	柚皮素 - *O* - 葡萄糖苷 - *O* - 硫酸酯	$C_{21}H_{22}O_{13}S$	9.4	513.0691 (−3.3)	467.2386, 433.1195 $[M-H-SO_3]^-$, 313.0580 $[M-H-SO_3-C_4H_8O_4]^-$, 271.0648 $[M-H-SO_3-Glc]^-$, 240.9983, 151.0056 $[M-H-SO_3-Glc-C_8H_8O]^-$	肝
M13	甲基化柚皮素 - *O* - 葡萄糖醛酸苷	$C_{22}H_{22}O_{11}$	13.5	461.1082 (−1.6)	285.0758 $[M-H-GlcUA]^-$, 175.0215 $[M-H-MNE]^-$, 113.0250 $[M-H-MNE-CO_2-H_2O]^-$	血浆
M14	Apiferol	$C_{15}H_{14}O_5$	13.8	273.0765 (−1.4)	229.0875, 179.0360, 167.0334, 153.0062 $[M-H-C_8H_8O]^-$, 123.0460, 119.0506 $[M-H-C_7H_6O_4]^-$, 107.0133 $[M-H-C_8H_8O-CO-H_2O]^-$, 93.0338 $[M-H-C_9H_8O_4]^-$	空肠、回肠、结肠、肝
M15	芹菜素[b]	$C_{15}H_{10}O_5$	15.0	269.0447 (−3.0)	225.0557, 151.0058 $[M-H-C_8H_6O]^-$, 117.0334 $[M-H-C_7H_4O_4]^-$, 107.0227 $[M-H-C_8H_6O-CO_2]^-$	胃、十二指肠、空肠、回肠、结肠、肝、肾、肺、气管、心
M16	芹菜素 - *O* - 葡萄糖醛酸苷	$C_{21}H_{18}O_{11}$	11.1	445.0781 (1.0)	269.0468 $[M-H-GlcUA]^-$, 175.0269 $[M-H-AE]^-$, 113.0269 $[M-H-AE-CO_2-H_2O]^-$, 97.9613	血浆
M17	芹菜素 - *O* - 葡萄糖醛酸苷	$C_{21}H_{18}O_{11}$	12.3	445.0780 (0.9)	399.0513, 269.0462 $[M-H-GlcUA]^-$, 113.0255 $[M-H-AE-CO_2-H_2O]^-$	肝
M18	芹菜素 - *O* - 硫酸酯	$C_{15}H_{10}O_8S$	13.4	349.0016 (−2.2)	269.0442 $[M-H-SO_3]^-$, 225.0522, 117.0366 $[M-H-SO_3-C_7H_4O_4]^-$	血浆、胃、十二指肠、空肠、回肠、结肠、肝、肾、肺、气管、心、脾
M19	圣草酚[b]	$C_{15}H_{12}O_6$	12.7	287.0569 (2.9)	241.1767, 151.0031 $[M-H-C_8H_8O_2]^-$, 135.0469 $[M-H-C_7H_4O_4]^-$	结肠、肝

续上表

序号	化合物	分子式	保留时间/min	$[M-H]^-$/(Error, 10^{-6})	负模式碎片离子[a]	来源
M20	圣草酚 - *O* - 硫酸酯	$C_{15}H_{12}O_9S$	12.3	367.0133 (1.0)	348.9218 $[M-H-H_2O]^-$, 287.0583 $[M-H-SO_3]^-$, 151.0029 $[M-H-SO_3-C_8H_8O_2]^-$, 135.0441 $[M-H-SO_3-C_7H_4O_4]^-$, 107.0148 $[M-H-SO_3-C_8H_8O_2-CO_2]^-$	血浆、胃、十二指肠、空肠、回肠、肝、肾
M21	橙皮素[b]	$C_{16}H_{14}O_6$	13.8	301.0709 (−2.9)	286.0466 $[M-H-CH_3]^-$, 151.0004 $[M-H-C_9H_{10}O_2]^-$, 107.0159 $[M-H-C_9H_{10}O_2-CO_2]^-$	十二指肠、空肠、回肠、结肠、肝、肾、肺
M22	橙皮素 - 7 - *O* - 葡萄糖醛酸苷[b]	$C_{22}H_{22}O_{12}$	11.8	477.1033 (−1.3)	301.0727 $[M-H-GlcUA]^-$, 175.0233 $[M-H-HE]^-$, 151.0046 $[M-H-GlcUA-C_9H_{10}O_2]^-$, 113.0265 $[M-H-HE-CO_2-H_2O]^-$, 95.0156	血浆
M23	橙皮素 - 7 - *O* - 硫酸酯[b]	$C_{16}H_{14}O_9S$	12.3	381.0275 (−2.9)	301.0714 $[M-H-SO_3]^-$, 286.0463 $[M-H-SO_3-CH_3]^-$, 151.0029 $[M-H-SO_3-C_9H_{10}O_2]^-$	十二指肠、空肠、回肠、肝、肾
	酚酸类代谢物					
C1	3 - (4′ - 甲氧基苯基) - 2 - 丙烯酸 - 3′ - *O* - 硫酸酯	$C_{10}H_{10}O_7S$	8.8	273.0076 (0.4)	228.8822 $[M-H-CO_2]^-$, 193.0496 $[M-H-SO_3]^-$, 178.0285 $[M-H-SO_3-CH_3]^-$, 134.0367 $[M-H-SO_3-CH_3-CO_2]^-$	血浆
C2	3 - (4′ - 羟基苯基) - 2 - 丙烯酸	$C_9H_8O_3$	10.9	163.0410 (5.9)	119.0509 $[M-H-CO_2]^-$, 93.0354 $[M-H-CO_2-2CH]^-$	血浆、肝、肾
C3	3 - (苯基) - 2 - 丙烯酸 - 4′ - *O* - 硫酸酯	$C_9H_8O_6S$	8.6	242.9971 (0.8)	163.0404 $[M-H-SO_3]^-$, 119.0510 $[M-H-SO_3-CO_2]^-$, 96.9609	血浆、胃、空肠、回肠、结肠、肝、肾、肺、气管、心、脾、肌肉、脂肪
C4	3 - (苯基) - 2 - 丙烯酸 - 3′ - *O* - 硫酸酯	$C_9H_8O_6S$	9.4	242.9972 (1.3)	163.0393 $[M-H-SO_3]^-$, 130.9664, 119.0497 $[M-H-SO_3-CO_2]^-$	血浆、肝、肾

续上表

序号	化合物	分子式	保留时间/min	$[M-H]^-$/(Error, 10^{-6})	负模式碎片离子[a]	来源
C5	3-(4′-甲氧基苯基)丙酸-3′-*O*-硫酸酯	$C_{10}H_{12}O_7S$	8.2	275.0236 (2.0)	230.9960 $[M-H-CO_2]^-$, 195.0656 $[M-H-SO_3]^-$, 177.0563 $[M-H-SO_3-H_2O]^-$, 133.0645 $[M-H-SO_3-H_2O-CO_2]^-$	血浆、肾
C6	3-(3′,4′-二羟基苯基)丙酸	$C_9H_{10}O_4$	7.9	181.0512 (3.4)	163.0387 $[M-H-H_2O]^-$, 136.9842 $[M-H-CO_2]^-$, 135.0453 $[M-H-H_2O-CO]^-$, 119.0505 $[M-H-H_2O-CO_2]^-$, 107.0492 $[M-H-H_2O-2CO]^-$, 92.9940	血浆、胃、回肠、肝、肺、气管、心、脾、脑、肌肉、脂肪
C7	3-(3′-羟基苯基)丙酸-4′-*O*-硫酸酯	$C_9H_{10}O_7S$	7.0	261.0074 (−0.2)	216.9980 $[M-H-CO_2]^-$, 181.0487 $[M-H-SO_3]^-$, 137.0596 $[M-H-SO_3-CO_2]^-$, 95.0493	血浆、肾、脑
C8	3-(4′-羟基苯基)丙酸-3′-*O*-硫酸酯	$C_9H_{10}O_7S$	8.0	261.0073 (−0.5)	217.0353 $[M-H-CO_2]^-$, 203.0812 $[M-H-CO_2-CH_2]^-$, 181.0481 $[M-H-SO_3]^-$, 131.0163	肾、脑
C9	3-(4′-羟基苯基)丙酸[b]	$C_9H_{10}O_3$	10.2	165.0564 (4.3)	147.9836, 137.0251 $[M-H-CO]^-$, 121.0655 $[M-H-CO_2]^-$, 93.0361 $[M-H-CO_2-C_2H_4]^-$	血浆、结肠、肝、肾、肺、心、肌肉
C10	3-(3′-羟基苯基)丙酸	$C_9H_{10}O_3$	10.8	165.0564 (4.4)	147.9822, 121.0647 $[M-H-CO_2]^-$, 119.0506 $[M-H-HCOOH]^-$, 106.0429 $[M-H-CO_2-CH_3]^-$	血浆、结肠、肾、脑
C11	3-(苯基)丙酸-4′-*O*-硫酸酯	$C_9H_{10}O_6S$	8.3	245.0130 (1.8)	165.0556 $[M-H-SO_3]^-$, 121.0673 $[M-H-SO_3-CO_2]^-$, 93.0362 $[M-H-SO_3-CO_2-C_2H_4]^-$	血浆、胃、结肠、肝、肾、肺、心、肌肉、脂肪
C12	3-(苯基)丙酸-3′-*O*-硫酸酯	$C_9H_{10}O_6S$	8.6	245.0127 (0.5)	165.0528 $[M-H-SO_3]^-$, 121.0659 $[M-H-SO_3-CO_2]^-$, 119.0503 $[M-H-SO_3-HCOOH]^-$, 106.0425 $[M-H-SO_3-CO_2-CH_3]^-$	血浆、结肠、肾
C13	苯甲酸-4-*O*-硫酸酯	$C_7H_6O_6S$	6.4	216.9815 (1.1)	146.0824, 137.0245 $[M-H-SO_3]^-$, 116.0722, 93.0353 $[M-H-SO_3-CO_2]^-$, 88.0424	肝、肾

续上表

序号	化合物	分子式	保留时间/min	$[M-H]^-$/(Error, 10^{-6})	负模式碎片离子[a]	来源
C14	苯甲酸-3-*O*-硫酸酯	$C_7H_6O_6S$	6.9	216.9817 (2.0)	146.0830, 137.0241 $[M-H-SO_3]^-$, 93.0379 $[M-H-SO_3-CO_2]^-$	肾
C15	马尿酸[b]	$C_9H_9NO_3$	8.9	178.0518 (4.8)	160.0415 $[M-H-H_2O]^-$, 134.0610 $[M-H-CO_2]^-$, 77.0426	血浆、胃、肝、肾、肺、气管、心、脾、脑、肌肉、脂肪

注：[a]碎片丢失：Rha = 鼠李糖苷，Glc = 葡萄糖苷，GlcUA = 葡萄糖醛酸苷，NG = 柚皮苷，NE = 柚皮素，AE = 芹菜素，HE = 橙皮素。

[b]对照品确证。

4）讨论。

（1）老年大鼠体内柚皮苷、柚皮素组织分布的规律。组织测定结果表明，对老年大鼠灌胃给药后，柚皮苷及其代谢物柚皮素广泛分布于各组织。柚皮苷在各组织中的浓度和AUC_{0-24}见图3－11、图3－12，其中胃、肠、肺、气管中分布较高；柚皮素在组织中的浓度和AUC_{0-24}见图3－13、图3－14，其中胃、肠、肝、肾、肺、气管中分布较高。按总柚皮苷计，药物在组织中的浓度和AUC_{0-24}见图3－15、图3－16，总柚皮苷在各组织中分布从多到少依次为回肠＞空肠＞十二指肠＞结肠＞胃＞肝＞肺＞肾＞气管＞心＞脂肪＞脾＞肌肉＞脑。

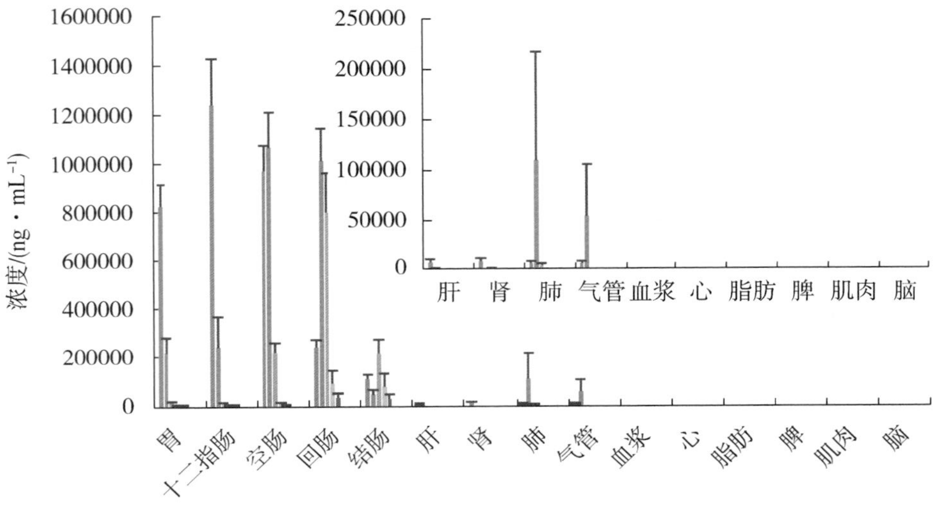

图3－11　老年大鼠各组织中柚皮苷的浓度

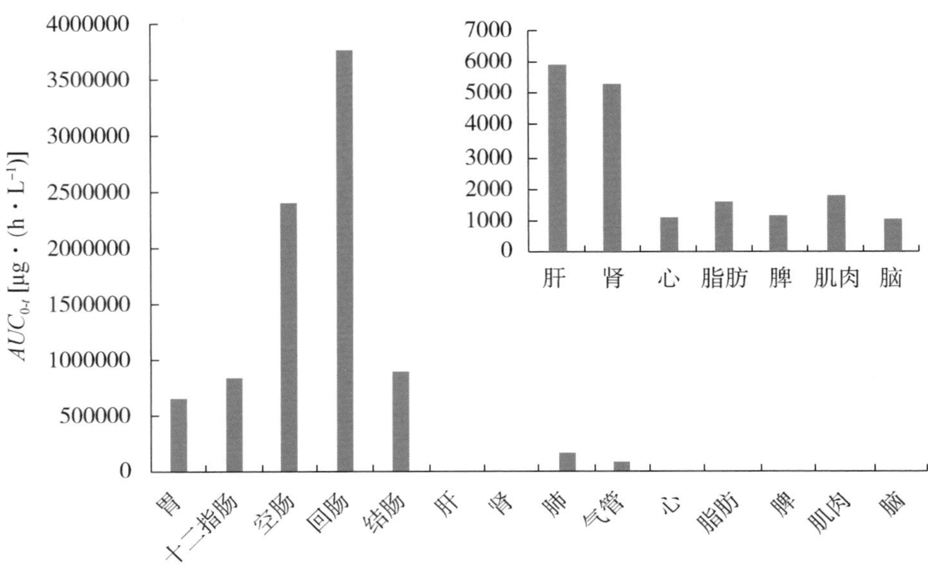

图3－12　老年大鼠各组织中柚皮苷的AUC_{0-24}/［μg·(h·L^{-1})］

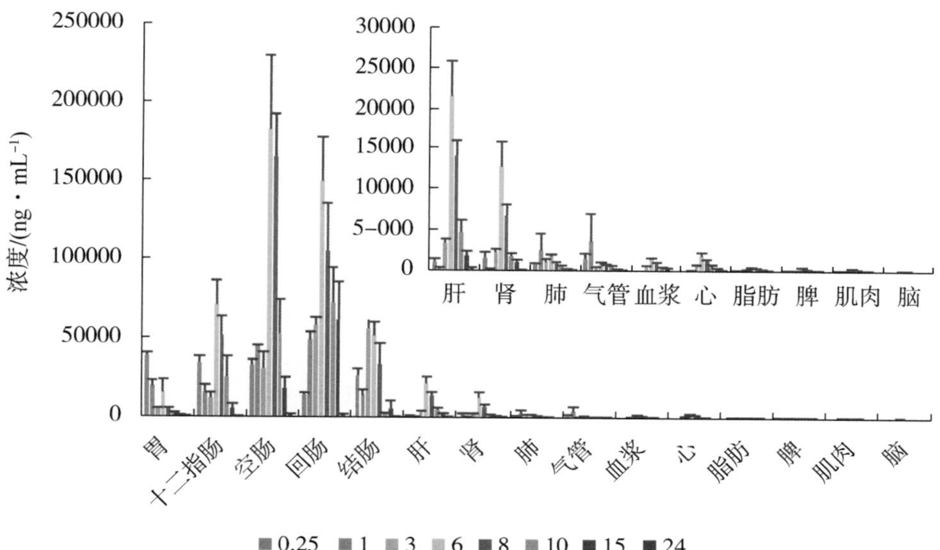

图 3－13　老年大鼠各组织中柚皮素的浓度

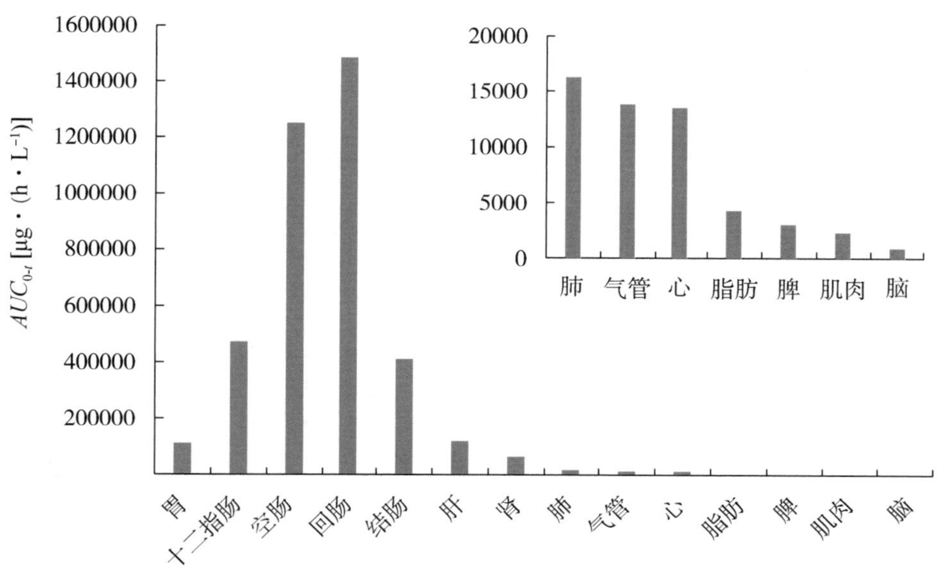

图 3－14　老年大鼠各组织中柚皮素的 AUC_{0-24} [μg ·（h · L^{-1}）]

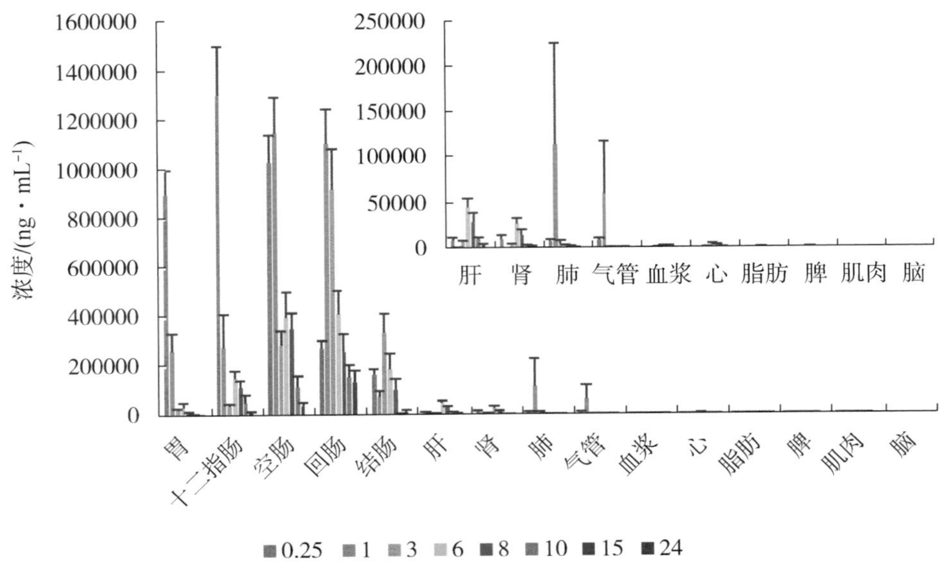

图 3－15　老年大鼠各组织中总柚皮苷的浓度

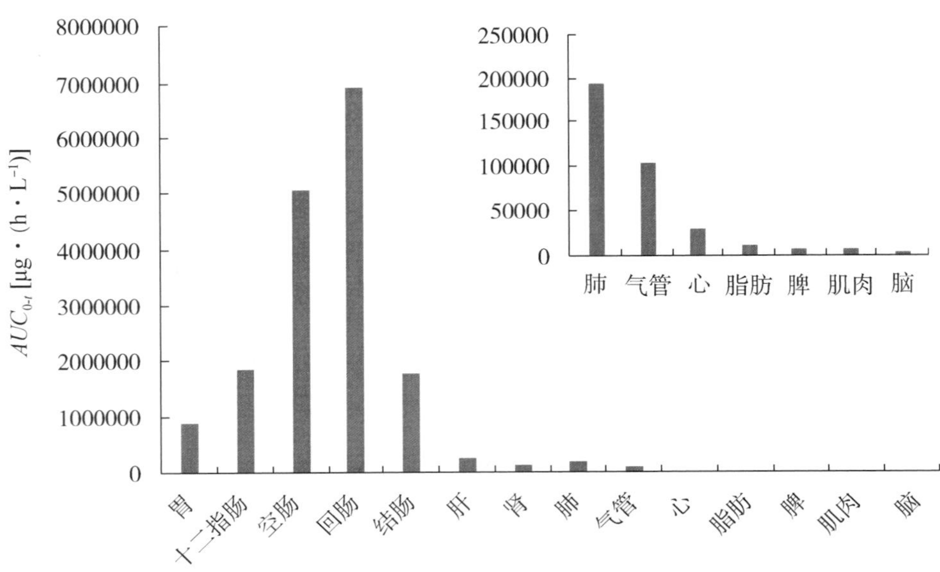

图 3－16　老年大鼠各组织中总柚皮苷的 AUC_{0-24} [μg · (h · L^{-1})]

给药后，胃、肠组织中的柚皮苷、柚皮素浓度迅速升高，提示：柚皮苷可快速通过消化道表层进入胃肠道组织细胞中；柚皮素可在给药后迅速产生，一方面，柚皮苷可经胃肠道微生物的作用发生水解，产生柚皮素并被吸收；另一方面，被胃肠道组织细胞吸收的柚皮苷可在代谢酶的作用下脱去糖基而产生柚皮素（胃肠道的首过效应）。从总柚皮苷看，组织中总柚皮苷浓度达峰时间与消化道所处位置相关（图3－17）。灌胃给药后，药液直抵胃及十二指肠，故其达峰时间最早（T_{max} = 0.25 h）；随后，药物随胃肠道蠕动到达空肠、回肠（T_{max} = 1 h）；结肠组织中总柚皮苷浓度—时间曲线呈现双峰，解剖上大鼠横结肠与十二指肠并行，故第一个峰（T_{max1} = 0.25 h）可能是由十二指肠组织中柚皮苷、柚皮素沿浓度梯度扩散迁移所致，而第二个峰（T_{max2} = 3 h）早于血浆的达峰时间（T_{max} = 6 h），因此推测第二个峰是药物随胃肠道蠕动达到结肠时产生的。

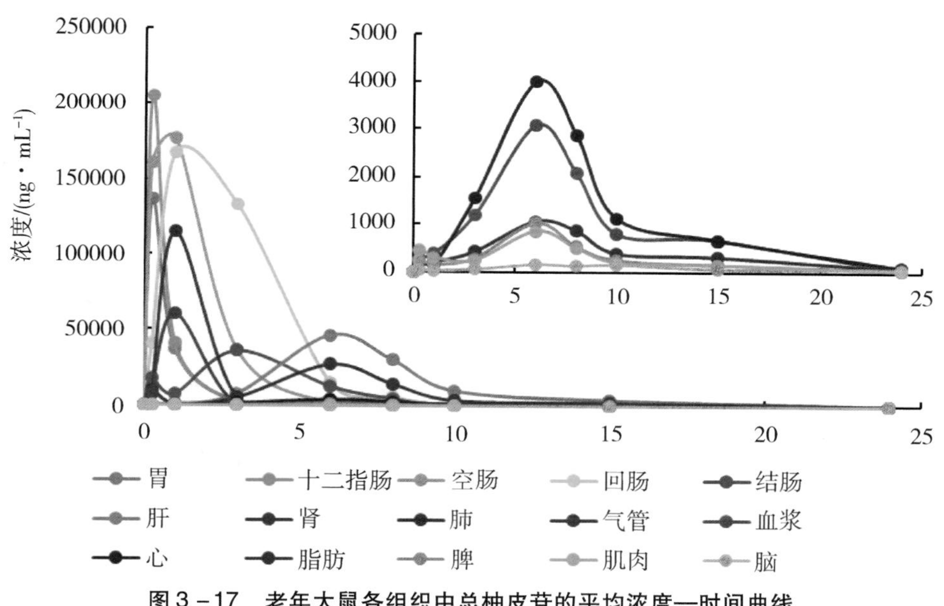

图3－17　老年大鼠各组织中总柚皮苷的平均浓度—时间曲线

前期药代动力学实验结果表明，因肝肠循环的影响，血浆总柚皮苷—时间曲线呈现双峰，其中，第一个峰（0～1 h之间）是柚皮苷原型吸收产生的，被吸收的柚皮苷在肝脏、肠道等组织被代谢为柚皮素衍生物，而后在肝肠循环、肠肠循环作用下被分泌进入肠道，外排的柚皮素衍生物以及未被吸收的柚皮苷、柚皮素被吸收时即产生了第二个峰（6～10 h之间）。肺、气管组织中总柚皮苷的达峰时间为1 h，早于血浆的达峰时间（T_{max} = 6 h），推测该峰与柚皮苷的快速吸收相关；肺、气管组织中总柚皮苷的达峰浓度远高于血浆水平，表明柚皮苷可靶向分布至肺、气管等呼吸器官，这与前期药理研究揭示的气管和肺为柚皮苷发挥止咳、化痰作用的靶点相对应。肝、肾、心、脂肪、脾、肌肉、脑等组织中总柚皮苷的达峰时间

（T_{max} = 6 h）与血浆一致。肝、肾组织中总柚皮苷浓度显著高于血浆水平，这可能是因为肝、肾分别是药物代谢、排泄的主要器官，具有富集药物的特点。总柚皮苷在脑组织中的浓度远低于血浆水平，其 AUC_{0-24} 不足血浆的 10%，提示柚皮苷及其代谢物不能良好地透过血脑屏障进入脑组织，对中枢神经系统的影响有限，这与前期实验阐明的柚皮苷止咳作用机制为外周性镇咳相对应。柚皮苷和柚皮素在给药 24 h 后，在各组织中的浓度回落至较低水平，提示药物在各组织中无明显的蓄积。

与成年大鼠相比，老年大鼠各组织中总柚皮苷浓度显著升高，这可能与肝脏代谢、肾脏排泄等功能随年龄增大而降低相关。

（2）老年大鼠体内柚皮苷、柚皮素组织分布的雌雄差异。雌、雄老年大鼠各组织中柚皮苷、柚皮素及总柚皮苷的 AUC_{0-24} 见图 3－18～图 3－20。总体来说，雌、雄老年大鼠各组织中柚皮苷、柚皮素、总柚皮苷的分布规律基本相同，即均在胃、肠、肝、肾、肺、气管中分布较高，但其比例有所差别。图 3－21 展示了雌、雄老年大鼠各组织中柚皮苷、柚皮素、总柚皮苷的 AUC_{0-24} 之比（以 lg 值表示）。结果表明：雌、雄老年大鼠胃、肠、肝、肾、肌肉、脑组织中柚皮苷、柚皮素、总柚皮苷的 AUC_{0-24} 基本相近；雌性老年大鼠脂肪组织中柚皮苷的 AUC_{0-24} 高于雄性老年大鼠，而其心、脾组织中柚皮苷的 AUC_{0-24} 则低于雄性老年大鼠。此外，雌性老年大鼠气管、肺组织中柚皮苷、柚皮素及总柚皮苷均显著高于雄性老年大鼠，提示柚皮苷在治疗老年个体呼吸系统疾病时可能存在一定的性别差异。

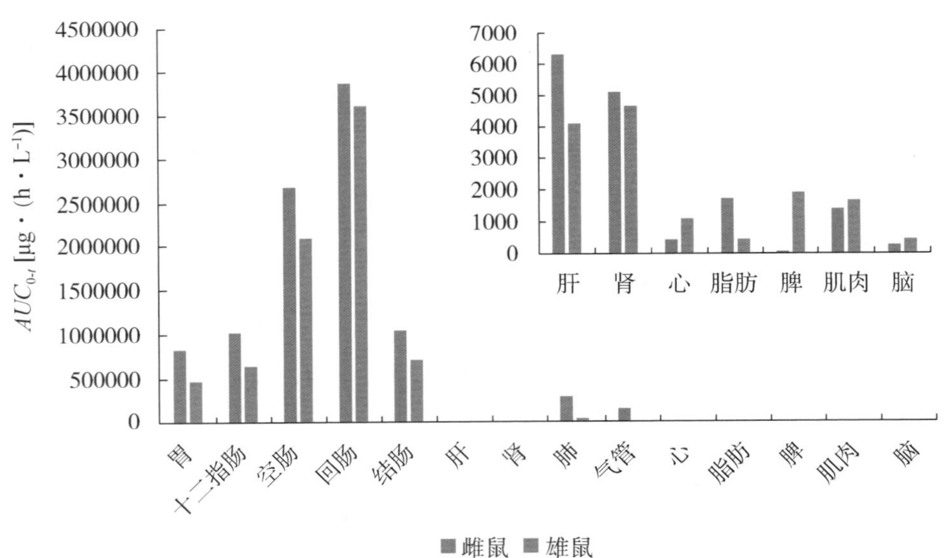

图 3－18 雌、雄老年大鼠各组织中柚皮苷的 AUC_{0-24} [μg·(h·L^{-1})]

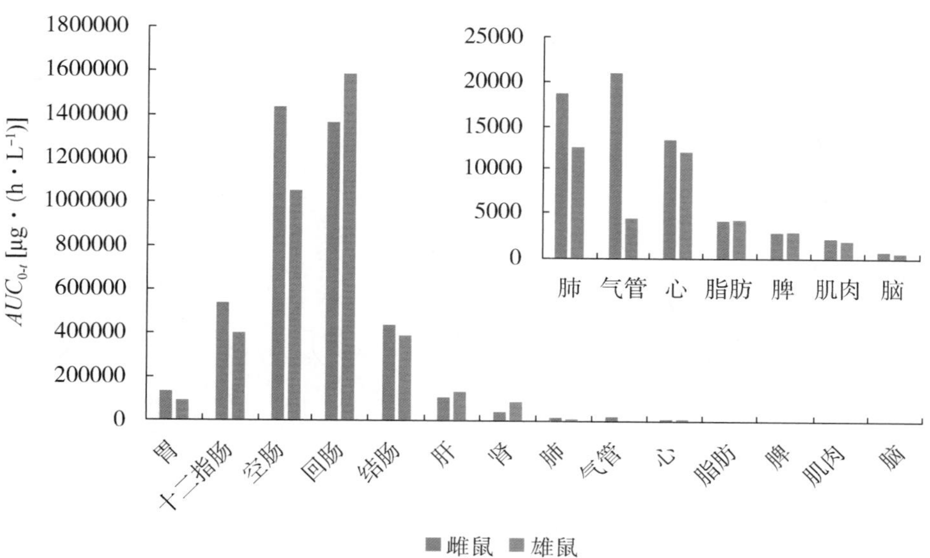

图3-19　雌、雄老年大鼠各组织中柚皮素的 AUC_{0-24}［μg·(h·L^{-1})］

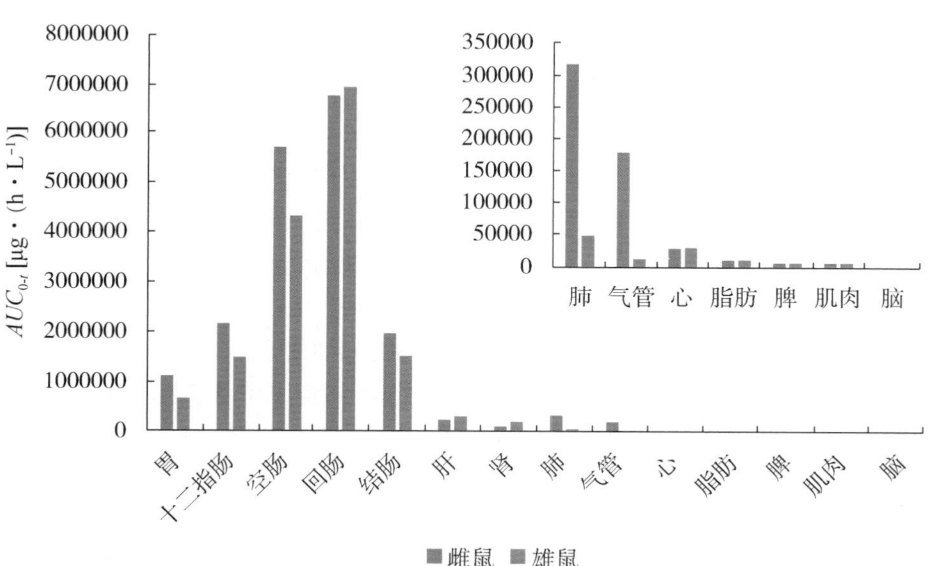

图3-20　雌、雄老年大鼠各组织中总柚皮苷的 AUC_{0-24}［μg·(h·L^{-1})］

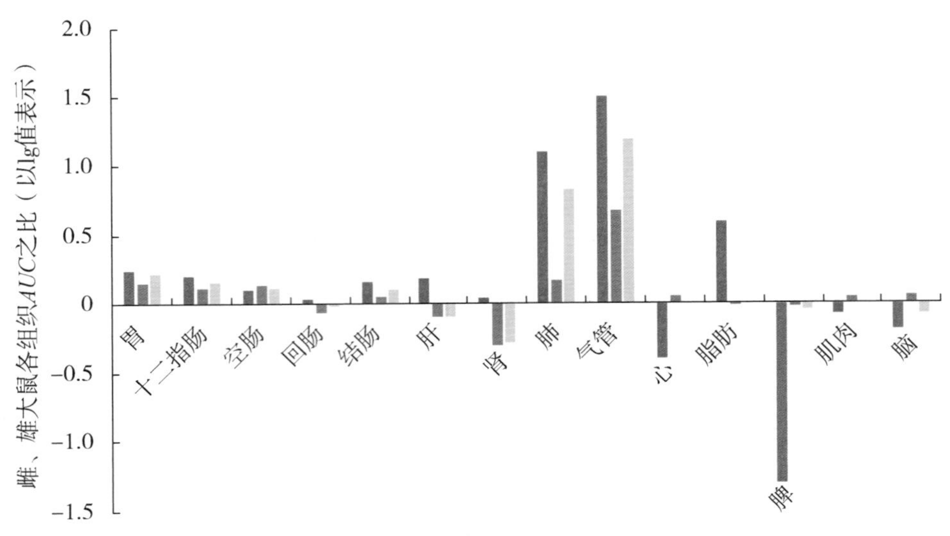

图 3 −21　雌、雄老年大鼠各组织中柚皮苷、柚皮素、总柚皮苷的 AUC_{0-24} 之比（以 lg 值表示）

（3）老年大鼠组织样品中柚皮苷代谢产物的分布。老年大鼠各组织中柚皮苷及其代谢物的相对暴露量（*AUC* 以 lg 值表示）见图 3 −22。

灌胃给药后，柚皮苷直接与胃肠道接触，因此在这些组织中丰度较高。此外，在空肠、回肠、结肠中还检测到少量的柚皮苷 − *O* − 葡萄糖醛酸苷和柚皮苷 − *O* − 硫酸酯。本研究发现，柚皮苷可广泛分布至胃肠道外的组织中，且在某些组织中的浓度远高于血浆浓度。柚皮苷大量分布于气管和肺组织中，为其发挥止咳、化痰、平喘的药理活性提供了支撑[26]。此外，柚皮苷在脂肪、心脏、脑组织中均有分布，可能与其降血脂[97]、心脏保护[98]、神经保护[99]活性相关。

与文献报道相似[70]，各组织中的主要代谢物为柚皮素的葡萄糖醛酸苷/硫酸酯结合物。但是，这些结合物的存在形式及比例在不同组织中各不相同，提示大鼠体内Ⅱ相代谢酶的组织分布特异性和结合位点特异性[100-101]。例如，柚皮素 −7 − *O* − 葡萄糖醛酸苷和柚皮素 −4′ − *O* − 葡萄糖醛酸苷在空肠中丰度相对较高，而柚皮素 −4′ − *O* − 硫酸酯只在空肠和回肠中被检测到。此外，Ⅰ相代谢产物在肠道中相对较多，这可能与这些区域中肠道微生物的丰度较高有关[102]。

在血浆中，柚皮素 − *O* − 葡萄糖醛酸苷是主要的代谢物，包括柚皮素 −7 − *O* − 葡萄糖醛酸苷、柚皮素 −4′ − *O* − 葡萄糖醛酸苷、柚皮素 − *O* − 葡萄糖醛酸苷 − *O* − 硫酸酯；而在胃肠道、肝、肾、气管、肺、心、脾、肌肉中，游离的柚皮素和柚皮素 −7 − *O* − 硫酸酯为代谢物的主要存在形式。因此，当柚皮素 − *O* − 葡萄糖醛酸苷从循环系统进入这些组织细胞时，首先被 β − 葡聚糖醛酸苷酶水解成游离柚皮素，

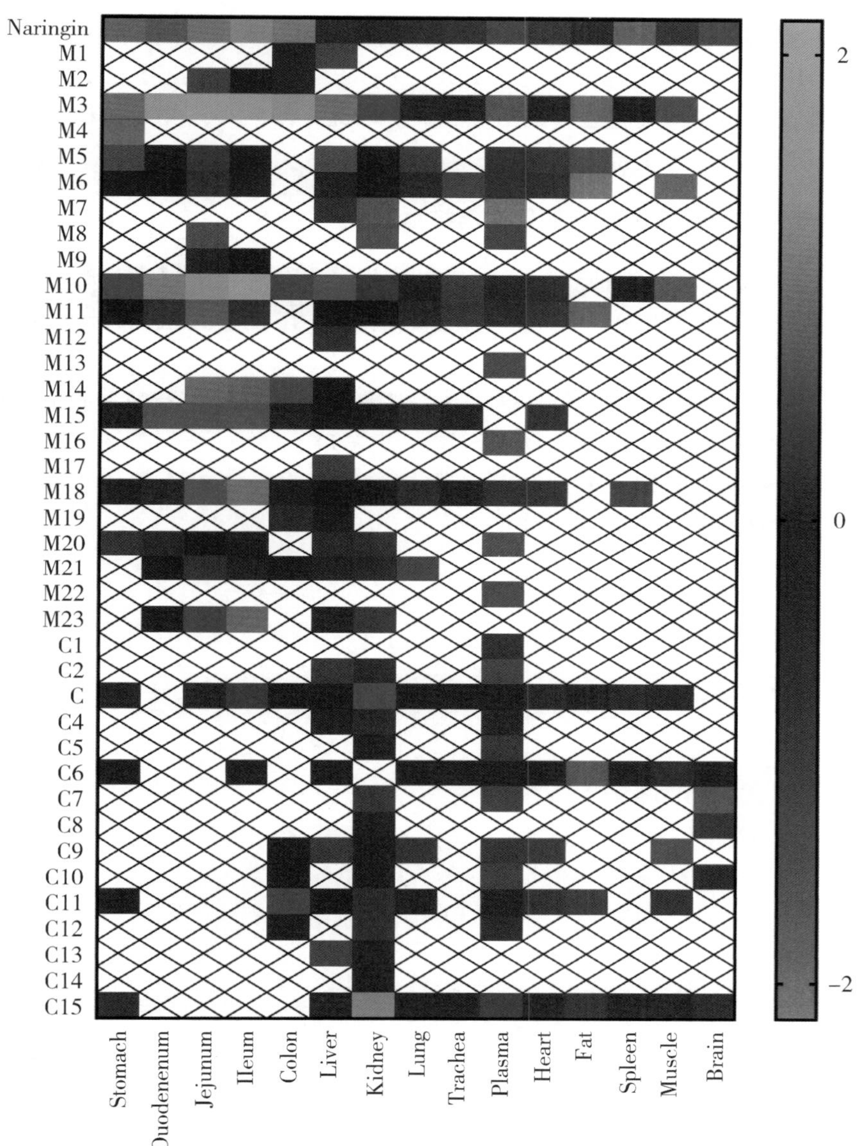

图 3－22　老年大鼠各组织中柚皮苷及其代谢物的相对暴露量（*AUC* 以 lg 值表示）

穿过亲脂细胞膜，再由磺基转移酶硫酸化。鉴于柚皮素－7－*O*－硫酸酯是组织中的主要代谢物，其生物活性有待进一步研究。

除了上述黄酮类代谢物，本研究在组织样品中还检测到 15 个酚酸类代谢物，包括苯丙烯酸、苯丙酸、苯甲酸、苯甲酰甘氨酸及其衍生物。一般来说，肠道微生物介导的黄酮类环裂解是酚酸类代谢物产生的主要途径[103－104]。Jeon 等[105]研究发现，3－（4′－羟基苯基）丙酸（4HPPA）和4′－羟基苯甲酸（4HBA）具有一定的降血脂和抗氧化活性。本研究中，3－（苯基）－2－苯丙烯酸－4′－*O*－硫酸酯、4HPPA、4HPPA－4′－*O*－硫酸酯、4HBA－4－*O*－硫酸酯广泛存在于肝脏和肾脏中，这可能与上述酚酸类化合物的活性相关。因此，酚酸类产物也可能是柚皮苷发挥其药理活性的一个重要部分[106]。

3. 柚皮苷在老年大鼠体内的代谢与排泄研究

1）尿液、粪便样品中柚皮苷代谢产物的鉴定。对老年大鼠灌胃柚皮苷后，本研究采用高分辨的 UFLC－Q－TOF－MS/MS 系统，在收集的尿、粪样品中共鉴定出两大类代谢产物：

A. 39 种黄酮类化合物，包括柚皮素、芹菜素、圣草酚和橙皮素的葡萄糖醛酸化、硫酸酯化、葡萄糖化结合产物（详见表3－69）。

B. 46 种酚酸类代谢产物，包括苯丙烯酸、苯丙酸、苯乙酸、苯甲酸、苯三酚、苯甲酰甘氨酸及其衍生物（详见表3－70）。

表3-69 老年大鼠给予柚皮苷后的尿、粪样品中黄酮类代谢物的鉴定

序号	化合物	分子式	保留时间/min	$[M-H]^-$/(Error, 10^{-6})	负模式碎片离子[a]	来源
原型	柚皮苷[b]	$C_{27}H_{32}O_{14}$	11.4	579.1745 (-0.4)	459.1196 $[M-H-C_8H_8O]^-$, 313.0713 $[M-H-C_8H_8O-Rha]^-$, 271.0601 $[M-H-Rha-Glc]^-$, 151.0024 $[M-H-Rha-Glc-C_8H_8O]^-$	尿、粪
M1	柚皮素[b]	$C_{15}H_{12}O_5$	13.7	271.0620 (1.8)	177.0202 $[M-H-C_6H_6O]^-$, 151.0043 $[M-H-C_8H_8O]^-$, 119.0512 $[M-H-C_7H_4O_4]^-$, 107.0150 $[M-H-C_8H_8O-CO_2]^-$, 93.0366 $[M-H-C_9H_6O_4]^-$, 83.0147	尿、粪
M2	柚皮素-5-*O*-葡萄糖醛酸苷	$C_{21}H_{20}O_{11}$	10.7	447.0940 (1.1)	271.0610 $[M-H-GlcUA]^-$, 175.0251 $[M-H-NE]^-$, 151.0037 $[M-H-GlcUA-C_8H_8O]^-$, 113.0259 $[M-H-NE-CO_2-H_2O]^-$	尿
M3	柚皮素-7-*O*-葡萄糖醛酸苷[b]	$C_{21}H_{20}O_{11}$	11.5	447.0943 (1.8)	271.0611 $[M-H-GlcUA]^-$, 227.0715, 177.0191 $[M-H-GlcUA-C_6H_6O]^-$, 175.0239 $[M-H-NE]^-$, 151.0034 $[M-H-GlcUA-C_8H_8O]^-$, 119.0509 $[M-H-GlcUA-C_7H_4O_4]^-$, 113.0251 $[M-H-NE-CO_2-H_2O]^-$, 85.0318 $[M-H-NE-CO_2-H_2O-CO]^-$	尿
M4	柚皮素-4′-*O*-葡萄糖醛酸苷[b]	$C_{21}H_{20}O_{11}$	11.7	447.0948 (2.1)	271.0614 $[M-H-GlcUA]^-$, 177.0197 $[M-H-GlcUA-C_6H_6O]^-$, 175.0252 $[M-H-NE]^-$, 151.0046 $[M-H-GlcUA-C_8H_8O]^-$, 119.0516 $[M-H-GlcUA-C_7H_4O_4]^-$, 113.0258 $[M-H-NE-CO_2-H_2O]^-$, 85.0320 $[M-H-NE-CO_2-H_2O-CO]^-$	尿
M5	柚皮素-4′,7-*O*-di-葡萄糖醛酸苷	$C_{27}H_{28}O_{17}$	8.7	623.1253 (-1.2)	447.0915 $[M-H-GlcUA]^-$, 313.0691 $[M-H-GlcUA-C_4H_6O_5]^-$, 271.0600 $[M-H-2GlcUA]^-$, 175.0236 $[M-H-NE-GlcUA]^-$, 151.0033 $[M-H-2GlcUA-C_8H_8O]^-$, 113.0240 $[M-H-NE-GlcUA-CO_2-H_2O]^-$, 107.0143 $[M-H-2GlcUA-C_8H_8O-CO_2]^-$, 85.0310 $[M-H-NE-GlcUA-CO_2-H_2O-CO]^-$	尿
M6	柚皮素-5,7-*O*-di-葡萄糖醛酸苷	$C_{27}H_{28}O_{17}$	9.4	623.1299 (2.4)	447.0943 $[M-H-GlcUA]^-$, 271.0610 $[M-H-2GlcUA]^-$, 175.0223 $[M-H-NE-GlcUA]^-$, 151.0027 $[M-H-2GlcUA-C_8H_8O]^-$, 113.0224 $[M-H-NE-GlcUA-CO_2-H_2O]^-$	尿

续上表

序号	化合物	分子式	保留时间/min	$[M-H]^-$/(Error, 10^{-6})	负模式碎片离子[a]	来源
M7	柚皮素 -4′, 5 - *O* - di - 葡萄糖醛酸苷	$C_{27}H_{28}O_{17}$	10.8	623.1296 (2.2)	447.0939 $[M-H-GlcUA]^-$, 313.0705 $[M-H-GlcUA-C_4H_6O_5]^-$, 271.0618 $[M-H-2GlcUA]^-$, 175.0244 $[M-H-NE-GlcUA]^-$, 151.0033 $[M-H-2GlcUA-C_8H_8O]^-$, 113.0254 $[M-H-NE-GlcUA-CO_2-H_2O]^-$	尿
M8	柚皮素 -4′ - *O* - 硫酸酯	$C_{15}H_{12}O_8S$	10.0	351.0175 (1.2)	271.0610 $[M-H-SO_3]^-$, 177.0182 $[M-H-SO_3-C_6H_6O]^-$, 165.0180 $[M-H-SO_3-C_7H_6O]^-$, 151.0038 $[M-H-SO_3-C_8H_8O]^-$, 119.0510 $[M-H-SO_3-C_7H_4O_4]^-$, 107.0158 $[M-H-SO_3-C_8H_8O-CO_2]^-$, 93.0366 $[M-H-SO_3-C_9H_6O_4]^-$, 83.0152	尿
M9	柚皮素 -7 - *O* - 硫酸酯	$C_{15}H_{12}O_8S$	12.1	351.0179 (1.7)	271.0608 $[M-H-SO_3]^-$, 177.0185 $[M-H-SO_3-C_6H_6O]^-$, 151.0035 $[M-H-SO_3-C_8H_8O]^-$, 119.0508 $[M-H-SO_3-C_7H_4O_4]^-$, 107.0150 $[M-H-SO_3-C_8H_8O-CO_2]^-$, 93.0356 $[M-H-SO_3-C_9H_6O_4]^-$, 83.0149	尿
M10	柚皮素 - *O* - di - 硫酸酯	$C_{15}H_{12}O_{11}S_2$	12.2	431.2095 (-1.0)	351.0169 $[M-H-SO_3]^-$, 271.0599 $[M-H-2SO_3]^-$, 177.0185 $[M-H-2SO_3-C_6H_6O]^-$, 151.0048 $[M-H-2SO_3-C_8H_8O]^-$, 119.0507 $[M-H-2SO_3-C_7H_4O_4]^-$, 96.9621, 93.0341 $[M-H-2SO_3-C_9H_6O_4]^-$	尿
M11	柚皮素 - *O* - 葡萄糖醛酸苷 - *O* - 硫酸酯	$C_{21}H_{20}O_{14}S$	7.6	527.1920 (5.3)	447.0929 $[M-H-SO_3]^-$, 351.0202 $[M-H-GlcUA]^-$, 286.0708, 271.0599 $[M-H-SO3-GlcUA]^-$, 175.0195 $[M-H-SO_3-NE]^-$, 151.0062 $[M-H-SO_3-GlcUA-C_8H_8O]^-$, 113.0226 $[M-H-SO_3-NE-CO_2-H_2O]^-$, 85.0328 $[M-H-SO_3-NE-CO_2-H_2O-CO]^-$	尿

续上表

序号	化合物	分子式	保留时间／min	$[M-H]^-$／(Error, 10^{-6})	负模式碎片离子[a]	来源
M12	柚皮素 – *O* – 葡萄糖醛酸苷 – *O* – 硫酸酯	$C_{21}H_{20}O_{14}S$	8.0	527.0496 (–1.9)	447.0923 $[M-H-SO_3]^-$, 351.0170 $[M-H-GlcUA]^-$, 271.0604 $[M-H-SO3-GlcUA]^-$, 177.0188 $[M-H-SO_3-GlcUA-C_6H_6O]^-$, 175.0236 $[M-H-SO_3-NE]^-$, 151.0022 $[M-H-SO_3-GlcUA-C_8H_8O]^-$, 113.0245 $[M-H-SO_3-NE-CO_2-H_2O]^-$, 96.9608, 85.0310 $[M-H-SO_3-NE-CO_2-H_2O-CO]^-$	尿
M13	柚皮素 – *O* – 葡萄糖醛酸苷 – *O* – 硫酸酯	$C_{21}H_{20}O_{14}S$	8.9	527.0508 (–1.0)	447.0945 $[M-H-SO_3]^-$, 351.0177 $[M-H-GlcUA]^-$, 313.0721 $[M-H-SO_3-C_4H_6O_5]^-$, 271.0605 $[M-H-SO_3-GlcUA]^-$, 254.0707, 227.0710, 175.0243 $[M-H-SO_3-NE]^-$, 165.0182 $[M-H-SO_3-GlcUA-C_7H_6O]^-$, 151.0022 $[M-H-SO_3-GlcUA-C_8H_8O]^-$, 119.0502 $[M-H-SO_3-GlcUA-C_7H_4O_4]^-$, 113.0243 $[M-H-SO_3-NE-CO_2-H_2O]^-$, 96.9606, 85.0334 $[M-H-SO_3-NE-CO_2-H_2O-CO]^-$	尿
M14	柚皮素 – *O* – 葡萄糖醛酸苷 – *O* – 硫酸酯	$C_{21}H_{20}O_{14}S$	10.1	527.0508 (–1.0)	447.0936 $[M-H-SO_3]^-$, 351.0183 $[M-H-GlcUA]^-$, 271.0611 $[M-H-SO_3-GlcUA]^-$, 175.0253 $[M-H-SO_3-NE]^-$, 151.0043 $[M-H-SO_3-GlcUA-C_8H_8O]^-$, 113.0258 $[M-H-SO_3-NE-CO_2-H_2O]^-$, 85.0324 $[M-H-SO_3-NE-CO_2-H_2O-CO]^-$	尿
M15	柚皮素 – *O* – 葡萄糖苷 – *O* – 葡萄糖醛酸苷	$C_{27}H_{30}O_{16}$	8.8	609.1475 (–0.8)	447.0935 $[M-H-Glc]^-$, 433.1141 $[M-H-GlcUA]^-$, 402.1669 $[M-H-Glc-COOH]^-$, 313.0712 $[M-H-Glc-C_4H_6O_5]^-$, 271.0594 $[M-H-Glc-GlcUA]^-$, 151.0000 $[M-H-Glc-GlcUA-C_8H_8O]^-$, 113.0237 $[M-H-Glc-NE-CO_2-H_2O]^-$	尿
M16	柚皮素 – *O* – 葡萄糖苷 – *O* – 硫酸酯	$C_{21}H_{22}O_{13}S$	9.0	513.0720 (0.4)	433.1135 $[M-H-SO_3]^-$, 358.9718, 313.0564 $[M-H-SO_3-C_4H_8O_4]^-$, 271.0600 $[M-H-SO_3-Glc]^-$, 151.0018 $[M-H-SO_3-Glc-C_8H_8O]^-$, 119.0491 $[M-H-SO_3-Glc-C_7H_4O_4]^-$	尿

续上表

序号	化合物	分子式	保留时间/min	$[M-H]^-$/(Error, 10^{-6})	负模式碎片离子[a]	来源
M17	柚皮素 - *O* - 葡萄糖苷 - *O* - 硫酸酯	$C_{21}H_{22}O_{13}S$	9.4	513.0733 (1.1)	433.1145 $[M-H-SO_3]^-$, 313.0560 $[M-H-SO_3-C_4H_8O_4]^-$, 271.0603 $[M-H-SO_3-Glc]^-$, 177.0197 $[M-H-SO_3-Glc-C_6H_6O]^-$, 151.0030 $[M-H-SO_3-Glc-C_8H_8O]^-$, 119.0500 $[M-H-SO_3-Glc-C_7H_4O_4]^-$, 107.0137 $[M-H-SO_3-Glc-C_8H_8O-CO_2]^-$	尿
M18	甲基化柚皮素 - *O* - 葡萄糖醛酸苷	$C_{22}H_{22}O_{11}$	13.5	461.1865 (−0.4)	443.1747 $[M-H-H_2O]^-$, 285.0765 $[M-H-GlcUA]^-$, 175.0232 $[M-H-MNE]^-$, 164.0098, 151.0022 $[M-H-GlcUA-C_9H_{10}O]^-$, 113.0248 $[M-H-MNE-CO_2-H_2O]^-$, 96.9612, 85.0326 $[M-H-MNE-CO_2-H_2O-CO]^-$	尿
M19	Apiferol	$C_{15}H_{14}O_5$	13.8	273.0718 (−1.2)	167.0352, 153.0089 $[M-H-C_8H_8O]^-$, 123.0448, 119.0504 $[M-H-C_7H_6O_4]^-$, 93.0345 $[M-H-C_9H_8O_4]^-$	尿
M20	芹菜素[b]	$C_{15}H_{10}O_5$	15.0	269.0423 (−0.3)	251.1606 $[M-H-H_2O]^-$, 225.1405, 151.0065 $[M-H-C_8H_6O]^-$, 117.0306 $[M-H-C_7H_4O_4]^-$, 98.9536 $[M-H-C_7H_4O_4-H_2O]^-$	尿、粪
M21	芹菜素 - *O* - 葡萄糖醛酸苷	$C_{21}H_{18}O_{11}$	11.1	445.0781 (−1.0)	269.0440 $[M-H-GlcUA]^-$, 175.0234 $[M-H-AE]^-$, 113.0242 $[M-H-AE-CO_2-H_2O]^-$, 96.9604, 85.0321 $[M-H-AE-CO_2-H_2O-CO]^-$	尿
M22	芹菜素 - *O* - 葡萄糖醛酸苷	$C_{21}H_{18}O_{11}$	12.3	445.0790 (−0.3)	269.0449 $[M-H-GlcUA]^-$, 175.0241 $[M-H-AE]^-$, 113.0240 $[M-H-AE-CO_2-H_2O]^-$, 96.9603, 85.0316 $[M-H-AE-CO_2-H_2O-CO]^-$	尿
M23	芹菜素 - *O* - 硫酸酯	$C_{15}H_{10}O_8S$	13.4	349.0022 (0.1)	269.0445 $[M-H-SO_3]^-$, 117.0350 $[M-H-SO_3-C_7H_4O_4]^-$, 96.9609	尿
M24	圣草酚[b]	$C_{15}H_{12}O_6$	12.7	287.0524 (−1.2)	225.0700, 201.1115, 175.0711, 151.0041 $[M-H-C_8H_8O_2]^-$, 135.0456 $[M-H-C_7H_4O_4]^-$, 107.0130 $[M-H-C_8H_8O_2-CO_2]^-$	尿、粪

续上表

序号	化合物	分子式	保留时间/min	$[M-H]^-$/(Error, 10^{-6})	负模式碎片离子[a]	来源
M25	圣草酚-*O*-葡萄糖醛酸苷	$C_{21}H_{20}O_{12}$	10.5	463.0892 (−3.7)	383.1953, 287.0555 $[M-H-GlcUA]^-$, 175.0246 $[M-H-EY]^-$, 151.0033 $[M-H-GlcUA-C_8H_8O_2]^-$, 135.0448 $[M-H-GlcUA-C_7H_4O_4]^-$, 113.0251 $[M-H-EY-CO_2-H_2O]^-$, 107.0144 $[M-H-GlcUA-C_8H_8O_2-CO_2]^-$, 85.0321 $[M-H-EY-CO_2-H_2O-CO]^-$	尿
M26	圣草酚-*O*-葡萄糖醛酸苷	$C_{21}H_{20}O_{12}$	11.5	463.0865 (−1.3)	287.0528 $[M-H-GlcUA]^-$, 151.0024 $[M-H-GlcUA-C_8H_8O_2]^-$, 113.0260 $[M-H-EY-CO_2-H_2O]^-$	尿
M27	圣草酚-*O*-硫酸酯	$C_{15}H_{12}O_9S$	11.2	367.0135 (−0.7)	287.0551 $[M-H-SO_3]^-$, 151.0038 $[M-H-SO_3-C_8H_8O_2]^-$, 135.0419 $[M-H-SO_3-C_7H_4O_4]^-$, 96.9621	尿
M28	圣草酚-*O*-硫酸酯	$C_{15}H_{12}O_9S$	12.3	367.0117 (−2.7)	287.0542 $[M-H-SO_3]^-$, 151.0023 $[M-H-SO_3-C_8H_8O_2]^-$, 135.0442 $[M-H-SO_3-C_7H_4O_4]^-$, 107.0165 $[M-H-SO_3-C_8H_8O_2-CO_2]^-$	尿
M29	圣草酚-*O*-葡萄糖醛酸苷-*O*-硫酸酯	$C_{21}H_{20}O_{15}S$	9.9	543.0466 (−0.9)	463.0877 $[M-H-SO_3]^-$, 367.0121 $[M-H-GlcUA]^-$, 287.0553 $[M-H-SO_3-GlcUA]^-$, 254.9802, 175.0235 $[M-H-SO_3-EY]^-$, 151.0034 $[M-H-SO_3-GlcUA-C_8H_8O_2]^-$, 135.0455 $[M-H-SO_3-GlcUA-C_7H_4O_4]^-$, 113.0250 $[M-H-SO_3-EY-CO_2-H_2O]^-$, 107.0125 $[M-H-SO_3-GlcUA-C_8H_8O_2-CO_2]^-$, 95.0149, 85.0310 $[M-H-SO_3-EY-CO_2-H_2O-CO]^-$	尿
M30	橙皮素[b]	$C_{16}H_{14}O_6$	13.8	301.0721 (0.7)	286.0501 $[M-H-CH_3]^-$, 177.0177 $[M-H-C_7H_8O_2]^-$, 151.0034 $[M-H-C_9H_{10}O_2]^-$, 134.0372, 107.0132 $[M-H-C_9H_{10}O_2-CO_2]^-$, 95.0889, 83.0146	尿
M31	橙皮素-5-*O*-葡萄糖醛酸苷	$C_{22}H_{22}O_{12}$	11.6	477.1047 (−0.9)	301.0716 $[M-H-GlcUA]^-$, 286.0470 $[M-H-GlcUA-CH_3]^-$, 177.0186 $[M-H-GlcUA-C_7H_8O_2]^-$, 175.0236 $[M-H-HE]^-$, 151.0029 $[M-H-GlcUA-C_9H_{10}O_2]^-$, 134.0365, 113.0243 $[M-H-HE-CO_2-H_2O]^-$, 99.0102, 85.0286 $[M-H-HE-CO_2-H_2O-CO]^-$	尿

续上表

序号	化合物	分子式	保留时间/min	$[M-H]^-$/(Error, 10^{-6})	负模式碎片离子[a]	来源
M32	橙皮素-7-*O*-葡萄糖醛酸苷[b]	$C_{22}H_{22}O_{12}$	11.8	477.1049 (-0.7)	301.0719 $[M-H-GlcUA]^-$, 286.0477 $[M-H-GlcUA-CH_3]^-$, 242.0552 $[M-H-GlcUA-OCH_2-HCO]^-$, 175.0240 $[M-H-HE]^-$, 151.0026 $[M-H-GlcUA-C_9H_{10}O_2]^-$, 113.0244 $[M-H-HE-CO_2-H_2O]^-$, 95.0146, 85.0315 $[M-H-HE-CO_2-H_2O-CO]^-$	尿
M33	橙皮素-3′-*O*-葡萄糖醛酸苷[b]	$C_{22}H_{22}O_{12}$	12.4	477.1066 (1.6)	360.9595, 301.0702 $[M-H-GlcUA]^-$, 286.0452 $[M-H-GlcUA-CH_3]^-$, 151.0030 $[M-H-GlcUA-C_9H_{10}O_2]^-$, 113.0248 $[M-H-HE-CO_2-H_2O]^-$	尿
M34	橙皮素-*O*-di-葡萄糖醛酸苷	$C_{28}H_{30}O_{18}$	9.6	653.1329 (0.4)	477.1007 $[M-H-GlcUA]^-$, 301.0702 $[M-H-2GlcUA]^-$, 175.0221 $[M-H-HE-GlcUA]^-$, 151.0018 $[M-H-2GlcUA-C_9H_{10}O_2]^-$, 113.0238 $[M-H-HE-GlcUA-CO_2-H_2O]^-$, 85.0315 $[M-H-HE-GlcUA-CO_2-H_2O-CO]^-$	尿
M35	橙皮素-3′-*O*-硫酸酯	$C_{16}H_{14}O_9S$	11.9	381.0272 (-0.9)	301.0706 $[M-H-SO_3]^-$, 286.0464 $[M-H-SO_3-CH_3]^-$, 205.0829, 165.9884 $[M-H-SO_3-C_8H_8O_2]^-$, 110.0009	尿
M36	橙皮素-7-*O*-硫酸酯[b]	$C_{16}H_{14}O_9S$	12.3	381.0288 (0.8)	301.0716 $[M-H-SO_3]^-$, 286.0478 $[M-H-SO_3-CH_3]^-$, 177.0177 $[M-H-SO_3-C_7H_8O_2]^-$, 151.0038 $[M-H-SO_3-C_9H_{10}O_2]^-$, 134.0377 $[M-H-SO_3-C_7H_4O_4-CH_3]^-$, 107.0136 $[M-H-SO_3-C_9H_{10}O_2-CO_2]^-$	尿
M37	橙皮素-*O*-葡萄糖醛酸苷-*O*-硫酸酯	$C_{22}H_{22}O_{15}S$	9.4	557.0639 (1.9)	477.1032 $[M-H-SO_3]^-$, 383.1930, 381.0252 $[M-H-GlcUA]^-$, 301.0719 $[M-H-GlcUA-SO_3]^-$, 254.9808, 175.0258 $[M-H-SO_3-HE]^-$, 151.0022 $[M-H-GlcUA-SO_3-C_9H_{10}O_2]^-$, 113.0221 $[M-H-SO_3-HE-CO_2-H_2O]^-$	尿

续上表

序号	化合物	分子式	保留时间/min	$[M-H]^-$/(Error, 10^{-6})	负模式碎片离子[a]	来源
M38	橙皮素 - *O* - 葡萄糖醛酸苷 - *O* - 硫酸酯	$C_{22}H_{22}O_{15}S$	10.3	557.0604 (−1.8)	477.1038 $[M-H-SO_3]^-$, 381.0272 $[M-H-GlcUA]^-$, 301.0718 $[M-H-GlcUA-SO_3]^-$, 254.9800, 175.0236 $[M-H-SO_3-HE]^-$, 151.0035 $[M-H-GlcUA-SO_3-C_9H_{10}O_2]^-$, 113.0247 $[M-H-SO_3-HE-CO_2-H_2O]^-$, 85.0309 $[M-H-SO_3-HE-CO_2-H_2O-CO]^-$	尿
M39	橙皮素 - *O* - 葡萄糖苷 - *O* - 硫酸酯	$C_{22}H_{24}O_{14}S$	9.4	543.0816 (−1.6)	463.1235 $[M-H-SO_3]^-$, 383.1926, 301.0705 $[M-H-SO_3-Glc]^-$, 287.0521, 151.0010 $[M-H-SO_3-Glc-C_9H_{10}O_2]^-$, 113.0248	尿

注：[a]碎片丢失：Rha = 鼠李糖苷，Glc = 葡萄糖苷，GlcUA = 葡萄糖醛酸苷，NE = 柚皮素，AE = 芹菜素，EY = 圣草酚，HE = 橙皮素。[b]对照品确证。

表 3-70　老年大鼠给予柚皮苷后的尿、粪样品中酚酸类代谢物的鉴定

序号	化合物	分子式	保留时间/min	$[M-H]^-$/(Error, 10^{-6})	负模式碎片离子[a]	来源
	色原酮衍生物					
C1	5,7 - 二羟基色原酮[b]	$C_9H_6O_4$	9.4	177.0197 (4.9)	133.0272 $[M-H-CO_2]^-$, 109.0286, 91.0186, 77.0405	尿
	苯三酚衍生物					
C2	间苯三酚[b]	$C_6H_6O_3$	6.7	125.0274 (3.5)	81.0315 $[M-H-CO_2]^-$	尿
C3	间苯三酚 - *O* - 硫酸酯	$C_6H_6O_6S$	6.7	204.9798 (0.8)	125.0235 $[M-H-SO_3]^-$, 81.0360 $[M-H-SO_3-CO_2]^-$	尿
	苯丙烯酸衍生物					

续上表

序号	化合物	分子式	保留时间/min	[M-H]⁻/(Error, 10^{-6})	负模式碎片离子[a]	来源
C4	Feruloylglycine	$C_{12}H_{13}NO_5$	9.6	250.0708 (0.2)	232.0602 $[M-H-H_2O]^-$, 206.0811 $[M-H-CO_2]^-$, 188.0736 $[M-H-H_2O-CO_2]^-$, 162.0913 $[M-H-CO_2-CH_4-CO]^-$, 132.0309 $[M-H-CO_2-C_2H_4NO-CH_4]^-$, 121.0295, 88.0403	尿
C5	3-(4′-甲氧基苯基)-2-丙烯酸-3′-*O*-葡萄糖醛酸苷	$C_{16}H_{18}O_{10}$	8.3	369.1725 (0.1)	324.0246 $[M-H-COOH]^-$, 289.9186, 251.1105, 193.0496 $[M-H-GlcUA]^-$, 178.0256 $[M-H-GlcUA-CH_3]^-$, 175.0233 $[M-H-3H4MPEA]^-$, 149.0590 $[M-H-GlcUA-CO_2]^-$, 134.0360 $[M-H-GlcUA-CO_2-CH_3]^-$, 113.0228 $[M-H-3H4MPEA-CO_2-H_2O]^-$, 85.0293 $[M-H-3H4MPEA-CO_2-H_2O-CO]^-$	尿
C6	3-(4′-甲氧基苯基)-2-丙烯酸-3′-*O*-硫酸酯	$C_{10}H_{10}O_7S$	8.8	273.0062 (0.9)	229.0146 $[M-H-CO_2]^-$, 193.0496 $[M-H-SO_3]^-$, 178.0260 $[M-H-SO_3-CH_3]^-$, 149.0597 $[M-H-SO_3-CO_2]^-$, 134.0364 $[M-H-SO_3-CO_2-CH_3]^-$, 96.9602	尿
C7	咖啡酸-4′-*O*-硫酸酯	$C_9H_8O_7S$	5.2	258.9895 (2.3)	214.9990 $[M-H-CO_2]^-$, 187.0061 $[M-H-CO_2-CO]^-$, 179.0322 $[M-H-SO_3]^-$, 135.0429 $[M-H-SO_3-CO_2]^-$, 107.0492 $[M-H-SO_3-CO_2-CO]^-$, 93.0352, 80.9649	尿
C8	咖啡酸-3′-*O*-硫酸酯	$C_9H_8O_7S$	5.7	258.9906 (3.7)	215.0004 $[M-H-CO_2]^-$, 187.0068 $[M-H-CO_2-CO]^-$, 179.0330 $[M-H-SO_3]^-$, 135.0446 $[M-H-SO_3-CO_2]^-$, 107.0505 $[M-H-SO_3-CO_2-CO]^-$, 93.0353	尿
C9	咖啡酸-*O*-葡萄糖醛酸苷	$C_{15}H_{16}O_{10}$	5.3	355.0665 (-1.5)	283.0792, 179.0340 $[M-H-GlcUA]^-$, 175.0272 $[M-H-CA]^-$, 113.0257 $[M-H-CA-CO_2-H_2O]^-$, 107.0467 $[M-H-GlcUA-CO_2-CO]^-$, 85.0315 $[M-H-CA-CO_2-H_2O-CO]^-$	尿
C10	3-(4′-羟基苯基)-2-丙烯酸	$C_9H_8O_3$	10.9	163.0408 (4.2)	119.0494 $[M-H-CO_2]^-$, 93.0356 $[M-H-CO_2-2CH]^-$	尿、粪
C11	3-(3′-羟基苯基)-2-丙烯酸	$C_9H_8O_3$	11.5	163.0354 (2.6)	119.0500 $[M-H-CO_2]^-$, 93.0325 $[M-H-CO_2-2CH]^-$, 91.0572 $[M-H-CO_2-CO]^-$	尿

续上表

序号	化合物	分子式	保留时间/min	$[M-H]^-$/(Error, 10^{-6})	负模式碎片离子[a]	来源
C12	3-(苯基)-2-丙烯酸-4′-*O*-硫酸酯	$C_9H_8O_6S$	8.6	242.9969 (0.9)	163.0401 $[M-H-SO_3]^-$, 119.0509 $[M-H-SO_3-CO_2]^-$, 96.9618, 91.0521 $[M-H-SO_3-CO_2-CO]^-$	尿
C13	3-(苯基)-2-丙烯酸-3′-*O*-硫酸酯	$C_9H_8O_6S$	9.4	242.9956 (0.6)	163.0391 $[M-H-SO_3]^-$, 119.0498 $[M-H-SO_3-CO_2]^-$, 91.0565 $[M-H-SO_3-CO_2-CO]^-$	尿
C14	3-(苯基)-2-丙烯酸-4′-*O*-葡萄糖醛酸苷	$C_{15}H_{16}O_9$	9.4	339.0871 (0.7)	175.0217 $[M-H-4HPEA]^-$, 163.0587 $[M-H-GlcUA]^-$, 119.0505 $[M-H-GlcUA-CO_2]^-$, 113.0244 $[M-H-4HPEA-CO_2-H_2O]^-$, 85.0304 $[M-H-4HPEA-CO_2-H_2O-CO]^-$	尿
C15	3-(苯基)-2-丙烯酸-3′-*O*-葡萄糖醛酸苷	$C_{15}H_{16}O_9$	10.4	339.0721 (-0.9)	175.0237 $[M-H-3HPEA]^-$, 163.0390 $[M-H-GlcUA]^-$, 119.0503 $[M-H-GlcUA-CO_2]^-$, 113.0247 $[M-H-3HPEA-CO_2-H_2O]^-$, 103.0062, 85.0305 $[M-H-3HPEA-CO_2-H_2O-CO]^-$	尿
	苯丙酸衍生物					
C16	3-(3′-羟基-4′-甲氧基苯基)羟基丙酸	$C_{10}H_{12}O_5$	11.6	211.0602 (0.6)	193.0496 $[M-H-H_2O]^-$, 167.0699 $[M-H-CO_2]^-$, 123.0809 $[M-H-CO_2-C_2H_4O]^-$, 95.0523 $[M-H-CO_2-C_2H_4O-CO]^-$	尿、粪
C17	3-(3′-羟基-4′-甲氧基苯基)丙酸	$C_{10}H_{12}O_4$	12.0	195.0656 (2.1)	160.8426, 151.0739 $[M-H-CO_2]^-$, 123.0403 $[M-H-CO_2-CO]^-$, 107.0847 $[M-H-CO_2-CO-CH_4]^-$	尿、粪
C18	3-(4′-甲氧基苯基)丙酸-3′-*O*-硫酸酯	$C_{10}H_{12}O_7S$	8.2	275.0221 (-0.4)	195.0650 $[M-H-SO_3]^-$, 177.0547 $[M-H-SO_3-H_2O]^-$, 151.0786 $[M-H-SO_3-CO_2]^-$, 133.0646 $[M-H-SO_3-CO_2-H_2O]^-$, 123.0445 $[M-H-SO_3-CO_2-CO]^-$, 81.0360	尿、粪
C19	3-(4′-甲氧基苯基)丙酸-3′-*O*-葡萄糖醛酸苷	$C_{16}H_{20}O_{10}$	10.6	371.0963 (-5.0)	327.1336 $[M-H-CO_2]^-$, 283.0813 $[M-H-2CO_2]^-$, 241.9922, 195.0606 $[M-H-GlcUA]^-$, 175.0255 $[M-H-3H4MPPA]^-$, 151.0760 $[M-H-GlcUA-CO_2]^-$, 113.0249 $[M-H-3H4MPPA-CO_2-H_2O]^-$, 96.9640, 85.0303 $[M-H-3H4MPPA-CO_2-H_2O-CO]^-$	尿

续上表

序号	化合物	分子式	保留时间/min	$[M-H]^-$/(Error, 10^{-6})	负模式碎片离子[a]	来源
C20	3-(3′,4′-二羟基苯基)丙酸	$C_9H_{10}O_4$	7.9	181.0576 (0.3)	163.0384 $[M-H-H_2O]^-$, 135.0431 $[M-H-H_2O-CO]^-$, 119.0493 $[M-H-H_2O-CO_2]^-$, 107.0482 $[M-H-H_2O-2CO]^-$, 93.0368	尿、粪
C21	3-(3′-羟基苯基)丙酸-4′-*O*-硫酸酯	$C_9H_{10}O_7S$	7.0	261.0069 (-0.3)	217.0180 $[M-H-CO_2]^-$, 181.0498 $[M-H-SO_3]^-$, 137.0607 $[M-H-SO_3-CO_2]^-$, 122.0372 $[M-H-SO_3-CO_2-CH_3]^-$, 95.0508, 79.9577	尿、粪
C22	3-(4′-羟基苯基)丙酸-3′-*O*-硫酸酯	$C_9H_{10}O_7S$	8.0	261.0082 (0.8)	181.0495 $[M-H-SO_3]^-$, 137.0600 $[M-H-SO_3-CO_2]^-$, 135.0446 $[M-H-SO_3-HCOOH]^-$, 121.0287 $[M-H-SO_3-CO_2-CH_4]^-$, 109.0282 $[M-H-SO_3-CO_2-CO]^-$, 79.9578	尿
C23	3-(3′-羟基苯基)丙酸-4′-*O*-葡萄糖醛酸苷	$C_{15}H_{18}O_{10}$	6.0	357.0809 (-0.5)	181.0486 $[M-H-GlcUA]^-$, 175.0261 $[M-H-3H4HPPA]^-$, 137.0596 $[M-H-GlcUA-CO_2]^-$, 113.0236 $[M-H-3H4HPPA-CO_2-H_2O]^-$, 85.0312 $[M-H-3H4HPPA-CO_2-H_2O-CO]^-$	尿、粪
C24	3-(4′-羟基苯基)丙酸-3′-*O*-葡萄糖醛酸苷	$C_{15}H_{18}O_{10}$	6.7	357.0820 (0.7)	181.0491 $[M-H-GlcUA]^-$, 175.0258 $[M-H-3H4HPPA]^-$, 137.0587 $[M-H-GlcUA-CO_2]^-$, 135.0461 $[M-H-GlcUA-HCOOH]^-$, 113.0238 $[M-H-3H4HPPA-CO_2-H_2O]^-$, 85.0317 $[M-H-3H4HPPA-CO_2-H_2O-CO]^-$	尿、粪
C25	3-(4′-羟基苯基)丙酸[b]	$C_9H_{10}O_3$	10.2	165.0529 (3.2)	121.0634 $[M-H-CO_2]^-$, 119.0510 $[M-H-HCOOH]^-$, 93.0358 $[M-H-CO_2-C_2H_4]^-$	尿、粪
C26	3-(3′-羟基苯基)丙酸	$C_9H_{10}O_3$	10.8	165.0554 (4.4)	121.0662 $[M-H-CO_2]^-$, 119.0507 $[M-H-HCOOH]^-$, 106.0429 $[M-H-CO_2-CH_3]^-$, 93.0356 $[M-H-CO_2-C_2H_4]^-$	尿、粪
C27	3-(苯基)丙酸-4′-*O*-硫酸酯	$C_9H_{10}O_6S$	8.3	245.0118 (4.3)	165.0550 $[M-H-SO_3]^-$, 121.0659 $[M-H-SO_3-CO_2]^-$, 119.0504 $[M-H-SO_3-HCOOH]^-$, 93.0360 $[M-H-SO_3-CO_2-C_2H_4]^-$, 79.9596	尿

续上表

序号	化合物	分子式	保留时间/min	$[M-H]^-$/(Error, 10^{-6})	负模式碎片离子[a]	来源
C28	3-(苯基)丙酸-3′-*O*-硫酸酯	$C_9H_{10}O_6S$	8.6	245.0120 (4.7)	165.0548 $[M-H-SO_3]^-$, 121.0655 $[M-H-SO_3-CO_2]^-$, 119.0503 $[M-H-SO_3-HCOOH]^-$, 106.0428 $[M-H-SO_3-CO_2-CH_3]^-$, 93.0350 $[M-H-SO_3-CO_2-C_2H_4]^-$, 79.9591	尿
C29	3-(苯基)丙酸-4′-*O*-葡萄糖醛酸苷	$C_{15}H_{18}O_9$	8.2	341.0892 (-1.2)	297.1001 $[M-H-CO_2]^-$, 279.0890 $[M-H-CO_2-H_2O]^-$, 175.0227 $[M-H-4HPPA]^-$, 165.0544 $[M-H-GlcUA]^-$, 113.0240 $[M-H-4HPPA-CO_2-H_2O]^-$, 80.9670	尿
C30	3-(苯基)丙酸-3′-*O*-葡萄糖醛酸苷	$C_{15}H_{18}O_9$	8.9	341.0900 (-0.9)	297.0979 $[M-H-CO_2]^-$, 165.0553 $[M-H-GlcUA]^-$, 121.0661 $[M-H-GlcUA-CO_2]^-$, 113.0249 $[M-H-3HPPA-CO_2-H_2O]^-$, 80.9662	尿
	苯乙酸衍生物					
C31	3′,4′-二羟基苯乙酸	$C_8H_8O_4$	5.1	167.0161 (1.2)	121.0258 $[M-H-HCOOH]^-$, 93.0359 $[M-H-HCOOH-CO]^-$	尿
C32/C33	4′-羟基苯乙酸/3′-羟基苯乙酸	$C_8H_8O_3$	9.0	151.0350 (3.0)	107.0507 $[M-H-CO_2]^-$, 79.9613	尿、粪
C34	苯乙酸-4′-*O*-硫酸酯	$C_8H_8O_6S$	6.0	230.9968 (0.9)	151.0399 $[M-H-SO_3]^-$, 121.0484, 107.0497 $[M-H-SO_3-CO_2]^-$	尿
C35	苯乙酸-3′-*O*-硫酸酯	$C_8H_8O_6S$	7.2	230.9960 (0.6)	187.0068 $[M-H-CO_2]^-$, 151.0406 $[M-H-SO_3]^-$, 107.0507 $[M-H-SO_3-CO_2]^-$, 95.9522, 79.9597	尿、粪
C36	苯乙酸-4′-*O*-葡萄糖醛酸苷	$C_{14}H_{16}O_9$	6.3	327.0700 (0.7)	283.0802 $[M-H-CO_2]^-$, 175.0207 $[M-H-4HPAA]^-$, 151.0384 $[M-H-GlcUA]^-$, 113.0228 $[M-H-4HPAA-CO_2-H_2O]^-$, 107.0504 $[M-H-GlcUA-CO_2]^-$, 99.0078, 87.0091	尿
C37	苯乙酸-3′-*O*-葡萄糖醛酸苷	$C_{14}H_{16}O_9$	7.0	327.0699 (0.6)	283.0808 $[M-H-CO_2]^-$, 193.0332, 175.0230 $[M-H-3HPAA]^-$, 151.0405 $[M-H-GlcUA]^-$, 124.0129, 113.0241 $[M-H-3HPAA-CO_2-H_2O]^-$, 107.0500 $[M-H-GlcUA-CO_2]^-$	尿

续上表

序号	化合物	分子式	保留时间/min	$[M-H]^-$/(Error, 10^{-6})	负模式碎片离子[a]	来源
	苯甲酸衍生物					
C38	3-羟基苯甲酸	$C_7H_6O_3$	6.8	137.0216 (2.1)	93.0339 $[M-H-CO_2]^-$	尿
C39	4-羟基苯甲酸[b]	$C_7H_6O_3$	9.0	137.0238 (3.9)	93.0352 $[M-H-CO_2]^-$	尿、粪
C40	苯甲酸-4-*O*-硫酸酯	$C_7H_6SO_6$	6.4	216.98796 (4.7)	137.0244 $[M-H-SO_3]^-$, 93.0356 $[M-H-SO_3-CO_2]^-$	尿
C41	苯甲酸-3-*O*-硫酸酯	$C_7H_6SO_6$	6.9	216.9806 (4.9)	137.0241 $[M-H-SO_3]^-$, 93.0358 $[M-H-SO_3-CO_2]^-$	尿
C42	苯甲酸-4-*O*-葡萄糖醛酸苷	$C_{13}H_{14}O_9$	6.1	313.0862 (5.1)	193.0348 $[M-H-C_7H_4O_2]^-$, 175.0229 $[M-H-4HBA]^-$, 137.0241 $[M-H-GlcUA]^-$, 113.0222 $[M-H-4HBA-CO_2-H_2O]^-$, 85.0296 $[M-H-4HBA-CO_2-H_2O-CO]^-$	尿
C43	苯甲酸-3-*O*-葡萄糖醛酸苷	$C_{13}H_{14}O_9$	6.8	313.0536 (0.4)	193.0343 $[M-H-C_7H_4O_2]^-$, 175.0228 $[M-H-3HBA]^-$, 137.0241 $[M-H-GlcUA]^-$, 113.0246 $[M-H-4HBA-CO_2-H_2O]^-$, 93.0381 $[M-H-GlcUA-CO_2]^-$	尿
	苯甲酰甘氨酸衍生物					
C44	马尿酸[b]	$C_9H_9NO_3$	8.9	178.0527 (6.8)	134.0610 $[M-H-CO_2]^-$, 102.0354, 77.0422	尿、粪
C45/C46	4′-羟基马尿酸/3′-羟基马尿酸	$C_9H_9NO_4$	7.0	194.0458 (2.8)	150.0550 $[M-H-CO_2]^-$, 132.0427 $[M-H-CO_2-H_2O]^-$, 100.0045, 93.0357	尿

注：[a]碎片丢失：GlcUA = 葡萄糖醛酸苷，3H4MPEA = 3 -（3′-羟基-4′-甲氧基苯基）-2-丙烯酸，CA = 咖啡酸，4HPEA = 3 -（4′-羟基苯基）-2-丙烯酸，3HPEA = 3 -（3′-羟基苯基）-2-丙烯酸，3H4MPPA = 3 -（3′-羟基-4′-甲氧基苯基）苯丙酸，3H4HPPA = 3 -（3′,4′-di-羟基苯基）苯丙酸，4HPPA = 3 -（4′-羟基苯基）苯丙酸，3HPPA = 3 -（3′-羟基苯基）苯丙酸，4HBA = 4-羟基苯甲酸，3HBA = 3-羟基苯甲酸。

2）尿液、粪便样品中柚皮苷及其主要代谢物浓度的测定。

（1）老年大鼠尿液中柚皮苷及其主要代谢物的排泄。按指定时间段收集各受试动物的尿液样品，记录收集尿液的体积，结果见表 3－71。

测定各时段尿液样品中柚皮苷、柚皮素、橙皮素、芹菜素、马尿酸、对羟基苯甲酸、对羟基苯丙酸的浓度，结果见表 3－72 ～ 表 3－78，各目标化合物排泄总量占给药量的比例见表 3－79。

（2）老年大鼠粪便中柚皮苷及其主要代谢物的排泄。按指定时间段收集各受试动物的粪便样品，冻干后称重，结果见表 3－80。

测定各时段粪便样品提取液中柚皮苷、柚皮素、橙皮素、芹菜素、马尿酸、对羟基苯甲酸、对羟基苯丙酸的浓度，结果见表 3－81 ～ 表 3－87，各目标化合物排泄总量占给药量的比例见表 3－88。

表 3-71　各时间段尿液样品的体积/mL

时间/h	F1[a]	F2	F3	F4	F5	F6	M1	M2	M3	M4	M5	M6
0～4	4.2	5.0	4.2	3.9	2.8	3.2	5.2	3.3	4.4	4.7	6.2	3.0
4～8	2.6	2.1	2.4	1.5	2.5	0.0	0.0	6.4	1.8	0.0	8.9	6.5
8～12	2.3	1.1	3.1	2.2	3.1	3.6	0.0	0.0	2.3	0.0	2.2	8.4
12～24	9.4	8.8	25.5	12.6	14.0	10.9	21.8	6.0	3.3	13.0	6.5	37.5
24～36	3.9	6.0	7.4	4.4	2.8	4.0	5.6	6.4	2.9	0.0	9.5	8.4
36～48	10.5	5.8	13.8	8.0	10.4	9.7	10.6	12.4	6.6	5.9	7.5	23.8

注：a－F1 指 1 号雌鼠，M1 指 1 号雄鼠，以此类推。

表 3-72　各时间段尿液样品中柚皮苷的浓度/（$ng \cdot mL^{-1}$）

时间/h	F1	F2	F3	F4	F5	F6	M1	M2	M3	M4	M5	M6
0～4	55.95	43.42	791.3	227.6	56.46	59.29	79.62	27.74	23.46	123.1	121.3	78.90
4～8	13.70	14.42	138.3	105.9	22.26	–	–	15.40	11.51	–	20.75	34.90
8～12	9.061	6.869	27.15	67.78	21.39	33.35	–	–	4.681	–	10.47	15.30
12～24	4.889	<LLOQ	35.11	98.88	10.04	7.129	24.43	4.145	2.595	33.87	2.814	9.745
24～36	<LLOQ[b]	<LLOQ	35.16	7.240	3.254	<LLOQ	4.719	4.814	<LLOQ	–	6.758	3.299
36～48	3.457	<LLOQ	29.46	3.788	4.620	2.616	<LLOQ	<LLOQ	8.941	15.76	4.034	3.771

注：b－<LLOQ 指该样品浓度低于定量下限（LLOQ）。

表 3-73　各时间段尿液样品中柚皮素的浓度/（$ng \cdot mL^{-1}$）

时间/h	F1	F2	F3	F4	F5	F6	M1	M2	M3	M4	M5	M6
0～4	60305	37301	18222	21065	16196	56919	24834	7063	39251	40954	86461	2882
4～8	455478	348496	302451	337223	232594	–	–	99994	199497	–	88229	259611
8～12	316768	125935	306653	749115	119651	511702	–	–	101601	–	27179	183389
12～24	41966	206643	20413	158297	38289	74417	93560	110181	4848	97620	8686	10514
24～36	3644	2104	9997	8123	2740	9418	2388	38126	1223	–	1072	976.0
36～48	279.4	547.9	1334	1103	1128	2385	334.3	1314	259.8	2368	285.2	176.7

表 3 - 74 各时间段尿液样品中橙皮素的浓度/（$ng \cdot mL^{-1}$）

时间/h	F1	F2	F3	F4	F5	F6	M1	M2	M3	M4	M5	M6
0～4	159.8	66.52	94.31	53.73	45.31	180.2	103.2	33.91	61.59	105.5	109.8	24.62
4～8	459.0	159.5	259.6	216.1	347.5	–	–	160.6	145.1	–	318.9	738.5
8～12	429.9	227.6	290.2	379.7	408.3	612.3	–	–	83.91	–	182.8	987.2
12～24	201.4	80.34	274.7	714.1	360.0	546.4	664.7	129.3	17.52	199.5	52.34	185.0
24～36	30.36	20.15	167.6	164.9	30.09	159.8	25.66	124.1	< LLOQ	–	9.700	< LLOQ
36～48	< LLOQ	< LLOQ	26.23	19.26	10.75	52.16	< LLOQ	9.804	< LLOQ	8.896	< LLOQ	< LLOQ

表 3 - 75 各时间段尿液样品中芹菜素的浓度/（$ng \cdot mL^{-1}$）

时间/h	F1	F2	F3	F4	F5	F6	M1	M2	M3	M4	M5	M6
0～4	260.9	92.18	70.28	116.3	61.11	194.4	154.8	41.75	139.0	190.6	310.9	54.59
4～8	810.1	179.5	244.3	410.9	568.4	–	–	454.2	848.1	–	1215	2449
8～12	482.3	151.4	235.3	409.5	473.0	692.3	–	–	708.3	–	1026	4556
12～24	159.3	52.90	106.1	265.4	205.8	209.9	3000	982.8	408.4	1188	794.6	1863
24～36	24.97	16.50	39.95	39.75	17.41	33.68	1009	1095	276.6	–	296.7	964.9
36～48	< LLOQ	< LLOQ	< LLOQ	15.36	12.69	15.99	294.0	220.4	119.9	312.4	171.5	234.9

表 3 - 76 各时间段尿液样品中马尿酸的浓度/（$\mu g \cdot mL^{-1}$）

时间/h	F1	F2	F3	F4	F5	F6	M1	M2	M3	M4	M5	M6
0～4	30.65	52.26	19.30	14.76	43.97	34.28	32.73	35.32	46.67	39.57	146.5	< LLOQ
4～8	54.94	495.2	42.98	55.29	273.8	–	–	55.16	525.4	–	321.0	54.93
8～12	530.1	547.3	218.1	274.1	263.1	265.0	–	–	885.0	–	178.5	213.9
12～24	227.4	541.8	53.92	230.6	112.9	166.6	208.4	444.3	53.51	196.8	52.72	47.29
24～36	55.49	5.936	29.12	< LLOQ	23.91	21.37	6.850	149.7	10.85	–	6.280	< LLOQ
36～48	10.71	< LLOQ	< LLOQ	< LLOQ	< LLOQ	< LLOQ	< LLOQ	< LLOQ	< LLOQ	< LLOQ	< LLOQ	< LLOQ

表 3－77　各时间段尿液样品中对羟基苯甲酸的浓度/（μg · mL^{-1}）

时间/h	F1	F2	F3	F4	F5	F6	M1	M2	M3	M4	M5	M6
0～4	< LLOQ	< LLOQ	< LLOQ	< LLOQ	< LLOQ	< LLOQ	< LLOQ	< LLOQ	< LLOQ	< LLOQ	< LLOQ	< LLOQ
4～8	< LLOQ	< LLOQ	< LLOQ	< LLOQ	< LLOQ	–	–	< LLOQ	< LLOQ	–	< LLOQ	< LLOQ
8～12	< LLOQ	< LLOQ	< LLOQ	< LLOQ	< LLOQ	< LLOQ	–	–	< LLOQ	–	< LLOQ	< LLOQ
12～24	< LLOQ	< LLOQ	< LLOQ	< LLOQ	< LLOQ	< LLOQ	< LLOQ	< LLOQ	< LLOQ	< LLOQ	1. 294	< LLOQ
24～36	< LLOQ	1. 173	< LLOQ	< LLOQ	< LLOQ	1. 101	< LLOQ	1. 108	1. 135	–	1. 139	< LLOQ
36～48	< LLOQ	< LLOQ	< LLOQ	< LLOQ	1. 109	1. 133	< LLOQ	1. 164	< LLOQ	1. 098	1. 255	< LLOQ

表 3－78　各时间段尿液样品中对羟基苯丙酸的浓度/（μg · mL^{-1}）

时间/h	F1	F2	F3	F4	F5	F6	M1	M2	M3	M4	M5	M6
0～4	< LLOQ	< LLOQ	< LLOQ	< LLOQ	< LLOQ	11. 12	< LLOQ	< LLOQ	< LLOQ	< LLOQ	20. 23	< LLOQ
4～8	< LLOQ	36. 92	< LLOQ	< LLOQ	< LLOQ	–	–	< LLOQ	16. 39	–	589. 4	18. 23
8～12	32. 95	982. 0	45. 10	467. 5	426. 3	21. 47	–	–	97. 13	–	30. 24	99. 09
12～24	79. 28	< LLOQ	84. 59	74. 15	93. 75	98. 13	315. 9	31. 76	< LLOQ	98. 87	< LLOQ	44. 05
24～36	< LLOQ	< LLOQ	< LLOQ	< LLOQ	< LLOQ	< LLOQ	< LLOQ	21. 11	< LLOQ	–	< LLOQ	< LLOQ
36～48	< LLOQ	< LLOQ	< LLOQ	< LLOQ	< LLOQ	< LLOQ	< LLOQ	< LLOQ	< LLOQ	< LLOQ	< LLOQ	< LLOQ

表 3－79　大鼠尿液样品中柚皮苷、柚皮素及其 5 种代谢物总量占给药量的比例/%

序号	F1	F2	F3	F4	F5	F6	M1	M2	M3	M4	M5	M6	*Mean*	*SE*
体重/g	580	576	493	525	568	610	719	772	716	756	670	771		
给药量/μmol	41. 99	41. 70	35. 69	38. 01	41. 12	44. 16	52. 05	55. 89	51. 83	54. 73	48. 50	55. 81		
柚皮苷	0. 002	0. 001	0. 026	0. 011	0. 002	0. 002	0. 003	0. 001	0. 001	0. 004	0. 004	0. 003	0. 005	0. 002
柚皮素	22. 6	25. 5	24. 4	41. 3	13. 9	24. 1	15. 4	10. 4	5. 6	9. 9	11. 0	24. 0	19. 0	2. 9
橙皮素	0. 038	0. 014	0. 098	0. 098	0. 060	0. 074	0. 096	0. 017	0. 005	0. 019	0. 030	0. 119	0. 056	0. 012
芹菜素	0. 052	0. 014	0. 048	0. 055	0. 055	0. 048	0. 533	0. 124	0. 048	0. 123	0. 185	0. 915	0. 183	0. 078
马尿酸	52. 6	89. 8	38. 3	53. 6	44. 4	37. 5	51. 0	40. 9	36. 6	28. 0	52. 5	39. 3	47. 1	4. 5

续上表

序号	F1	F2	F3	F4	F5	F6	M1	M2	M3	M4	M5	M6	*Mean*	*SE*
对羟基苯甲酸	–	0.122	–	–	0.203	0.253	–	0.279	0.046	0.086	0.428	–	0.202	0.050
对羟基苯丙酸	10.9	15.5	35.9	28.8	35.8	15.0	73.9	3.3	2.7	13.1	62.6	26.0	27.0	6.5
总计	86.2	131.0	98.8	124.0	94.4	76.9	140.9	55.0	45.0	51.3	126.8	90.4	93.4	9.4

表 3-80　各时间段粪便样品的重量/mg

时间/h	F1	F2	F3	F4	F5	F6	M1	M2	M3	M4	M5	M6
0～4	685.8	0	0	0	0	0	0	1044.7	0	0	0	0
4～8	0	0	0	377.2	0	0	0	0	0	0	0	0
8～12	0	0	0	0	0	0	0	0	0	0	0	0
12～24	0	0	0	55.9	0	529.2	0	0	1088.1	0	275.1	0
24～36	0	612.7	0	0	0	0	0	1000.3	0	0	208.6	182.0
36～48	739.4	0	0	161.5	527.0	113.8	1073.8	0	0	0	1023.7	0

表 3-81　各时间段粪便样品提取液中柚皮苷的浓度/（$ng \cdot mL^{-1}$）

时间/h	F1	F2	F3	F4	F5	F6	M1	M2	M3	M4	M5	M6
0～4	<LLOQ	–	–	–	–	–	–	<LLOQ	–	–	–	–
4～8	–	–	–	<LLOQ	–	–	–	–	–	–	–	–
8～12	–	–	–	–	–	–	–	–	–	–	–	–
12～24	–	–	–	141.4	–	76.47	–	–	<LLOQ	–	<LLOQ	–
24～36	–	<LLOQ	–	–	–	–	–	<LLOQ	–	–	<LLOQ	19.57
36～48	<LLOQ	–	–	58.53	<LLOQ	81.11	14.96	–	–	–	<LLOQ	–

表 3 -82　各时间段粪便样品提取液中柚皮素的浓度/（ng · mL $^{-1}$）

时间/h	F1	F2	F3	F4	F5	F6	M1	M2	M3	M4	M5	M6
0～4	3. 187	–	–	–	–	–	–	< LLOQ	–	–	–	–
4～8	–	–	–	2. 863	–	–	–	–	–	–	–	–
8～12	–	–	–	–	–	–	–	–	–	–	–	–
12～24	–	–	–	12. 16	–	2. 453	–	–	2. 335	–	< LLOQ	–
24～36	–	3. 041	–	–	–	–	–	< LLOQ	–	–	< LLOQ	2. 185
36～48	2. 674	–	–	2. 516	< LLOQ	5. 236	2. 715	–	–	–	< LLOQ	–

表 3 -83　各时间段粪便样品提取液中橙皮素的浓度/（ng · mL $^{-1}$）

时间/h	F1	F2	F3	F4	F5	F6	M1	M2	M3	M4	M5	M6
0～4	< LLOQ	–	–	–	–	–	–	2. 463	–	–	–	–
4～8	–	–	–	2. 494	–	–	–	–	–	–	–	–
8～12	–	–	–	–	–	–	–	–	–	–	–	–
12～24	–	–	–	< LLOQ	–	6. 067	–	–	< LLOQ	–	2. 786	–
24～36	–	< LLOQ	–	–	–	–	–	< LLOQ	–	–	< LLOQ	< LLOQ
36～48	< LLOQ	–	–	< LLOQ	< LLOQ	< LLOQ	< LLOQ	–	–	–	< LLOQ	–

表 3 -84　各时间段粪便样品提取液中芹菜素的浓度/（ng · mL $^{-1}$）

时间/h	F1	F2	F3	F4	F5	F6	M1	M2	M3	M4	M5	M6
0～4	1. 973	–	–	–	–	–	–	< LLOQ	–	–	–	–
4～8	–	–	–	< LLOQ	–	–	–	–	–	–	–	–
8～12	–	–	–	–	–	–	–	–	–	–	–	–
12～24	–	–	–	2. 015	–	< LLOQ	–	–	< LLOQ	–	< LLOQ	–
24～36	–	1. 318	–	–	–	–	–	1. 416	–	–	< LLOQ	< LLOQ
36～48	< LLOQ	–	–	< LLOQ	1. 142	< LLOQ	< LLOQ	–	–	–	< LLOQ	–

表 3－85　各时间段粪便样品提取液中马尿酸的浓度/（μg・mL⁻¹）

时间/h	F1	F2	F3	F4	F5	F6	M1	M2	M3	M4	M5	M6
0～4	< LLOQ	–	–	–	–	–	–	< LLOQ	–	–	–	–
4～8	–	–	–	< LLOQ	–	–	–	–	–	–	–	–
8～12	–	–	–	–	–	–	–	–	–	–	–	–
12～24	–	–	–	< LLOQ	–	< LLOQ	–	–	< LLOQ	–	< LLOQ	–
24～36	–	< LLOQ	–	–	–	–	–	< LLOQ	–	–	< LLOQ	< LLOQ
36～48	< LLOQ	–	–	0. 5181	< LLOQ	< LLOQ	< LLOQ	–	–	–	< LLOQ	–

表 3－86　各时间段粪便样品提取液中对羟基苯甲酸的浓度/（μg・mL⁻¹）

时间/h	F1	F2	F3	F4	F5	F6	M1	M2	M3	M4	M5	M6
0～4	< LLOQ	–	–	–	–	–	–	< LLOQ	–	–	–	–
4～8	–	–	–	< LLOQ	–	–	–	–	–	–	–	–
8～12	–	–	–	–	–	–	–	–	–	–	–	–
12～24	–	–	–	< LLOQ	–	< LLOQ	–	–	0. 4238	–	< LLOQ	–
24～36	–	< LLOQ	–	–	–	–	–	< LLOQ	–	–	< LLOQ	< LLOQ
36～48	< LLOQ	–	–	< LLOQ	0. 3228	< LLOQ	< LLOQ	–	–	–	< LLOQ	–

表 3－87　各时间段粪便样品提取液中对羟基苯丙酸的浓度/（μg・mL⁻¹）

时间/h	F1	F2	F3	F4	F5	F6	M1	M2	M3	M4	M5	M6
0～4	176. 0	–	–	–	–	–	–	5. 549	–	–	–	–
4～8	–	–	–	2. 783	–	–	–	–	–	–	–	–
8～12	–	–	–	–	–	–	–	–	–	–	–	–
12～24	–	–	–	< LLOQ	–	26. 84	–	–	2. 529	–	2. 844	–
24～36	–	< LLOQ	–	–	–	–	–	2. 505	–	–	12. 40	< LLOQ
36～48	23. 52	–	–	< LLOQ	< LLOQ	< LLOQ	< LLOQ	–	–	–	< LLOQ	–

表 3－88　大鼠粪便样品中柚皮苷、柚皮素及其 5 种代谢物总量占给药量的比例/‰

序号	F1	F2	F3	F4	F5	F6	M1	M2	M3	M4	M5	M6	*Mean*	*SD*
体重/g	580	576	493	525	568	610	719	772	716	756	670	771		
给药量/μmol	41. 99	41. 70	35. 69	38. 01	41. 12	44. 16	52. 05	55. 89	51. 83	54. 73	48. 50	55. 81		
柚皮苷	–	–	–	0. 0157	–	0. 0388	0. 0106	–	–	–	–	0. 0022	0. 0168	0. 0078
柚皮素	0. 0073	0. 0033	–	0. 0042	–	0. 0032	0. 0041	–	0. 0036	–	–	0. 0005	0. 0037	0. 0008
橙皮素	–	–	–	0. 0016	–	0. 0048	–	0. 0030	–	–	0. 0010	–	0. 0026	0. 0008
芹菜素	0. 0024	0. 0014	–	0. 0002	0. 0011	–	–	0. 0019	–	–	–	–	0. 0014	0. 0004
马尿酸	–	–	–	0. 2459	–	–	–	–	–	–	–	–	0. 2459	–
对羟基苯甲酸	–	–	–	–	0. 5994	–	–	–	1. 2890	–	–	–	0. 9442	0. 3448
对羟基苯丙酸	396. 02	–	–	3. 3265	–	38. 744	–	17. 893	6. 3929	–	8. 3662	–	78. 457	63. 73
总计	396. 03	0. 0047	–	3. 5942	0. 6005	38. 791	0. 0148	17. 898	7. 6854	–	8. 3672	0. 0027	47. 299	38. 93

3）讨论。与文献报道结果[68, 107]相似，老年大鼠尿液样品中只检测到少量的柚皮苷（尿液中柚皮苷累积排泄量占给药量的比例为0.005%）。通常，黄酮苷的水解被视为其吸收的关键步骤[74]。在根皮苷水解酶和肠道微生物的作用下，柚皮苷被水解成柚皮素；生成的柚皮素通过被动扩散及主要转运的方式被吸收[108]，然后参与体内的Ⅰ相和Ⅱ相代谢反应，并产生一系列的代谢产物。

在老年大鼠体内，柚皮素可发生氢化、脱氢化、羟基化、甲基化等反应，产生apiferol、芹菜素、圣草酚、橙皮素等黄酮苷元。柚皮素和新产生的黄酮苷元经Ⅱ相代谢酶介导[70, 107, 109-110]，生成大量的葡萄糖醛酸化、硫酸酯化结合产物。见表3-89，本研究共鉴定出39种黄酮类代谢物，包括*O*-葡萄糖醛酸苷、*O*-di-葡萄糖醛酸苷、*O*-硫酸酯、*O*-di-硫酸酯、*O*-葡萄糖醛酸苷-*O*-硫酸酯、*O*-葡萄糖-*O*-葡萄糖醛酸苷、*O*-葡萄糖-*O*-硫酸酯等。这些黄酮类代谢产物的形成途径详见图3-23。此外，在负离子模式下，这些黄酮类代谢物主要发生Retro Diels-Alder（RDA）反应。以柚皮素为例，碎片离子*m/z* 151和*m/z* 119即由RDA反应产生，可作为柚皮素的特征碎片。

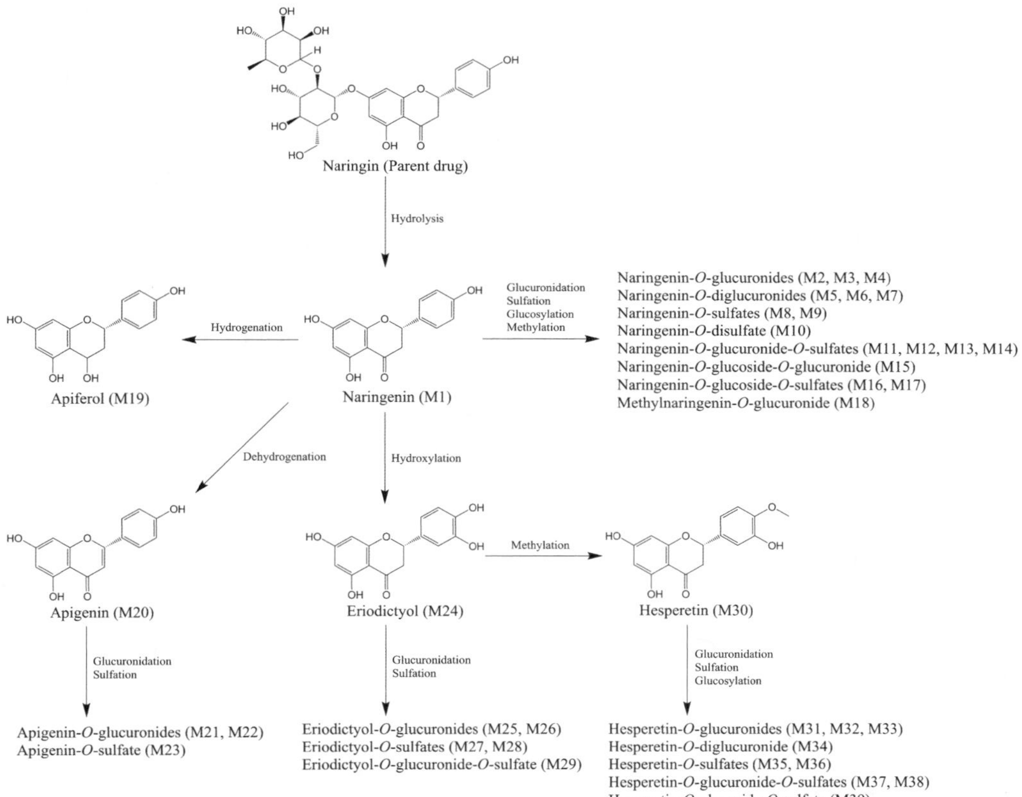

图3-23　老年大鼠给予柚皮苷后的尿、粪样品中黄酮类代谢物的形成途径

老年大鼠灌胃后，柚皮苷被部分水解、吸收进入体内，转化为上述黄酮类产物。未被吸收的柚皮苷及被肝肠循环外排至肠道中的黄酮类代谢物[104]，还可在肠道微生物的介导下发生骨架断裂，形成一系列酚酸类代谢物。见表3－70，本研究在尿、粪样品中共鉴定出46种酚酸类代谢产物，包括苯丙烯酸、苯丙酸、苯乙酸、苯甲酸、苯三酚、苯甲酰甘氨酸及其衍生物。一般来说，肠道微生物在黄酮类骨架的断裂中起着重要的作用，而随后的葡萄糖醛酸化、硫酸酯化、甘氨酸化则由哺乳动物酶介导[75]。此外，去甲基化、氢化反应可在肠道微生物和哺乳动物酶的作用下发生，但脱羟基化反应则基本是由肠道微生物催化的。以橙皮素为例，在肠道微生物的介导下，橙皮素发生环裂解，产生间苯三酚和3－（3′－羟基－4′－甲氧基苯基）－2－丙烯酸，后者通过去甲基化和脱羟基化反应转化为咖啡酸、3－（3′－羟基）－2－丙烯酸和3－（4′－羟基）－2－丙烯酸；此外，3－（3′－羟基－4′－甲氧基苯基）－2－丙烯酸还可通过氢化、去甲基化、脱羟基化等反应产生3－（3′－羟基－4′－甲氧基苯基）丙酸、3－（3′,4′－二羟基苯基）丙酸、3－（3′－羟基苯基）丙酸和3－（4′－羟基苯基）丙酸等代谢产物。其中，3－（4′－羟基苯基）丙酸被认为是柚皮苷摄入的生物标志物之一[70,103]。3－（3′,4′－二羟基苯基）丙酸经脱羟基化和碳链缩短反应，最终降解为苯甲酸。生成的酚酸在Ⅱ相代谢酶的作用下，转化为相应的葡萄糖醛酸化、硫酸酯化、甘氨酸化衍生物。肠道微生物和大鼠Ⅱ相代谢酶对橙皮素的代谢途径详见图3－24。

基于代谢物鉴定的结果，本研究选择了柚皮苷及其主要代谢物柚皮素、芹菜素、橙皮素、马尿酸、对羟基苯甲酸、对羟基苯丙酸为目标化合物进行定量，以考察柚皮苷经老年大鼠尿液、粪便的排泄情况。柚皮苷及其主要代谢物在尿液、粪便中的排泄情况详见图3－25，由此可知：尿液中的主要代谢物为对羟基苯丙酸、马尿酸和柚皮素，粪便中的主要代谢物仅为对羟基苯丙酸；大部分代谢物在给药后24 h 内排出体外。

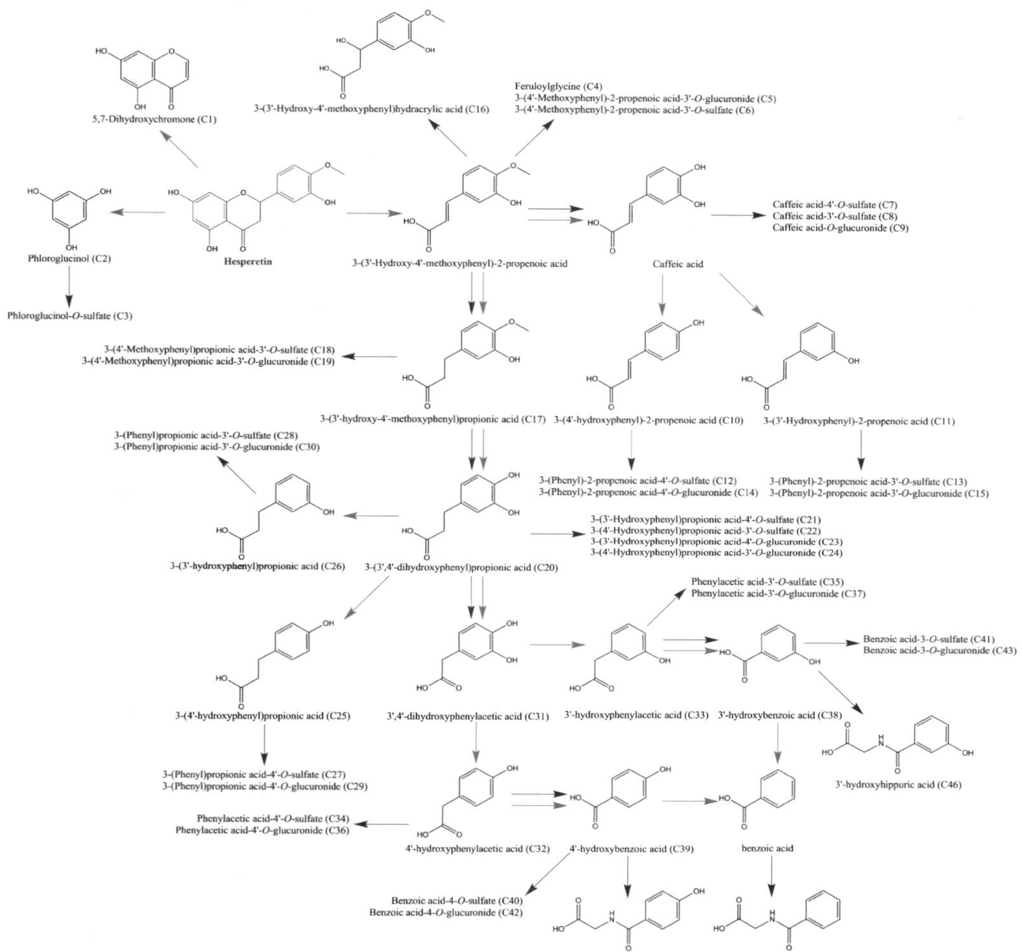

图 3-24 老年大鼠给予柚皮苷后的尿、粪样品中酚酸类代谢物的形成途径

（红色箭头指代微生物介导的步骤，蓝色箭头表示大鼠体内的酶介导的转化）

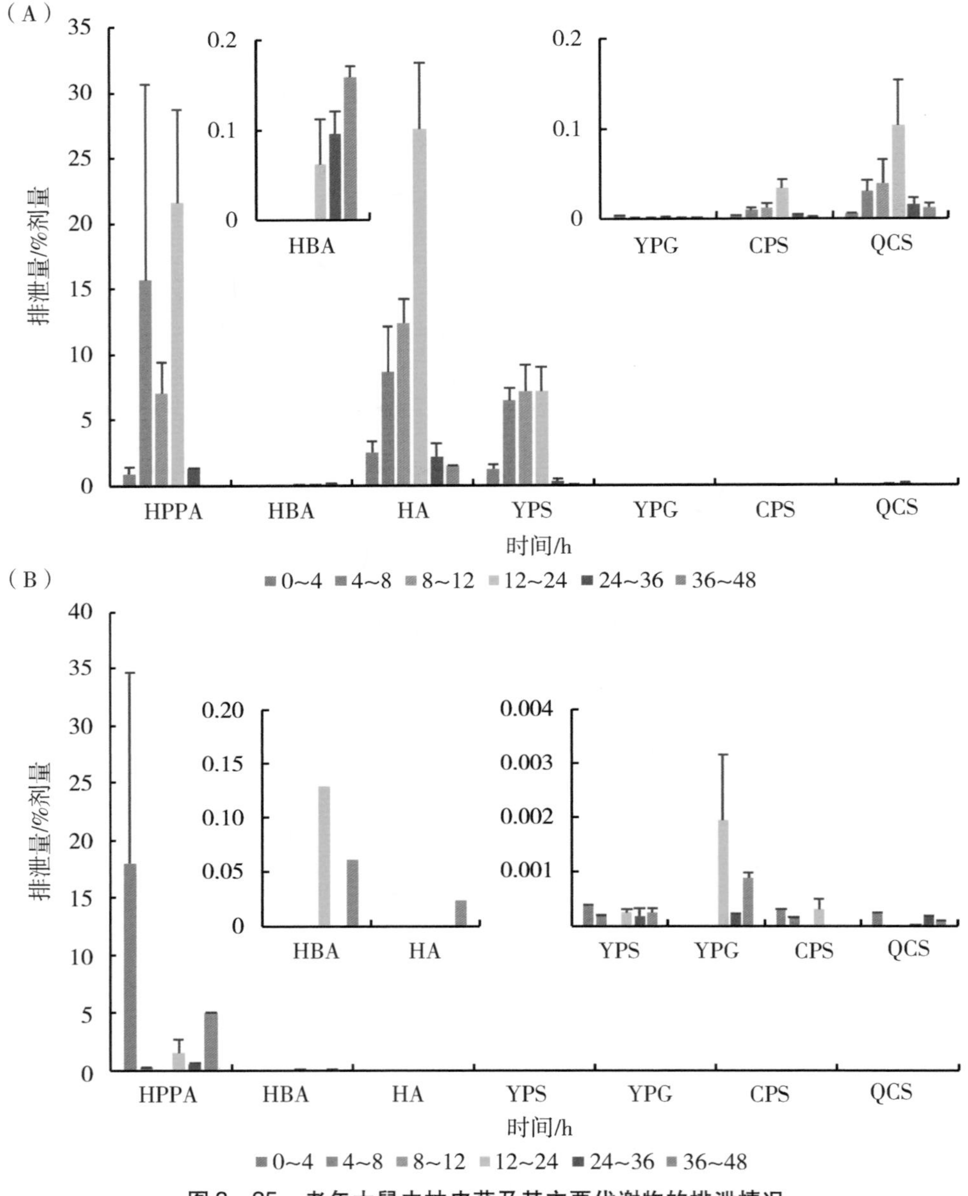

图 3-25　老年大鼠中柚皮苷及其主要代谢物的排泄情况

老年大鼠给药后，尿液总柚皮苷排泄量在 24 h 左右到达平台期（图 3-26），其中，以 4～12 h 内排泄速率最大，排泄峰时间略晚于成年大鼠（4～8 h），提示老年大鼠肾排泄功能较成年大鼠有所降低。老年大鼠总柚皮苷累积排泄量占给药量的比例为 19.0%，显著高于（$P<0.05$）成年大鼠（0.9%）[70]，这与老年大鼠给

药后总柚皮苷血浆暴露量显著增大相对应。此外，雌性老年大鼠累积排泄比例（25.3%）显著高于（$P<0.05$）雄性老年大鼠（12.7%），这可能与雌性老年大鼠体内柚皮素的血浆暴露量更高有关。

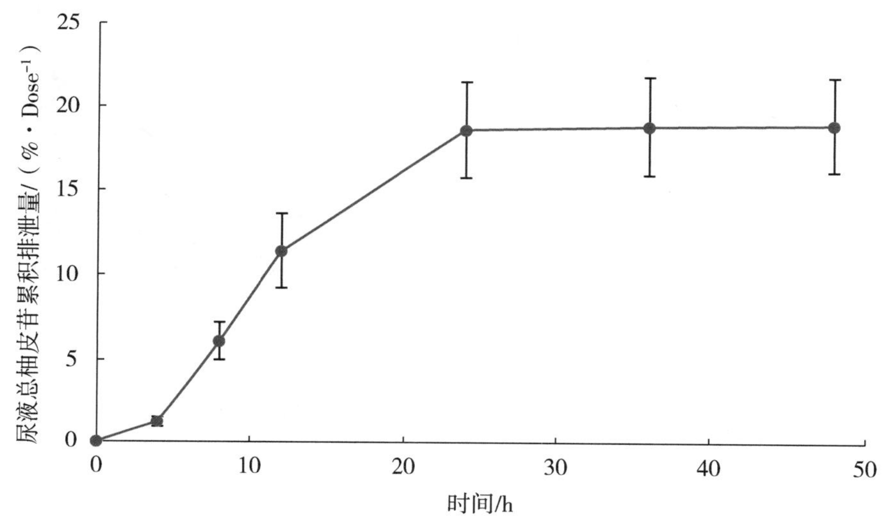

图 3－26　老年大鼠尿液总柚皮苷累积排泄量随时间的变化

与尿液相比，粪便中柚皮苷和柚皮素的累积排泄量较小（占给药量的比例仅为0.02‰），显著低于（$P<0.05$）成年大鼠（4.7%）[70]。此外，粪便中各代谢物排泄量存在明显的个体差异。

将柚皮苷及其主要代谢物累加后，尿液、粪便的累积排泄比例分别为93.4%、4.7%。然而，当分开统计每只老年大鼠时，4只大鼠的尿液累积排泄量大于给药剂量（图3－27），提示内源性干扰的存在。老年大鼠给予柚皮苷后，尿液中的柚皮素、马尿酸、对羟基苯丙酸的含量均显著升高。柚皮素无疑是由柚皮苷代谢产生的，但马尿酸、对羟基苯丙酸也可由内源性代谢过程产生[75]，如对羟基苯丙酸可由酪氨酸代谢产生[111]，而马尿酸则广泛存在于芳香类的代谢途径中[112]。因此，有必要开发一种新方法（如稳定同位素标记法），以明确上述酚酸类化合物在柚皮苷排泄中所占的比例。

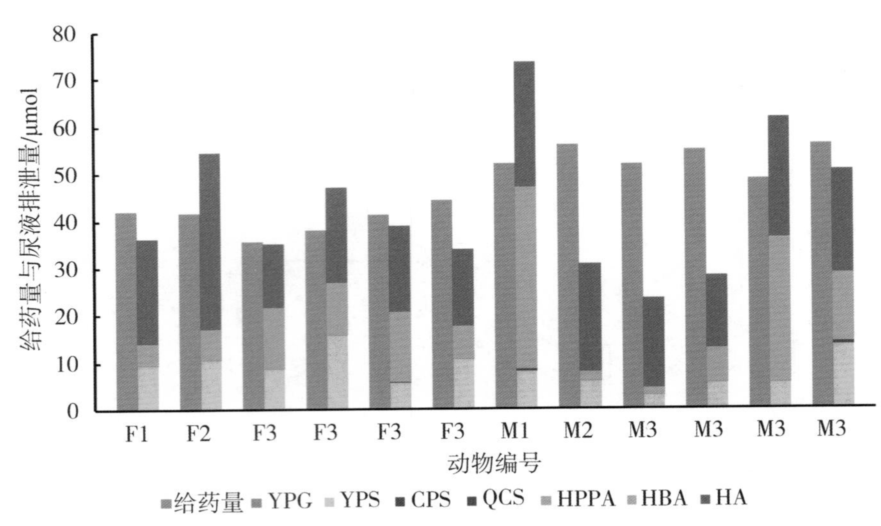

图 3－27 老年大鼠给药量与尿液排泄总量对比

4. 稳定同位素标记技术在柚皮苷物质平衡研究中的应用

1）老年大鼠尿液、粪便样品中 D_4－柚皮苷代谢产物的鉴定。代谢物的鉴定主要基于以下两点。①已有文献中黄酮类化合物的代谢研究结果；②已有氘代化合物的质谱碎裂规律。本研究采用高分辨的 UFLC－Q－TOF－MS/MS 系统，在老年大鼠给予 D_4－柚皮苷灌胃给药后采集的尿液、粪便样品中，共筛选出 21 种黄酮类代谢产物和 11 种酚酸类代谢产物（表 3－89）。

将 TOF－MS 全扫描得到的色谱峰面积与内标峰面积相比，以此来反映这些代谢物的相对丰度。见图 3－28，尿液代谢物主要在给药后 4～12 h 内排出体外。其中，M1（D_4－柚皮素）、M3（D_4－柚皮素－7－*O*－葡萄糖醛酸苷）、M4（D_4－柚皮素－4′－*O*－葡萄糖醛酸苷）、M8（D_4－柚皮素－7－*O*－硫酸酯）、M12（D_4－柚皮素－*O*－葡萄糖醛酸苷－*O*－硫酸酯）、C4（［2′,3′,5′,6′－D_4］－3－（苯基）－2－丙烯酸－4′－*O*－硫酸酯）、C7（［2′,3′,5′,6′－D_4］－3－（苯基）丙酸－4′－*O*－硫酸酯）、C11（［2′,3′,5′,6′－D_4］－马尿酸）为主要代谢物。鉴于葡萄糖醛酸化/硫酸酯化代谢物的丰度较高，有必要将尿液、粪便样品与 β－葡萄糖醛酸酶共同孵育，然后再进行定量。

除上述氘代化合物外，本研究还在尿液、粪便样品中检测到间苯三酚、间苯三酚－*O*－硫酸酯、3－（苯基）丙酸－4′－*O*－硫酸酯、苯乙酸－4′－*O*－硫酸酯、苯乙酸－4′－*O*－葡萄糖醛酸苷、4－羟基苯乙酸、4－羟基苯甲酸、苯甲酸－4－*O*－硫酸酯、苯甲酸－4－*O*－葡萄糖醛酸苷、马尿酸、对羟基马尿酸等未标记的化合物，提示内源性的酚酸类化合物含量较多，对柚皮苷物质平衡研究存在干扰。

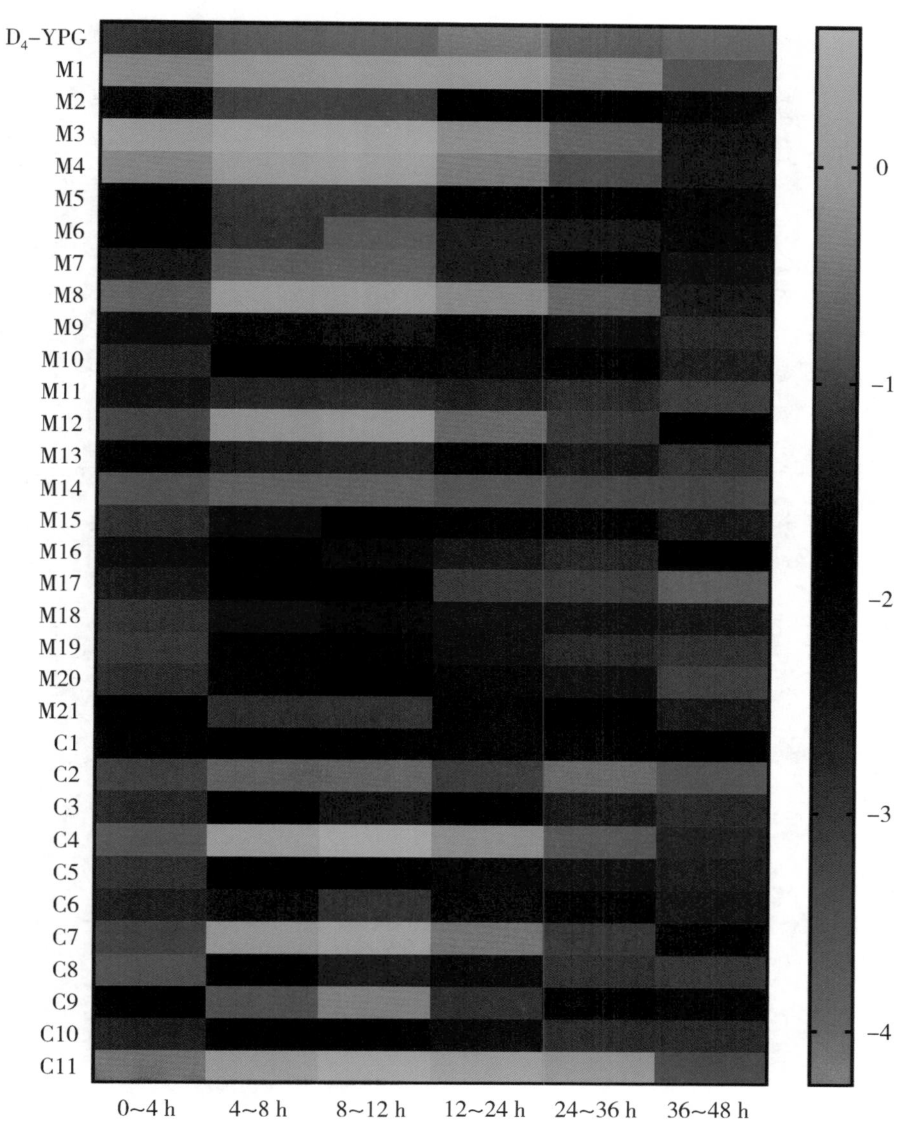

图 3 -28 老年大鼠给予 D_4 - 柚皮苷后尿液代谢物的相对丰度

（峰面积之比以 10 的对数表示）

表 3 -89　老年大鼠给予 D_4 - 柚皮苷后的尿、粪样品中黄酮类及酚酸类代谢物的鉴定

序号	化合物	分子式	保留时间/min	$[M-H]^-$/(Error, 10^{-6})	负模式碎片离子[a]	来源
原型	[2′,3′,5′,6′-D_4]-柚皮苷[b]	$C_{27}H_{28}D_4O_{14}$	11.4	583.1999 (-0.5)	459.1148 $[M-H-C_8H_4D_4O]^-$, 339.0708 $[M-H-C_8H_4D_4O-C_4H_8O_4]^-$, 317.0945, 275.0850 $[M-H-Rha-Glc]^-$, 235.0212, 193.0119, 151.0019 $[M-H-Rha-Glc-C_8H_4D_4O]^-$	尿、粪
M1	[2′,3′,5′,6′-D_4]-柚皮素[b]	$C_{15}H_8D_4O_5$	13.6	275.0867 (3.4)	231.0969, 191.0658, 177.0193 $[M-H-C_6H_2D_4O]^-$, 151.0037 $[M-H-C_8H_4D_4O]^-$, 123.0762 $[M-H-C_7H_4O_4]^-$, 107.0151 $[M-H-C_8H_4D_4O-CO_2]^-$, 97.0612 $[M-H-C_9H_6O_4]^-$, 83.0158	尿、粪
M2	[2′,3′,5′,6′-D_4]-柚皮素-5-*O*-葡萄糖醛酸苷	$C_{21}H_{16}D_4O_{11}$	10.7	451.1212 (4.4)	317.0985, 275.0871 $[M-H-GlcUA]^-$, 177.0182 $[M-H-GlcUA-C_6H_2D_4O]^-$, 175.0236 $[M-H-NED]^-$, 151.0043 $[M-H-GlcUA-C_8H_4D_4O]^-$, 123.0757 $[M-H-GlcUA-C_7H_4O_4]^-$, 113.0249 $[M-H-NED-CO_2-H_2O]^-$, 107.0149 $[M-H-GlcUA-C_8H_4D_4O-CO_2]^-$, 85.0313 $[M-H-NED-CO_2-H_2O-CO]^-$	尿
M3	[2′,3′,5′,6′-D_4]-柚皮素-7-*O*-葡萄糖醛酸苷[c]	$C_{21}H_{16}D_4O_{11}$	11.4	451.1198 (2.0)	275.0864 $[M-H-GlcUA]^-$, 175.0248 $[M-H-NED]^-$, 151.0038 $[M-H-GlcUA-C_8H_4D_4O]^-$, 123.0758 $[M-H-GlcUA-C_7H_4O_4]^-$, 113.0254 $[M-H-NED-CO_2-H_2O]^-$, 107.0154 $[M-H-GlcUA-C_8H_4D_4O-CO_2]^-$, 85.0301 $[M-H-NED-CO_2-H_2O-CO]^-$	尿
M4	[2′,3′,5′,6′-D_4]-柚皮素-4′-*O*-葡萄糖醛酸苷[c]	$C_{21}H_{16}D_4O_{11}$	11.7	451.1197 (1.9)	275.0861 $[M-H-GlcUA]^-$, 231.0942, 177.0199 $[M-H-GlcUA-C_6H_2D_4O]^-$, 175.0244 $[M-H-NED]^-$, 151.0032 $[M-H-GlcUA-C_8H_4D_4O]^-$, 123.0745 $[M-H-GlcUA-C_7H_4O_4]^-$, 113.0246 $[M-H-NED-CO_2-H_2O]^-$, 107.0140 $[M-H-GlcUA-C_8H_4D_4O-CO_2]^-$, 85.0313 $[M-H-NED-CO_2-H_2O-CO]^-$	尿

续上表

序号	化合物	分子式	保留时间/min	$[M-H]^-$/(Error, 10^{-6})	负模式碎片离子[a]	来源
M5	[2′,3′,5′,6′-D_4]-柚皮素-*O*-di-葡萄糖醛酸苷	$C_{27}H_{24}D_4O_{17}$	9.4	627.1560 (2.7)	451.1201 $[M-H-GlcUA]^-$, 275.0877 $[M-H-2GlcUA]^-$, 175.0248 $[M-H-NED-GlcUA]^-$, 151.0046 $[M-H-2GlcUA-C_8H_4D_4O]^-$, 123.0745 $[M-H-2GlcUA-C_7H_4O_4]^-$, 113.0252 $[M-H-NED-GlcUA-CO_2-H_2O]^-$, 85.0299 $[M-H-NED-GlcUA-CO_2-H_2O-CO]^-$	尿
M6	[2′,3′,5′,6′-D_4]-柚皮素-*O*-di-葡萄糖醛酸苷	$C_{27}H_{24}D_4O_{17}$	9.7	627.1571 (4.1)	451.1216 $[M-H-GlcUA]^-$, 275.0872 $[M-H-2GlcUA]^-$, 175.0248 $[M-H-NED-GlcUA]^-$, 151.0038 $[M-H-2GlcUA-C_8H_4D_4O]^-$, 113.0255 $[M-H-NED-GlcUA-CO_2-H_2O]^-$, 99.0128, 85.0297 $[M-H-NED-GlcUA-CO_2-H_2O-CO]^-$	尿
M7	[2′,3′,5′,6′-D_4]-柚皮素-4′-*O*-硫酸酯	$C_{15}H_8D_4O_8S$	10.0	355.0432 (1.0)	275.0863 $[M-H-SO_3]^-$, 177.0186 $[M-H-SO_3-C_6H_2D_4O]^-$, 151.0038 $[M-H-SO_3-C_8H_4D_4O]^-$, 123.0759 $[M-H-SO_3-C_7H_4O_4]^-$, 107.0144 $[M-H-SO_3-C_8H_4D_4O-CO_2]^-$, 97.0605 $[M-H-SO_3-C_9H_6O_4]^-$, 83.0158	尿
M8	[2′,3′,5′,6′-D_4]-柚皮素-7-*O*-硫酸酯	$C_{15}H_8D_4O_8S$	12.1	355.0438 (1.5)	275.0863 $[M-H-SO_3]^-$, 231.0958, 177.0191 $[M-H-SO_3-C_6H_2D_4O]^-$, 151.0031 $[M-H-SO_3-C_8H_4D_4O]^-$, 123.0753 $[M-H-SO_3-C_7H_4O_4]^-$, 107.0145 $[M-H-SO_3-C_8H_4D_4O-CO_2]^-$, 97.0609 $[M-H-SO_3-C_9H_6O_4]^-$, 83.0158	尿
M9	[2′,3′,5′,6′-D_4]-柚皮素-*O*-葡萄糖醛酸苷-*O*-硫酸酯	$C_{21}H_{16}D_4O_{14}S$	7.5	531.0756 (-0.1)	451.1184 $[M-H-SO_3]^-$, 355.0439 $[M-H-GlcUA]^-$, 275.0853 [M-H-SO3-GlcUA]$^-$, 254.9818, 175.0243 $[M-H-SO_3-NED]^-$, 151.0043 $[M-H-SO_3-GlcUA-C_8H_4D_4O]^-$, 113.0247 $[M-H-SO_3-NED-CO_2-H_2O]^-$, 96.9623 $[M-H-SO_3-GlcUA-C_9H_6O_4]^-$, 85.0327 $[M-H-SO_3-NED-CO_2-H_2O-CO]^-$	尿

续上表

序号	化合物	分子式	保留时间/min	$[M-H]^-$/(Error, 10^{-6})	负模式碎片离子[a]	来源
M10	[2′,3′,5′,6′-D_4]-柚皮素-*O*-葡萄糖醛酸苷-*O*-硫酸酯	$C_{21}H_{16}D_4O_{14}S$	8.0	531.0796 (3.0)	451.1192 $[M-H-SO_3]^-$, 355.0422 $[M-H-GlcUA]^-$, 275.0858 $[M-H-SO3-GlcUA]^-$, 254.9812, 212.0012, 175.0236 $[M-H-SO_3-NED]^-$, 151.0044 $[M-H-SO_3-GlcUA-C_8H_4D_4O]^-$, 113.0233 $[M-H-SO_3-NED-CO_2-H_2O]^-$, 96.9615 $[M-H-SO_3-GlcUA-C_9H_6O_4]^-$	尿
M11	[2′,3′,5′,6′-D_4]-柚皮素-*O*-葡萄糖醛酸苷-*O*-硫酸酯	$C_{21}H_{16}D_4O_{14}S$	8.9	531.0766 (0.5)	451.1184 $[M-H-SO_3]^-$, 355.0425 $[M-H-GlcUA]^-$, 317.0960, 275.0854 $[M-H-SO3-GlcUA]^-$, 254.9817, 231.0950, 175.0239 $[M-H-SO_3-NED]^-$, 151.0020 $[M-H-SO_3-GlcUA-C_8H_4D_4O]^-$, 123.0744 $[M-H-SO_3-GlcUA-C_7H_4O_4]^-$, 113.0240 $[M-H-SO_3-NED-CO_2-H_2O]^-$	尿
M12	[2′,3′,5′,6′-D_4]-柚皮素-*O*-葡萄糖醛酸苷-*O*-硫酸酯	$C_{21}H_{16}D_4O_{14}S$	10.0	531.0780 (1.7)	451.1186 $[M-H-SO_3]^-$, 355.0432 $[M-H-GlcUA]^-$, 275.0859 $[M-H-SO3-GlcUA]^-$, 254.9820, 177.0189 $[M-H-SO_3-GlcUA-C_6H_2D_4O]^-$, 175.0249 $[M-H-SO_3-NED]^-$, 151.0035 $[M-H-SO_3-GlcUA-C_8H_4D_4O]^-$, 123.0755 $[M-H-SO_3-GlcUA-C_7H_4O_4]^-$, 113.0249 $[M-H-SO_3-NED-CO_2-H_2O]^-$, 99.0101, 85.0315 $[M-H-SO_3-NED-CO_2-H_2O-CO]^-$	尿
M13	[2′,3′,5′,6′-D_4]-柚皮素-*O*-葡萄糖苷-*O*-硫酸酯	$C_{21}H_{18}D_4O_{13}S$	9.6	517.1000 (-0.8)	437.1403 $[M-H-SO_3]^-$, 313.0555, 275.0855 $[M-H-SO_3-Glc]^-$, 177.0174 $[M-H-SO_3-Glc-C_6H_2D_4O]^-$, 151.0024 $[M-H-SO_3-Glc-C_8H_4D_4O]^-$, 123.0742 $[M-H-SO_3-Glc-C_7H_4O_4]^-$, 107.0137 $[M-H-SO_3-Glc-C_8H_4D_4O-CO_2]^-$	尿
M14	[2′,3′,5′,6′-D_4]-Apiferol	$C_{15}H_{10}D_4O_5$	13.7	277.1016 (1.4)	233.1120 $[M-H-CO_2]^-$, 193.0801, 167.0349 $[M-H-C_7H_2D_4O]^-$, 153.0088 $[M-H-C_8H_4D_4O]^-$, 151.0033, 125.0239 $[M-H-C_8H_4D_4O-CO]^-$, 123.0748 $[M-H-C_7H_6O_4]^-$, 107.0148, 97.0616 $[M-H-C_9H_8O_4]^-$, 81.0362	尿

续上表

序号	化合物	分子式	保留时间/min	$[M-H]^-$/(Error, 10^{-6})	负模式碎片离子[a]	来源
M15	[2′,3′,5′,6′-D_4]-芹菜素[c]	$C_{15}H_6D_4O_5$	14.9	273.0703 (-0.1)	237.1119, 193.1583, 151.0031 $[M-H-C_8H_2D_4O]^-$, 127.0733, 101.0593	尿、粪
M16	[2′,3′,5′,6′-D_4]-芹菜素-*O*-葡萄糖醛酸苷	$C_{21}H_{14}D_4O_{11}$	11.4	449.1056 (1.2)	273.0722 $[M-H-GlcUA]^-$, 177.0175 $[M-H-GlcUA-C_6D_4O]^-$, 175.0242 $[M-H-AED]^-$, 151.0032 $[M-H-GlcUA-C_8H_2D_4O]^-$, 122.0691, 113.0248 $[M-H-AED-CO_2-H_2O]^-$, 107.0138 $[M-H-GlcUA-C_8H_2D_4O-CO_2]^-$, 85.0298 $[M-H-AED-CO_2-H_2O-CO]^-$	尿
M17	[2′,3′,5′,6′-D_4]-芹菜素-*O*-葡萄糖醛酸苷	$C_{21}H_{14}D_4O_{11}$	12.2	449.1051 (0.8)	273.0712 $[M-H-GlcUA]^-$, 229.0882, 175.0244 $[M-H-AED]^-$, 113.0255 $[M-H-AED-CO_2-H_2O]^-$	尿
M18	[2′,3′,5′,6′-D_4]-芹菜素-*O*-硫酸酯	$C_{15}H_6D_4O_8S$	12.4	353.0282 (-1.7)	273.0714 $[M-H-SO_3]^-$, 229.0795, 151.0028 $[M-H-SO_3-C_8H_2D_4O]^-$, 121.0594 $[M-H-SO_3-C_7H_4O_4]^-$, 107.0139 $[M-H-SO_3-C_8H_2D_4O-CO_2]^-$	尿
M19	[2′,5′,6′-D_4]-圣草酚-*O*-硫酸酯	$C_{15}H_9D_3O_9S$	12.1	370.0320 (0.3)	290.0745 $[M-H-SO_3]^-$, 243.1706, 225.1636, 162.0216, 151.0031 $[M-H-SO_3-C_8H_5D_3O_2]^-$, 138.0644, 107.0149 $[M-H-SO_3-C_8H_5D_3O_2-CO_2]^-$	尿
M20	[2′,5′,6′-D_4]-橙皮素-*O*-葡萄糖醛酸苷[c]	$C_{22}H_{19}D_3O_{12}$	11.5	480.1246 (1.8)	304.0908 $[M-H-GlcUA]^-$, 175.0244 $[M-H-HED]^-$, 151.0031 $[M-H-GlcUA-C_9H_7D_3O_2]^-$, 137.0547 $[M-H-GlcUA-C_7H_4O_4-CH_3]^-$, 113.0247 $[M-H-HED-CO_2-H_2O]^-$, 85.0315 $[M-H-HED-CO_2-H_2O-CO]^-$	尿
M21	[2′,5′,6′-D_4]-橙皮素-*O*-硫酸酯[c]	$C_{16}H_{11}D_3O_9S$	12.2	384.0495 (0.8)	304.0915 $[M-H-SO_3]^-$, 290.0747 $[M-H-SO_3-CH_2]^-$, 177.0203 $[M-H-SO_3-C_7H_5D_3O_2]^-$, 164.0102 $[M-H-SO_3-C_8H_6D_3O_2]^-$, 151.0034 $[M-H-SO_3-C_9H_7D_3O_2]^-$, 137.0553 $[M-H-SO_3-C_7H_4O_4-CH_3]^-$, 126.0641, 107.0137 $[M-H-SO_3-C_9H_7D_3O_2-CO_2]^-$, 83.0527	尿

续上表

序号	化合物	分子式	保留时间/min	$[M-H]^-$/(Error, 10^{-6})	负模式碎片离子[a]	来源
C1	间苯三酚[b]	$C_6H_6O_3$	6.8	125.0235 (1.3)	96.9593 $[M-H-CO]^-$, 81.0362 $[M-H-CO_2]^-$	尿
C2	间苯三酚-*O*-硫酸酯	$C_6H_6O_6S$	6.7	204.9799 (2.0)	125.0245 $[M-H-SO_3]^-$, 81.0364 $[M-H-SO_3-CO_2]^-$	尿
C3	[2′,3′,5′,6′-D_4]-3-(4′-羟基苯基)-2-丙烯酸	$C_9H_4D_4O_3$	10.8	167.0671 (1.3)	123.0763 $[M-H-CO_2]^-$, 108.0556 $[M-H-CO_2-CH_3]^-$, 96.0547	尿
C4	[2′,3′,5′,6′-D_4]-3-(苯基)-2-丙烯酸-4′-*O*-硫酸酯	$C_9H_4D_4O_6S$	8.7	247.0219 (3.8)	203.0321 $[M-H-CO_2]^-$, 167.0651 $[M-H-SO_3]^-$, 123.0757 $[M-H-SO_3-CO_2]^-$, 96.9615	尿
C5	[2′,3′,5′,6′-D_4]-3-(4′-羟基苯基)丙酸	$C_9H_6D_4O_3$	10.2	169.0779 (4.0)	125.0896 $[M-H-CO_2]^-$, 97.0604 $[M-H-CO_2-C_2H_4]^-$	尿、粪
C6	[2′,3′,5′,6′-D_4]-3-(苯基)丙酸-4′-*O*-葡萄糖醛酸苷	$C_{15}H_{14}D_4O_9$	8.2	345.1120 (-0.9)	309.1180, 251.1123, 175.0235 $[M-H-4HPPAD]^-$, 169.0799 $[M-H-GlcUA]^-$, 125.0906 $[M-H-GlcUA-CO_2]^-$, 113.0242 $[M-H-4HPPAD-CO_2-H_2O]^-$, 99.0106, 85.0307 $[M-H-4HPPAD-CO_2-H_2O-CO]^-$	尿
C7	[2′,3′,5′,6′-D_4]-3-(苯基)丙酸-4′-*O*-硫酸酯	$C_9H_6D_4O_6S$	8.4	249.0374 (1.2)	169.0809 $[M-H-SO_3]^-$, 125.0913 $[M-H-SO_3-CO_2]^-$, 97.0611 $[M-H-SO_3-CO_2-C_2H_4]^-$, 79.9595	尿、粪
C8	[2′,3′,5′,6′-D_4]-4′-羟基苯甲酸[c]	$C_7H_2D_4O_3$	6.9	141.0478 (6.3)	97.0608 $[M-H-CO_2]^-$	尿
C9	[2′,3′,5′,6′-D_4]-苯甲酸-4-*O*-硫酸酯	$C_7H_2D_4O_6S$	6.9	221.0052 (3.8)	177.0156 $[M-H-CO_2]^-$, 141.0495 $[M-H-SO_3]^-$, 97.0609 $[M-H-SO_3-CO_2]^-$	尿

续上表

序号	化合物	分子式	保留时间/min	$[M-H]^-$/(Error, 10^{-6})	负模式碎片离子[a]	来源
C10	[2′,3′,5′,6′ - D_4] - 4′ - 羟基马尿酸	$C_9H_5D_4NO_4$	6.9	198.0715 (2.3)	154.0500 $[M-H-CO_2]^-$	尿
C11	[2′,3′,5′,6′ - D_4] - 马尿酸[c]	$C_9H_5D_4NO_3$	8.9	182.0754 (4.1)	138.0858 $[M-H-CO_2]^-$, 81.0663	尿、粪

注：[a]碎片丢失：Rha = 鼠李糖苷，Glc = 葡萄糖苷，GlcUA = 葡萄糖醛酸苷，NED = [2′,3′,5′,6′ - D_4] - 柚皮素，AED = [2′,3′,5′,6′ - D_4] - 芹菜素，HED = [2′,5′,6′ - D_4] - 橙皮素，4HPPAD = [2′,3′,5′,6′ - D_4] - 3 - (4′ - 羟基苯基) 丙酸。

[b] 对照品确证。

[c] 碎裂模式、保留时间与无标记对照品一致。

2）老年大鼠尿液、粪便样品中 D_4 – 柚皮苷及其主要代谢产物浓度的测定。

（1）老年大鼠尿液中 D_4 – YPG 及其代谢物的排泄。尿液、粪便样品以 D_4 – YPG、D_4 – YPS 及酚酸类代谢物 4HPPA、D_4 – 4HPPA、HA 为目标化合物进行测定，浓度测定数据由 Agilent Mass Hunter Quantitative Analysis 软件进行计算。此外，在样品检测过程中，同时监测 4HPEA、D_4 – 4HPEA、D_4 – HA、4HBA、D_4 – 4HBA 的响应，以 HA 的线性方程计算 D_4 – HA 的浓度，以 D_4 – 4HPPA 计算 D_4 – 4HPEA 的浓度。

按指定时间段收集各受试动物的尿液样品，记录收集尿液的体积，结果见表3 – 90。

测定各时段尿液样品中 D_4 – YPG、D_4 – YPS、D_4 – 4HPPA、D_4 – 4HPEA、D_4 – HA、4HPPA、HA 的浓度，结果见表 3 – 91 ～ 表 3 – 97，各目标化合物排泄总量占给药量的比例见表 3 – 98。此外，尿液样品中 4HPEA、4HBA、D_4 – HBA 浓度低于定量下限，故未列出。

表 3 – 90　各时间段尿液样品的体积/mL

时间/h	F1[a]	F2	F3	M1	M2	M3
0 ～ 4	4. 0	3. 8	2. 9	0. 0	7. 4	3. 9
4 ～ 8	2. 9	0. 8	2. 6	6. 0	5. 8	0. 0
8 ～ 12	5. 5	3. 3	2. 7	0. 0	3. 8	6. 1
12 ～ 24	15. 6	14. 6	11. 3	11. 5	9. 0	35. 2
24 ～ 36	1. 9	3. 5	2. 6	4. 0	9. 6	9. 8
36 ～ 48	3. 9	15. 8	7. 8	8. 8	7. 1	23. 9

注：a – F1 指 1 号雌鼠，M1 指 1 号雄鼠，以此类推。

表 3 – 91　各时间段尿液样品中 D_4 – YPG 的浓度/（$ng \cdot mL^{-1}$）

时间/h	F1	F2	F3	M1	M2	M3
0 ～ 4	33. 07	34. 97	26. 94	–	42. 10	40. 53
4 ～ 8	17. 20	20. 53	25. 82	38. 78	10. 98	–
8 ～ 12	6. 110	5. 801	19. 10	–	< LLOQ	38. 72
12 ～ 24	< LLOQ[b]	< LLOQ	3. 045	6. 084	< LLOQ	3. 548
24 ～ 36	< LLOQ	3. 076	< LLOQ	< LLOQ	< LLOQ	< LLOQ
36 ～ 48	< LLOQ	< LLOQ	< LLOQ	< LLOQ	< LLOQ	< LLOQ

注：b – < LLOQ 指该样品浓度低于定量下限（LLOQ）。

表 3-92 各时间段尿液样品中 D_4-YPS 的浓度/($ng \cdot mL^{-1}$)

时间/h	F1	F2	F3	M1	M2	M3
0～4	42316	72736	11691	-	93585	1705
4～8	122731	182130	169925	268334	154829	-
8～12	94243	181893	170388	-	121745	251657
12～24	18529	57570	58253	137936	22597	26921
24～36	10754	52443	40272	11029	3553	1520
36～48	1946	3182	5180	2320	3099	686. 2

表 3-93 各时间段尿液样品中 D_4-4HPPA 的浓度/($\mu g \cdot mL^{-1}$)

时间/h	F1	F2	F3	M1	M2	M3
0～4	< LLOQ	< LLOQ	< LLOQ	-	11. 93	< LLOQ
4～8	31. 41	< LLOQ	< LLOQ	< LLOQ	151. 9	-
8～12	161. 62	36. 20	57. 62	-	50. 23	28. 01
12～24	19. 17	35. 50	24. 73	11. 51	< LLOQ	20. 57
24～36	< LLOQ	< LLOQ	< LLOQ	< LLOQ	< LLOQ	< LLOQ
36～48	< LLOQ	< LLOQ	< LLOQ	< LLOQ	< LLOQ	< LLOQ

表 3-94 各时间段尿液样品中 D_4-4HPEA 的浓度/($\mu g \cdot mL^{-1}$)

时间/h	F1	F2	F3	M1	M2	M3
0～4	< LLOQ	< LLOQ	< LLOQ	-	24. 97	< LLOQ
4～8	26. 40	12. 90	16. 89	15. 71	237. 3	-
8～12	171. 4	60. 23	112. 2	-	125. 5	196. 7
12～24	20. 43	23. 45	21. 42	38. 08	< LLOQ	< LLOQ
24～36	< LLOQ	11. 23	< LLOQ	< LLOQ	< LLOQ	< LLOQ
36～48	< LLOQ	< LLOQ	< LLOQ	< LLOQ	< LLOQ	< LLOQ

表 3-95 各时间段尿液样品中 D_4-HA 的浓度/($\mu g \cdot mL^{-1}$)

时间/h	F1	F2	F3	M1	M2	M3
0～4	5. 457	< LLOQ	< LLOQ	-	24. 88	< LLOQ
4～8	38. 23	37. 75	54. 98	57. 90	88. 77	-
8～12	84. 14	83. 00	124. 7	-	120. 6	126. 6
12～24	19. 70	38. 94	43. 91	133. 8	13. 34	34. 72
24～36	9. 036	47. 08	26. 65	11. 02	< LLOQ	< LLOQ
36～48	< LLOQ	< LLOQ	< LLOQ	< LLOQ	< LLOQ	< LLOQ

表 3－96　各时间段尿液样品中 4HPPA 的浓度/(μg·mL⁻¹)

时间/h	F1	F2	F3	M1	M2	M3
0～4	<LLOQ	<LLOQ	<LLOQ	–	<LLOQ	<LLOQ
4～8	<LLOQ	<LLOQ	<LLOQ	<LLOQ	<LLOQ	–
8～12	37.46	<LLOQ	13.32	–	<LLOQ	<LLOQ
12～24	<LLOQ	<LLOQ	<LLOQ	<LLOQ	<LLOQ	<LLOQ
24～36	112.4	<LLOQ	<LLOQ	101.8	<LLOQ	<LLOQ
36～48	37.16	<LLOQ	<LLOQ	<LLOQ	<LLOQ	<LLOQ

表 3－97　各时间段尿液样品中 HA 的浓度/(μg·mL⁻¹)

时间/h	F1	F2	F3	M1	M2	M3
0～4	24.41	10.17	24.25	–	11.77	9.566
4～8	6.459	8.386	23.72	30.99	6.886	–
8～12	7.423	9.176	9.909	–	18.14	13.34
12～24	<LLOQ	<LLOQ	<LLOQ	22.44	11.36	<LLOQ
24～36	64.62	25.38	19.96	58.68	<LLOQ	6.802
36～48	12.43	<LLOQ	<LLOQ	10.54	<LLOQ	<LLOQ

表 3－98　大鼠尿液样品中 D_4－YPG 及其代谢物占给药量的比例/%

序号	F1	F2	F3	M1	M2	M3	*Mean*	*SD*
体重/g	576	493	568	772	670	771		
给药量/μmol	41.41	35.44	40.84	55.50	48.17	55.43		
D_4－YPG	0.0009	0.0009	0.0010	0.0009	0.0013	0.0016	0.0011	0.0003
D_4－YPS	11.9	21.4	15.4	21.3	17.4	16.5	17.3	3.6
D_4－4HPPA	18.2	10.6	6.3	1.4	14.2	9.5	10.0	5.9
D_4－4HPEA	19.2	9.9	8.6	5.7	25.2	12.9	13.6	7.3
D_4－HA	12.1	16.0	14.0	19.0	14.5	19.7	15.9	3.0
总计	61.4	57.9	44.2	47.4	71.2	58.5	56.8	9.8

（2）老年大鼠粪便中 D_4－YPG 及其代谢物的排泄。按指定时间段收集各受试动物的粪便样品，冻干后称重，结果见表 3－99。

测定各时段粪便样品提取液中 D_4－YPG、D_4－YPS、D_4－4HPPA、D_4－HA、4HPPA、HA 的浓度，结果见表 3－100～表 3－105，各目标化合物排泄总量占给药量的比例见表 3－106。此外，粪便样品中 4HPEA、4HBA、D_4－HBA 浓度低于定量下限，故未列出。

表 3－99　各时间段尿液样品的重量/mg

时间/h	F1[a]	F2	F3	M1	M2	M3
0～4	110.2	90.5	0	0	0	0
4～8	0	58.4	0	0	178.0	0
8～12	0	532.0	0	0	0	0
12～24	1279.2	0	0	0	134.6	0
24～36	0	0	0	207.3	87.9	643.2
36～48	210.6	0	761.0	202.9	0	0

注：a－F1 指 1 号雌鼠，M1 指 1 号雄鼠，以此类推。

表 3－100　各时间段粪便样品提取液中 D_4－YPG 的浓度/(ng · mL^{-1})

时间/h	F1	F2	F3	M1	M2	M3
0～4	12.87	3.338	–	–	–	–
4～8	–	2.899	–	–	16.73	–
8～12	–	14.96	–	–	–	–
12～24	6.836	–	–	–	24.68	–
24～36	–	–	–	9.862	13.65	4.751
36～48	14.06	–	7.652	17.57	–	–

表 3－101　各时间段粪便样品提取液中 D_4－YPS 的浓度/(ng · mL^{-1})

时间/h	F1	F2	F3	M1	M2	M3
0～4	< LLOQ	< LLOQ	–	–	–	–
4～8	–	2.225	–	–	164.3	–
8～12	–	55.41	–	–	–	–
12～24	9.336	–	–	–	89.59	–
24～36	–	–	–	2.395	20.99	28.96
36～48	7.231	–	3.586	8.475	–	–

表 3－102　各时间段粪便样品提取液中 D_4－4HPPA 的浓度/(μg · mL^{-1})

时间/h	F1	F2	F3	M1	M2	M3
0～4	< LLOQ	< LLOQ	–	–	–	–
4～8	–	< LLOQ	–	–	< LLOQ	–

续上表

时间/h	F1	F2	F3	M1	M2	M3
8～12	–	2.855	–	–	–	–
12～24	<LLOQ	–	–	–	<LLOQ	–
24～36	–	–	–	3.217	<LLOQ	<LLOQ
36～48	<LLOQ	–	<LLOQ	<LLOQ	–	–

表 3－103　各时间段粪便样品提取液中 D_4－HA 的浓度/($\mu g \cdot mL^{-1}$)

时间/h	F1	F2	F3	M1	M2	M3
0～4	<LLOQ	<LLOQ	–	–	–	–
4～8	–	<LLOQ	–	–	<LLOQ	–
8～12	–	<LLOQ	–	–	–	–
12～24	<LLOQ	–	–	–	<LLOQ	–
24～36	–	–	–	0.2565	0.7764	<LLOQ
36～48	<LLOQ	–	0.3217	0.2581	–	–

表 3－104　各时间段粪便样品提取液中 4HPPA 的浓度/($\mu g \cdot mL^{-1}$)

时间/h	F1	F2	F3	M1	M2	M3
0～4	26.86	16.70	–	–	–	–
4～8	–	24.03	–	–	3.624	–
8～12	–	15.74	–	–	–	–
12～24	4.769	–	–	–	2.835	–
24～36	–	–	–	<LLOQ	5.631	<LLOQ
36～48	<LLOQ	–	<LLOQ	<LLOQ	–	–

表 3－105　各时间段粪便样品提取液中 HA 的浓度/($\mu g \cdot mL^{-1}$)

时间/h	F1	F2	F3	M1	M2	M3
0～4	<LLOQ	<LLOQ	–	–	–	–
4～8	–	<LLOQ	–	–	<LLOQ	–
8～12	–	<LLOQ	–	–	–	–
12～24	<LLOQ	–	–	–	<LLOQ	–
24～36	–	–	–	<LLOQ	<LLOQ	<LLOQ
36～48	<LLOQ	–	<LLOQ	0.2969	–	–

表 3－106 大鼠粪便样品中柚皮苷及其代谢物占给药量的比例/%

序号	F1	F2	F3	M1	M2	M3	*Mean*	*SD*
体重/g	576	493	568	772	670	771		
给药量/μmol	41.41	35.44	40.84	55.50	48.17	55.43		
D_4－YPG	0.0011	0.0008	0.0005	0.0003	0.0005	0.0002	0.0006	0.0003
D_4－YPS	0.0011	0.0029	0.0002	0.0001	0.0031	0.0012	0.0014	0.0013
D_4－4HPPA	–	0.1467	–	0.0411	–	–	0.0939	0.0747
D_4－HA	–	–	0.0205	0.0065	0.0049	–	0.0106	0.0086
总计	0.0022	0.1504	0.0212	0.0481	0.0084	0.0013	0.1066	0.0575

3）讨论。稳定同位素标记技术已成为研究药物代谢路径的关键技术[113]。Wei等[4]合成了甜橙素的氘代甲氧基异构体，给大鼠灌胃后，从尿液样品中检测到4个代谢物。其中，去甲基化被视为甜橙素在大鼠体内的主要代谢反应。然而，由于氘元素被标记在甲氧基上，当甜橙素发生去甲基化后，研究者难以继续跟踪$C_6-C_3-C_6$骨架发生的代谢过程。本研究中，氘元素被标记到柚皮苷B环上，可用于考察黄酮骨架断裂后产生的代谢物，尤其是酚酸类代谢物。

老年大鼠给予D_4－柚皮苷后，本研究从采集的尿液、粪便样品中鉴定出21个黄酮类代谢物和11个酚酸类代谢物。与未标记柚皮苷给药结果相似，在尿液、粪便样品中只检测到少量的原型化合物。D_4－柚皮苷水解后，产生的D_4－柚皮素发生氢化、脱氢化、羟基化、甲基化等Ⅰ相代谢反应，形成其他黄酮苷元。在微生物的介导下，这些黄酮苷元发生$C_6-C_3-C_6$骨架断裂，产生一系列酚酸类代谢产物。例如，D_4－柚皮素发生环裂解后，产生［2′,3′,5′,6′－D_4］－3－（4′－羟基）－2－丙烯酸（D_4－4HPEA）和间苯三酚；D_4－4HPEA随后发生氢化、脱羟基、碳链缩短等反应，产生其他酚酸类产物。同时，形成的黄酮苷元和酚酸类产物可发生大量的Ⅱ相代谢反应，产生相应的葡萄糖醛酸化、硫酸酯化结合产物。上述代谢物的形成路径详见图3－29。

老年大鼠灌胃给予D_4－YPG后，尿液中D_4－YPG及其代谢物（D_4－YPS、D_4－4HPPA、D_4－4HPEA、D_4－HA）排泄量在24 h左右到达平台期（图3－30）。其中，D_4－YPG在0～4 h排泄速率最大，而D_4－YPS等代谢物的排泄速率在8～12 h最大（图3－31）。D_4－YPG及D_4－YPS累积排泄量占给药量的比例为17.3%，与YPG给药研究结果相近。

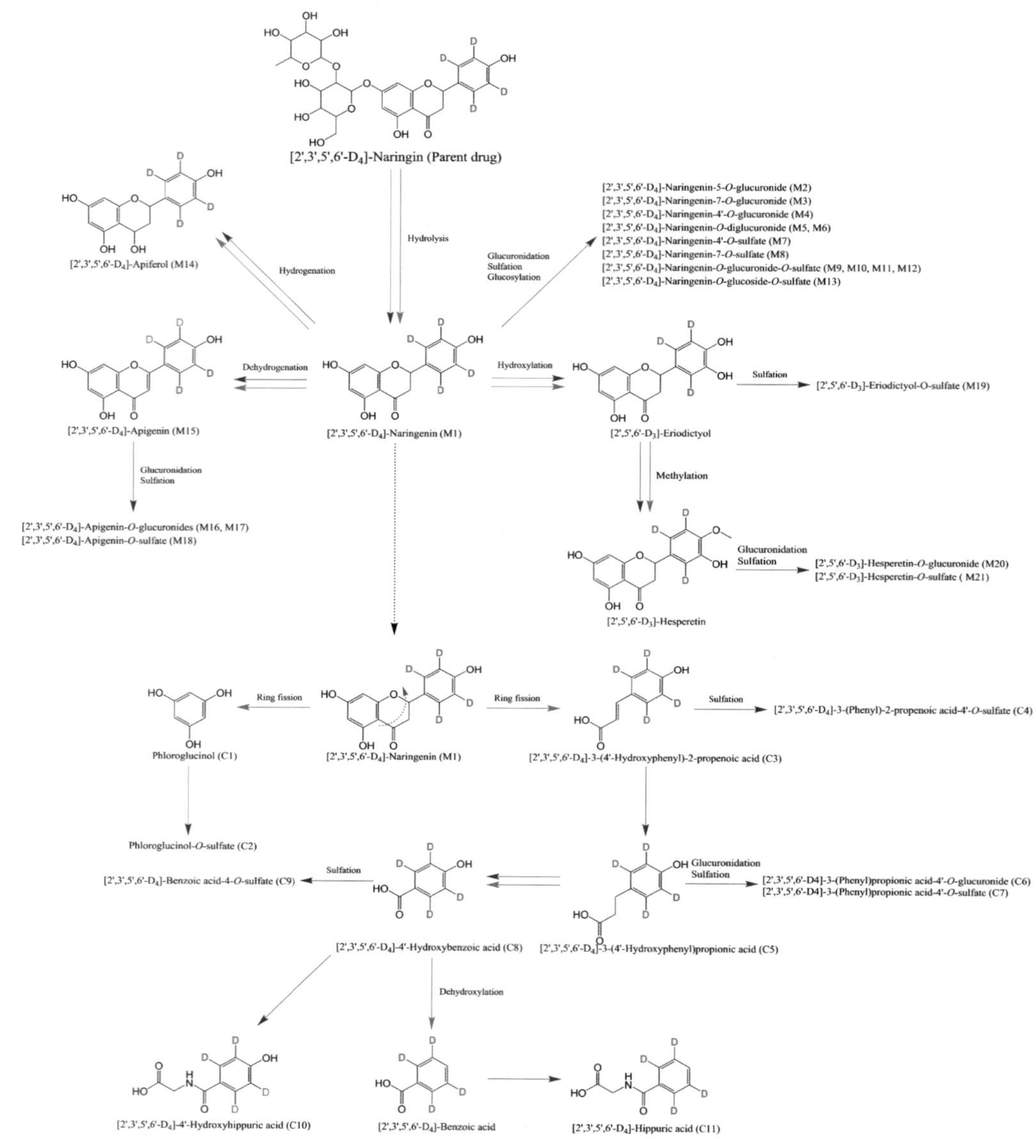

图 3-29　老年大鼠给予 D_4-柚皮苷后的尿、粪样品中代谢物的形成途径
（红色箭头指代微生物介导的步骤，蓝色箭头表示大鼠体内的酶介导的转化）

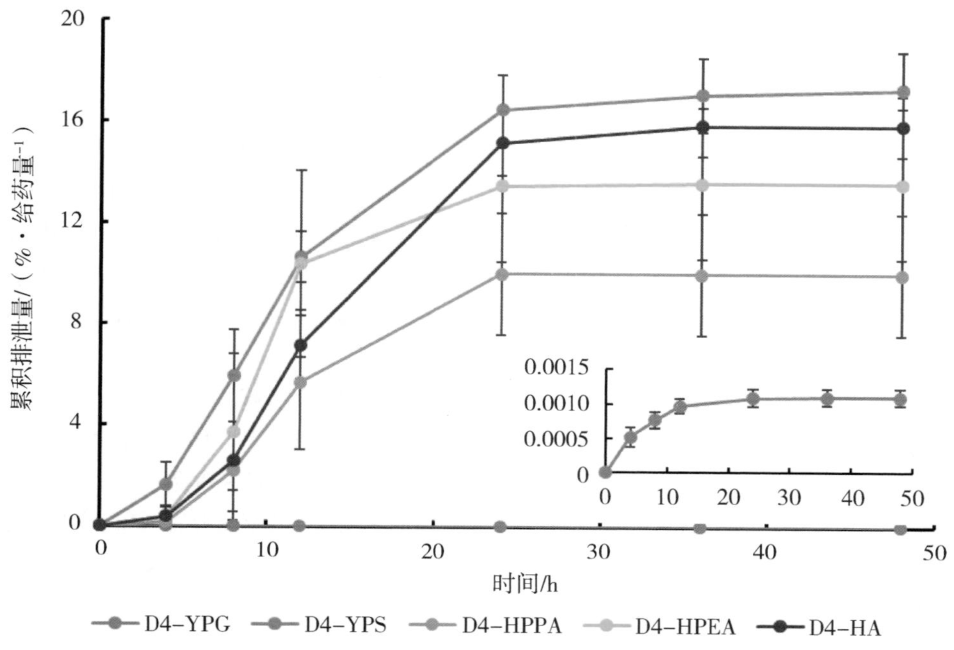

图 3-30　老年大鼠尿液 D_4-YPG 及其代谢物累积排泄量随时间的变化

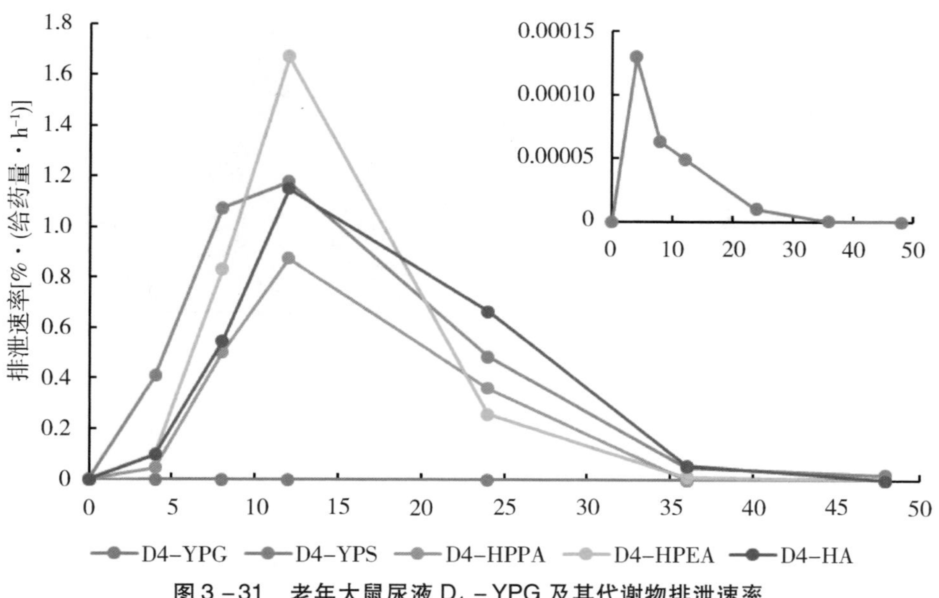

图 3-31　老年大鼠尿液 D_4-YPG 及其代谢物排泄速率

前期研究发现，非药源性代谢产物（对羟基苯丙酸、马尿酸等小分子酚酸产物）对 YPG 的质量平衡研究存在干扰。本研究采用稳定同位素（D）标记的方法，考察 D_4 – YPG 在老年大鼠体内的代谢及排泄情况，旨在明确酚酸类产物在 YPG 排泄中所占的比例。D_4 – YPG 给药后，采集的尿、粪样品中含有较高浓度的 4HPPA、HA，提示 4HPPA、HA 可由体内代谢过程产生。见表 3 – 98，D_4 – YPG 给药后，尿液中的主要的酚酸类产物 D_4 – 4HPPA、D_4 – 4HPEA、D_4 – HA 占给药量的比例分别为 10.0%、13.6%、15.9%。所有受试动物尿液中 D_4 – YPG 及其代谢物累积排泄量均未超过给药量（图 3 – 32），排泄量占给药量的比例平均为 56.8%。与尿液相比，粪便中 D_4 – YPG 及其代谢物的排泄量占给药量的比例较小（0.1%），其中以 D_4 – 4HPPA 为主。

在部分文献中，4HPPA 被视为柚皮苷摄入的潜在生物标志物[70, 75, 103]。然而，本研究发现 4HPPA 存在较强的非药源性干扰，提示 4HPPA 作为柚皮苷摄入标志物的可靠性不佳。见图 3 – 29，4HPEA 是柚皮素环裂解后形成的代谢物。与 4HPPA、HA 不同，4HPEA 在老年大鼠摄入 D_4 – 柚皮苷后的尿液、粪便样品中的含量极低，提示其内源性干扰较小。因此，基于本研究的结果，4HPEA 可能更适合作为柚皮苷/柚皮素摄入的生物标志物。

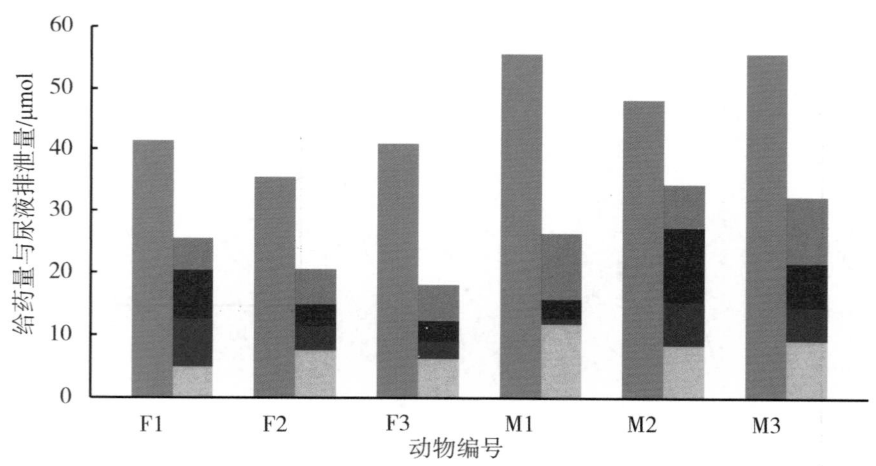

图 3 – 32　老年大鼠给药量与尿液排泄总量对比

第四章　结束语

柚皮苷是本团队从岭南道地药材化橘红中分离得到的有效单体，具有良好的止咳、化痰及抗炎作用，其作用机制明确，安全性好，在治疗各种原因引起的有痰或无痰咳嗽中有良好的应用前景。目前，柚皮苷在成年个体中的临床前研究已相对完善，但其在幼年及老年个体中的药代动力学研究尚属空白。国内外多数临床研究纳入人群的年龄范围为 18 ～45 岁，对儿童、老年药代动力学的研究相对缺乏。与成年个体相比，幼年及老年个体各脏器组织结构和生理功能存在一定差异，这无疑会影响药物在机体内的吸收、分布、代谢和排泄过程。因此，有必要深入研究柚皮苷在幼年及老年个体中的药代动力学过程，为其临床合理用药提供科学依据。

准确测定生物样品中的药物浓度，是药代动力学研究的重要基础。本研究首先采用高效液相色谱 - 串联质谱联用仪（HPLC - MS/MS），建立了测定大鼠血浆和组织样品中柚皮苷、柚皮素浓度的方法，以及测定尿液和粪便样品中柚皮苷及其代谢物浓度的方法，并首次根据“生物样品定量分析方法验证指导原则”（《中国药典》，2015 版）进行了方法学验证。结果表明，所建方法完全符合生物样品定量分析要求。

本研究首次进行了柚皮苷在幼年大鼠体内的药代动力学研究，发现：在 8.2 ～131.2 mg/kg 剂量范围内，柚皮苷在幼年大鼠体内的 AUC_{0-t}、C_{max} 与剂量呈良好线性关系（$r>0.99$）；在相同体表面积给药剂量下，柚皮苷在幼年大鼠与成年大鼠体内的药代动力学过程无明显差异。

本研究首次系统地研究了柚皮苷在老年大鼠体内的吸收、分布、代谢和排泄过程，明确了其药代动力学特点，发现了柚皮苷在大鼠体内药代动力学行为的性别差异和年龄差异，为柚皮苷的临床研究提供了指导。此外，本研究还首次采用稳定同位素标记技术考察了柚皮苷在大鼠体内的代谢和排泄过程，有效地消除了非药源性化合物的干扰，为黄酮类等天然产物的体内物质平衡研究提供了一种新方法。

综上所述，本研究明确了柚皮苷在幼年及老年大鼠体内的药代动力学特征，为其后续研究和临床应用提供了科学依据。

参考文献

[1] ROWLAND M, TOZER T N. Clinical pharmacokinetics and pharmacodynamics, USA: Lippincott Williams & Wilkins Baltimore, 2011.

[2] 国家食品药品监督管理总局. 药物非临床药代动力学研究技术指导原则, 2013.

[3] 顾景凯, 钟大放. LC-MS/MS 技术在药代动力学研究中的应用 [J]. 质谱学报, 2003, 24 (s1): 61 -62.

[4] WEI G J, SHEEN J F, LU W C, et al. Identification of sinensetin metabolites in rat urine by an isotope-labeling method and ultrahigh-performance liquid chromatography-electrospray ionization mass spectrometry [J]. Journal of agricultural and food chemistry, 2013, 61 (21): 5016 -5021.

[5] LIU J, TANG M, LAI H, et al. Identification of metabolites of honokiol in rat urine using 13C stable isotope labeling and liquid chromatography coupled with quadrupole time-of-flight tandem mass spectrometry [J]. Journal of chromatography A, 2013, 1295 (1): 48 -56.

[6] GAO D, CHEN X, YANG X, et al. Stable isotope labeling strategy for curcumin metabolite study in human liver microsomes by liquid chromatography-tandem mass spectrometry [J]. Journal of the American society for mass spectrometry, 2015, 26 (4): 686 -694.

[7] 鞠瑞秀, 王慎田. 儿童生长发育对药物作用的影响及意义 [J]. 中国临床药理学与治疗学, 2004, 9 (8): 859 -862.

[8] LINGEN RAV, DEINUM J T, QUAK J M E, et al. Pharmacokinetics and metabolism of rectally administered paracetamol in preterm neonates [J]. Archives of disease in childhood-fetal neonatal edition, 1999, 80 (1): F59 -63.

[9] 田春华, 沈璐. 儿科临床研究与儿童用药安全 [J]. 中国药物警戒, 2009, 9: 518 -521.

[10] CHEN H, FANTEL A G, JUCHAU M R. Catalysis of the 4 – Hydroxylation of Retinoic Acids by Cyp3a7 in Human Fetal Hepatic Tissues [J]. Drug metabolism disposition, 2000, 28 (9): 1051 -1057.

[11] SONNIER M, CRESTEIL T. Delayed ontogenesis of CYP1A2 in the human liver

[J]. FEBS journal, 2010, 251 (3): 893 - 898.

[12] HINES RONALD N. Developmental and tissue-specific expression of human flavin-containing monooxygenases 1 and 3 [J]. Expert opinion on drug metabolism toxicology, 2006, 2 (1): 41 - 49.

[13] CORSONELLO A, PEDONE C, INCALZI R A. Age-related pharmacokinetic and pharmacodynamic changes and related risk of adverse drug reactions [J]. Current medicinal chemistry, 2010, 17 (6): 571 - 584.

[14] 国家食品药品监督管理总局药品审评中心. 老年人药代动力学研究考虑要点, 2005.

[15] JAMES O F. Gastrointestinal and liver function of old age [J]. Clinics in gastroenterology, 1983, 12 (3): 671 - 691.

[16] O'CONNOR T P, LEE A, JARVIS J U, et al. Prolonged longevity in naked mole-rats: age-related changes in metabolism, body composition and gastrointestinal function [J]. Comparative biochemistry & physiology part a molecular & integrative physiology, 2002, 133 (3): 835 - 842.

[17] 李春燕, 许青. 常用化疗药物在老年患者中的药代动力学 [C] //中国老年学学会老年肿瘤专业委员会年会暨中国老年肿瘤学大会, 2010.

[18] LINDEMAN R D, TOBIN J, SHOCK N W. Longitudinal studies on the rate of decline in renal function with age [J]. Journal of the American geriatrics society, 1985, 33 (4): 278 - 285.

[19] PARÉ G, JAANA M, SICOTTE C. Systematic review of home telemonitoring for chronic diseases: the evidence base [J]. Journal of the American medical informatics association, 2007, 14 (3): 269 - 277.

[20] UN. World population prospect, 2008.

[21] KAUFMAN D W, KELLY J P, ROSENBERG L, et al. Recent patterns of medication use in the ambulatory adult population of the United States: the slone survey [J]. Jama, 2002, 287 (3): 337 - 344.

[22] EMA. Workshop of Ensuring safe and effective medicines for an ageing population, 2012.

[23] MACDONALD T. EMA Workshop-How to get better data on medicines post-licensing, 2012.

[24] SPALL H, TOREN A, KISS A, et al. Eligibility criteria of randomized controlled trials published in high-impact general medical journals: a systematic sampling review [J]. Jama, 2007, 298 (1): 39 - 40.

[25] 杨宏亮, 田珩, 李沛波, 等. 柚皮苷及柚皮素的生物活性研究 [J]. 中药材, 2007, 30 (6): 752 - 754.

[26] 李沛波，王永刚，吴忠，等. 以化橘红为基源的一类新药柚皮苷的临床前研究［J］. 中山大学学报（自然科学版），2015，54（6）：1－5.

[27] 李沛波，马燕，王永刚，等. 化州柚提取物止咳化痰平喘作用的实验研究［J］. 中国中药杂志，2006，31（16）：1350－1352.

[28] 李沛波，马燕，杨宏亮，等. 化州柚提取物的抗炎作用［J］. 中草药，2006，37（2）：251－253.

[29] 李沛波，苏畅，毕福均，等. 化州柚提取物止咳作用及其机制的研究［J］. 中草药，2008，39（2）：247－250.

[30] GAO S，LI P，YANG H，et al. Antitussive effect of naringin on experimentally induced cough in Guinea pigs［J］. Planta medica，2011，77（1）：16－21.

[31] 李沛波，田珩，王永刚，等. 化州柚提取物对 Beagle 犬心血管系统和呼吸系统的影响［J］. 南方医科大学学报，2006，26（12）：1767－1768.

[32] 李沛波，王永刚，彭维，等. 化州柚提取物对小鼠中枢神经系统影响的安全性药理学研究［J］. 中药材，2007，30（11）：1434－1436.

[33] CHEN Y，WU H，NIE Y C，et al. Mucoactive effects of naringin in lipopolysaccharide-induced acute lung injury mice and beagle dogs［J］. Environ toxicol pharmacol，2014，38（1）：279－287.

[34] NIE Y C，HAO W，LI P B，et al. Naringin attenuates EGF-induced MUC5AC secretion in A549 cells by suppressing the cooperative activities of MAPKs-AP-1 and IKKs-IκB-NF-κB signaling pathways［J］. European journal of pharmacology，2012，690（1－3）：207－213.

[35] LIN B，LI P，WANG Y，et al. The expectorant activity of naringenin［J］. Pulmonary pharmacology & therapeutics，2008，21（2）：259－263.

[36] LUO Y L，LI P B，ZHANG C C，et al. Effects of four antitussives on airway neurogenic inflammation in a guinea pig model of chronic cough induced by cigarette smoke exposure［J］. Agents and actions，2013，62（12）：1053－1061.

[37] LUO Y L，ZHANG C C，LI P B，et al. Naringin attenuates enhanced cough，airway hyperresponsiveness and airway inflammation in a guinea pig model of chronic bronchitis induced by cigarette smoke［J］. International immunopharmacology，2012，13（3）：301－307.

[38] LI P，WANG S，GUAN X，et al. Acute and 13 weeks subchronic toxicological evaluation of naringin in Sprague-Dawley rats［J］. Food and chemical toxicology，2013，60（10）：1－9.

[39] LI P，WANG S，GUAN X，et al. Six months chronic toxicological evaluation of naringin in Sprague－Dawley rats［J］. Food and chemical toxicology，2014，66（4）：65－75.

[40] LIU M, YANG C, ZOU W, et al. Toxicokinetics of naringin, a putative antitussive, after 184 – day repeated oral administration in rats [J]. Environmental toxicology & pharmacology, 2011, 31 (3): 485 – 489.

[41] YANG C P, LIU M H, ZOU W, et al. Toxicokinetics of naringin and its metabolite naringenin after 180 – day repeated oral administration in beagle dogs assayed by a rapid resolution liquid chromatography/tandem mass spectrometric method [J]. Journal of Asian natural products research, 2012, 14 (1): 68 – 75.

[42] NIE Y, WU H, LI P, et al. Anti-inflammatory effects of naringin in chronic pulmonary neutrophilic inflammation in cigarette smoke-exposed rats [J]. Journal of medicinal food, 2012, 15 (10): 894 – 900.

[43] PUNITHAVATHI V R, ANUTHAMA R, PRINCE P S. Combined treatment with naringin and vitamin C ameliorates streptozotocin-induced diabetes in male Wistar rats [J]. Journal of applied toxicology, 2008, 28 (6): 806 – 813.

[44] ALAM M, KAUTER K, BROWN L. Naringin improves diet-induced cardiovascular dysfunction and obesity in high carbohydrate, high fat diet-fed rats [J]. Nutrients, 2013, 5 (3): 637 – 650.

[45] ALAM M, SUBHAN N, RAHMAN M M, et al. Effect of citrus flavonoids, naringin and naringenin, on metabolic syndrome and their mechanisms of action [J]. Advances in nutrition, 2014, 5 (4): 404 – 417.

[46] GOPINATH K, SUDHANDIRAN G. Protective effect of naringin on 3-nitropropionic acid-induced neurodegeneration through the modulation of matrix metalloproteinases and glial fibrillary acidic protein [J]. Canadian journal of physiology & pharmacology, 2016, 94 (1): 65.

[47] AKUSHEVICH I, KRAVCHENKO J, UKRAINTSEVA S, et al. Time trends of incidence of age-associated diseases in the US elderly population: medicare-based analysis [J]. Age & ageing, 2013, 42 (4): 494 – 500.

[48] WANG C, XU J, YANG L, et al. Prevalence and risk factors of chronic obstructive pulmonary disease in China (the China Pulmonary Health [CPH] study): a national cross-sectional study [J]. Lancet, 2018, 391 (10131): 1706 – 1717.

[49] SUN Y, QIAO L, SHEN Y, et al. Phytochemical profile and antioxidant activity of physiological drop of citrus fruits [J]. Journal of food science, 2013, 78 (1): 37 – 42.

[50] MORICE A H, FARUQI S, WRIGHT C E, et al. Cough hypersensitivity syndrome: A distinct clinical entity [J]. Lung, 2011, 189 (1): 73 – 79.

[51] DICPINIGAITIS P V. Thoughts on one thousand chronic cough patients [J]. Lung, 2012, 190 (6): 593 – 596.

[52] SONG W J, MORICE A H, KIM M H, et al. Cough in the elderly population: Relationships with multiple comorbidity [J]. Plos One, 2013, 8 (10): e78081.

[53] 余莉, 邱忠民, 吕寒静, 等. 老年人慢性咳嗽病因的分布特点 [J]. 中华老年医学杂志, 2007, 26 (3): 198 -200.

[54] 赖克方, 许丹媛. 老年人慢性咳嗽的诊治 [J]. 实用老年医学, 2011, 25 (3): 187 -189.

[55] NICKLAS B J, BRINKLEY T E. Exercise training as a treatment for chronic inflammation in the elderly [J]. Exercise & sport sciences reviews, 2009, 37 (4): 165 -170.

[56] PRASAD S, SUNG B, AGGARWAL B B. Age-associated chronic diseases require age-old medicine: Role of chronic inflammation [J]. Preventive medicine, 2012, 54 (Supplement): S29 -S37.

[57] 田珩. YPG 体外吸收机制和对 P450 酶系影响的研究 [D]. 广州: 中山大学, 2007.

[58] 陈润芝, 尚雅云, 李绮杏, 等. 柚皮苷在大鼠在体单向肠灌流模型上的吸收特征研究 [J]. 中国药房, 2018, 29 (9): 47 -50.

[59] FANG T, WANG Y, MA Y, et al. A rapid LC/MS/MS quantitation assay for naringin and its two metabolites in rats plasma [J]. Journal of pharmaceutical & biomedical analysis, 2006, 40 (2): 454 -459.

[60] MA Y, LI P, CHEN D, et al. LC/MS/MS quantitation assay for pharmacokinetics of naringenin and double peaks phenomenon in rats plasma [J]. International journal of pharmaceutics, 2006, 307 (2): 292 -299.

[61] 杨翠平. 柚皮苷在大鼠体内的吸收动力学研究 [D]. 广州: 中山大学, 2009.

[62] 徐智儒, 肖峰, 蒋春红, 等. 犬血浆中柚皮苷和新橙皮苷的 LC-MS/MS 法测定及其药动学 [J]. 中国医药工业杂志, 2016, 47 (2): 192 -197.

[63] MATA-BILBAO M D L, CRISTINA A L, ELENA R, et al. Absorption and pharmacokinetics of grapefruit flavanones in beagles [J]. British journal of nutrition, 2007, 98 (1): 86 -92.

[64] HSIU S L, HUANG T Y, HOU Y C, et al. Comparison of metabolic pharmacokinetics of naringin and naringenin in rabbits [J]. Life sciences, 2002, 70 (13): 1481 -1489.

[65] ERLUND I, MERIRINNE E, ALFTHAN G, et al. Plasma kinetics and urinary excretion of the flavanones naringenin and hesperetin in humans after ingestion of orange juice and grapefruit juice [J]. Journal of nutrition, 2001, 131 (2): 235 -241.

[66] KANAZE F, BOUNARTZI M, M, NIOPAS I. Pharmacokinetics of the citrus flavanone aglycones hesperetin and naringenin after single oral administration in human subjects [J]. European journal of clinical nutrition, 2007, 61 (4): 472 -477.

[67] 邹威. 柚皮苷在大鼠体内的组织分布、代谢和排泄研究 [D]. 广州: 中山大

学，2013.
[68] LIN S，HOU Y，TSAI S，et al. Tissue distribution of naringenin conjugated metabolites following repeated dosing of naringin to rats [J]. BioMedicine，2014，4 (3)：1 - 16.
[69] BREINHOLT V M，OFFORD E A，BROUWER C，et al. In vitro investigation of cytochrome P450-mediated metabolism of dietary flavonoids [J]. Food & chemical toxicology，2002，40 (5)：609 - 616.
[70] LIU M，ZOU W，YANG C，et al. Metabolism and excretion studies of oral administered naringin，a putative antitussive，in rats and dogs [J]. Biopharm drug dispos，2012，33 (3)：123 - 134.
[71] ZHANG J M，BRODBELT J S. Screening flavonoid metabolites of naringin and narirutin in urine after human consumption of grapefruit juice by LC-MS and LC-MS/MS [J]. Analyst，2004，129 (12)：1227 - 1233.
[72] ISHII K，FURUTA T，KASUYA Y. Mass spectrometric identification and high-performance liquid chromatographic determination of a flavonoid glycoside naringin in human urine [J]. Journal of agricultural & food chemistry，2000，48 (1)：56 - 59.
[73] PEREIRA-CARO G，BORGES G，VAN DER HOOFT J D，et al. Orange juice (poly) phenols are highly bioavailable in humans [J]. Am J Clin Nutr，2014，100 (5)：1378 - 1384.
[74] CHEN Z，ZHENG S，LI L，et al. Metabolism of flavonoids in human：A comprehensive review [J]. Current drug metabolism，2014，15 (1)：48 - 61.
[75] PEREIRA-CARO G，LUDWIG I A，POLYVIOU T，et al. Identification of plasma and urinary metabolites and catabolites derived from orange juice (poly) phenols：Analysis by high-performance liquid chromatography - high-resolution mass spectrometry [J]. Journal of agricultural & food chemistry，2016，64 (28)：5724.
[76] ROOWI S，MULLEN W，EDWARDS C A，et al. Yoghurt impacts on the excretion of phenolic acids derived from colonic breakdown of orange juice flavanones in humans [J]. Molecular nutrition & food research，2009，53 (S1)：68 - 75.
[77] 施新猷. 医用实验动物学 [M]. 北京：人民军医出版社，1999.
[78] LI X，GAO Y. Potential urinary aging markers of 20-month-old rats [J]. Peerj，2016，4 (6)：e2058.
[79] MUZUMDAR R，MA X，ATZMON G，et al. Decrease in glucose-stimulated insulin secretion with aging is independent of insulin action [J]. Diabetes，2004，53 (2)：441 - 446.
[80] 周蓉，张成，马靖，等. 增龄对大鼠睡眠呼吸暂停影响的研究 [J]. 中华老年医学杂志，2015，34 (2)：194 - 196.

[81] BOLLING B W, COURT M H, BLUMBERG J B, et al. Microsomal quercetin glucuronidation in rat small intestine depends on age and segment [J]. Drug metabolism & disposition the biological fate of chemicals, 2011, 39 (8): 1406 - 1414.

[82] CHEN C Y, BAKHIET R M. Age decreased steady-state concentrations of genistein in plasma, liver, and skeletal muscle in Sprague - Dawley rats [J]. Mechanisms of ageing & development, 2006, 127 (4): 344 - 348.

[83] SKRZYDLEWSKA E, AUGUSTYNIAK A, MICHALAK K, et al. Green tea supplementation in rats of different ages mitigates ethanol-induced changes in brain antioxidant abilities [J]. Alcohol, 2005, 37 (2): 89 - 98.

[84] BRETT G M, WENDY H, NEEDS P W, et al. Absorption, metabolism and excretion of flavanones from single portions of orange fruit and juice and effects of anthropometric variables and contraceptive pill use on flavanone excretion [J]. British journal of nutrition, 2009, 101 (5): 664 - 675.

[85] RODRIGUEZ-MATEOS A, CIFUENTES-GOMEZ T, GONZALEZ-SALVADOR I, et al. Influence of age on the absorption, metabolism, and excretion of cocoa flavanols in healthy subjects [J]. Molecular nutrition & food research, 2015, 59 (8): 1504 - 1512.

[86] FUJITA Y, YAMADA Y, KUSAMA M, et al. Sex differences in the pharmacokinetics of pioglitazone in rats [J]. Comparative biochemistry & physiology toxicology & pharmacology Cbp, 2003, 136 (1): 85 - 94.

[87] SOLDIN D O P, MATTISON D R. Sex Differences in Pharmacokinetics and Pharmacodynamics [J]. Annual review of pharmacology & toxicology, 2004, 44 (3): 499 - 523.

[88] SCANDLYN M J, STUART E C, ROSENGREN R J. Sex-specific differences in CYP450 isoforms in humans [J]. Expert opin drug metab toxicol, 2008, 4 (4): 413 - 424.

[89] ZOURAB BEBIA M D, BUCH S C, WILSON J W, et al. Bioequivalence revisited: Influence of age and sex on CYP enzymes [J]. Clinical pharmacology & therapeutics, 2004, 76 (6): 618 - 627.

[90] 邹文, 周文. 药物代谢的种属和性别差异研究 [J]. 药学研究, 2007, 26 (12): 735 - 737.

[91] LORIA A, REVERTE V, SALAZAR F, et al. Sex and age differences of renal function in rats with reduced ANG Ⅱ activity during the nephrogenic period [J]. Am J physiol renal physiol, 2007, 293 (2): F506 - 510.

[92] VENN-WATSON S, SMITH C R, DOLD C, et al. Use of a serum-based glomerular filtration rate prediction equation to assess renal function by age, sex, fasting, and health status in bottlenose dolphins (Tursiops truncatus) [J]. Marine mammal sci-

ence, 2010, 24 (1): 71 -80.

[93] 邓鸣, 刘会臣. 性别对药代动力学的影响 [J]. 中国临床药理学杂志, 2004, 20 (1): 68 -71.

[94] 谢卫红, 庞国勋, 冯洪声. 年龄对药代动力学的影响 [J]. 河北医药, 2006, 28 (07): 99 -100.

[95] WARRINGTON J S, GREENBLATT D J, VON MOLTKE L L. Age-related differences in CYP3A expression and activity in the rat liver, intestine, and kidney [J]. Journal of pharmacology & experimental therapeutics, 2004, 309 (2): 720 -729.

[96] OTEIZA P I, FRAGA C G, MILLS D A, et al. Flavonoids and the gastrointestinal tract: Local and systemic effects [J]. Molecular aspects of medicine, 2018, 61 (1): 41 -49.

[97] JEON S M, PARK Y B, CHOI M S. Antihypercholesterolemic property of naringin alters plasma and tissue lipids, cholesterol-regulating enzymes, fecal sterol and tissue morphology in rabbits [J]. Clinical nutrition, 2004, 23 (5): 1025 -1034.

[98] RAJADURAI M, STANELY MAINZEN PRINCE P. Preventive effect of naringin on lipid peroxides and antioxidants in isoproterenol-induced cardiotoxicity in Wistar rats: Biochemical and histopathological evidences [J]. Toxicology, 2006, 228 (2): 259 -268.

[99] CUI J, WANG G, KANDHARE A D, et al. Neuroprotective effect of naringin, a flavone glycoside in quinolinic acid-induced neurotoxicity: Possible role of PPAR-γ, Bax/Bcl-2, and caspase-3 [J]. Food and chemical toxicology, 2018, 121 (1): 95 -108.

[100] ALBERT C, BARBIER O, VALLÉE M, et al. Distribution of uridine diphosphate-glucuronosyltransferase (UGT) expression and activity in cynomolgus monkey tissues: evidence for differential expression of steroid-conjugating UGT enzymes in steroid target tissues [J]. Endocrinology, 2000, 141 (7): 2472.

[101] FISHER M B, VANDENBRANDEN M, FINDLAY K, et al. Tissue distribution and interindividual variation in human UDP-glucuronosyltransferase activity: relationship between UGT1A1 promoter genotype and variability in a liver bank [J]. Pharmacogenetics, 2000, 10 (8): 727 -739.

[102] CHEN T, SU W, YAN Z, et al. Identification of naringin metabolites mediated by human intestinal microbes with stable isotope-labeling method and UFLC-Q-TOF-MS/MS [J]. Journal of pharmaceutical and biomedical analysis, 2018, 161 (1): 262 -272.

[103] ZOU W, LUO Y, LIU M, et al. Human intestinal microbial metabolism of naringin [J]. European journal of drug metabolism and pharmacokinetics, 2015, 40 (3): 363 -367.

[104] ZHANG L, ZUO Z, LIN G. Intestinal and hepatic glucuronidation of flavonoids [J]. Molecular pharmaceutics, 2007, 4 (6): 833.

[105] JEON S M, KIM H K, KIM H J, et al. Hypocholesterolemic and antioxidative effects of naringenin and its two metabolites in high-cholesterol fed rats [J]. Translational research, 2007, 149 (1): 15 – 21.

[106] STEED A L, CHRISTOPHI G P, KAIKO G E, et al. The microbial metabolite desaminotyrosine protects from influenza through type I interferon [J]. Science, 2017, 357 (6350): 498.

[107] WANG M, CHAO P, HOU Y, et al. Pharmacokinetics and conjugation metabolism of naringin and naringenin in rats after single dose and multiple dose administrations [J]. Journal of food and drug analysis, 2006, 14 (3): 247 – 253.

[108] ZHANG L, SONG L, ZHANG P, et al. Solubilities of naringin and naringenin in different solvents and dissociation constants of naringenin [J]. Journal of chemical and engineering data, 2015, 60 (3): 932 – 940.

[109] MULLEN W, BORGES G, LEAN M E, et al. Identification of metabolites in human plasma and urine after consumption of a polyphenol-rich juice drink [J]. Journal of agricultural & food chemistry, 2010, 58 (4): 2586 – 2595.

[110] JOSHI R, KULKARNI Y A, WAIRKAR S. Pharmacokinetic, pharmacodynamic and formulations aspects ofnaringenin: An update [J]. Life sciences, 2018, 215 (1): 43 – 56.

[111] FENG L, HE Y, XU G, et al. Determination of tyrosine and its metabolites in human serum with application to cancer diagnosis [J]. Analytical letters, 2014, 47 (8): 1275 – 1289.

[112] PERO R W. Health consequences of catabolic synthesis of hippuric acid in humans [J]. Current clinical pharmacology, 2010, 5 (1): 67.

[113] CHEN Q, WU J, ZHANG Y, et al. Qualitative and quantitative analysis of tumor cell metabolism via stable isotope labeling assisted microfluidic chip electrospray ionization mass spectrometry [J]. Analytical chemistry, 2012, 84 (3): 1695 – 1701.

缩 略 词

缩 略 词	含 义
4HBA	对羟基苯甲酸
4HPEA	对羟基苯丙烯酸
4HPPA	对羟基苯丙酸
AUC	药时曲线下面积
CE	碰撞能量
C_{max}	峰浓度
COPD	慢性阻塞性肺疾病
CPS	橙皮素
D4 – 4HPPA	[2′, 3′, 5′, 6′ – D_4] – 对羟基苯丙酸
D4 – YPG	[2′, 3′, 5′, 6′ – D_4] – 柚皮苷
D4 – YPS	[2′, 3′, 5′, 6′ – D_4] – 柚皮素
ESI	电喷雾离子源
HA	马尿酸
HPLC – MS/MS	高效液相色谱 – 串联质谱联用仪
IS	内标
LLOQ	定量下限
m/z	质荷比
MRM	多反应监测
NOAEL	未观察到临床不良反应的剂量水平
PEG400	聚乙二醇 400
PK	药代动力学
QC	质控样品
QCS	芹菜素
RDA	逆 Diels – Alder
RSD	相对标准差
SD	Sprague Dawley（大鼠品系）
SPF	无特定病原体
$t_{1/2}$	消除半衰期
T_{max}	达峰时间
UFLC – Q – TOF – MS/MS	超快液相色谱 – 四级杆串联飞行时间质谱联用仪
UGT	UDP – 葡萄糖醛酸转移酶
YPG	柚皮苷
YPS	柚皮素